Dr. Eberlein

Dr. Eberlein

Arzneimittelentwicklung

Arzneimittelentwicklung

Grundlagen – Strategien – Perspektiven

Herausgegeben von E. Kutter

Mit Beiträgen von V. Austel, G. Bozler, W. Eberlein, R. Hammer
D. Hellenbrecht, F.-W. Koss, E. Kutter, C. Lillie, G. Ohnacker, H. Ried

102 Abbildungen, 33 Tabellen, 1 Falttafel

Georg Thieme Verlag Stuttgart 1978

CIP-Kurztitelaufnahme der Deutschen Bibliothek

Arzneimittelentwicklung : Grundlagen, Strategien, Perspektiven / hrsg. von E. Kutter. Mit Beitr. von V. Austel ... – Stuttgart : Thieme, 1978.
 ISBN 3-13-563201-6
NE: Kutter, Eberhard [Hrsg.]; Austel, Volkhard [Mitarb.]

Geschützte Warennamen (Warenzeichen) wurden *nicht* in jedem einzelnen Fall besonders kenntlich gemacht. Aus dem Fehlen eines solchen Hinweises kann also nicht geschlossen werden, daß es sich um einen freien Warennamen handele.

Alle Rechte, insbesondere das Recht der Vervielfältigung und Verbreitung sowie der Übersetzung vorbehalten. Kein Teil des Werkes darf in irgendeiner Form (durch Photokopie, Mikrofilm oder ein anderes Verfahren) ohne schriftliche Genehmigung des Verlages reproduziert oder unter Verwendung elektronischer Systeme verarbeitet, vervielfältigt oder verbreitet werden.

© 1978 Georg Thieme Verlag, Herdweg 63, Postfach 732, D-7000 Stuttgart 1 – Printed in Germany by Grammlich, Pliezhausen
ISBN 3-13-563201-6

Anschriften

Austel, V., Dr., Dr. Karl Thomae GmbH, Birkendorfer Str. 65, 7950 Biberach

Bozler, G., Dr., Dr. Karl Thomae GmbH, Birkendorfer Str. 65, 7950 Biberach

Eberlein, W., Dr., Dr. Karl Thomae GmbH, Birkendorfer Str. 65, 7950 Biberach

Hammer, R., Dr., Dr. Karl Thomae GmbH, Birkendorfer Str. 65, 7950 Biberach

Hellenbrecht, D., Dr., Zentrum der Pharmakologie, Klinikum der J.-W.-Goethe-Universität, Theodor-Stern-Kai 7, 6000 Frankfurt

Koss, F.-W., Prof. Dr., Dr. Karl Thomae GmbH, Birkendorfer Str. 65, 7950 Biberach

Kutter, E., Dr., Dr. Karl Thomae GmbH, Birkendorfer Str. 65, 7950 Biberach

Lillie, C., Dr., Ernst-Boehringer-Institut für Arzneimittelforschung, Ernst-Boehringer-Gasse 5–11, A-1121 Wien

Ohnacker, G., Dr., Dr. Karl Thomae GmbH, Birkendorfer Str. 65, 7950 Biberach

Ried, H., Dr., Dr. Karl Thomae GmbH, Birkendorfer Str. 65, 7950 Biberach

Vorwort

Arzneimittel leisten einen wesentlichen Beitrag zur Sicherung und Förderung der Lebensqualität. Sie schützen menschliches Leben vor dem Zugriff von Seuchen bzw. Krankheiten und erhöhen die Lebenserwartung. Sie lindern Krankheitssymptome und beschleunigen Heilungsprozesse. Orale Kontrazeptiva ebnen den Weg für eine humane Familienplanung und helfen soziales Leid zu verhindern. Die Praxis der modernen Chirurgie wäre ohne Narkotika und Analgetika nicht denkbar. Arzneimittel vermindern krankheitsbedingte Invalidität, verkürzen Krankenhausaufenthalte und temporäre Arbeitsunfähigkeit und besitzen damit auch volkswirtschaftliche Bedeutung.

Diesen so wesentlichen Fortschritt verdanken wir der Arzneimittelforschung. Gerade sie aber ist ins Kreuzfeuer der Kritik geraten. Ihr wird vorgeworfen, die derzeitige Methodik von Forschung und Entwicklung sei in erster Linie auf die Herstellung von sogenannten Analog-Präparaten ausgerichtet. Solche Präparate würden sich in ihrer chemischen Struktur als auch in ihrem biologischen Wirkprofil kaum von vorhandenen Arzneimitteln unterscheiden. Ein aufgeblähter Arzneimittelmarkt, die verwirrende Arzneimittelflut und die Kostenexplosion im Gesundheitswesen hätten zum Teil ihre Ursachen im niedrigen wissenschaftlichen Niveau dieser Art von Arzneimittelforschung.

Sind diese Vorwürfe gegen die Arzneimittelforschung und -entwicklung gerechtfertigt oder erklären sie sich aus verzerrten Vorstellungen von deren Praxis?
In der Tat sind Neuentwicklungen nur dann gerechtfertigt, wenn sie auf Produkte abzielen, deren therapeutische Qualitäten diejenigen bereits bekannter Arzneimittel übertreffen. Vorzüge können sich aus einem besseren therapeutischen Wirkungsprofil, aber auch aus einer geringeren Nebenwirkungsquote ergeben.

Die Entwicklung eines neuen Arzneimittels ist ein vielschichtiger Vorgang und setzt ein für den Außenstehenden oft schwer erkennbares, kompliziertes Zusammenspiel vieler Disziplinen voraus. Es gibt zwar eine ganze Reihe sehr informativer Monographien über Arzneimittelentwicklung, -testung oder -synthese, doch kommen dort vorwiegend die jeweiligen Gesichtspunkte einzelner Disziplinen zum Ausdruck. Eine zusammenfassende Darstellung der wissenschaftlichen, strategischen und pharmapolitischen Aspekte der Arzneimittelentwicklung fehlt dagegen bisher. Die vorliegende Monographie ist ein Versuch, diese Lücke zu schließen. Sie will das Verständnis für Wesen und Problematik der Arzneimittelentwicklung fördern und dadurch auch eine Sachbasis für die gegenwärtige Arzneimitteldiskussion liefern.

Demgemäß gliedert sich die vorliegende Monographie in 3 Teile. Kap. 1 behandelt die wichtigsten wissenschaftlichen Grundlagen einer Arzneimittelentwicklung. Hierzu gehören insbesondere Grundlagenkenntnisse auf den Gebieten der Pharmakodynamik, Pharmakokinetik und der Beziehungen zwischen chemischer Struktur und biologischer Wirkung. Auf diesen Kenntnissen aufbauend, wird im Kap. 2 die Entwicklung eines Arzneimittels von der Idee der beteiligten Wissenschaftler bis zu seiner Einführung erfaßt. Um den vorgesehenen Gesamtrahmen nicht zu sprengen, war es auch hier notwendig, sich auf die Beschreibung der wichtigsten Stationen der Arzneimittelentwicklung zu beschränken. Im Kap. 3 wird das pharmapolitische Umfeld beschrieben, in dem sich die Praxis der Arzneimittelentwicklung heute vollzieht und sein Einfluß auf die Geschwindigkeit der Innovation und die sich daraus ergebenden Zukunftsaspekte für die Arzneimittelentwicklung erörtert.

Das Buch wendet sich an einen breiten Leserkreis in Hochschule, Industrie, Pharmazie, Medizin und Behörde – an alle, die an einer wissenschaftlichen und sachgerechten Darstellung der Praxis der Arzneimittelforschung und -entwicklung interessiert sind.

Der stoffliche Umfang ist so groß, daß ein einzelner nicht mehr in der Lage ist, ein solches Werk allein zu bewältigen. Ich bin daher froh, daß es gelungen ist, hierzu eine Gruppe von Autoren zu verpflichten, die alle über eine langjährige Praxis in der Arzneimittelforschung verfügen. Natürlich ist es bei einem Mehrautorenwerk wie dem vorliegenden nicht immer möglich, die einzelnen Entwicklungskapitel inhaltlich voll aufeinander abzustimmen. Ich bin jedoch der Ansicht, daß dies mehr als aufgewogen wird durch den Gewinn an Pluralität der Meinungen, die das Buch mit Leben erfüllen.

Mein besonderer Dank gilt allen beteiligten Autoren, durch deren Kooperativität und Einsatz unser gemeinsames Vorhaben erst Wirklichkeit werden konnte, ebenso Herrn Dr. Kudszus und Herrn Prof. Machleidt für die zuteilgewordene Unterstützung. Dem Georg Thieme Verlag danke ich für die angenehme und zuverlässige Zusammenarbeit.

Biberach, August 1978 *E. Kutter*

Inhaltsverzeichnis

	Anschriften	V
	Vorwort	VII
1.	**Grundlagen der Arzneimittelentwicklung**	1
1.1.	Einleitung *E. Kutter*	1
1.2.	**Das molekulare Konzept der Pharmakonwirkung** *W. Eberlein*	2
1.2.1	Biologische Systeme als Reaktionspartner von Pharmaka (das Rezeptor-Konzept)	2
1.2.1.1	Die Spezifität der Pharmakon-Rezeptor-Wechselwirkung	3
1.2.1.2	Physikalisch-chemische Faktoren der Pharmakon-Rezeptor-Wechselwirkung	4
1.2.1.2.1	Die Bindungskräfte	4
	Die hydrophobe Bindung	6
	Elektrostatische Wechselwirkungen	7
	Die Wasserstoff-Brückenbindung	7
	Van-der-Waals-Kräfte	8
	Charge-Transfer-Wechselwirkung	9
	Die kovalente Bindung	9
1.2.1.2.2	Sterische Faktoren	9
1.2.1.3	Grundprinzipien der Pharmakon-Rezeptor-Wechselwirkung	11
1.2.2	Arten der Pharmakon-Rezeptor-Wechselwirkung	16
1.2.2.1	Reversible Wechselwirkungen	17
1.2.2.1.1	Dosis-Wirkungs-Beziehungen reversibler Pharmakon-Rezeptor-Wechselwirkungen	17
1.2.2.1.2	Die mathematische Beschreibung der Pharmakon-Rezeptor-Wechselwirkung	19
1.2.2.1.3	Dynamische Rezeptor-Modelle	21
	Das konzertierte oder allosterische Modell	22
	Das „induced fit"- oder „sequentielle" Modell	24
1.2.2.2	Irreversible Wechselwirkungen	28
1.2.2.2.1	Der molekulare Wirkungsmechanismus von irreversibel wirkenden Pharmaka	28
1.2.2.2.2	Irreversible Pharmakonbindung und toxische Konsequenzen	32
1.2.3	Die Bedeutung der Kenntnisse von den molekularbiologischen Grundlagen der Pharmakon-Wirkung für die Arzneimittelentwicklung	36
1.3.	**Die Verfügbarkeit des Pharmakons am Wirkort (biologische und physikochemische Aspekte)** *R. Hammer, G. Bozler, F.-W. Koss*	39
1.3.1	Biologische Membranen	39
1.3.1.1	Aufbau	39
1.3.1.2	Membran-Passage	41
1.3.2	Resorption	42
1.3.2.1	Kinetik der Resorption	42
1.3.2.2	Lipid-Löslichkeit und Ionisationsgrad als resorptionsbestimmende Faktoren	43
1.3.2.3	Resorptionshindernde Gruppen	44
1.3.2.4	Resorptionsfördernde Gruppen	45
1.3.2.5	Quantitative Behandlung von Struktur-Resorptionsbeziehungen	45
1.3.3	Verteilung	46
1.3.3.1	Permeation durch die Kapillarwand	47
1.3.3.2	Permeation durch die Zellmembran	48
1.3.3.3	Permeation durch die Blut-Hirn-Schranke	48
1.3.3.4	Reversible Gewebebindungen	49

1.3.3.5	Plasmaprotein-Bindung	50
1.3.4	Ausscheidung	51
1.3.4.1	Renale Elimination	51
1.3.4.2	Biliäre Elimination	53
1.3.5	Biotransformation	55
1.3.5.1	Die Reaktionen der Phase I	56
	Hydroxylierung von aliphatischen Gruppen	58
	Hydroxylierungen von Alicyclen	58
	Hydroxylierung von Aromaten	58
	O-Desalkylierung	59
	N-Desalkylierung	59
	N-Oxidation	59
	S-Oxidation	59
	Oxidative Desaminierung	59
	Sonstige Oxidationsprozesse	60
	Reduktion	60
	Hydrolyse	60
	Hydrolyse von Estern	60
	Hydrolyse von Amiden	60
	Hydrolyse von Acetalen	61
	Weitere Hydrolysen	61
1.3.5.2	Die Reaktionen der Phase II	61
	Glucuronidierung	61
	Sulfatierung	62
	Acetylierung	63
	Methylierung	63
	Konjugationen mit Aminosäuren	63
1.3.5.3	Kinetische Aspekte	63
1.3.5.4	Die Bedeutung der Biotransformation im Rahmen der Arzneimittelentwicklung	65
1.4	**Struktur-Wirkungs-Beziehungen**	**68**
	V. Austel, E. Kutter	
1.4.1	Einleitung	68
1.4.2	Die Bedeutung von Struktur-Wirkungs-Beziehungen für das Auffinden neuer Wirkstoffe	68
1.4.3	Ableitung von Struktur-Wirkungs-Beziehungen	70
1.4.3.1	Strukturparameter	70
1.4.3.1.1	Allgemeines	70
1.4.3.1.2	Strukturbeschreibende Parameter	71
1.4.3.1.3	Wechselwirkungsparameter	71
1.4.3.1.3.1	Lipophilieparameter	72
1.4.3.1.3.2	Parameter zur Erfassung polarer Wechselwirkungen	73
	Polare Substituentenkonstanten	74
	Quantenmechanische Parameter	76
1.4.3.1.3.3	Parameter zur Erfassung sterischer Einflüsse	76
1.4.3.2	Verfahren zur Aufstellung von Struktur-Wirkungs-Beziehungen	78
1.4.4	Ähnlichkeit chemischer Verbindungen	81
1.4.4.1	Ähnlichkeitsmaßstäbe	81
1.4.4.2	Bestimmung von Ähnlichkeiten	83
1.4.4.3	Anwendung von Ähnlichkeitsbestimmungen	84
2.	**Strategie der Arzneimittelentwicklung**	**86**
	Einleitung	86
	E. Kutter	
2.1	**Medizinische Zielsetzung**	**87**
	H. Ried	
2.1.1	Auswahl der Forschungsgebiete	88
2.1.2	Erarbeitung der medizinischen Zielsetzung	89
2.1.3	Umsetzung in einen Forschungsplan	90
2.1.4	Therapeutischer Fortschritt	91
2.1.5	Ausblick	92

2.2	**Planung biologischer Testverfahren zur Auswahl von Wirksubstanzen**	92
	C. Lillie, D. Hellenbrecht	
2.2.1	Einleitung	92
2.2.2	Phasen der biologischen Testung	93
2.2.3	Planung eines Testprogrammes	94
2.2.4	Orientierende pharmakologische Untersuchungen	96
2.2.5	Pharmakologische Profilierung von Wirksubstanzen	98
2.2.5.1	Pharmakodynamische Charakterisierung	99
2.2.5.1.1	Hauptwirkung	99
	Wirkungsstärke	99
	Wirkungsmechanismus	100
	Spezifität und Organselektivität	101
2.2.5.1.2	Begleitwirkungen, Therapeutische Breite	102
2.2.5.1.3	Wechselwirkungen mit anderen Pharmaka	103
2.2.5.2	Pharmakokinetische Charakterisierung	104
2.2.5.2.1	Zeit-Wirkungs-Kurven	105
	Wirkung nach verschiedenen Applikationsarten	106
2.2.6	Die Übertragbarkeit tierexperimenteller Befunde auf die Situation am Menschen	107
2.2.6.1	Der Einfluß der Versuchstiere auf die Versuchsergebnisse	107
2.2.6.1.1	Die Streuung zwischen Tieren des gleichen Stammes	108
2.2.6.1.2	Einflüsse von Umweltfaktoren auf die Versuchsergebnisse	108
2.2.6.1.3	Spezies- und Stammesunterschiede	108
2.2.6.2	Beziehungen zwischen biologischem Testsystem, pharmakologischer Aussagekraft und klinischer Relevanz	110
2.2.6.2.1	Die Art des Testobjektes	110
2.2.6.2.2	Der gemessene Substanzeffekt	112
2.2.6.3	Konsequenzen für die Planung der biologischen Testung	112
2.3	**Auffinden und Optimieren von Wirkstrukturen**	113
	V. Austel, E. Kutter	
2.3.1	Problemstellung	113
	Anforderungen der Medizinischen Zielsetzung	113
	Qualität der verfügbaren biologischen Modelle	114
	Vorgehen des Arzneimittelchemikers	114
2.3.2	Verfahrensweisen der Medizinischen Chemie	114
2.3.2.1	Historische Entwicklung	114
2.3.2.2	Moderne Strategie der Wirkstoffgewinnung	115
2.3.2.2.1	Stufen der Wirkstoffgewinnung	115
2.3.2.2.2	Auffinden wirksamer Substanzen	115
2.3.2.2.2.1	Rückgriff auf bekannte Wirkstoffe	115
	Körpereigene Naturstoffe	115
	Nicht körpereigene Naturstoffe	116
	Synthetische Produkte	117
2.3.2.2.2.2	Entwicklung neuer Leitsubstanzen	118
	Das Allgemeine Screening	118
	Systematische Suche nach neuen Leitsubstanzen	119
	Phase 1: Ausscheidung primär ungeeigneter Verbindungen	119
	Phase 2: Aufstellen von Struktur-Wirkungs-Hypothesen	120
	Malignomtherapie	122
	Chemotherapie	124
	Gichtmittel	125
	Therapie ischämischer Herzkrankheiten	126
	Phase 3: Suche nach neuen Leitsubstanzen	127
2.3.2.2.3	Entwicklung von Wirksubstanzen aus Leitsubstanzen	131
2.3.2.2.3.1	Allgemeines	131
2.3.2.2.3.2	Systematische Leitstrukturoptimierung	131
	Essentielle und nichtessentielle Strukturelemente	131
	Bestimmung der essentiellen Teilstruktur	133
	Bestimmung des Spielraumes für Strukturvariationen (Bestimmung der Schnittmenge S) ...	134
	Suche nach einem neuen Wirkstoff	135

2.4	**Auswahl und präklinische Entwicklung eines neuen Arzneistoffes**	140
	G. Ohnacker	
2.4.1	Auswahl einer Entwicklungssubstanz aus den bereitgestellten Wirkstoffen	140
2.4.1.1	Herkunft der Wirkstoffe	140
2.4.1.2	Biologische Auswahlkriterien	141
2.4.1.2.1	Wirkungsprofil	141
2.4.1.2.2	Übertragbarkeit der Tierversuche auf den Menschen	141
2.4.1.2.3	Kriterien für die Auswahl	141
2.4.1.3	Chemische Auswahlkriterien	142
2.4.1.3.1	Stabilität und Reinheit	142
2.4.1.3.2	Herstellbarkeit	142
2.4.1.4	Wirtschaftliche Auswahlkriterien	143
2.4.1.5	Rangfolge der Auswahlkriterien	144
2.4.2	Voraussetzungen für die Anwendung eines neuen Wirkstoffes am Menschen	144
2.4.2.1	Substanzproduktion	144
2.4.2.2	Pharmakologie	145
2.4.2.2.1	Vertiefte Pharmakologie	145
2.4.2.2.2	Pharmakologisches Exposé	145
2.4.2.3	Toxikologie und Experimentelle Pathologie	146
2.4.2.3.1	Akute Toxizität	146
2.4.2.3.2	Langzeittoxizitäten	146
2.4.2.3.3	Reproduktionstoxikologie	147
2.4.2.3.4	Prüfung auf mutagene Wirkung	148
2.4.2.3.5	Prüfung auf cancerogene Wirkung	148
2.4.2.3.6	Übertragbarkeit der Tiertoxikologie auf den Menschen	148
2.4.2.4	Biochemie	148
2.4.2.4.1	Pharmakokinetik	148
2.4.2.5	Beeinflussung des intermediären Stoffwechsels	149
2.4.2.6	Galenik	149
2.4.2.6.1	Stabilität der Zubereitungsformen	150
2.4.2.6.2	Freigabecharakteristik	151
2.4.2.6.3	Bioverfügbarkeit	152
2.4.2.7	Analytik	152
2.4.3	Wichtige technische Hilfsmittel für die präklinische Entwicklung von Arzneimitteln	153
2.4.3.1	Computer-Technologie	153
2.4.3.2	Informations- und Dokumentations-Aktivitäten	153
2.5	**Von der Wirksubstanz zum Arzneimittel**	154
	H. Ried	
2.5.1	Vorbemerkung	154
2.5.2	Definitionen	156
2.5.2.1	Die Phasen der klinischen Prüfung	156
2.5.2.2	Wirkung und Wirksamkeit	156
2.5.2.3	Nebenwirkungen	157
2.5.2.4	Bioverfügbarkeit	158
2.5.3	Klinische Pharmakologie (Phase I)	159
2.5.4	Die (kontrollierte) Prüfung der Wirkung und Wirksamkeit (Phase II)	160
2.5.5	Die breite klinische Prüfung (Phase III)	162
2.5.6	Die Zulassung	163
2.5.6.1	Die Zulassung neuer Arzneimittel	164
2.5.6.2	Die nachträgliche Zulassung bereits eingeführter Arzneimittel	164
2.5.6.3	Die regelmäßige Überprüfung bereits zugelassener Arzneimittel	164
2.5.7	Die klinische Prüfung nach der Zulassung (Phase IV)	165
2.5.7.1	Die chronische Anwendung von Arzneimitteln	166
2.5.7.2	Verteidigungsforschung	167
2.5.7.3	Ergänzende Darreichungsformen und neue Anwendungsgebiete	167
2.5.8	Zusammenfassung	168

3.	**Pharmapolitische Perspektiven und zukünftige Aspekte der Arzneimittelentwicklung**	169
3.1	**Einleitung**	169
	E. Kutter	
3.2	**Pharmapolitische Perspektiven**	170
	H. Ried	
3.3	**Zukunftsaspekte**	174
	H. Ried	
3.3.1	Arzneimittelsicherheit	175
3.3.2	Arzneimittelwirksamkeit	175
3.3.3	Suche nach neuen Arzneimitteln	176

Literatur 177

Register 182

1. Grundlagen der Arzneimittelentwicklung

1.1 Einleitung
E. Kutter

Grundlagenkenntnisse auf den Gebieten der Pharmakodynamik, Pharmakokinetik und der Beziehungen zwischen chemischer Struktur und biologischer Wirkung bilden die Basis jeder wissenschaftlichen Arzneimittelentwicklung. Im Gegensatz zur modernen Technologie, die im wesentlichen auf gut fundierten physikalischen Kenntnissen beruht, operiert jedoch die pharmazeutische Forschung im wesentlichen empirisch. Der Unterschied wird deutlich, wenn wir andere Wissenschaftszweige zum Vergleich mit heranziehen. So konnte ein Computersystem folgerichtig aus den theoretischen Grundlagen der Elektrotechnik entwickelt werden. Die Energiegewinnung mit Hilfe moderner Kernreaktoren war praktisch eine zwangsläufige Folge der enormen Fortschritte der theoretischen Physik und wieder insbesondere der Entdeckung der künstlich induzierten Kernspaltung. In Gebieten mit derart fortgeschrittener Technologie und fundiertem Grundlagenwissen ist deren Umsetzung in Produkte der angewandten Forschung im Vergleich zu der Arzneimittelentwicklung relativ zielgerichtet planbar und eine reine Frage von Zeit und Geld. Grundlegend anders ist die Situation bei der Entwicklung neuer Arzneimittel. Hier müssen auch heute noch neue, besser wirksame Arzneimittel auf der Basis empirischer Grundlagen entwickelt werden.

Woran liegt das? Waren etwa die theoretischen Physiker effektiver in ihrer Arbeit als die Vertreter der pharmazeutischen Forschung? Zur Beantwortung dieser Fragen muß man sich die Schwierigkeitsgrade der verschiedenen Problemstellungen vor Augen führen. Zur Klärung der theoretischen Grundlagen zur Entwicklung eines Kernreaktors war es von entscheidender Bedeutung, den Zerfallsmechanismus eines bestimmten Uranisotops zu erforschen und zu verstehen. Um die Wirkungsweise eines Pharmakons zu verstehen, muß die unvorstellbar komplexe Struktur eines biologischen Regelkreises in seinen molekularen Dimensionen aufgeklärt werden: ein System, das Milliarden von Atomen umfaßt, hochstrukturiert in Molekülen, Molekülassoziaten, Organellen, Zellen, Organen und Organsystemen eingebunden und in vielen Komponenten interaktionsfähig mit den Atomen der Pharmakon-Moleküle. Ein System, ungleich höher strukturiert als ein Verband von Uran-Atomen. Kein Wunder, daß zur Erforschung und zum theoretischen Verständnis eines derart schwierigen Systems andere Dimensionen an Zeit und Geldmitteln notwendig sind. Aufgrund unserer heutigen geringen Kenntnis von den theoretischen Grundlagen der Arzneimittelwirkung wäre es daher unverantwortlich, auf ihre weitgehende Klärung durch die Grundlagenforschung zu warten, um dann erst dem Patienten die dringend benötigten Medikamente zielgerecht entwickelt zur Verfügung zu stellen. Die Erfahrung der Vergangenheit lehrt, daß eine erfolgreiche Arzneimittelentwicklung auch auf der Basis empirischer Grundlagen möglich ist. Es ist daher richtig, Angewandte Forschung und Grundlagenforschung parallel durchzuführen. Dies umso mehr, als Angewandte Forschung und Grundlagenforschung sich gegenseitig ständig befruchten und vorantreiben.

Unsere *Grundlagenkenntnisse* über die Einwirkung eines Arzneimittels auf den Organismus (Pharmakodynamik) sind noch sehr lückenhaft. Mit der molekularbiologischen Interpretation pathophysiologischer Prozesse stehen wir noch am Anfang. Biologische Regelkreise, die den menschlichen Organismus steuern und funktionsfähig erhalten, werden nur in den seltensten Fällen in ihren molekularen Dimensionen verstanden. Vorstellungen vom dreidimensionalen Bau biologischer Rezeptoren beginnen erst langsam zu wachsen. Es ist daher kein Wunder, daß wir von einem umfassenden Verständnis der Wirkungsweise der derzeit bedeutendsten Arzneimittel auf molekularer Basis noch weit entfernt sind (S. 2ff.).

Über die Einwirkung des Organismus auf das Pharmakon (Pharmakokinetik) wissen wir dagegen schon wesentlich mehr. Obwohl auch diese Kenntnisse weitgehend auf Erfahrung beruhen, lassen sie sich doch schon heute so systematisieren, daß eine zunehmend allgemeinere Anwendbarkeit erreicht wird (S. 39ff.).

Basis und Kernstück jeder *zielorientierten* Suche nach neuen Wirkstoffen sind Kenntnisse über die Struktur-Wirkungs-Beziehungen, d.h. die Interpretation der biologischen Wirkung eines Pharmakons aus seiner chemischen Struktur heraus. Dieses Vorgehen ist zwangsläufig empirisch, da die molekularen Strukturen des biologischen Reaktionspartners bei dieser Betrachtungsweise meist nicht berücksichtigt werden können (S. 68ff.).

Welche Bedeutung besitzen nun die heutigen Kenntnisse über die Grundlagen der Arzneimittelwirkung für die Arzneimittelentwicklung? In Ermangelung geeigneter Theorien über die Arzneimittelwirkung müssen an ihre Stelle auf Erfahrung beruhende schöpferische Hypothesen treten. So sind die ersten Schritte der Arzneimittelentwicklung dadurch gekennzeichnet, daß Arbeitshypothesen entwickelt werden, die das Ergebnis eines kreativen Prozesses durch Kombination medizinischer, biologischer, molekular-biologischer und chemischer Kenntnisse darstellen. Solche Arbeitshypothesen sind das Kernstück einer jeden zielgerichteten Arzneimittelentwicklung. So gesehen kommt den wissenschaftlichen Grundkenntnissen über die Arzneimittelwirkung – trotz des Fehlens eines umfassenden theoretischen Gedankengebäudes – eine ganz wesentliche Bedeutung zu. Unsere derzeitigen Kenntnisse der molekularen Grundlagen der Pharmakonwirkung, der Verfügbarkeit des Pharmakons am Wirkort, seiner Biotransformation im Organismus und den damit gekoppelten Beziehungen zwischen chemischer Struktur und biologischer Wirkung sind die wichtigsten Quellen solcher, zum zielorientierten Handeln veranlassender Hypothesen. Die wissenschaftlichen Grundlagen der Arzneimittelwirkung und die sich daraus ableitenden Hypothesen bilden daher eine unentbehrliche Basis zum Verständnis der strategischen Aspekte der Arzneimittelentwicklung, so wie sie im Kap. 2 dieses Buches beschrieben sind.

1.2 Das molekulare Konzept der Pharmakonwirkung

W. Eberlein

1.2.1 Biologische Systeme als Reaktionspartner von Pharmaka (das Rezeptor-Konzept)

Eines der wichtigsten Themen, mit denen sich die Pharmaforschung befaßt, ist die Frage nach dem *biologischen Angriffspunkt* eines Pharmakons. Man weiß heute, daß die Auslösung eines biologischen Effektes durch die Wechselwirkung von Pharmakon-Molekülen mit bestimmten zellulären Strukturen im Organismus zustande kommt. Diese sind an der Aufrechterhaltung bestimmter physiologischer Funktionen der Zelle beteiligt. Durch den Angriff eines Pharmakons wird eine Änderung des Funktionszustandes der Zelle eingeleitet. Die Art der Beeinflussung ist durch den molekularen Angriffspunkt des Pharmakons charakterisiert. Änderungen im Funktionszustand der Zelle können durch viele verschiedenartige molekularbiologische Prozesse erfolgen. Beispiele hierfür sind die Beeinflussung der Enzymaktivität, Beeinflussung von aktiven Transportprozessen oder die Hemmung der Proteinbiosynthese. Durch die veränderte physiologische Situation innerhalb der Zelle resultiert ein makroskopisch meßbarer pharmakologischer Effekt, der im lebenden Organismus, z.B. als Blutdruckänderung, Veränderung des Blutzuckerspiegels oder Erhöhung der Kontraktionskraft des Herzens messend verfolgt werden kann.
Die spezifische Bindungsstelle des Pharmakons im Organismus wird als *Rezeptor* bezeichnet[1,2]. Eine feste Vorstellung über die Natur des Rezeptors besteht in der Regel nicht. Als spezifische makromolekulare Reaktionspartner von Pharmaka kommen Biopolymere wie Proteine (z.B. Enzymsysteme), Nucleinsäuren und Phospholipide in Frage. Allgemein kann man sagen, daß ein Rezeptorsystem eine bestimmte biologische Einheit einer Zelle darstellt, welche durch spezifische Wechselwirkung mit einem Pharmakon einen meßbaren biologischen Effekt verursacht.

Für die *Auslösung* eines biologischen Effektes durch ein Pharmakon sind zwei Faktoren ausschlaggebend:

1. Das Pharmakon muß über die notwendigen strukturchemischen Eigenschaften verfügen, um mit dem Rezeptor reagieren zu können
2. Durch die Wechselwirkung mit den biopolymeren Strukturen muß eine Veränderung des Funktionszustandes der Zelle eingeleitet werden, die zur Auslösung des biologischen Effektes führt

In diesem Zusammenhang kommt den *zellulären Lipidmembranen* aufgrund ihrer speziellen chemischen Struktur und den vielfältigen biologischen Eigenschaften der in ihnen enthaltenen makrocyclischen Systeme eine besondere Bedeutung als biologischer Angriffspunkt für Pharmaka zu[3,4]. Abb. 1 zeigt den dreidimensionalen Aufbau einer Mosaik-Lipidmatrix, in welcher verschiedene Lipid-Globulärproteine eingebettet sind[5]. Anhand dieser einfachen Modelldarstellung wird verständlich, daß eine Veränderung der physiologischen Situation im Innern der Zelle durch den Angriff eines Pharmakons an der Außenseite der Zellmembran eingeleitet werden kann. Die Weitergabe einer biologischen Information zwischen zwei Kompartimenten, etwa von der Membranoberfläche an das Zytoplasma im Zellinneren, erfolgt in diesem Falle durch Vermittlung von Rezeptoren, die in der Membran lokalisiert sind.

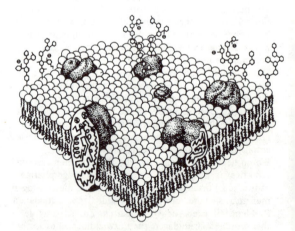

Abb. 1. Membranintegrierte Rezeptoren. Die spezifischen Globulärproteine sind als Rezeptorsysteme in die Membranmatrix eingebettet[5]

Die Frage nach der *primären Wechselwirkung* zwischen Pharmakon und biologischem System ist heute geklärt. Wir können mit Sicherheit davon ausgehen, daß der Primärschritt der Pharmakon-Wirkung in der Bindung des Wirkstoffs an den Rezeptor besteht. Die Intensität dieser Wechselwirkung wird durch chemische und physikalischchemische Bindungskräfte kontrolliert. Diese ergeben sich aus der Art und Anzahl der an der Bindung beteiligten funktionellen Gruppen und ihren stereochemischen

Eigenschaften. Über die biochemischen und biophysikalischen Prozesse, die sich an die Bindung des Pharmakons an den Rezeptor anschließen, bestehen heute nur in wenigen Fällen genaue Vorstellungen. Allerdings wurden mit der Aufklärung der Regel- und Steuerfunktion von allosterischen Enzymsystemen und der intensiven Erforschung der Natur von Zellmembranen in den letzten Jahren Erkenntnisse erzielt, die auch für die Interpretation der molekularen Wirkung von Arzneimitteln richtungsweisend waren. Das Ziel der Pharmaforschung ist hier, den Zusammenhang zwischen der Pharmakon-Rezeptor-Wechselwirkung und dem biologischen Signal als Reaktion einer chemischen Verbindung mit einem chemisch definierten Makromolekül und den hierdurch bedingten räumlichen Veränderungen des biopolymeren Systems anschaulich zu deuten.

1.2.1.1 Die Spezifität der Pharmakon-Rezeptor-Wechselwirkung

Ein Arzneimittel ist während der Körperpassage einer Reihe komplexer Prozesse unterworfen. Hierzu gehören Diffusionsvorgänge durch Membranen, Bindung an intra- und extrazelluläre biopolymere Systeme wie Lipidmembranen, Proteine und Nucleinsäuren, metabolische Veränderungen in der Leber und Bindungsprozesse an das Rezeptorsystem des Zielorgans (s. S. 39). Das Ausmaß und die Art dieser Wechselwirkungen wird durch die chemischen bzw. physikalisch-chemischen Eigenschaften des Pharmakons bestimmt. Im wesentlichen spielen dabei folgende Faktoren eine Rolle[6]:

1. *Lipophile* Eigenschaften:
   Gesamtlipophilie und Lipophilie einzelner Strukturelemente
2. *Elektronische* Eigenschaften:
   Typ der chemischen Bindung und Ladungsverteilung (Induktive und Resonanz-Effekte)
3. *Räumliche* Eigenschaften:
   Dreidimensionale Struktur

Es ist leicht einzusehen, daß die genannten Faktoren wesentlich von den chemischen und physikalisch-chemischen Eigenschaften des biologischen Systems mitgeprägt werden. Bei der Wechselwirkung eines Wirkstoffmoleküls mit bestimmten pharmakologischen Rezeptoren kommen die unter Punkt 1–3 genannten physikalisch-chemischen Eigenschaften in unterschiedlichem Ausmaß zur Geltung. Dies hängt davon ab, ob es sich um unspezifisch oder spezifisch wirkende Pharmaka handelt. Bei den *unspezifisch* wirkenden Pharmaka geht die Wechselwirkung zwischen Pharmakonmolekül und Rezeptor überwiegend auf die lipophilen Eigenschaften des Pharmakons zurück. Wirkungsunterschiede zwischen Verbindungen des gleichen Wirktyps sind deshalb allein auf der Basis des Verteilungsverhaltens erklärbar. Die biologische Aktivität *spezifisch* wirkender Pharmaka kommt dagegen durch die Wechselwirkung von definierten Strukturbereichen eines Pharmakons mit den komplementären Bindungsstellen eines Rezeptorareals zustande. Die Wechselwirkung hängt weitgehend von den speziellen strukturellen Gegebenheiten des Pharmakons

ab, wie der Lipophilieverteilung, der Gestalt des Moleküls, der relativen dreidimensionalen Anordnung funktioneller Gruppen und der Ladungsverteilung (s. S. 71).
Zu der Kategorie der unspezifisch wirkenden Pharmaka gehören die Anästhetika, Hypnotika, Antihämolytika und bestimmte bakterizide Substanzen[7,8,9]. Aus der häufig beobachteten guten Korrelation zwischen biologischer Aktivität und dem Verteilungskoeffizienten wurde geschlossen, daß die Wirkung dieser Verbindungen auf ihrer Wechselwirkung mit Membranlipiden oder hydrophoben Bezirken von Membraneinheiten beruht[9]. Fremdstoffe dieser Art können in der Membran konformative Veränderungen auslösen und damit deren natürliche Funktion verändern.
In Abb. 2 ist die Beziehung zwischen der antihämolytischen Wirkung verschiedener Phenol-Anästhetika gegenüber Human-Erythrozyten in Abhängigkeit vom Verteilungskoeffizienten im System Octanol/Wasser dargestellt[10].

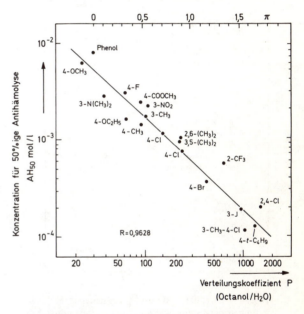

Abb. 2. Beziehung zwischen der antihämolytischen Wirkung verschiedener Phenol-Anästhetika und dem Verteilungskoeffizienten P im System Octanol/Wasser[10]

Der hohe *Korrelationskoeffizient* ($r = 0{,}96$) dieses Systems weist auf eine strukturunabhängige Wechselwirkung zwischen Pharmakon und der Erythrozytenmembran hin. Man nimmt an, daß die antihämolytische Wirkung der Phenol-Anästhetika durch eine Stabilisierung der Lipid-Doppellamelle der Biomembran verursacht wird[11,12]. Entsprechend einer allgemeinen *Faustregel* sind für die Charakterisierung von unspezifisch wirkenden Pharmaka folgende Gesichtspunkte maßgebend:

1. Die biologische Wirkung ist direkt mit den globalen Eigenschaften eines Moleküls korreliert
2. Zur Erzielung einer biologischen Wirkung muß relativ hoch dosiert werden

3. Viele strukturell völlig unterschiedliche Substanzen können identische biologische Effekte über denselben molekularbiologischen Mechanismus verursachen. Geringfügige Veränderungen in der Molekülstruktur haben nur geringen Einfluß auf die biologische Aktivität

Bei der Mehrzahl der therapeutisch genutzten Wirkstoffe handelt es sich um spezifisch wirkende Pharmaka. Die biologische Aktivität von spezifisch wirkenden Pharmaka ist an das Vorliegen bestimmter *chemischer Strukturen* geknüpft. Durch Variation der Art und Anordnung der Substituenten einer Grundstruktur können daher unter Umständen völlig verschiedene pharmakologische Wirkungen hervorgerufen werden[6].

Tab. 1: Beeinflussung der biologischen Aktivität von spezifisch wirkenden Pharmaka durch Änderung der chemischen Struktur

Struktur	Biologischer Effekt
R=CH₃ Adrenalin R=CH(CH₃)₂ Isoproterenol	hypertensiv hypotensiv
R=OH Digitoxigenin R=H 14-Desoxydigitoxigenin	positiv inotrop unwirksam
R=CH₃ Morphin R=−CH₂−CH=CH₂ (−)-Nalorphin	analgetisch Morphin-Antagonist

In Tab. 1 ist anhand von drei verschiedenen Molekülsystemen dargestellt, wie empfindlich bestimmte Veränderungen in der chemischen Struktur die biologische Aktivität beeinflussen können. Die in den Beispielen aufgeführten Wirkstoffe stellen aufgrund ihrer hohen Rezeptorspezifität extreme Fälle in der Beeinflussung der biologischen Wirkung durch Variation bestimmter Substituenten dar. Im allgemeinen führen kleine strukturelle Veränderungen eines Moleküls nur zu einer schrittweisen Veränderung der biologischen Aktivität.

Eine klare *Differenzierung* zwischen spezifisch und unspezifisch wirkenden Pharmaka ist nicht immer möglich. So gibt es viele Arzneistoffe, deren Wirkungsprofil sich aus einem spezifischen und einem unspezifischen Anteil zusammensetzt. Dies bedeutet, daß das Pharmakon aufgrund bestimmter physikalisch-chemischer Eigenschaften zwei verschiedene Rezeptorsysteme im Organismus aktivieren kann. Ein Beispiel hierfür bietet die Stoffklasse der β-adrenergen Rezeptorenblocker. Diese besitzen häufig zwei pharmakologisch relevante Wirkungskomponenten[13]:

1. die spezifische β-sympatholytische Aktivität, die durch ihren Antagonismus gegenüber den positiv inotropen und chronotropen Effekten von Adrenalin und Isoprenalin „in vivo" und „in vitro" nachweisbar ist
2. die unspezifische antiarrhythmische Wirkungskomponente, die in ihrer Wirkungsstärke direkt mit den lipophilen Eigenschaften dieser Moleküle korreliert ist (über Möglichkeiten zur pharmakologischen Differenzierung solcher Effekte s. S. 101)

1.2.1.2 Physikalisch-chemische Faktoren der Pharmakon-Rezeptor-Wechselwirkung

Das Ausmaß der Wechselwirkung eines Pharmakons mit bestimmten makromolekularen Rezeptorstrukturen im menschlichen Organismus wird durch chemische und physikalisch-chemische Bindungskräfte bestimmt. Diese ergeben sich aus der Art und Anzahl der an der Bindung beteiligten Gruppen und ihren stereochemischen Eigenschaften. Bei der Erstellung von Struktur-Wirkungs-Beziehungen werden zur Beschreibung der Bindungskräfte die sogenannten Wechselwirkungsparameter (s. S. 71) verwendet. Das Verständnis für den Einfluß dieser physikalisch-chemischen Größen ergibt sich aus der Kenntnis der Bindungskräfte zwischen Pharmakon und Rezeptor und auch aus den stereochemischen Voraussetzungen für die Anpassung der Wirkstoffmoleküle an die Rezeptor-Bindungsstelle. Auf beide Aspekte soll im folgenden näher eingegangen werden.

1.2.1.2.1 Die Bindungskräfte

Bei der Anlagerung eines Pharmakons an den Rezeptor treten verschiedenartige Wechselwirkungen einzeln oder kombiniert auf. Am wichtigsten sind hierbei die folgenden Typen:

Hydrophobe Bindungen
Elektrostatische Wechselwirkungen
Wasserstoff-Brückenbindungen
Van-der-Waals-Kräfte
Charge-Transfer-Wechselwirkungen
Kovalente Bindungen

In Abb. 3 ist die *Bindung* von *3′-Cytidinmonophosphat* an die „active site" von *Ribonuclease* dargestellt: Pyrimidinmononucleotide inhibieren die katalytischen Eigenschaften von Ribonuclease. Prozesse dieser Art können sinngemäß als Beispiel für die Wechselwirkung eines Pharmakons mit einem Rezeptorsystem betrachtet werden. Wie ersichtlich erfolgt die energetische Stabilisierung des Enzym-Komplexes durch die Ausbildung recht unterschiedlicher Bindungstypen. Neben Wasserstoffbrücken und elektrostatischen Anziehungskräften spielen auch hydrophobe und Van-der-Waals-Kräfte eine Rolle:

His 119 bildet eine H-Brücke mit der Nucleosid-3′-phosphat-Gruppe
His 12 steht in Wechselwirkung mit dem Ribosyl-Rest
Ser 123 ist durch die NH₂-Gruppe des Cytidinmoleküls fixiert, zusätzlich wird der Komplex durch Lys 41, Thr 45 und Phe 120 stabilisiert

Obwohl die Energien einzelner Bindungsarten für sich rela-

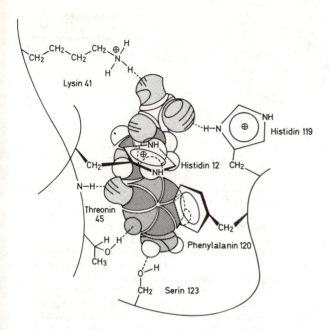

Abb. 3. Darstellung der Wechselwirkungskräfte zwischen 3'-CMP und Ribonuclease[14]

tiv gering sind, darf ihre Gesamtwirkung nicht unterschätzt werden, da in der Regel die integrale Bindungsenergie größer ist als die Summe der einzelnen Bindungsbeiträge.

In Tab. 2 sind die *Bindungsenergien* verschiedener Wechselwirkungskräfte zusammen mit ihren kritischen Reichweiten angegeben.

Tab. 2: Bindungstypen der Pharmakon-Rezeptor-Wechselwirkungen

Bindungsart	Bindungsenergie (kJ/mol)	Reichweite	Beispiel
Hydrophobe Wechselwirkung	-4,0	klein	
Ionenbindung	-2,0	groß	$R-NH_3^\oplus \cdots {}^\ominus OOC-R$
Verstärkte Ionenbindung	-4,0	groß	
Ion-Dipol-Bindung	-(4–30)	groß	$R_4N^\oplus \cdots N$
Dipol-Dipol-Bindung	-(4–30)	klein	$\delta^\ominus O=C^{\delta^\oplus} \cdots NR_3$
Wasserstoffbrücken	-(4–30)	klein	$C=O \cdots H-N$
Van-der-Waals-Wechselwirkung	-(2–4)	klein	$-C \cdots C-$
Charge-Transfer	-(4–30)	klein	$-OH \cdots$
Kovalente Bindung	-(160–450)		H_3C-OH

Reichweite: 0,2–0,4 nm (klein), 0,5–1,0 nm (groß)

Das *Ausmaß* der reversiblen Bindung eines Pharmakons an einen Rezeptor wird durch die Abnahme der freien Energie ΔG beschrieben. Diese ist mit der makroskopischen Dissoziationskonstanten K_D über die Gibbs-Helmholtz-Gleichung verknüpft:

$$\Delta G = -RT \ln K_D$$

R = Gaskonstante, 8,27 J/mol·K
T = absolute Temperatur

Je negativer der Wert von ΔG ist, umso fester ist die Bindung eines Pharmakons an den Rezeptor. Der Wert von ΔG wird durch die thermodynamischen Zustandsgrößen ΔH und ΔS bestimmt:

$$\Delta G = \Delta H - T \Delta S$$

ΔH = Wärmetönung der Reaktion
ΔS = Entropieänderung als Maß für die Änderung der molekularen Ordnung bei einer chemischen Reaktion

Auf die genaue Bedeutung dieser thermodynamischen Größen soll hier nicht weiter eingegangen werden. In diesem Zusammenhang ist allerdings der Hinweis wichtig, daß thermodynamische Bindungsenergien kein sicheres diagnostisches Kriterium für die Unterscheidung von verschiedenen Bindungskräften einer Pharmakon-Rezeptor-Wechselwirkung darstellen. Der entscheidende Nachweis für das Vorliegen eines bestimmten Bindungstyps zwischen Pharmakon und Rezeptor ist nur durch Röntgenstrukturanalyse oder mit Hilfe anderer physikalisch-chemischer Untersuchungsmethoden möglich.

In Tab. 2 sind neben den Bindungsenergien auch die *kritischen Reichweiten* der einzelnen Bindungstypen angegeben. Aus der Abhängigkeit der Bindungskräfte von

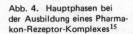

Abb. 4. Hauptphasen bei der Ausbildung eines Pharmakon-Rezeptor-Komplexes[15]

den interatomaren Abständen der reagierenden Gruppen kann geschlossen werden, daß die einzelnen Kräfte bei der Annäherung des Pharmakons an den Rezeptor in unterschiedlicher Reihenfolge zur Geltung kommen. Aufgrund der großen Reichweite ionischer Anziehungskräfte kann angenommen werden, daß die erste Phase der Pharmakon-Rezeptor-Wechselwirkung durch die Ausbildung von Ion-Ion- und Ion-Dipol-Bindungen kontrolliert wird (Abb. 4). Für die Ausrichtung und endgültige Fixierung des Pharmakons an den Rezeptor sind dagegen Wasserstoffbrücken und schließlich im Nahordnungsbereich zwischen 0,3–0,4 nm hydrophobe und Van-der-Waals-Kräfte verantwortlich[15].

Die hydrophobe Bindung

Eine bedeutende Rolle in der Wechselwirkung zwischen Pharmakon und Rezeptor kommt der hydrophoben Bindung zu[16,17]. Dieser Bindungstyp liefert wohl die wichtigsten energetischen Beiträge für die biologische Aktivität vieler Wirkstoffmoleküle. Das *Prinzip* der hydrophoben Bindung ist eng mit der Struktur und den Bindungseigenschaften des Wassers verknüpft. Die Bezeichnung „hydrophobe Bindung" beinhaltet, daß unpolare Gruppen sich in wäßriger Lösung assoziieren und auf diese Weise die Berührung mit benachbarten Wassermolekülen verkleinern. Der Grund für diese Tendenz resultiert aus einem Entropieeffekt: In der Umgebung von freiverfügbaren Strukturanteilen, wie aliphatischen Kohlenwasserstoff-Ketten oder Benzol-Ringen sind die Wasser-Moleküle stärker geordnet, weil in dieser Umgebung die Zahl der zwischenmolekularen Kontakte zunimmt. Durch die Aggregation der unpolaren Substrukturen werden Wasser-Moleküle aus dem Bindungsbereich der in Wechselwirkung tretenden Gruppierungen herausgedrückt und gehen in einen weniger geordneten Zustand über (Abb. 5). Der Zunahme dieser Unordnung entspricht thermodynamisch eine Vergrößerung der Entropie des Gesamtsystems, was zu einer negativen Bildungsenergie führt.

Die hydrophobe Bindung kommt also nicht unmittelbar durch eine Wechselwirkung zwischen hydrophoben Bindungspartnern zustande, sondern resultiert aus einem Energiegewinn, der in der Eigenart der Struktur des Wassers begründet liegt. Für die *Ausbildung* hydrophober Bindungen ist die Tendenz der Solvat-Wassermoleküle, in eine weniger geordnete Wasserstruktur zurückzukehren, entscheidend. Auf der Seite des Rezeptors werden die hydrophoben Regionen durch die Seitenketten der Aminosäuren Leucin, Isoleucin, Phenylalanin usw. gebildet. Es ist leicht einzusehen, daß die Dimension der hydrophoben Anteile eines Pharmakons in etwa der Größe des lipophilen Rezeptorareals, die ~5–6 CH_2-Einheiten umfaßt, entsprechen muß. Eine Vergrößerung der Kettenlänge kann zu einer Erniedrigung der Wechselwirkungsenergie führen. Nach diesen Vorstellungen sollten kleine Gruppen, wie kurzkettige Kohlenwasserstoff-Reste und Phenyl-Gruppen, als Bindungspartner für hydrophobe Bezirke besonders geeignet sein. Durch die Ausbildung hydrophober Wechselwirkungskräfte werden für jede $CH_2\cdots CH_2$-Interaktion etwa 3,0 kJ/mol freigesetzt[6]. Dem Prozeß der Überführung eines Pharmakons aus einem wäßrigen Milieu in den lipophilen Bindungsbezirk eines Rezeptorareals entspricht das *Verteilungsverhalten* dieses Moleküls zwischen einer wäßrigen Phase und einem organischen Lösungsmittel. In beiden Fällen wird durch den Übergang in die organische (lipophile) Phase ein Teil der Solvatstruktur zerstört, so daß der oben beschriebene positive Entropieeffekt resultiert. Deshalb wird heute zur Beschreibung der hydrophoben Eigenschaften eines Arzneimittelmoleküls der *Verteilungskoeffizient P* verwendet.

Organische Phase c_u

Wäßrige Phase c_p

P entspricht einer thermodynamischen Gleichgewichtskonstanten und ist durch das Verhältnis der Konzentrationen C_p und C_u des Pharmakons in zwei miteinander in Berührung stehenden Phasen charakterisiert, von denen

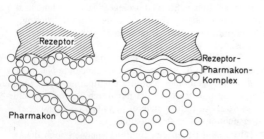

Abb. 5. Pharmakon-Rezeptor-Wechselwirkung durch hydrophobe Bindung. Die Kreise repräsentieren Wasser-Moleküle[7]

eine polar (z.B. Wasser) und die andere unpolar (z.B. eine organische Flüssigkeit wie Octanol) ist.

$$P = \frac{c_u}{c_p}$$

In den letzten Jahren hat sich das Verteilungssystem unpolares organisches Lösungsmittel — wäßrige Phase als *Modell* zur Erfassung der lipophilen Wechselwirkung zwischen Pharmaka und einem Rezeptorareal hervorragend bewährt. Als Verteilungssystem kommt dabei das Gemisch Octanol/Wasser den biologischen Verhältnissen am nächsten. Eine der wichtigsten Erkenntnisse dieser Untersuchungen ist die Tatsache, daß die Bindungsaffinität organischer Verbindungen gegenüber Proteinen strukturunabhängig mit dem Verteilungskoeffizienten korreliert werden kann[18]. Dieser Befund unterstreicht die Bedeutung von *P* für die Beurteilung der lipophilen Eigenschaften eines Wirkstoffmoleküls. Die bereits auf Seite 3 beschriebenen biologischen Effekte strukturunspezifischer Wirkstoffe sind zum großen Teil auf die Ausbildung hydrophober Wechselwirkungskräfte zurückzuführen. Man kann sich deshalb vorstellen, daß Pharmaka, die die Permeabilität von Membranen verändern, in der Zwischenphase der Protein-Lipid-Doppelschicht angreifen. Hydrophobe Bereiche werden in die Lipid-Schicht eintauchen, während polare Bereiche des betreffenden Pharmakon-Moleküls die Ionen-Bindung zwischen der Proteinphase und der Phospholipid-Lamelle beeinflußt.

Elektrostatische Wechselwirkungen

Obwohl die Beteiligung elektrischer Ladungen keine unabdingbare Voraussetzung für die Bindung eines Pharmakons an den Rezeptor darstellt, spielen elektrostatische Wechselwirkungen häufig eine wichtige Rolle bei der Fixierung und Ausrichtung eines Arzneimittels an der Rezeptoroberfläche. Zu den Gruppen, die auf der Seite des Rezeptors an der Wechselwirkung mit den polaren Strukturanteilen eines Wirkstoffes beteiligt sind, gehören alle sauren und basischen Seitenketten von Aminosäuren, Amino- und Phosphorsäure-Gruppen an Nucleinsäuren sowie Sulfat-Gruppen an Mucopolysacchariden. Unter physiologischen Bedingungen bei pH 7,4 sind diese Gruppen weitgehend dissoziert. Glutamin- und Asparaginsäure bilden Anionen, während die Amino-Gruppen von Lysin und die Guanidino-Gruppe von Arginin in protonierter Form als Kationen vorliegen. Das Ausmaß der Ionisierung ist vom pK_a-Wert des korrespondierenden Säure-Base-Paares und dem pH-Wert im physiologischen Milieu abhängig. Bei den meisten Arzneimitteln handelt es sich um schwache Säuren oder Basen. Viele dieser Verbindungen liegen in Abhängigkeit von der jeweiligen Dissoziationskonstanten bei pH 7,4 mehr oder weniger ionisiert vor. In Tab. 3 ist der Zusammenhang zwischen pK_a und dem Dissoziationsgrad bei pH 7,4 anhand einiger Beispiele dargestellt[19].
Die Wechselwirkung zwischen ionischen Gruppen basiert auf der elektrostatischen Anziehung gegensinnig geladener Ionen. In einem Medium mit der Dielektrizitätskonstante ϵ ergibt sich die Energie der *Ionenbindung* durch die Coulomb-Beziehung:

$$E = \frac{1}{\epsilon} \cdot \frac{e_1 \cdot e_2}{r^2}$$

Die elektrostatische Energie ist proportional der Ladungen e_1 und e_2 der sich anziehenden Ionenpaare und nimmt mit dem Quadrat der Entfernung ab.

Tab. 3: Ionisierungsgrad verschiedener Arzneistoffe bei pH 7,4[19]

Pharmaka mit sauren Gruppen $(-XH \longrightarrow X^\ominus + H^\oplus)$	pK_a	% dissoziiert (Anionen)
Acetylsalicylsäure (analgetisch)	3,49	99,9
Sulfadiazin (antibakteriell)	6,48	89,3
Phenobarbital (hypnotisch)	7,41	49,4
Pharmaka mit basischen Gruppen $(-N: + H^\oplus \longrightarrow -\overset{\oplus}{N}H)$		(Kationen)
Atropin (anticholinerg)	9,65	99,4
Cocain (lokalanästhetisch)	8,41	91,1
Chlorcyclizin (antihistaminisch)	8,15	84,9
Morphin (analgetisch)	7,87	74,7

Einen wesentlichen Einfluß auf die *Reichweite* elektrostatischer Wechselwirkungskräfte übt die Dielektrizitätskonstante ϵ aus. Im Nahbereich der Protein-Oberfläche ist die Dielektrizitätskonstante wesentlich kleiner als die von Wasser, so daß hier elektrostatische Wechselwirkungskräfte eine wesentlich höhere Reichweite besitzen. Es wird deshalb allgemein angenommen, daß die elektrostatischen Bindungskräfte einen besonderen Beitrag zur primären Erkennung und korrekten Anlagerung eines Pharmakons an den Rezeptor liefern.

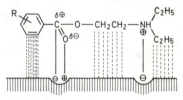

Abb. 6. Einfluß elektrostatischer Kräfte auf die Bindung von Lokalanästhetika an den Rezeptor[20]

Neben der Beteiligung einer reinen Ionenbindung ist in Abb. 6 die Möglichkeit zur Ausbildung von *Ion-Dipol-* und *Dipol-Dipol*-Wechselwirkungen angedeutet[20]. Die Ausbildung dieser Kräfte geht auf den Einfluß gegenseitiger Ladungsverteilungen zurück. Der Effekt ist besonders groß bei leicht polarisierbaren Systemen, wie z.B. bei konjugierten Doppelbindungen. Die Energiebeiträge und die Reichweite dieser Kräfte sind jedoch wesentlich kleiner. Sie liegen in der Größenordnung der Van-der-Waals-Kräfte.

Die Wasserstoff-Brückenbindung

Wasserstoffbrücken liefern die wichtigsten Nebenvalenzkräfte zur Aufrechterhaltung der Tertiär- und Quartärnär-Struktur von Proteinen. Auch bei Nucleinsäuren wird die Doppelhelix weitgehend durch Wasserstoffbrücken zusammengehalten. Wasserstoffbrücken bilden sich immer dann aus, wenn ein H-Atom mit positiver Teilladung und ein basischer Akzeptor in folgender Weise angeordnet sind:

$$\overset{\delta\ominus}{A} \longrightarrow \overset{\delta\oplus}{H} \cdots \overset{\delta\ominus}{B}$$

Man neigt heute dazu, die Wasserstoffbrückenbindung als einen überwiegend *elektrostatischen* Effekt aufzufassen, der im wesentlichen auf einer *Dipol-Dipol*-Wechselwirkung beruht. Das H-Atom bildet das positive Ende eines Dipols, das mit dem einsamen Elektronenpaar eines zweiten Bindungspartners in Wechselwirkung tritt. Als H-Donatoren fungieren die Gruppierungen: N—H, O—H und S—H. Als Akzeptoren kommen Atome in Frage, die zumindest ein einsames Elektronenpaar enthalten und eine relativ hohe Ladungsdichte besitzen. Im allgemeinen sind dies die Atome N, O und F. In biologischen Systemen werden am häufigsten H-Brücken zwischen Hydroxy- oder Amino-Gruppen und negativ polarisierten N- oder O-Atomen ausgebildet. In Tab. 4 sind einige Beispiele für biologische H-Akzeptor- und Donatorgruppen zusammengestellt[19].

Tab. 4: Biologisch wichtige Wasserstoffbrücken[19]

H-Akzeptorgruppen bzw. H-Donatorgruppen	Aminosäure	Beispiel
H-Akzeptorgruppen		
Carboxy-Gruppe	Asparaginsäure Glutaminsäure	$R-C(=O)O^{\ominus} \cdots HX-$
Sulfide	Methionin Cystin	$R-S(R) \cdots HX-$
H-Donatorgruppen		
Ammonium	Lysin	$-N^{\oplus}-H \cdots$
Guanidinium	Arginin	
Sulfhydryl (Mercapto, Thiol)	Cystein	$R-S-H \cdots$
Imidazol	Histidin	$R\text{-imidazol}-N-H \cdots$
H-Donator- und Akzeptorgruppen		
Amide	Asparagin Glutamin	$R-C(=O \cdots HX-)-N-H \cdots$
Hydroxy-Gruppe alkoholische	Serin Threonin Hydroxyprolin	$R-O-H \cdots$ $HX-$
phenolische	Tyrosin	$Aryl-O-H \cdots HX-$

Die *Stärke* der H-Brücken ist wesentlich größer als die der Dispersionskräfte. Man darf jedoch nicht vergessen, daß die meisten polaren Gruppen von Pharmakon und Rezeptor bereits durch Hydrathüllen abgesättigt sind. Bevor eine direkte Wechselwirkung zwischen den beiden Reaktionspartnern stattfinden kann, müssen auf beiden Seiten unter Aufwendung von Energie die H-Brücken der Wasser-Moleküle beseitigt werden. Deshalb läuft die Ausbildung von neuen H-Brücken häufig ohne wesentlichen Energiegewinn ab. Ein echter Beitrag zur Stabilisierung eines Komplexes resultiert nur dann, wenn möglichst viele H-Brücken zur Wechselwirkung zwischen zwei Reaktionspartnern beitragen. Für den direkten Nachweis der Beteiligung von H-Brücken an der Ausbildung von Pharmakon-Rezeptor-Komplexen gibt es bisher nur wenig experimentelle Beispiele. Häufig versucht man, indirekt aus der Beziehung zwischen Struktur und biologischer Wirkung auf die Fähigkeit eines Pharmakons zur Ausbildung von H-Brücken zu schließen.

Bei der *Planung* neuer Arzneimittel ist zu berücksichtigen, daß sie eine gewisse Wasserlöslichkeit als Voraussetzung für orale Resorbierbarkeit und Weitertransport in die spezifischen Rezeptorkompartimente besitzen müssen. Für Pharmaka, die in wäßriger Lösung aufgrund ihrer unpolaren Struktur nicht ausreichend solvatisiert sind, kann durch den Einbau von H-brückenfähigen Strukturen unter Umständen eine bessere Wasserlöslichkeit erreicht werden. Als Einschränkung gilt, daß die Zahl der H-brückenfähigen Gruppen nicht zu hoch sein darf, da die Löslichkeit durch die Ausbildung von intermolekularen H-Brücken zwischen den Substrat-Molekülen sehr stark reduziert wird. Der Verlust der biologischen Aktivität von *3-Methyl-1-phenyl-Δ^3-5-pyrazolon* (2) im Vergleich zu *Antipyrin* (1) geht auf diesen Effekt zurück. Während Antipyrin eine ausreichende Wasserlöslichkeit besitzt, ist das nicht methylierte Derivat durch die Ausbildung intermolekularer H-Brücken wasserunlöslich[21].

1

2

Van-der-Waals-Kräfte

Die Dispersionskräfte stellen eine besondere Form der zwischenmolekularen Kräfte dar; sie sind für die Wechselwirkung von Molekülen verantwortlich, die weder freie Ladungen noch elektrische Momente enthalten. Die Theorie dieser von der Ladungssymmetrie unabhängigen Molekularattraktion stammt von London[22]. Die Kräfte sind ebenfalls elektrostatischer Natur, denn auch die Ladungsverteilung in Atomen und Molekülen ohne Dipol ist wegen der ständigen Elektronenbewegung in jedem Augenblick unsymmetrisch. Es werden *temporäre Dipolmomente* ausgebildet, die sich im zeitlichen Mittel zu Null kompensieren. Jedes derartige Elektronensystem wirkt als ein fluktuierender Dipol polarisierend auf die Elektronensysteme seiner Nachbaratome. So wird durch den entstandenen Dipol im zweiten Atom eine gegensinnige Ladungsverteilung induziert. Die Energiebeiträge dieser Wechselwirkungskräfte sind relativ gering und nehmen mit der sechsten Potenz der Entfernung ab. Der Bindungsbeitrag zwischen zwei Methyl-Gruppen beträgt nur ungefähr 3,0 kJ/mol. Obwohl diese Kräfte relativ schwach sind und nur bei interatomaren Abständen von 0,4–0,6 nm zur Geltung kommen, können sie eine entscheidende Rolle bei der Spezifität von Pharmakon-Rezeptor-Wechselwirkungen spielen. Dieser Effekt resultiert aus der Summation einzelner Bindungsbeiträge und führt zu einer beträchtlichen Vermehrung der Bindungsstärke. Die kritische Abhängigkeit der Van-der-Waals-Kräfte von der Reichweite führt zu der Annahme, daß eine maximale energetische Wechselwirkung nur bei spezifischer Anpassung der dreidimensionalen Strukturen von Rezeptor und Pharmakon möglich ist. Selbst kleinere konformative Veränderungen am Bindungszentrum des Rezeptors könnten auf diese Weise die Wechselwirkung zwischen Pharmakon und Rezeptor stark beeinträchtigen. Auf dieser Basis wird auch die Bedeutung der Van-der-Waals-Kräfte bei der Auslösung konformativer Veränderungen von Biopolymeren durch allosterische Effektoren verständlich.

Charge-Transfer-Wechselwirkung

Die Anwendung quantenmechanischer Rechenverfahren zur Charakterisierung der elektronischen Eigenschaften organischer Moleküle hat in den letzten Jahren wesentlich zum Verständnis der Charge-Transfer-Wechselwirkung beigetragen. Allgemein versteht man darunter die elektronische Wechselwirkung zwischen Elektronendonator (D) und einem Elektronenakzeptor (A), wobei die molekulare Anziehung durch die Wechselwirkung (Orbitalüberlappung) der höchsten besetzten Molekülorbitale (HOMO) eines Donators mit den niedrigsten unbesetzten Orbitalen (LUMO) eines Akzeptors zustande kommt. Die bekanntesten Beispiele für diesen Bindungstyp sind die Wechselwirkungen zwischen Molekülen mit elektronenreichen und solchen mit elektronenarmen π-Elektronensystemen. In einer *Donor-Akzeptor-Bindung* sind die Elektronen ähnlich wie in einer kovalenten Bindung angeordnet. Obwohl die resultierenden Kräfte klein sind, können Charge-Transfer-Wechselwirkungen wesentliche Beiträge zur Stabilisierung eines Rezeptor-Pharmakon-Komplexes liefern. Die Fähigkeit von organischen Molekülen zur Charge-Transfer-Komplexbildung hängt von zwei Faktoren ab:

1. die räumlichen Strukturen von Donor und Akzeptor müssen so beschaffen sein, daß eine optimale Überlappung der beiden π-Elektronensysteme möglich ist; planare Strukturen sind hierfür am besten geeignet
2. die Energiedifferenz zwischen den in Wechselwirkung tretenden Orbitalen muß klein sein

Zu den Donatoren zählen alle Molekülgruppen, die entweder reich an π-Elektronen sind, wie Alkene und Aromaten, oder solche, die freie Elektronenpaare enthalten. Dazu gehören folgende Gruppen:

R–O: R–S: R$_3$N: R–J: R–O: R–S:
 | | | |
 H   H   R   R–S:

Als Akzeptoren kommen Systeme in Frage, die entweder elektronenarm sind wie 1,2,3-Trinitrobenzol, Tetracyanethylen oder Gruppen, die bei der Ausbildung von Wasserstoffbrücken als Donator fungieren. Dazu gehören die Gruppen:

Alkyl–O–H   Aryl–O–H   R–S–H   Imidazol–H

Sowohl Rezeptorproteine als auch Enzymsysteme enthalten viele Aminosäuren, die in einem Charge-Transfer-Komplex als Donator- oder Akzeptorsystem dienen können. Von den monocyclischen Heterocyclen kommen die Systeme Imidazol, Thiophen, Pyridin, Pyrimidin sowohl als Donator wie als Akzeptor in Frage. Andererseits handelt es sich bei Furan, Pyrrol und Pyrazol um reine Donatoren.

Die kovalente Bindung

Die stärkste Bindung zwischen einem Pharmakon und seinem Rezeptor stellt die kovalente Bindung dar. Für diesen Bindungstyp sind die äußeren Valenzelektronen der miteinander verknüpften Atome von Bedeutung. Kovalente Bindungen werden dadurch gebildet, daß die äußeren Valenzelektronen zweier Atome sich gegenseitig durchdringen.
Die Atomorbitale der äußeren Valenzelektronen zweier separierter Atome verschmelzen zu einem gemeinsamen Molekülorbital. Je größer die Aufenthaltswahrscheinlichkeit der bindenden Elektronen zwischen den beiden Atomkernen ist, umso stabiler ist die Bindung. Die Bindungsenergie der kovalenten Bindung liegt zwischen 200 und 400 *kJ*. Aufgrund der großen Stabilität der kovalenten Bindung wird das Pharmakon praktisch irreversibel mit dem Rezeptor verknüpft. Die molekular-biologischen Konsequenzen der kovalenten Pharmakon-Rezeptor-Bindung werden auf S. 28 ausführlich diskutiert.

1.2.1.2.2 Sterische Faktoren

Die Stereochemie einer biologisch aktiven Verbindung, d.h. die räumliche Anordnung der einzelnen Atome oder funktionellen Gruppen spielt bei der Pharmakon-Rezeptor-Wechselwirkung eine wichtige Rolle. Man geht heute allgemein davon aus, daß sowohl die Affinität als auch die „intrinsic activity" eines Arzneistoffs durch sterische Faktoren beeinflußt werden. In beiden Fällen ist eine optimale Anpassung von Pharmakon und Rezeptor notwendig, um eine selektive Bindung bzw. eine konformative Änderung in der Struktur des Rezeptors zu gewährleisten.
Bei starren Molekülsystemen ist die sterische *Konformation* eindeutig festgelegt. Bei Molekülen mit frei drehbaren Einfachbindungen ist die räumliche Anordnung nicht eindeutig zu definieren. Oft werden dennoch bestimmte Konformationen bevorzugt, weil, durch die elektrostatische und sterische Beeinflussung nicht miteinander verbundener Atome, die freie Drehbarkeit einzelner Bindungen eingeschränkt wird[23]. Das allosterische Zentrum eines Rezeptors kann, wie in Abb. 7, S. 10, dargestellt, nur mit einer bestimmten Konformation eines flexiblen Pharmakonmoleküls (Isomer A) spezifisch reagieren.
Die Konformation des Isomeren A besitzt die korrekte räumliche Anordnung der funktionellen Gruppen C und D, die für eine optimale Wechselwirkung mit dem Rezeptor notwendig sind. Nach Abb. 7 kann die konformationsisomere Form B nur als Antagonist fungieren, weil sie zwar gebunden werden kann, aber die sterischen Voraussetzungen nicht erfüllt, die für die Überführung des Rezeptors in die biologisch aktive Konformation notwendig sind.

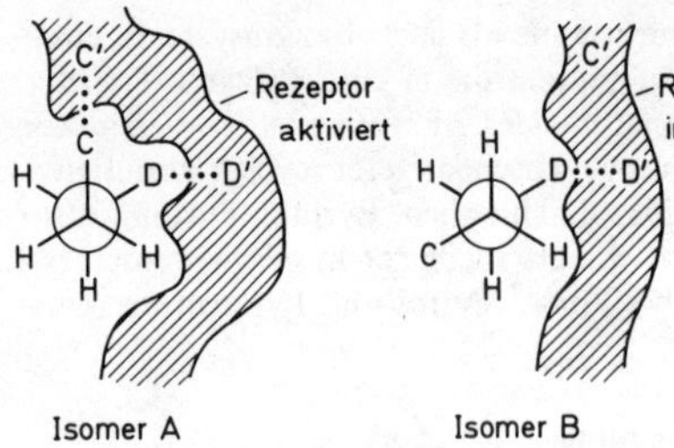

Abb. 7. Einfluß der Konformationsisomerie auf die biologische Aktivität von Pharmaka

Zur völligen Beschreibung der sterischen Faktoren einer Pharmakon-Rezeptor-Wechselwirkung müssen neben den konformativen auch die *konfigurativen* Eigenschaften einer biologisch aktiven Verbindung berücksichtigt werden. Unter der Konfiguration eines organischen Moleküls versteht man die räumliche Anordnung von Atomen oder funktionellen Gruppen, die an einem starren oder unsymmetrischen (chiralen) Teil des Molekülgerüstes lokalisiert sind. Der starre Teil kann aus einer Doppelbindung (*cis-trans*-Form) oder aus einem Ringsystem bestehen. Stereoisomere Verbindungen dieses Typs werden als geometrische Isomere bezeichnet. Bei Molekülen, die keine Drehspiegelachse enthalten, treten optische Isomere auf (Enantiomere, Antipoden), die sich wie Bild und Spiegelbild verhalten und nur durch Vertauschung von Substituenten am Asymmetriezentrum zur Deckung gebracht werden können. Die physikalischen Eigenschaften der optischen Isomere sind völlig identisch mit der Ausnahme, daß sie die Ebene des polarisierten Lichtes in verschiedene Richtungen drehen und mit chiralen Reagenzien unterschiedlich schnell reagieren.

In Abb. 8 ist die unterschiedliche Anpassung von konfigurationsisomeren Verbindungen an komplementäre Rezeptorstrukturen für ein optisches und ein geometrisches Isomerenpaar dargestellt.

Wenn man annimmt, daß mindestens drei verschiedene Gruppen an der spezifischen Wechselwirkung zwischen Pharmakon und Rezeptor beteiligt sind, können deutliche Unterschiede in der biologischen Aktivität erwartet werden, weil nur eine isomere Form die geometrischen Voraussetzungen für eine optimale Wechselwirkung mit dem Rezeptor erfüllt. Im Falle von optischen Isomeren (Abb. 8, links) schafft die *Dreipunktbindung* des (+)-Isomeren die Voraussetzung für eine optimale Anpassung

an das chirale Rezeptorzentrum A', B' und C'; dagegen ist die Wechselwirkung der (–)-Form über eine Zweipunktbindung weniger begünstigt. Der (–)-Antipode besitzt deshalb eine reduzierte biologische Wirkung oder ist inaktiv. Die gleichen Überlegungen gelten für die Anpassung der *cis*- und *trans*-Form von geometrischen Isomeren an eine komplementäre Rezeptor-Oberfläche (Abb. 8, rechts).

Bei der Frage nach dem *absoluten Wirkungsunterschied* von stereoisomeren Verbindungen sind neben der direkten Wechselwirkung mit dem Rezeptor auch pharmakokinetische Gesichtspunkte zu berücksichtigen. Grundsätzlich können sowohl für geometrische als auch für optische Isomere *Unterschiede bei der Penetration durch Membranen* (Resorption, Verteilung und Ausscheidung) und bei der Biotransformation im Stoffwechsel erwartet werden. In solchen Fällen ist die Variation der biologischen Aktivität von isomeren Verbindungen unabhängig von der Pharmakon-Rezeptor-Wechselwirkung und lediglich eine Funktion der unterschiedlichen Konzentration beider Wirkstoffe am Zielorgan, falls der Rezeptor auf die Isomeren nicht unterschiedlich anspricht. Besonders häufig treten Unterschiede in der Pharmakokinetik bei geometrischen Isomeren auf, weil diese aufgrund ihrer unterschiedlichen physikalisch-chemischen Eigenschaften (pK-Wert, Verteilungskoeffizient) eine differente Verteilung im Organismus erfahren. Bei optischen Isomeren treten Unterschiede in der biologischen Aktivität immer dann auf, wenn vor Erreichen des Rezeptors bereits Wechselwirkungen mit anderen stereospezifischen Systemen erfolgen. Zu diesen zählen Wechselwirkungen mit chiralen Rezeptoren, wie die Reaktion mit stereoselektiven Enzymen bei der Metabolisierung der optisch aktiven Verbindungen.

Aus den angeführten Überlegungen über die Mehrdeutigkeit der Wirkungsunterschiede von Stereoisomeren wird klar, daß bei qualitativen und quantitativen Struktur-Wirkungs-Analysen zunächst die Frage zu klären ist, inwieweit die beobachteten Unterschiede auf eine direkte Wechselwirkung mit dem Rezeptor zurückgehen. Die *Korrelation* von biologischer Aktivität und der Struktur stereoisomerer Verbindungen ist schwierig[24].

Es ist klar, daß Ergebnisse aus Experimenten am isolierten Gewebe oder im Organbad eher eine Deutung der Spezifität von stereoisomeren Verbindungen zulassen, als dies mit Resultaten aus der Testung am Ganztier möglich ist. In Tab. 5 sind einige repräsentative Beispiele von *stereoselektiv wirksamen* Arzneimitteln zusammengestellt[25]. Die Verbindungen sind entsprechend ihren struk-

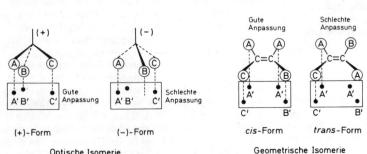

Abb. 8. Einfluß der Konfigurationsisomerie auf die biologische Aktivität von Pharmaka

Tab. 5: Stereospezifität biologisch aktiver Verbindungen[25]

Verbindung Wirkungstyp	Struktur	Aktivität der Isomeren
Geometrische Isomere		
trans-Chlorprothixen (neuroleptisch)		Die trans-Form ist 5- bis 50mal stärker wirksam als die cis-Form
trans-Diethylstilbestrol (estrogen)		Das cis-Isomere ist biologisch inaktiv
Optische Isomere		
Chlorpheniramin (antihistaminisch)		Die (+)-Form ist 12mal stärker wirksam
Propranolol (β-antiadrenerg)		Die (−)-Form ist stärker wirksam als das (+)-Enantiomer
α-Methyldopa (antihypertensiv)		Nur das (−)-Enantiomer ist biologisch aktiv
Methadon (analgetisch)		Nur das (−)-Isomere ist analgetisch wirksam

turellen Merkmalen in geometrische und optische Isomere aufgeteilt. Es darf als gesichert gelten, daß die beobachteten Wirkungsunterschiede dieser Verbindungen auf eine unterschiedliche Wechselwirkung mit dem jeweiligen Rezeptor zurückgehen. Die beobachtbaren Unterschiede in der biologischen Aktivität von stereoisomeren Pharmaka können als wichtige Stütze für die Vorstellung von der Beteiligung chiraler Zentren an der Pharmakon-Rezeptor-Wechselwirkung betrachtet werden.

1.2.1.3 Grundprinzipien der Pharmakon-Rezeptor-Wechselwirkung

Unsere Kenntnisse über den räumlichen Aufbau der Rezeptorbindungsstelle und der Anordnung der an der Bindung eines Pharmakons beteiligten funktionellen Gruppen sind heute noch sehr begrenzt. Alle Vorstellungen über die Natur von Rezeptoren wurden bisher auf *indirektem* Wege abgeleitet. Rückschlüsse auf die Rezeptorstruktur ergeben sich aus qualitativen Struktur-Wir-

kungs-Beziehungen, indem man anhand einer Anzahl ähnlich strukturierter Verbindungen die Veränderung der biologischen Aktivität in Abhängigkeit von der chemischen Struktur bestimmt. Aus der Kenntnis der für die biologische Aktivität wesentlichen Bindungsbereiche eines Pharmakonmoleküls ergeben sich Hinweise auf die komplementär angeordneten funktionellen Haftgruppen an der Bindungsstelle des Rezeptors. Diese Strukturelemente entsprechen der essentiellen Teilstruktur eines Pharmakons (s. S. 131) und spiegeln den sogenannten essentiellen Strukturbereich der Rezeptor-Bindungsstelle wider. Falls ein Pharmakon einigermaßen starr gebaut und seine Stereochemie bekannt ist, kann aus den Abständen der einzelnen funktionellen Gruppen im Wirkstoffmolekül auf die Abstände der Bindungsstellen am Rezeptor geschlossen werden. In diesem Falle ist es möglich, die Topologie der Rezeptor-Bindungsstelle anhand eines Strukturdiagrammes darzustellen. *Strukturdiagramme* nehmen im Rahmen der Erstellung von Struktur-Wirkungs-Beziehungen einen wichtigen Platz ein. Sie sind als Versuch zu werten, die aus Struktur-Wirkungs-Beziehungen abgeleiteten Vorstellungen über die Wechselwirkung von Pharmakon und Rezeptor anhand eines einfachen Rezeptormodells bildhaft darzustellen (receptor mapping)[7]. Strukturdiagramme können unter Umständen recht einfach gebaut sein. So läßt sich die Wechselwirkung zwischen *Acetylcholin* und dem *Acetylcholin-Rezeptor* durch eine einfache Zweipunkt-Bindung darstellen. Aus einer umfangreichen Analyse der Beziehungen zwischen chemischer Struktur und biologischer Aktivität von Acetylcholin und seinen strukturanalogen Derivaten ergibt sich das in Abb. 9[7] dargestellte Bild.

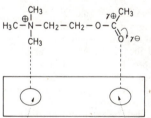

Abb. 9. Wechselwirkung von Acetylcholin mit einem hypothetischen Acetylcholin-Rezeptor

Anionische Bindungsstelle — Wasserstoffbrückenbindung

Die maximale Aktivität wird erreicht, wenn der kationische Kopf der quartären Amino-Gruppe über eine Alkyl-Kette von zwei CH_2-Gruppen mit einer Ester-Funktion verknüpft ist. Hieraus folgt, daß die komplementären Bindungsstellen am Rezeptor in einem genau definierten Abstand zueinander angeordnet sind. Entsprechend muß sich das Pharmakon an der Protein-Oberfläche ausrichten. Aus der Komplementarität zwischen den funktionellen Gruppen von Acetylcholin und Rezeptor folgt, daß die zugeordneten Bindungspartner auf seiten des Rezeptors aus einer anionischen Bindungsstelle (z.B. R—COO$^{\ominus}$) und einer Wasserstoff-Donatorgruppe (z.B. H—N$\langle$) bestehen.
Aus der Abnahme der biologischen Aktivität in Abhängigkeit von der Länge der Alkyl-Kette zwischen den beiden funktionellen Gruppen kann geschlossen werden, daß mit

dem vorliegenden Molekülsystem, also dem Acetylcholin selbst, bereits eine optimale Anpassung an die Rezeptor-Bindungsstelle erreicht wurde.
Wenn an einem Rezeptor mehrere Bindungsstellen existieren, die für die Anlagerung eines Pharmakons wichtig sind, kann erwartet werden, daß optische und geometrische Isomere von biologisch aktiven Verbindungen Wirkungsdifferenzen aufweisen. Dies ist in der Tat häufig der Fall[23].
Von den Beispielen, die in dieser Hinsicht bekannt sind, ist in Abb. 10 die unterschiedliche sterische Anpassung von $R(-)$- und $S(+)$-*Adrenalin* an ein *chirales α-adrenerges Rezeptorsystem* dargestellt.

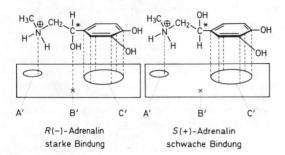

Abb. 10. Modell zur Darstellung der unterschiedlichen Anpassung von R- und S-Adrenalin an die chirale Bindungsstelle des α-adrenergen Rezeptors
A' = Ionische Wechselwirkung
B' = Wasserstoff-Brückenbildung
C' = Hydrophober Bindungsbereich

Wenn man annimmt, daß Adrenalin eine Dreipunkt-Bindung mit dem α-adrenergen Rezeptor eingeht, so wird verständlich, daß nur das linksdrehende Isomer sterisch in der Lage ist, mit allen drei komplementären Bindungsstellen am Rezeptor in Wechselwirkung zu treten. Als bindende Gruppen fungieren dabei der aromatische Ring, die alkoholische Hydroxy-Gruppe und die protonierte sekundäre Amino-Gruppe. Entsprechend muß geschlossen werden, daß die komplementäre Bindungsstelle an der Rezeptor-Oberfläche aus einem hydrophoben Anteil (C'), einer Wasserstoff-Akzeptorgruppe zur Ausbildung einer H-Brücke (B') und einer anionischen Bindungsstelle (A') besteht. Das rechtsdrehende Isomer wird dagegen nur an den Bindungsstellen A' und C' angelagert. Es fehlt hier die Wechselwirkung der alkoholischen Hydroxy-Gruppe mit dem Wasserstoff-Akzeptor am Rezeptor. Die Intensität der Wechselwirkung dieser enantiomeren Form mit dem Rezeptor ist deshalb entsprechend geringer.
Die *essentiellen* Bindungsstellen an einem Rezeptorareal können räumlich eng beieinander liegen. Sie können jedoch auch in größeren Abständen zueinander angeordnet sein. Deshalb ist es auch für relativ große und sterisch aufwendige Wirkstoffmoleküle mit einem komplizierten konfigurativen und konformativen Aufbau möglich, spezifische Wechselwirkungen mit Rezeptoren einzugehen. Als Beispiel ist in Abb. 11 die Wechselwirkung eines *Herzglykosids* mit dem Rezeptorareal der membrangebundenen $Na^{\oplus}/K^{\oplus}$-*Transport-ATPase* dargestellt. Herz-

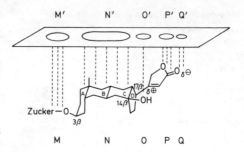

Abb. 11. Schematische Darstellung der Wechselwirkung eines Herzglykosids mit dem Rezeptorareal der $Na^{\oplus}/K^{\oplus}$-Transport-ATPase im Herzmuskelgewebe
M' = Polarer Bindungsbezirk, H-Brücken
N' = Hufeisenförmig gewölbte hydrophobe Region
O' = H-Brücken-Akzeptorgruppe
P' = Charge-Transfer-Wechselwirkung
Q' = Ion-Dipol-Wechselwirkung

glykoside hemmen reversibel und dosisabhängig die biologische Aktivität dieser ATPase, welche den aktiven Transport von $Na^{\oplus}/K^{\oplus}$ durch die Zellmembran des Muskelgewebes besorgt[26].
Zur Erzielung der *maximalen* biologischen Aktivität müssen mehrere funktionelle Gruppen vorhanden sein, die in kritischen Abständen zueinander angeordnet sind:

1. in 3-β-Stellung eine Hydroxy-Gruppe oder eine hydrophile Zucker-Komponente (M)
2. in 14-Stellung eine Hydroxy-Gruppe (O) und an C-17 wiederum in β-Stellung ein ungesättigtes Lacton-Ringsystem[7] (P, Q)

Da alle Substituenten für die Auslösung eines biologischen Effektes wesentlich sind, müssen auf der Rezeptorseite komplementäre Strukturen vorliegen, die mit ihnen in Wechselwirkung treten können. Die Art der einzelnen Bindungen zeigt Abb. 11. Die biologische Aktivität ist in diesem Falle nicht nur an das Vorhandensein bestimmter funktioneller Gruppen gebunden — sie ist auch von der räumlichen Ausdehnung der Wirkstoffmoleküle abhängig. Als stereochemische Voraussetzung für eine optimale Wirkung müssen die Ringe C-D des Steroid-Grundgerüstes *cis*-ständig miteinander verknüpft sein, woraus eine hufeisenförmige Gestalt des Gesamtmoleküls resultiert (N).
Entsprechend kann man annehmen, daß der Glykosid-Rezeptor ein flexibles System darstellt, das sich zur Erzielung einer intensiven Wechselwirkung räumlich dem hydrophoben Teil der Steroid-Grundstruktur anpaßt.
Die dargelegten Betrachtungen entsprechen der heute üblichen Methode, die Wechselwirkungen zwischen einem Wirkstoff und seinem Rezeptor mit Hilfe von topografischen Zeichnungen darzustellen. Allerdings ist die bildhafte Darstellung der *Topologie* von Rezeptoren unvollständig, weil die dreidimensionale Struktur und die konformative Flexibilität von Pharmakon und Rezeptor nicht berücksichtigt werden. Wir wissen heute, daß die dreidimensionale Struktur eines makromolekularen Rezeptors bzw. des angreifenden Pharmakons eine gewisse Plastizität besitzen. Die Pharmakon-Rezeptor-Wechselwirkung ist deshalb durch eine dynamische Anpassung und Umformung von beiden Reaktionspartnern gekennzeichnet. Wesentlich wird diese Umformung von den sterischen Eigenschaften der Bindungsstelle am Rezeptor mitbestimmt.

Generell sind bei der Auslösung eines biologischen Effektes über eine spezifische Pharmakon-Rezeptor-Wechselwirkung zwei Parameter zu beachten, nämlich die *„Affinität"* (affinity) und die *„intrinsische Aktivität"* (intrinsic activity)[27,28,29]. Ob und in welchem Ausmaß eine Assoziation von Pharmakon und Rezeptor stattfindet, hängt von der Affinität des Pharmakons zum Rezeptor ab. Die Affinität wird quantitativ durch eine thermodynamisch definierte Gleichgewichtskonstante beschrieben. Die Bindung allein genügt häufig nicht für die Auslösung eines biologischen Effektes. Das Pharmakon muß vielmehr aufgrund seiner Struktur in der Lage sein, jene spezifischen Änderungen in der Konformation und Ladungsverteilung am Rezeptor auszulösen, welche für die Erzeugung eines bestimmten biologischen Signals notwendig sind. Die aktive Konformation eines Rezeptors, d.h. die Konformation des Rezeptors im Komplex mit dem Pharmakon, kann dabei völlig verschieden sein von der substratfreien Rezeptorkonformation.

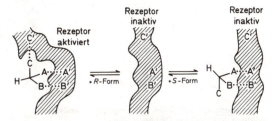

Abb. 12. Wechselwirkung eines konformativ flexiblen Rezeptorsystems mit den chiralen Formen einer optisch aktiven Verbindung zur Darstellung der Begriffe „Affinität" und „intrinsische Aktivität"

In Abb. 12 ist der Unterschied zwischen den Parametern „Affinität" und „intrinsische Aktivität" anhand eines hypothetischen Rezeptormoleküls dargestellt.

Dieses reagiert stereo-selektiv mit den isomeren Formen einer optisch aktiven Verbindung. Auf seiten des Rezeptors sind die Gruppen A' und B' für die Affinität zum Pharmakon verantwortlich, während durch die Wechselwirkung mit der Bindungsstelle C' das biologische Signal ausgelöst wird. Auf der linken Seite ist die stereoselektive Wechselwirkung mit jener chiralen Form (*R*-Konfiguration) gezeigt, welche sowohl gebunden wird als auch über die sterischen Voraussetzungen verfügt, um die notwendigen konformativen Veränderungen am makromolekularen Reaktionspartner herbeizuführen. Das *S*-Enantiomer besitzt dagegen keine biologische Aktivität, weil es zwar gebunden werden kann, nicht aber die notwendigen konformativen Veränderungen am Rezeptor einzuleiten vermag.

Die bisherigen Betrachtungen zeigten, wie man anhand von qualitativen Struktur-Wirkungs-Beziehungen zu einer vereinfachten Darstellung einer Rezeptor-Bindungsstelle gelangen kann. Im folgenden soll versucht werden, eine Beziehung zwischen den in einem Strukturdiagramm enthaltenen Vorstellungen über den Aufbau der Bindungsstelle am Rezeptor und der *tatsächlichen Struktur* eines Pharmakon-Rezeptor-Komplexes herzustellen. Mit der Lösung dieses Problems sind die folgenden Fragen verknüpft:

1. Welche reale Bedeutung besitzt ein topographisches Strukturdiagramm?
2. Welche funktionellen Gruppen verbergen sich hinter der symbolhaften Darstellung der Bindungsstelle eines Rezeptors?
3. Wie sind diese funktionellen Gruppen am Rezeptor zueinander räumlich angeordnet?

Alle Vorstellungen zu diesen Fragen müssen an *Modellsystemen* abgeleitet werden, da wir den genauen räumlichen Aufbau von pharmakologischen Rezeptoren noch nicht kennen. Als Modelle dienen *Protein-Enzym-Systeme*. Das Prinzip der Bindung eines Pharmakons an einen Rezeptor kann in Analogie zur Wechselwirkung eines Substrates mit der "active-site" eines Enzyms dargestellt werden. Deshalb sind alle Gesetzmäßigkeiten, die bei der Anlagerung eines Substrates an ein Enzymsystem abgeleitet werden, sinngemäß auch auf die Pharmakon-Rezeptor-Wechselwirkung anwendbar.

Bei der Aufklärung der *dreidimensionalen* Struktur von Enzymen wurden mit Hilfe der Röntgenstrukturanalyse große Erfolge erzielt[30]. Viele Proteine und komplexe Enzym-Systeme, wie die Ribonuclease, Carboxypeptidase und Carboanhydrase sind heute in ihrer dreidimensionalen Struktur bekannt. Bei der Betrachtung des räumlichen Aufbaus dieser Enzymproteine erkennt man, daß sie an der Oberfläche auffällig nach außen orientierte polare Molekülgruppen tragen[31,32]. Durch die polaren Seitenketten verschiedener Aminosäuren wie Lysin, Histidin, Threonin usw. kann das Protein mit organischen Molekülen in Wechselwirkung treten und diese über elektrostatische Wechselwirkungen, Wasserstoff-Brücken und Van-der-Waals-Kräfte binden.

Die Kenntnis der dreidimensionalen Struktur eines Rezeptor-Proteins genügt allerdings nicht, um die an der Bindung eines Substrates oder Pharmakons beteiligten essentiellen Strukturelemente zu charakterisieren. Wie nebenstehend gezeigt wurde, kann durch die Bindung eines Pharmakons eine *Veränderung der Raumstruktur* am Rezeptor erfolgen, so daß die „active site" völlig differente physikalisch-chemische Bindungseigenschaften im Vergleich zu dem substratfreien Rezeptor-Protein besitzen kann. Die bewährteste Möglichkeit zur Aufklärung der Stereochemie eines Substrat-Rezeptor-Komplexes besteht in Untersuchungen mit Hilfe der Röntgenstrukturanalyse. Der experimentellen Anwendung dieses Verfahrens sind allerdings Grenzen gesetzt, weil ein aktiver Substrat-Rezeptor-Komplex nur für einen begrenzten Zeitraum stabil ist, die Durchführung der Strukturanalyse dagegen einen relativ zeitaufwendigen Prozeß darstellt. In einigen Fällen wurden mit diesem Verfahren wichtige Informationen über die stereochemische Anordnung von Substituenten an der Bindungsstelle von Enzymen gewonnen.

Ein recht instruktives Beispiel zur Darstellung von Struktur und Funktion eines konformativ flexiblen Rezeptor-Proteins ist das α-*Chymotrypsin*, dessen dreidimensionale Struktur sowohl in freier Form[33], als auch im Komplex mit einem Substrat[34,35] durch Röntgenstrukturanalyse bestimmt wurde.

α-Chymotrypsin ist ein proteolytisch wirksames Enzym, eine Endopeptidase, welches die Hydrolyse von Peptid- und Ester-Bindungen katalysiert. Die Peptid-Bindungen werden bevorzugt an jenen Stellen hydrolysiert, an denen aromatische L-Aminosäuren eingebaut sind. Zu diesen zählen L-Phenylalanin und L-Tryptophan.

Grundlagen der Arzneimittelentwicklung

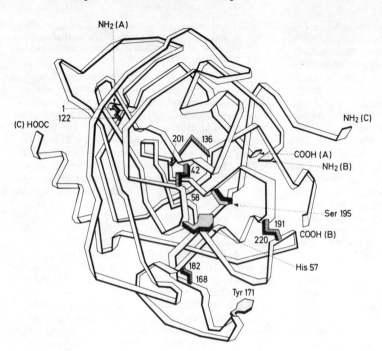

Abb. 13. Dreidimensionales Modell für α-Chymotrypsin, wie es durch Röntgenstrukturanalyse bestimmt wurde[33]

Abb. 13 zeigt die dreidimensionale Struktur von α-Chymotrypsin mit der räumlichen Anordnung der 3-Polypeptidketten A, B und C. Eine Vertiefung an der Moleküloberfläche in Nachbarschaft zu den Aminosäuren Histidin-57 und Serin 195 stellt das aktive Zentrum dar[36].

Untersuchungen zur Substratspezifität von α-Chymotrypsin führten zu dem Ergebnis, daß das System eine deutliche Spezifität für β-Aryl-α-aminosäureester besitzt[37]. Dabei werden Substrate der L-Konfiguration bevorzugt hydrolisiert. Verbindungen dieser Stoffgruppe können deshalb als Sonde zur Erforschung der Rezeptorstruktur eingesetzt werden, wobei die Reaktivität der unterschiedlich strukturierten α-Aminosäureester gegenüber α-Chymotrypsin zur Erstellung von qualitativen Struktur-Wirkungs-Beziehungen ausgenutzt wird.

Aus der Veränderung der biologischen Aktivität in Abhängigkeit von den strukturchemischen Merkmalen der einzelnen Substratmoleküle kann ein Strukturdiagramm zur Beschreibung der an der Bindungsstelle des Rezeptors beteiligten funktionellen Gruppen konstruiert werden. Ein Vergleich mit dem durch Röntgenstrukturanalyse bestimmten dreidimensionalen Rezeptorkomplex zeigt dann, inwieweit die in dem vorliegenden Strukturdiagramm entwickelten Vorstellungen den tatsächlichen Gegebenheiten am Rezeptor entsprechen.

In Tab. 6 sind einige repräsentative Beispiele für die substratspezifische Hydrolyse verschiedener Carbonsäureester zusammengestellt[37]. Wie anhand von kinetischen Untersuchungen gezeigt werden konnte, ist die α-Chymotrypsin-katalysierte Hydrolyse dieser Ester durch die Prinzipien der klassischen Enzymkinetik beschreibbar. Die Reaktion mit dem Enzym vollzieht sich in drei Schritten, wobei zunächst das Substrat (S) mit dem Enzym (E) zu einem Enzym-Substrat-Komplex zusammentritt. Im zweiten Schritt erfolgt die Acylierung des Enzyms unter Freisetzung des Alkohols P_1 und im dritten Schritt zerfällt der Acylkomplex ES′ in die Säure P_2 und das freie Enzym E:

Tab. 6: Substratspezifität der α-chymotrypsin-katalysierten Hydrolyse verschiedener Carbonsäureester[37]

Substrat	Stereo-spezifität	Reaktionsspezifität $k_{cat}/K_M \left(\frac{1}{mol/l \cdot s}\right)$
$H_5C_6-CH_2-\overset{HN-CO-CH_3}{\underset{H}{C}}-COOCH_3$	L	$6{,}2 \cdot 10^4$
	D	—
$H_3C-\overset{HN-CO-CH_3}{\underset{H}{C}}-COOCH_3$	L	2
	D	—
$H_5C_6-CH_2-\overset{H}{\underset{H}{C}}-COOC_2H_5$	—	15
$H_5C_6-CH_2-\overset{CH_3}{\underset{H}{C}}-COOC_2H_5$	L	3
	D	—
$H_5C_6-CH_2-\overset{OH}{\underset{H}{C}}-COOC_2H_5$	L	$1 \cdot 10^3$
	D	11
$H_5C_6-CH_2-\overset{Cl}{\underset{H}{C}}-COOC_2H_5$	L	35
	D	35

$$E + S \underset{}{\overset{k_M}{\rightleftharpoons}} ES \underset{+P_1}{\overset{K_2}{\longrightarrow}} ES' \overset{K_3}{\longrightarrow} E + P_2$$

$$k_{cat} = \frac{k_2 k_3}{k_2 + k_3}$$

Das Ausmaß der Bindung der α-(Acylamino)-Carbonsäureester an α-Chymotrypsin wird durch die Gleichgewichtskonstante K_M beschrieben.

Diese ist als Dissoziationskonstante definiert, d.h. die Bindung ist umso stärker, je kleiner der Wert von K_M ist. Die Fähigkeit des Enzyms zur Hydrolyse des Substrats ergibt sich aus der Reaktionsgeschwindigkeitskonstante k_{cat}. Je größer der Wert für k_{cat} ist, umso schneller läuft die Hydrolyse ab.

Für die *Bewertung* der biologischen Aktivität von α-Chymotrypsin müssen sowohl die Bindung als auch die Umsetzung des Substrates berücksichtigt werden[38]. Man verwendet deshalb als Maß für die enzymatische Aktivität die sogenannte *Reaktionsspezifität*, die durch das Verhältnis k_{cat}/K_M charakterisiert ist. Je größer k_{cat}/K_M für ein Substrat ist, umso größer ist die Spezifität der durch α-Chymotrypsin katalysierten Hydrolyse. Aus der Veränderung der k_{cat}/K_M-Werte in Abhängigkeit von der Struktur der einzelnen Verbindungen ergeben sich wichtige Rückschlüsse auf die Art der an der Bindung des Substrates beteiligten funktionellen Gruppen:

Das Ergebnis dieser Überlegungen kann in den folgenden Punkten zusammengefaßt werden:
1. α-Chymotrypsin zeigt gegenüber L-N-Acetylphenylalaninethylester eine sehr hohe Reaktionsspezifität.
2. Der Ersatz des aromatischen Ringsystems dieser Substanz durch einen aliphatischen Substituenten führt zu einer starken Abnahme der Hydrolysegeschwindigkeit. Eine der primären Bindungsstellen muß also eine hydrophobe Tasche sein, welche den β-Aryl-Substituenten aufnimmt.
3. Der Ersatz der polaren Acylamino-Gruppe durch ein Wasserstoff-Atom oder eine Methyl-Gruppe führt zu einer signifikanten Einschränkung der enzymatischen Aktivität. Daraus kann geschlossen werden, daß eine zweite Bindungsstelle existiert, die über eine H-Brückenbindung zu einer Fixierung der Acylamino-Gruppe an die "active-site" beiträgt.
4. Die geringe Reaktivität von α-Methyl-β-phenylpropansäureethylester weist darauf hin, daß eine optimale Anpassung dieser Substanz an den Rezeptor nicht mehr möglich ist. Trotzdem ergeben sich Aktivitätsunterschiede für die L- und D-Form, weil eine Bindungsstelle durch ein kritisches Volumen charakterisiert ist. Dieses ist zwar für die Aufnahme eines H-Atoms, nicht aber für die Aufnahme einer Methyl-Gruppe geeignet.

Versucht man, die unter Punkt 1.–4. genannten qualitativen Struktur-Wirkungs-Betrachtungen mit einem *Strukturdiagramm* zu beschreiben, so müssen auf seiten des Rezeptors, wie in Abb. 14 dargestellt, drei Bindungsstellen berücksichtigt werden. Diese bestehen im einzelnen aus einer hydrophoben Tasche zur Bindung des Aryl-

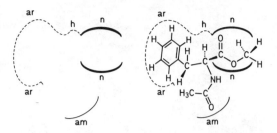

Abb. 14. Konturdiagramm zur Beschreibung der stereoselektiven Fixierung von *N*-Acetylphenylalanin-Ester an das chirale Rezeptorareal von α-Chymotrypsin[37,38]

Anteiles (ar), einer polaren Region zur Fixierung der α-Acylamino-Gruppe (am) und einem kleinen kritischen Volumen (h) zur Aufnahme des H-Atomes. Die mit „n" bezeichnete Bindungsstelle ist für die enzymatische Hydrolyse der Ester-Bindung verantwortlich.
In Abb. 15, S. 16, ist die dreidimensionale Struktur des *α-Chymotrypsin-N-Formyl-L-thryptophan-Komplexes*, wie er durch Röntgenstrukturanalyse bestimmt wurde, dargestellt. Der Austausch des Phenyl-Restes durch einen Heteroaryl-Rest spielt in diesem Zusammenhang keine Rolle. Man sieht, daß die indirekt abgeleiteten Vorstellungen über die Natur und die räumliche Anordnung der Bindungsstellen am Rezeptor — wie sie auch in dem zuvor beschriebenen Strukturdiagramm (Abb. 14) zum Ausdruck kam — auch tatsächlich bestehen:
1. Der aromatische Rest, in diesem Falle ein Indol-Rest, liegt in einer hydrophoben Vertiefung in enger Nachbarschaft zu Tryptophan 215 (ar-Region).
2. Weiterhin ist der Carbonylsauerstoff von Serin 214 so orientiert, daß sich eine H-Brücke zu der NH-Gruppe des L-α-Acylamino-Restes ausbildet (am-Region).
3. Die h-Region schließlich entspricht einem kleinen kritischen Volumen, welches durch die Aminosäuren Cystein 191 und Methionin 192 begrenzt wird.
4. Die eigentliche Hydrolyse der Ester-Bindung spielt sich am Serin 195 ab.

Die am Beispiel von α-Chymotrypsin dargelegte Übereinstimmung zwischen den indirekt abgeleiteten Vorstellungen über die Natur der Rezeptor-Bindungsstelle und dem tatsächlichen stereochemischen Aufbau des Substrat-Rezeptor-Komplexes weist auf die Bedeutung von Struktur-Wirkungs-Beziehungen für die Erfassung der essentiellen Bindungselemente eines Rezeptorareals hin. Die Wechselwirkung zwischen α-Chymotrypsin als Rezeptor und einem *N*-Acyl-β-aryl-α-aminosäureethylester stellt im übrigen eines der wenigen Beispiele dar, für welche ein unmittelbarer Vergleich zwischen den direkt und indirekt abgeleiteten Informationen über die Natur eines Rezeptorsystems ermöglicht wurde.
In den letzten Jahren ist durch den Einsatz moderner molekularbiologischer Untersuchungsverfahren eine große Zahl von Rezeptoren identifiziert worden. Insbesondere wurden auf dem Gebiet der Hormon-Rezeptoren enorme Fortschritte erzielt. Für eine zusammenfassende Darstellung der bisher erzielten Resultate sei auf die Speziallitteratur verwiesen[39,40].
Ein wesentliches Ziel der Rezeptorforschung, nämlich die

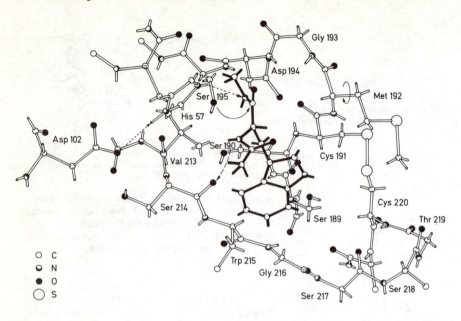

Abb. 15. Chirale Wechselwirkung zwischen α-Chymotrypsin und N-Formyl-L-tryptophan im aktiven Komplex[34,35,38]

Isolierung von Pharmakon-Rezeptoren und ihre physikalisch-chemische Charakterisierung ist bisher allerdings nur ansatzweise erreicht worden. Am weitesten fortgeschritten sind auf diesem Gebiet die Untersuchungen des *Nicotin-Acetylcholin-Rezeptors* aus dem elektrischen Organ verschiedener Fischarten[41,42]. Mehreren Arbeitsgruppen ist es in den letzten Jahren gelungen, dieses membranintegrierte Rezeptorsystem aus seiner Trägermatrix mit Hilfe von waschaktiven Detergentien herauszulösen und anscheinend bis zur Homogenität zu reinigen. Dieses Rezeptorsystem stellt somit das erste funktionelle Membranprotein dar, dessen Eigenschaften in homogener Lösung – wie zum Beispiel ein Enzym – quantitativ untersucht werden können[43].

Das U.V.-Spektrum und die Aminosäure-Zusammensetzung lassen vermuten, daß der Rezeptor einen strukturellen Aufbau besitzt, wie er für globuläre wasserlösliche Proteinsysteme charakteristisch ist. Man darf erwarten, daß durch die „in vitro"-Untersuchungen dieses Rezeptors und seiner Reaktionen mit spezifischen Substraten wertvolle Erkenntnisse für das Verständnis der molekularen Wirkungsweise von Arzneimitteln gewonnen werden. Erste Untersuchungen in dieser Richtung zeigen, daß eine molekulare Beschreibung der Primärschritte der chemischen Membranerregung, nämlich der Dissoziation und Bindung von Substraten an den Rezeptor möglich ist. Die ersten orientierenden Röntgenbeugungs- und elektronenmikroskopischen Aufnahmen lassen vermuten, daß es sich um ein oligomeres Protein handelt, dessen Untereinheiten zentrisch um einen inneren Kern, möglicherweise um einen $Na^{\oplus}$-sensitiven Ionenkanal, angeordnet sind[43].

Mit der vorliegenden Untersuchung wurde eine neue Phase der Erkenntnisse über Rezeptorstrukturen eingeleitet. Trotzdem darf nicht vergessen werden, daß die bisher erzielten Ergebnisse nur unwesentliche Beiträge für das detaillierte Verständnis der Topologie von Rezeptoren erbracht haben. Allgemein sind die Wissenschaftler der Pharmaforschung bei der Entwicklung von neuen Wirkstoffen mit biologischen Rezeptoren konfrontiert, deren strukturchemische Baupläne weitgehend unbekannt sind. Informationen über die Topologie dieser Rezeptoren können nur indirekt aus der dreidimensionalen Struktur der angreifenden Pharmaka in Abhängigkeit von der biologischen Aktivität gewonnen werden. Diese Erkenntnis hat wesentliche Konsequenzen für die Anwendungsaspekte der Grundprinzipien der Pharmakon-Rezeptor-Wechselwirkung im Hinblick auf die Strategie der Arzneimittelentwicklung und wird auf S. 118 eingehend diskutiert.

1.2.2 Arten der Pharmakon-Rezeptor-Wechselwirkung

Die biologischen Effekte eines Pharmakons können entweder durch reversible oder irreversible Wechselwirkungen mit dem Rezeptor ausgelöst werden. An der *reversiblen* Wechselwirkung sind zumeist mehrere Bindungsarten beteiligt. Es handelt sich um zwischenmolekulare Kräfte, die aufgrund ihrer relativ niedrigen Bindungsenergien nur einen lockeren, leicht dissoziablen Komplex zwischen Pharmakon und Rezeptor herstellen (vgl. S. 4). Die reversible Wechselwirkung zwischen Pharmakon und Rezeptor ist durch das Massenwirkungsgesetz beschreibbar. Dies bedeutet, daß jede Veränderung der Konzentration des ungebundenen Pharmakonanteils in der Biophase des Rezeptors zu einer Neueinstellung des Gleichgewichtes zwischen Pharmakon-Rezeptor-Komplex und freiem Pharmakon führt. Eine Verringerung der Konzentration des Wirkstoffes im Rezeptorkompartiment genügt deshalb, um den Komplex wieder zu spalten.

Die *irreversible* Wechselwirkung zwischen Pharmakon und

Rezeptor ist hingegen durch die Ausbildung einer kovalenten Bindung gekennzeichnet. Aufgrund der hohen Bindungsenergien wird das Pharmakon unlösbar mit dem Rezeptorareal verknüpft. Eine Ablösung des Pharmakons vom Rezeptor bei Verringerung der Konzentration des ungebundenen Anteils des Wirkstoffes im Rezeptorkompartment ist in diesem Fall nicht mehr möglich.

Der überwiegende Teil der heute bekannten Pharmakonwirkungen geht auf reversible Wechselwirkungen zwischen Pharmakon und den zellulären Strukturen des lebenden Organismus zurück. Entsprechend der Bedeutung der reversiblen Wechselwirkung für die Arzneimittelwirkung sollen deshalb die molekular-biologischen Grundlagen der Pharmakonwirkung zunächst an reversiblen Bindungsprozessen abgeleitet werden. Nachfolgend wird dann die Wirkung jener Substanzen eingehend erörtert, deren pharmakologische Wirkung auf eine irreversible Bindung an bestimmte Strukturen des Organismus zurückgeht.

In diesem Zusammenhang werden auch die molekularen Aspekte der toxischen Wirkung von irreversibel bindenden Pharmaka diskutiert.

1.2.2.1 Reversible Wechselwirkungen

1.2.2.1.1 Dosis-Wirkungs-Beziehungen reversibler Pharmakon-Rezeptor-Wechselwirkungen

Die Auslösung eines pharmakologischen Effektes durch die reversible Wechselwirkung eines Pharmakons (P) mit einem pharmakologischen Rezeptor (R) kann vereinfacht mit dem folgenden Reaktionsschema wiedergegeben werden:

P + R ⇌ PR → [Auslösung molekularbiologischer Mechanismen] → Makroskopischer Effekt

Das Pharmakon (P) reagiert reversibel mit dem Rezeptor (R) unter Ausbildung eines Pharmakon-Rezeptor-Komplexes (PR). Durch die Bindung des Pharmakons an den Rezeptor wird eine Kette von molekular biologischen Mechanismen ausgelöst, die schließlich zur endgültigen pharmakologischen Wirkung führt.

Zur *Charakterisierung* der Pharmakon-Rezeptor-Wechselwirkung auf der Basis eines pharmakologischen Experimentes stehen als meßbare Parameter die Größen „Dosis" und „Wirkung" zur Verfügung. Der Begriff Dosis gibt das Verhältnis der Konzentration eines Pharmakons zu einem bestimmten biologischen Effekt an. In einem vorgegebenen biologischen System wird das Ausmaß der Pharmakon-Rezeptor-Wechselwirkung durch die aktuelle Pharmakon-Konzentration in der direkten Umgebung des Rezeptorkompartiments bestimmt. Diese hängt u.a. von der Menge des applizierten Pharmakons ab. Die beobachteten Effekte entsprechen der Wirkung, die z.B. als dosisabhängige prozentuale Hemmung einer enzymatischen Reaktion, als Veränderung der Herzfrequenz oder der Muskelkontraktion gemessen werden kann. Obwohl häufig eine Reihe von komplexen Vorgängen zwischen dem primären Angriff eines Pharmakons am Rezeptor und dem zu einem späteren Zeitpunkt beobachteten makroskopischen Signal ablaufen, bestehen zwischen der *Dosis-Wirkungs-Beziehung* und der Pharmakon-Rezeptor-Wechselwirkung enge Beziehungen. Dosis-Wirkungsbeziehungen sind deshalb in der Pharmaforschung ein wichtiges Instrument zur Klassifizierung neu synthetisierter Wirksubstanzen. Die Klassifizierung geschieht durch Vergleich mit einem biologischen Standard und liefert wertvolle Hinweise bei der Planung neuer Strukturen[6]. Mechanistische Vorstellungen können aus Dosis-Wirkungskurven nur bedingt abgeleitet werden.

Für die graphische Darstellung der Dosis-Wirkungs-Kurven bieten sich verschiedene Möglichkeiten an. Am besten bewährt sich die halblogarithmische Darstellung; die Dosis wird auf der Abszisse im logarithmischen Maßstab und die biologische Wirkung im normalen Maßstab als Absolutwert oder in Prozent des maximal möglichen Ereignisses auf der Ordinate aufgetragen.

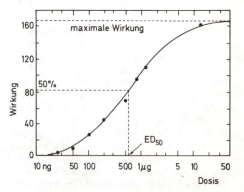

Abb. 16. Halblogarithmische Darstellung der Dosis-Wirkungs-Beziehung der in-vitro-Aktivität von Histamin auf die Kontraktur vom Meerschweinchendarm[44]

Eine typische Dosis-Wirkungskurve ist in Abb. 16 dargestellt[44,45]. Das Profil der Kurve entspricht dem Verlauf einer normalen Adsorptionsisotherme.

Der S-förmige Verlauf ergibt sich aus der halblogarithmischen Auftragung. Im unteren Teil der Kurve sind zunächst nur wenige Arzneistoffmoleküle für die Wechselwirkung mit dem Rezeptor verfügbar. Mit zunehmender Konzentration ist eine direkte Proportionalität zwischen lg Dosis und Effekt zu beobachten. Wenn alle für einen maximalen Effekt notwendigen Rezeptoren besetzt sind, geht die Kurve praktisch in die Asymptote über. Die Wirkung kann dann durch weitere Dosiserhöhung nicht mehr gesteigert werden.

Bereits bei der Diskussion der Grundprinzipien der Pharmakon-Wirkung wurde auf die Bedeutung der Parameter „Affinität" und „intrinsic activity" für die Auslösung eines biologischen Signals hingewiesen[6]. Es ist sehr instruktiv, den Einfluß dieser Parameter auf die biologische Aktivität anhand von Dosis-Wirkungs-Beziehungen graphisch darzustellen.

In Abb. 17, S. 18, sind links die Dosis-Wirkungs-Kurven von verschiedenen Acetylcholin-Derivaten dargestellt. Gemessen wurde die Veränderung der Kontraktionsamplitude an Muskelstreifen des Rattendünndarms[46]. Die Abbildung zeigt, daß durch eine Änderung der strukturchemischen Ausprägung der Seitenkette eine Abnahme der Affi-

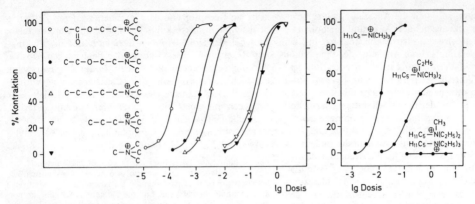

Abb. 17. links: Dosis-Wirkungs-Beziehung der „in vitro" Aktivität verschiedener Acetylcholin analoger Derivate auf die Kontraktilität von Rattendünndarm[46]
rechts: Dosis-Wirkungs-Beziehung der „in vitro" Aktivität einer Reihe von Pentylammonium-Verbindungen[46]

nität zum Rezeptor im Vergleich zu Acetylcholin resultiert. Der Grund hierfür liegt in der nicht mehr optimalen Anpassung von Pharmaka und Rezeptor. Da aber für alle Derivate die maximal erzielbare Erhöhung der Kontraktionskraft gleich ist, kann angenommen werden, daß alle dieselbe „intrinsic activity" besitzen. Pharmaka dieser Art, die einen maximalen biologischen Effekt verursachen, werden als „*Agonisten*" bezeichnet.

In Abb. 17 (rechts) ist die unterschiedliche Beeinflussung der Kontraktionskraft des Rattenjejunum für eine Serie verschiedener Pentylamin-Verbindungen dargestellt[46]. Während die Di- und Triethyl-Derivate keine Wirkung zeigen, besitzt das Dimethylethyl-Derivat im Vergleich zu der Trimethyl-Verbindung eine verringerte Affinität. Aufgrund der kleineren „intrinsic activity" liegt auch die maximal erzielbare Kontraktilitätsänderung wesentlich niedriger. Pharmaka, die zwar noch einen biologischen Effekt im Sinne einer Wirkung entfalten, jedoch den maximal möglichen Effekt nicht mehr bewirken können, werden als „*partielle Agonisten*" bezeichnet. Das Konzept der „intrinsic activity", die das Ausmaß der Überführung des Rezeptors in die biologisch aktive Konformation darstellt, schließt die Möglichkeit ein, daß partielle Agonisten auch antagonistische Eigenschaften aufweisen können. Dies ist verständlich, weil durch die Besetzung von Rezeptorstellen mit einem schwächer wirksamen Pharmakon der Zugang des stark wirksamen Agonisten zur „active site" eingeschränkt wird. Die gegenseitige Beeinflussung eines Agonisten und eines partiellen Agonisten wird in der Pharmakologie häufig beobachtet[44].

Bei der Synthese neuer Arzneimittel führt die strukturelle Abwandlung eines aktiven Vorbildes häufig zu einem Verlust der „intrinsic activity" ohne Verminderung der Affinität zum Rezeptor. In diesem Falle sind die Verbindungen selbst wirkungslos. Sie können aber trotzdem interessante Eigenschaften entfalten, weil sie häufig spezifische Antagonisten zu entsprechend biologisch aktiven Verbindungen sind. *Kompetitive Antagonisten* sind definitionsgemäß in der gleichen Weise wie Agonisten in der Lage, sich thermodynamisch reversibel an ein Rezeptorareal anzulagern. Charakteristisch für kompetitive Ant-

agonisten ist die Parallelverschiebung der Ausgangskurve des Agonisten nach rechts (Abb. 18). Der Grad der Parallelverschiebung der agonistischen Kurve auf der Abszisse ist ein Maß der Affinität des Antagonisten zum Rezeptor und der eingesetzten Antagonisten-Konzentration. Stark wirksame Antagonisten verursachen eine erhebliche, schwach wirksame Verbindungen nur eine geringfügige Parallelverschiebung.

Die kompetitive Hemmung von Isoproterenol-stimulierter Adenylat-Cyclase durch den β-Rezeptorenblocker (±)Propranolol ist in Abb. 18 dargestellt[47]. Die Parallelverschiebung der Dosis-Wirkungs-Kurven nach rechts mit

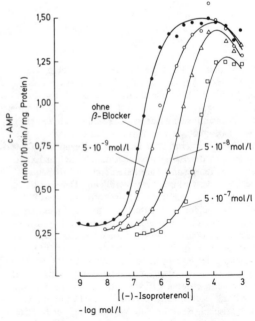

Abb. 18. Beeinflussung der Aktivität von (−)*Isoproterenol*-stimulierter Adenylat-Cyclase durch verschiedene Konzentrationen des β-Rezeptorenblockers (±)*Propranolol*[47]

steigenden Propranolol-Dosen entspricht dem Prinzip einer reversiblen kompetitiven Hemmung. Aus der Konstanz der Steigung der einzelnen Kurven geht hervor, daß der Vorgang der kompetitiven Wechselwirkung jeweils über den gleichen Mechanismus abläuft.
Die Verdrängung eines Agonisten über eine kompetitive Hemmung kann auch über die Interaktion eines reversiblen Antagonisten mit einem Rezeptorareal erfolgen, das nicht mit dem aktiven Bindungszentrum des Agonisten identisch ist. Experimentelle Hinweise zur Unterstützung dieser Vorstellung wurden im Zusammenhang mit Untersuchungen über die Struktur und Funktion von *Opiatrezeptoren* erbracht[48,49]. Eine der interessantesten Aspekte der Analgetika-Pharmakologie ist das Vorhandensein *hochspezifischer* kompetitiver Antagonisten gegenüber Morphin und seinen biologisch aktiven Abkömmlingen[50,51]. Opiat-Antagonisten unterscheiden sich von Morphin im einfachsten Fall durch den Ersatz einer *N*-Methyl-Gruppe durch einen *N*-Allyl- oder *N*-Cyclopropyl-Rest (s. Tab. 1, S. 4). Sie sind biologisch völlig unwirksam, zeigen aber zum Teil eine höhere Rezeptor-Affinität als Morphin. Der Unterschied in der biologischen Wirkung ist auf den völligen Verlust der „intrinsic activity" zurückzuführen[52]. In Abb. 19 ist die *in-vitro*-Affinität verschiedener Opiate und Opiatantagonisten als spezifische Verdrängung des [³H]-radiomarkierten Antagonisten *Naloxon* dargestellt[50].

Aus der Konstanz der Steigungskoeffizienten der kompetitiven Bindungseffekte von Opiaten und Antagonisten könnte zunächst geschlossen werden, daß der gegenseitige pharmakologische Antagonismus über die gleiche „active site" abläuft. Jedoch sprechen neuere experimentelle Ergebnisse gegen diese Vorstellung. Es ist seit einiger Zeit bekannt, daß physiologische Na⊕-Konzentrationen die Rezeptorbindung von Opiat-Antagonisten deutlich steigern, während die Bindung von Agonisten in dem gleichen Umfang gesenkt wird. Der Effekt der Na⊕-Ionen auf die Bindungsaffinität von Agonisten und Antagonisten zum Opiat-Rezeptor ist hochspezifisch. Zur Erklärung dieses Sachverhaltes wurde ein Modell entwickelt, in welchem der Opiat-Rezeptor in zwei verschiedenen Formen vorliegen kann[48] (Abb. 20).
Eine Form würde die bevorzugte Bindungsstelle für Opiat-Agonisten und die zweite das bevorzugte Rezeptorareal für die Opiat-Antagonisten enthalten. Beide Konformationen stehen in einem reversiblen thermodynamischen Gleichgewicht, dessen Lage in Abwesen-

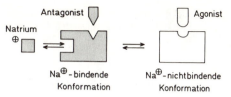

Abb. 20. Modell zur Darstellung der Funktion des Opiat-Rezeptors[49]

heit von Substrat durch die aktuelle Na⊕-Konzentration im Rezeptorkompartiment bestimmt wird[49].
Neben den kompetitiven kennt man auch *nichtkompetitive Antagonisten*[6]. Die Hemmwirkungen dieser Substanzen beruhen darauf, daß sie Vorgänge beeinflussen, welche nach der Bildung des Agonist-Rezeptor-Komplexes ablaufen. In allen Fällen werden die vom jeweiligen Agonisten induzierten Effekte in Abhängigkeit von der Konzentration des Antagonisten geschwächt, d.h. die Steigung der Kurven nimmt ab, und der Maximaleffekt wird verkleinert.
Auf komplizierte Zusammenhänge zwischen Dosis und Wirkung, die durch Angriff und Wechselwirkung zweier oder mehrerer Pharmaka am gleichen Rezeptor zustande kommen, soll hier nicht eingegangen werden[6].

1.2.2.1.2 Die mathematische Beschreibung der Pharmakon-Rezeptor-Wechselwirkung

Für die mathematische Erfassung von Dosis-Wirkungs-Kurven auf der Basis molekularbiologischer Konzepte sind in den letzten Jahren eine Anzahl von Hypothesen entwickelt worden.
Die erste Phase der theoretischen Behandlung von Rezeptor-Pharmakon-Wechselwirkungen geht auf *Clark* zurück[53,54], der in seiner *Okkupationstheorie* das Massenwirkungsgesetz nach Art der klassischen Enzymkinetik zur quantitativen Beschreibung der Wechselwirkung zwischen Rezeptor und Pharmakon benutzte. Man nimmt an, daß entsprechend dem Massenwirkungsgesetz eine reversible Wechselwirkung zwischen Pharmakon und Rezeptor besteht. Damit ergibt sich, daß die Intensität der biologischen Aktivität direkt der Zahl der besetzten Rezeptorstellen proportional ist. Weiterhin gilt, daß alle Rezeptoren die gleiche Affinität zum Pharmakon besitzen, und die maximale Aktivität dann erreicht wird, wenn alle Rezeptoren besetzt sind. Aus diesen Vorstellungen

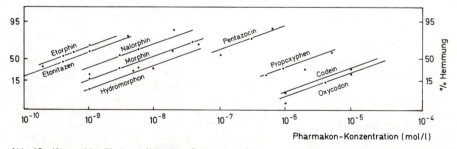

Abb. 19. Kompetitive Bindungseffekte von Opiaten und Opiatantagonisten gegenüber der spezifischen Bindung des [³H]-markierten Antagonisten *Naloxon*. Die spezifische Bindung dieser Substanz wird konzentrationsabhängig gehemmt[50]

ergeben sich Beziehungen, die in Analogie zur Enzym-Substrat-Wechselwirkung mit dem folgenden Reaktionsschema darstellbar sind:

$$R + D \underset{k_{-1}}{\overset{k_{+1}}{\rightleftharpoons}} RD$$

$$K_D = \frac{k_{-1}}{k_{+1}}$$

D = Konzentration an nichtgebundenem Pharmakon in der Umgebung des Rezeptors
R = Konzentration an nichtbelegten Rezeptorstellen
RD = Konzentration des Pharmakon-Rezeptorkomplexes

Für die Beziehung zwischen dem biologischen Signal E und dem maximal erreichbaren Effekt E_{max} ergibt sich daraus eine hyperbolische Funktion in Form einer Langmuirschen Adsorptionsisotherme[55].

$$E = \frac{E_{max} \cdot D}{D + K_D} \quad (1)$$

Bei niedriger Wirkstoffkonzentration ist $D \ll K_D$ und damit

$$E = \frac{E_{max}}{K_D} \cdot D$$

d.h. die biologische Aktivität ist in diesem Abschnitt direkt proportional der Pharmakonkonzentration. Umgekehrt erreicht man mit

$$D \gg K_D$$

die biologische Aktivität, den Grenzwert E_{max} und wird unabhängig von D.

Ein Beispiel für die Brauchbarkeit der Okkupationstheorie zur Beschreibung der Pharmakon-Rezeptor-Wechselwirkung stellt die Hemmung der in der Herzmuskelzellwand lokalisierten $Na^{\oplus}/K^{\oplus}$-Transport-ATPase durch Herzglykoside dar.

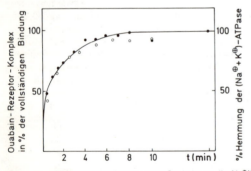

Abb. 21. Zeitverlauf der Bindung von Ouabain an die $Na^{\oplus}/K^{\oplus}$-aktivierte Transport-ATPase und der dadurch bedingten Hemmung dieses Enzyms. Bindung und biologischer Effekt wurden jeweils bei der gleichen Glykosid-Konzentration bestimmt[56]

In Abb. 21 ist der zeitliche Verlauf der Bindung von Ouabain an den Glykosidrezeptor zusammen mit der dadurch bedingten Hemmung der $Na^{\oplus}/K^{\oplus}$-ATPase dargestellt[56]. Wie die Abbildung zeigt, stimmen die beiden gegen die Gesamtglykosidkonzentration aufgetragenen Kurven völlig überein. Dieser Befund besagt, daß die Bindung von Ouabain an den Glykosidrezeptor eine direkt proportionale Hemmung der $Na^{\oplus}/K^{\oplus}$-ATPase auslöst.

Die Rezeptortheorie von Clark ist in den letzten Jahren erheblich angegriffen worden, weil sehr viele Phänomene gefunden wurden, die sich nicht mit dieser einfachen Theorie erklären lassen. Die Theorie erklärt z.B. nicht, warum manche Pharmaka Antagonisten und manche Agonisten oder partielle Antagonisten sind. Die Theorie ist auch nicht in der Lage, die nach Stimulierung von Acetylcholin- oder Histamin-Rezeptoren auftretenden Abkling-Phänomene zu erklären.

Zur mathematischen Interpretation der Wirkungsweise von partiellen Antagonisten wurde die „Okkupations-Theorie" 1954 durch Einführung der „*intrinsic activity*" erweitert[27,28]. Der Begriff „intrinsic activity" oder auch „efficacy" genannt[29] ist in seiner ursprünglichen Bedeutung ein Faktor, der rein formal die Fähigkeit einer Substanz beschreibt, einen biologischen Effekt auszulösen. Die *biologische Aktivität E* ist nach dieser Hypothese proportional der Zahl der besetzten Rezeptorstellen und der „intrinsic activity". Anstelle von Gleichung 1 gilt die Beziehung:

$$E = \alpha[RD] = \frac{\alpha \cdot E_{max} \cdot D}{D + K_D} \quad (2)$$

α variiert von

$\alpha = 1$ (Agonist) über $\alpha < 1$ (partieller Agonist) bis $\alpha = 0$ (kompetitiver Antagonist).

Damit erhalten die im vorangegangenen Kapitel diskutierten Dosis-Wirkungs-Beziehungen eine formale quantitative Fassung.

Von Paton (1961) wurde eine Theorie entwickelt[57,58], die speziell dazu geeignet ist, die am *Nicotin-Acetylcholin-* und am *Histamin-Rezeptor* beobachteten Abklingphänomene zu erklären. In Abb. 22 ist der zeitliche Verlauf der spezifischen Bindung von *Carbachol* an das Herzmuskelgewebe von Meerschweinchen zusammen mit den hierdurch bedingten negativ inotropen Effekten dargestellt[59]. Die Substanz Carbachol ist ein strukturanaloges Derivat von Acetylcholin, dessen Wechselwirkung mit den Acetylcholin-Rezeptoren im Herzmuskelgewebe zu einer Verminderung der Kontraktilität des Herzmuskels führt. Im Gegensatz zu dem vorab diskutierten Beispiel der ATPase-Hemmung durch Herzglykoside treten bei der zeitabhängigen Verfolgung des Bindungs- und Aktivierungsvorganges von Carbachol signifikante Unterschiede auf. Der maximale biologische Effekt wird bereits nach etwa 2–3 min. erreicht, obwohl zu diesem Zeitpunkt nur 10–20% der maximal vorhandenen Rezeptor-Bindungsstellen besetzt sind. Andererseits wird die Belegung aller Rezeptor-Bindungsstellen zu einem Zeitpunkt erreicht, an dem die pharmakologische Wirkung längst wieder abgeklungen ist.

Zur Erklärung dieses Phänomens nimmt die „*Rate Theory*" an, daß die biologische Aktivität eines Pharmakons nicht durch die Zahl der besetzten Rezeptoren, sondern durch die Besetzungsgeschwindigkeit der Rezeptorbindungsstellen kontrolliert wird. Die Quantifizierung dieser Vorstellungen wurde unter der Voraussetzung

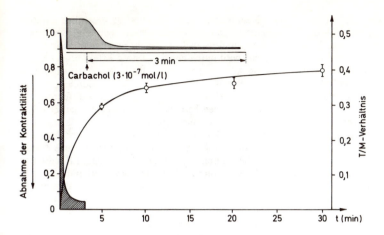

Abb. 22. Vergleich des Zeitverlaufes der Bindung von *Carbachol* an das Rezeptorgewebe und der dadurch bedingten negativ inotropen Wirkung dieser Verbindung am Meerschweinchen-Vorhof. In beiden Experimenten wurden die gleichen Carbachol-Konzentrationen verwendet. Das Ausmaß der Bindung ist als T/M-(Tissue-Medium)-Verhältnis (rechte Ordinate) dargestellt. Die Abnahme der Kontraktilität ist auf der linken Ordinate aufgetragen[59]

durchgeführt, daß die biologische Stimulierung proportional der Geschwindigkeit der Assoziation des Pharmakons mit den unbesetzten Rezeptorstellen ist; d.h. die Größe des biologischen Signals ist unmittelbar abhängig von der Besetzung der freien Rezeptoren pro Zeiteinheit durch das Pharmakon. Die Assoziationsgeschwindigkeit A wird durch folgende Gleichung beschrieben:

$$A = k_{+1} D (1-p) \qquad (3)$$

D = freie Wirkstoffkonzentration
p = Anteil der schon besetzten Rezeptoren

Durch die Belegung von Rezeptoren mit Wirkstoffmolekülen vermindert sich die Zahl der freien Rezeptoren. Die Geschwindigkeit, mit der diese Rezeptoren wieder frei werden und für weitere Assoziierungen zur Verfügung stehen, hängt von der Dissoziationskonstante ab. Diese Größe entscheidet damit, ob ein Pharmakon ein Agonist, partieller Agonist oder Antagonist ist.

Analog der Okkupationstheorie ist auch die „Rate Theory" in letzter Zeit angegriffen worden, weil viele Beispiele bekannt wurden, die sich auch mit dieser Hypothese nicht hinreichend interpretieren lassen.

Wie bereits dargelegt wurde, ist die Pharmakon-Rezeptor-Wechselwirkung nur der Primärschritt in einer Kette von biologischen Prozessen. Es ist daher verständlich, daß die beschriebenen Rezeptor-Hypothesen mit den in ihnen enthaltenen Vereinfachungen nicht in der Lage sind, eine vollkommene mathematische Analyse von komplexen biologischen Reaktionsabläufen zu liefern. Die Aufklärung des molekularen Wirkungsmechanismus von Pharmaka ist nur durch die Erforschung der direkten Wechselwirkung von Rezeptor und Pharmakon auf molekularer Ebene möglich. Dieser Gesichtspunkt soll im nächsten Abschnitt näher betrachtet werden.

1.2.2.1.3 Dynamische Rezeptor-Modelle

Die Entwicklung von Modellvorstellungen zur molekularbiologischen Interpretation der Pharmakon-Wirkung erfordert Kenntnisse über die Struktur und Funktion der makromolekularen Rezeptoren. Man weiß heute, daß es sich bei der Mehrzahl der „reversibel" erregbaren Rezeptoren um Enzyme oder um Proteinsysteme mit enzymähnlichen Strukturen handelt. Alle Vorstellungen, die in den letzten Jahren zur mechanistischen Interpretation von Enzym-Substrat-Wechselwirkungen entwickelt wurden, können deshalb sinngemäß auf die Pharmakon-Rezeptor-Wechselwirkung übertragen werden. Gut belegte Beispiele der klassischen Pharmakon-Enzym-Wirkung liegen u.a. in der Beeinflussung der enzymatischen Aktivität von Acetylcholinesterase, der Carboanhydrase und verschiedener Enzymsysteme des Nucleinsäure-Stoffwechsels durch Pharmaka vor[60].

Die *Acetylcholinesterase* ist in den post- und präsynaptischen Membranen lokalisiert; sie hydrolysiert die Überträgersubstanz Acetylcholin und reguliert dadurch indirekt die cholinerge Erregungsübertragung im vegetativen Nervensystem. Eine Hemmung der enzymatischen Aktivität dieses Enzymsystems führt zu einer Anreicherung von Acetylcholin in den Synapsen. Pharmaka, die als reversible Inhibitoren von Acetylcholinesterase fungieren, werden in der Pharmakologie als Parasympathomimetika verwendet. Die *Carboanhydrase* ist in den Tubuluszellen der Niere lokalisiert. Sie beschleunigt die Bildung von Kohlensäure aus Kohlendioxid und Wasser und katalysiert damit die Schlüsselreaktion für die Abgabe von $H^{\oplus}$-Ionen in die Tubulusflüssigkeit. Eine Hemmung der Aktivität dieses Enzymsystems führt zu einer vermehrten Harnausscheidung. Die therapeutische Wirkung von vielen Diuretika geht auf dieses Wirkprinzip zurück. Ebenso basiert die biologische Wirkung vieler *Antimetaboliten* auf dem Prinzip der klassischen Pharmakon-Enzym-Wechselwirkung[60]. In der Gruppe der Antimetaboliten werden Abwandlungsprodukte natürlicher Stoffe zusammengefaßt, die aufgrund ihrer Affinität zur „active site" von bestimmten Enzymen des Nucleinsäure-Stoffwechsels die natürlichen Substrate verdrängen. Verschiedene Wirkstoffe dieses Typs haben eine breite therapeutische Anwendung im Bereich der Chemotherapie und in der Krebstherapie gefunden (s. S. 122).

Allgemein kann man sagen, daß die klassische Pharmakon-Enzym-Wechselwirkung als eine Konkurrenzreaktion von körpereigenem Substrat und dem exogen zugeführten Pharmakon um die Belegung der „active site" anzusehen

ist. Voraussetzung für die Wechselwirkung eines Wirkstoffes mit der „active site" ist eine gewisse strukturchemische Ähnlichkeit zwischen Pharmakon und Substrat. Bei der Diskussion *dynamischer Rezeptor-Modelle* sollen allerdings weniger die klassischen Aspekte als vielmehr moderne Vorstellungen berücksichtigt werden, wie sie in der letzten Zeit für Enzymsysteme mit regulatorischen Eigenschaften abgeleitet wurden[36]. Enzymsysteme dieser Art werden als *Regulator-* oder *allosterische Enzyme* bezeichnet (allosterisch = „räumlich verschieden" oder „an anderer Stelle"). Man nimmt an, daß allosterische Protein-Systeme über zwei räumlich voneinander getrennte und funktionell unabhängige Rezeptorzentren verfügen. Eines dieser Zentren stellt das katalytische Zentrum dar, die „active site", und ist für die biologische Funktion des Proteins verantwortlich. Die zweite Bindungsstelle ist räumlich vom katalytischen Zentrum getrennt. Durch die Wechselwirkung von sogenannten allosterischen Effektoren[61] mit diesem zweiten Bindungsbereich wird eine konformative Veränderung des Protein-Moleküls eingeleitet, wodurch der räumliche Aufbau des katalytischen Zentrums verändert wird. Damit ändern sich die kinetischen Parameter, welche die biologische Aktivität des Proteins charakterisieren. Der *allosterische Effektor* kann auf die biologische Aktivität des Enzymsystems entweder einen aktivierenden (Aktivator, Agonist) oder hemmenden (Hemmstoff, Antagonist) Einfluß ausüben. Aufgrund ihrer unterschiedlichen Angriffspunkte am Regulatorenzym können Substrat und allosterischer Effektor völlig unterschiedliche chemische Strukturen besitzen.
In Abb. 23 ist das Prinzip einer allosterischen Regulation anhand eines hypothetischen Modellsystems dargestellt[62]. Die Bindung des allosterischen Hemmstoffs bewirkt eine konformative Änderung des Protein-Systems, wodurch sekundär die Struktur der „active site" verändert wird.

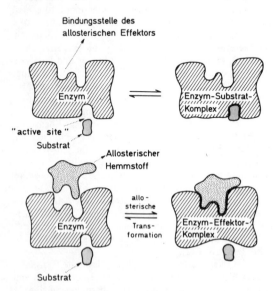

Abb. 23. Funktionelle Kontrolle eines Enzyms durch allosterische Regulation[62]

Als Resultat wird jetzt das Substrat wesentlich schwächer gebunden, da eine optimale Wechselwirkung zwischen Substrat und „active site" nicht mehr möglich ist. Umgekehrt wird durch einen positiven Effektor eine konformative Änderung ausgelöst, die die enzymatische Aktivität des Protein-Systems erhöht. Bereits durch dieses einfache Beispiel wird klar, daß allosterische Effektoren *Regelfunktionen* besitzen, mit denen enzymatische Reaktionen im Sinne einer Hemmung oder Aktivierung beeinflußt werden können. In vielen biologischen Systemen mit regulatorischer Kontrolle wird der physiologische Zustand einer Zelle durch den Einfluß allosterischer Effektoren auf die Funktion eines Enzymsystems bestimmt.
So ist z.B. *Cytidin-5'-triphosphat* (*CTP*) der allosterische Inhibitor für die Aspartat-Carbamoyltransferase, dem ersten Enzymsystem in der Synthese von CTP (Abb. 24). Das Endprodukt CTP regelt damit in der Biosynthesekette seine eigene Synthese[63].
Man ist heute aufgrund vieler experimenteller Beobachtungen der Ansicht, daß auch die Wechselwirkung zwischen Pharmakon und Rezeptor häufig zu einer allosterischen Veränderung der Rezeptorstruktur führt. Erste Hinweise für diese Hypothese wurden aus dem charakteristischen Verlauf von *Pharmakon-Rezeptor-Bindungskurven* erhalten, die nicht wie erwartet eine hyperbolische Kurvenform zeigten, sondern ein sigmoides Bindungsprofil besitzen[64,65]. Für die Interpretation des sigmoiden Bindungsverlaufes wurden verschiedene Theorien entwickelt, die letztlich alle fordern, daß das Pharmakon als allosterischer Effektor fungiert und eine Veränderung der dreidimensionalen Struktur des Rezeptor-Proteins herbeiführt. Zur Visualisierung dieses Vorganges werden häufig *Modelle* verwendet, bei denen der Rezeptor aus mehreren Untereinheiten aufgebaut ist, und die Bindung des Pharmakons über sogenannte kooperative Effekte kontrolliert wird. Dies bedeutet, daß die Bindung eines Pharmakons an den Rezeptor durch bereits gebundene Wirkstoff-Moleküle beeinflußt wird. Dabei kann die Bindung weiterer Pharmakon-Moleküle an den Rezeptor entweder erleichtert (*positive Kooperativität*) oder erschwert (*negative Kooperativität*) werden. Bei positiver Kooperativität nimmt die Affinität mit steigender Besetzung der Rezeptor-Bindungsstellen für das noch zu bindende Pharmakon zu, während bei negativer Kooperativität der entgegengesetzte Effekt eintritt. Andererseits kann durch die Bindung von Wirkstoff-Molekülen an den Rezeptor auch die Affinität von bereits gebundenen Molekülen entweder erhöht oder erniedrigt werden. Kooperative Effekte gehen auf die intermolekulare Wechselwirkung zwischen einzelnen Untereinheiten von oligomeren Proteinen zurück. Zur Erklärung dieses Phänomens wurden in den letzten Jahren zwei verschiedene Modellvorstellungen entwickelt, die sich als äußerst fruchtbar für das Verständnis der molekularen Steuerung komplexer biologischer Reaktionsmechanismen erwiesen haben.

Das konzertierte oder allosterische Modell

Bei diesem Modell geht man davon aus, daß ein aus mehreren Untereinheiten bestehendes Enzymsystem *unabhängig* von der Anwesenheit eines Substrates in

Abb. 24. Allosterische Hemmung der Aktivität von Aspartat-Carbamoyltransferase durch Cytidintriphosphat[63]

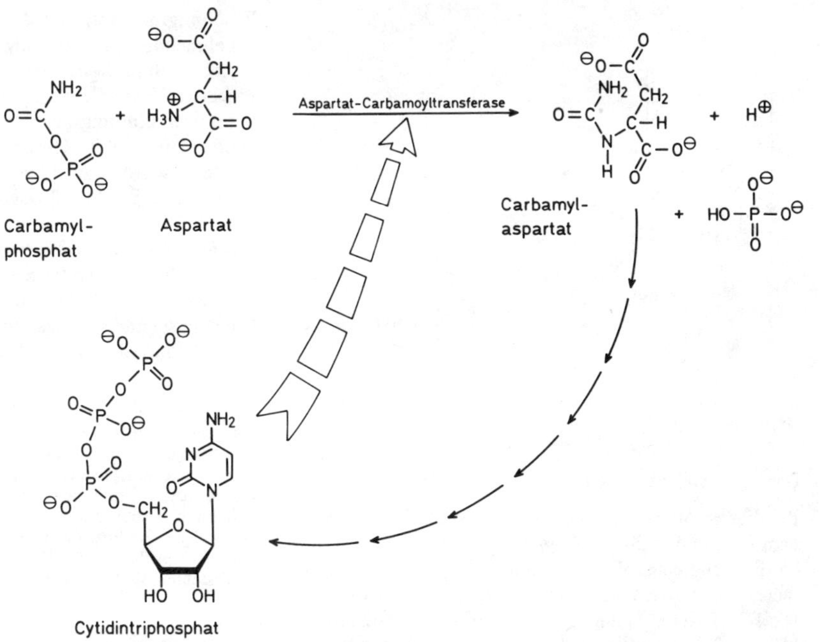

zwei verschiedenen räumlichen Konformationen vorliegen kann[61]. Jede Konformation besteht aus einer kleinen Anzahl identischer Untereinheiten, von denen jede eine räumlich getrennte Bindungsstelle für den allosterischen Aktivator P und das Substrat besitzt. In Abb. 25 sind die beiden Konformationen schematisch als T- und R-Form dargestellt[66]. Die Bindung von P an die Untereinheiten (Quadrate und Kreise) entspricht der Bindung an ein allosterisches Zentrum. Nur die *R-Form* besitzt neben dem allosterischen Zentrum eine katalytische Bindungsstelle und ist zur Umwandlung des Substrates befähigt. Sie hat gegenüber dem allosterischen Effektor eine hohe Affinität. Die katalytischen Bindungsstellen an jeder einzelnen Untereinheit und deren Wechselwirkung mit dem Substrat ist aus Gründen der Übersicht in der vorliegenden Darstellung nicht mit eingezeichnet. Die zweite Konformation (*T-Form*) besitzt eine niedrige Affinität gegenüber allosterischen Aktivatoren und eine hohe Affinität für allosterische Hemmstoffe. Aus der Bindung eines Aktivators an eine Untereinheit resultiert eine konformative Änderung aller Untereinheiten nach einem „Alles-oder-Nichts-Prinzip". Mit diesem Mechanismus wird verständlich, daß durch geringfügige Veränderungen der allosterischen Aktivatorkonzentration eine weitgehende Verschiebung des Gleichgewichtes zwischen den R- und T-Zuständen herbeigeführt werden kann.

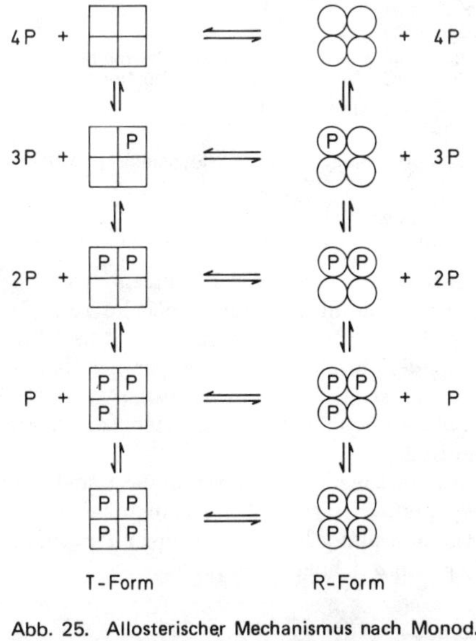

Zum besseren Verständnis ist in Abb. 26 die Verschiebung des allosterischen Gleichgewichtes durch einen Aktivator bzw. Hemmstoff nur für eine einzelne Untereinheit eines oligomeren Proteins gezeigt[66]. Die als Kreis dargestellte allosterische Form stellt die enzymatisch aktive Untereinheit dar. Sie enthält die Bindungsstelle für den allosterischen Effektor und das Substrat. Dabei entfaltet sich, wie in der Abbildung angedeutet, die Wirkung des Effektors über räumlich getrennte Bindungsstellen. Durch Bindung eines Hemmstoffes in der T-Form erfolgt eine Verschiebung des allosterischen Gleichgewichtes zur Seite der inaktiven Form des Enzyms; umgekehrt wird durch Bindung eines Aktivators das Gleichgewicht in Richtung der enzymatisch aktiven R-Form verschoben.

Abb. 25. Allosterischer Mechanismus nach Monod. Die Untereinheiten der R-Form besitzen eine größere Affinität für den allosterischen Aktivator P. In Abwesenheit von P ist die T-Form stark bevorzugt. Nur die R-Form besitzt katalytische Eigenschaften[66]

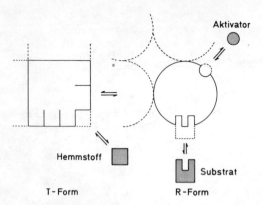

Abb. 26. Detail-Darstellung einer oligomeren Untereinheit eines Regulator-Enzyms[66]

Das „induced fit"- oder „sequentielle" Modell

Bei diesem Modell spielt sich – im wesentlichen nach dem Prinzip der „induzierten Anpassung" (induced fit) – die Bindung eines allosterischen Effektors an ein oligomeres Rezeptorsystem als ein *mehrstufiger* Prozeß ab[67-69]. Die schrittweise Änderung der Affinität wird damit erklärt, daß die Bindung jedes einzelnen Effektor-Moleküls eine Strukturumwandlung des entsprechenden Protomeren von einer schwachbindenden zu einer stärker bindenden Form herbeiführt. Die Untereinheiten sind so eng miteinander verknüpft, daß sich die Aktivierung einer Untereinheit auf die Affinität der anderen Untereinheiten auswirkt. Auf diese Weise wird die Affinität bei zunehmender Beladung der allosterischen Bindungsstellen graduell erhöht. Auch bei diesem Modell werden zwei topographisch verschiedene Bindungsstellen für Effektor und Substrat vorausgesetzt. Deshalb ist auch hier die Beeinflussung der enzymatischen Aktivität durch Verschiebung des Gleichgewichtes über den Angriff eines allosterischen Effektors (Aktivator, Hemmstoff) möglich. Aus Gründen der Übersicht ist in Abb. 27 die graduelle Erhöhung der Affinität der inaktiven Untereinheit bei zunehmender Beladung sowie die Anordnung der katalytischen Bindungsstellen nicht angedeutet.

Ein instruktives Beispiel für die Darstellung positiv kooperativer Bindungsprozesse bietet das Sauerstoffbindende Hämoglobin. Obwohl es kein eigentliches Enzym darstellt, wurden an diesem System charakteristische kooperative Effekte abgeleitet.

In Abb. 28 sind die *Sauerstoff-Bindungskurven* von *Myoglobin* und *Hämoglobin* vergleichend dargestellt[36]. Wie ersichtlich, verläuft die Sauerstoffsättigungs-Kurve von Myoglobin hyperbolisch und entspricht der klassischen Gleichgewichtsbindungskurve. Dagegen zeigt die Sauerstoff-Bindungskurve von Hämoglobin einen sigmoiden Verlauf.

Hämoglobin besteht aus vier Peptidketten und vier Häm-Gruppen, von denen jede ein Sauerstoff-Molekül binden kann, während Myoglobin nur aus einer Peptidkette mit einer Häm-Gruppe besteht und entsprechend nur ein Sauerstoff-Molekül zu binden vermag. Die sigmoide Sättigungskurve des Hämoglobin zeigt, daß durch die Belegung einer Untereinheit mit einem Sauerstoff-Molekül die Bindung der folgenden Sauerstoff-Moleküle erhöht wird. Zur Erklärung dieses Bindungsverhaltens können die vorab dargestellten Modelle herangezogen werden.

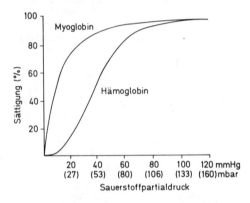

Abb. 28. Sauerstoff-Bindungskurven für Myoglobin und Hämoglobin[36]

Abb. 27. „Induced fit"-Mechanismus zur Erklärung sigmoider Bindungskurven[66-68]

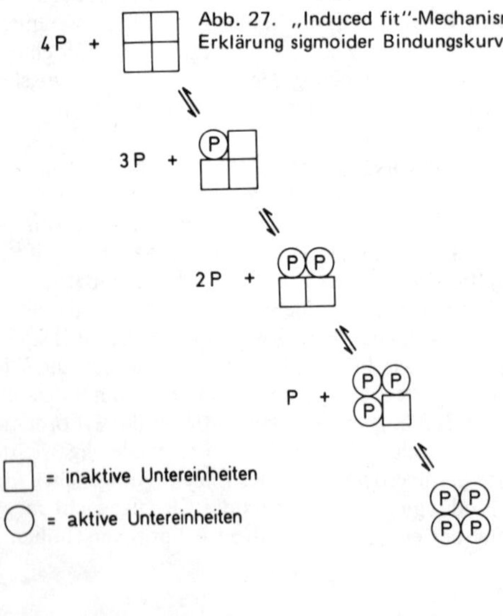

□ = inaktive Untereinheiten
○ = aktive Untereinheiten

Beide Mechanismen vermögen den sigmoiden Verlauf der Sauerstoff-Hämoglobin-Bindungskurve mühelos zu erklären. Unter der hypothetischen Annahme, daß die schrittweise Belegung der einzelnen Häm-Gruppen des Hämoglobins über einen sequentiellen Mechanismus verläuft, ergibt sich für die Darstellung der einzelnen Teilschritte das folgende Bild:

Zunächst wird ein Sauerstoff-Molekül an die Häm-Gruppe einer α-Polypeptid-Kette gebunden. Dadurch ändert diese ihre Konformation und geht dabei aus einer T-Form □ in die als ○ gekennzeichnete R-Form über:

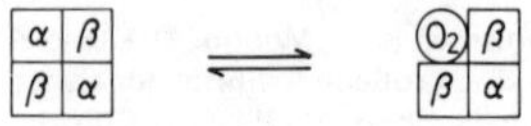

Die Konformationsänderung der α-Kette wird mechanisch

auf die fest gebundene β-Kette übertragen, die nun ebenfalls ihre Konformation ändert:

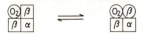

Da die β-Kette in der neuen Konformation eine höhere Affinität für Sauerstoff hat als in der Form □, wird das β-Häm nun ebenfalls mit Sauerstoff beladen:

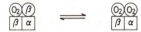

Durch eine intensive Wechselwirkung der jetzt beladenen Häm-Gruppen mit den noch verbliebenen unbeladenen Einheiten gehen diese aus der Konformation mit relativ geringer Sauerstoffaffinität in eine Form über, die eine hohe Sauerstoffaffinität besitzt. Durch die Anlagerung zweier weiterer Sauerstoff-Moleküle entsteht dadurch schließlich das vollständig mit Sauerstoff beladene Oxyhämoglobin.

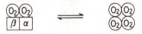

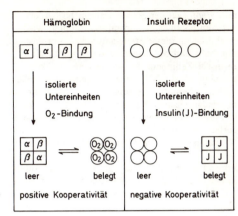

Abb. 29. Modell zur Darstellung des Prinzips der negativen Kooperativität am Beispiel des Insulin-Rezeptors. Das Insulin-Modell ist das Spiegelbild des Hämoglobin-Modells [70]

Die hier gezeigten Modellvorstellungen haben in den letzten Jahren wichtige Beiträge für das Verständnis der dynamischen Wechselwirkung zwischen Pharmaka und komplizierten Rezeptor-Strukturen geliefert.
Zu den bisher bekannten Systemen, von denen man weiß, daß ihre Wirkung über allosterische Gleichgewichte gesteuert werden, gehören der *Morphin-*, der *Insulin-* und der *Acetylcholin*-Rezeptor. Das Grundprinzip der Wirkungsweise des Morphin-Rezeptors wurde bereits auf S. 19 dargestellt und soll hier nicht weiter erörtert werden. Ein interessantes Beispiel für die Darstellung negativ kooperativer Bindungsprozesse bietet das Rezeptorsystem des *Insulins*[70]. Obwohl der genaue Wirkungsmechanismus der Insulin-Wirkung noch weitgehend unbekannt ist, ergaben sich in den letzten Jahren viele Hinweise, daß der erste Schritt der Insulin-Wirkung in einer Bindung an spezifische Rezeptoren besteht, die in der Zellmembran von Muskel-, Leber- und Fettgewebe lokalisiert sind. Bereits dieser erste Schritt scheint ein recht komplexer Vorgang zu sein, da der Insulin-Rezeptor ein oligomeres Protein-System darstellt, dessen Untereinheiten nach dem Prinzip einer negativen Kooperativität mit dem Agonisten Insulin in Wechselwirkung treten. Dies bedeutet, daß die Bindung eines Insulin-Moleküls an den Rezeptor die Bindungsaffinität noch unbesetzter Bindungsstellen und möglicherweise auch die Affinität der bereits besetzten Bindungsstellen herabsetzt. Ein rein phänomenologisches Modell zur Illustration dieses Prozesses wurde kürzlich in Analogie zur Struktur von Hämoglobin entworfen. Wie bereits diskutiert, zeigt Hämoglobin mit zunehmender Sauerstoff-Beladung eine höhere Affinität zum Sauerstoff. Das in Abb. 29 dargestellte Insulin-Modell ist das Spiegelbild von Hämoglobin. Die einzelnen Bindungsstellen des Insulin-Rezeptors zeigen bei niedriger Insulin-Konzentration eine hohe Affinität zum Rezeptor und eine niedrige Affinität bei hoher Insulin-Konzentration. Die derzeit verfügbaren Informationen sprechen dafür, daß der Insulin-Rezeptor bei zunehmender Belegung der einzelnen Bindungsstellen von einer „langsam-dissoziierenden" Form in eine „schnell-dissoziierende" Form übergeht. Die möglichen Zwischenstufen ergeben sich nach dem „sequentiellen" Modell in Analogie zur Hämoglobin-Sauerstoff-Bindung. Die physiologische Bedeutung der negativ kooperativen Eigenschaften des Insulin-Rezeptors erklärt sich aus einer Pufferwirkung dieses Systems gegenüber hohen Insulin-Konzentrationen. Die Bedeutung der allosterischen Veränderung des Insulin-Rezeptors im Hinblick auf die Insulin-Wirkung ist bisher nicht geklärt.
Ebenfalls in die Reihe der allosterisch wirkenden Pharmakon-Rezeptoren gehört der *Nicotin-Acetylcholin-Rezeptor*[71,72]. Zur Erklärung des Wirkungsmechanismus dieses Rezeptor-Systems wurde in den letzten Jahren ein interessantes hypothetisches Modell entwickelt, welches im folgenden kurz dargestellt werden soll.
Acetylcholin fungiert als Transmitter in einer Reihe von Synapsen. Die Beteiligung dieses Moleküls an der Übertragung von Nervenimpulsen kann durch Rezeptoren erklärt werden, die in der Membran von postsynaptischen Zellen lokalisiert sind. Ihre Funktionsweise beruht darauf, daß sie die Bindung von Acetylcholin in ein Öffnen von Ionenkanälchen umsetzen, durch welche vorzugsweise $Na^{\oplus}$- und $K^{\oplus}$-Ionen diffundieren. Hierdurch wird eine Veränderung des Potentials an der Zellmembran eingeleitet. Die Größe und das Vorzeichen des Potentials werden durch die Ionenpermeabilität bestimmt. Solange die Verteilung der Ionen an der Innen- und der Außenseite der Zellmembran ungleichmäßig ist, befindet sich die Zelle in einem polarisierten Zustand. Vor der Erregung ist die Durchlässigkeit der Membran stark ein-

geschränkt. Wenn sich der „Neurotransmitter" Acetylcholin mit dem cholinergen Rezeptor verbindet, wird die Permeabilität an dieser Stelle sprunghaft um das 500fache erhöht und $Na^{\oplus}$-Ionen schießen durch die Membran in das Zellinnere. In diesem Augenblick wird das Potential durch die $Na^{\oplus}$-Ionen bestimmt. Die Zelle ist depolarisiert. Unmittelbar danach dichtet sich die Membran wieder gegen $Na^{\oplus}$-Ionen ab. Der Ausgangszustand wird durch einen unabhängigen Mechanismus wieder hergestellt, wobei die $Na^{\oplus}$-Ionen über die sogenannte $Na^{\oplus}/K^{\oplus}$-Pumpe aus der Zelle hinaustransportiert werden.

Im Zusammenhang mit der elektrophysiologischen Interpretation der Neurotransmitter-Wirkung von Acetylcholin stellt sich die Frage, wie Agonisten und Antagonisten die Eigenschaften des Ionenkanals beeinflussen können. Die ersten Hinweise, daß möglicherweise die *Aktivierung* des Acetylcholin-Rezeptors durch kooperative Bindungsprozesse beeinflußt wird, ergaben sich aus dem sigmoiden Bindungsverlauf bei Bindungsstudien von Acetylcholin und analogen Derivaten an isolierten Fragmenten der postsynaptischen Membran. Die charakteristische Kurvenform dieser Bindungsstudien unterstützte die Vorstellung, daß kooperative Effekte bei der Wechselwirkung zwischen dem Acetylcholin und seinem Rezeptor auftreten. Die intensiven Untersuchungen zur Funktionsweise des Acetylcholin-Rezeptors lassen heute den Schluß zu, daß *enge Parallelen zwischen* diesem *Rezeptor und den Regulator-Enzymen* bestehen. Man nimmt an, daß Acetylcholin als allosterischer Effektor am Rezeptor fungiert und das Öffnen und Schließen des Ionen-Kanals der sich verändernden Aktivität einer katalytischen Bindungsstelle am allosterischen Enzym entspricht. Entsprechend wurde ein *Modell* entwickelt, in welchem die Bindungsstelle für Acetylcholin und der Ionenkanal zwei völlig funktionell unabhängige Teile des Rezeptors darstellen[73-75].

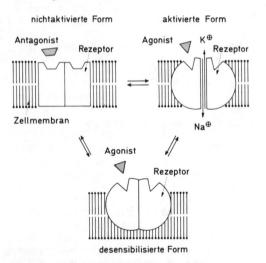

Abb. 30. Hypothetisches Modell zur Darstellung der Funktionsweise des Acetylcholin-Rezeptors. Die funktionellen Zustände — verschlossen, offen und desensibilisiert — entsprechen drei diskreten Formen eines Rezeptorproteins[72]

Der Rezeptor liegt in zwei verschiedenen Konformationen vor, die miteinander im Gleichgewicht stehen. Eine Form entspricht einem $Na^{\oplus}$-durchlässigen Zustand, die zweite einem $Na^{\oplus}$-undurchlässigen Zustand. In Abwesenheit des Agonisten liegt das Gleichgewicht zwischen beiden Formen stark auf der Seite der geschlossenen Form. *Agonisten* haben eine höhere Affinität zur aktiven Form und verschieben dadurch das Gleichgewicht in Richtung der $Na^{\oplus}$-durchlässigen Form; *Antagonisten* binden bevorzugt an die inaktive Form und verschieben das Gleichgewicht in Richtung der $Na^{\oplus}$-undurchlässigen Form. Dieses Modellsystem bedarf allerdings zusätzlicher Annahmen, um das bei der Aktivierung des Acetylcholin-Rezeptors durch Acetylcholin oder analoge Substanzen beobachtete *Desensibilisierungs-Phänomen* zu erklären. Man versteht darunter die Erscheinung, daß nach anfänglicher Aktivierung des Rezeptors trotz weiterer Anwesenheit hoher Agonisten-Dosen sich die Ionen-Kanälchen weniger häufig öffnen, wodurch die Wirkung abklingt. Zur Erklärung dieses Effektes nimmt man heute an, daß der Rezeptor in einer dritten Konformation vorliegen kann, die der desensibilisierten Form entspricht. In Abb. 30 ist ein hypothetisches Modell zur Interpretation der Wirkungsweise des Acetylcholin-Rezeptors dargestellt[72]. In diesem modifizierten Regulator-Enzym-Modell entsprechen die funktionellen Zustände — verschlossen, offen und desensibilisiert — drei verschiedenen Formen eines Rezeptorproteins. In Abwesenheit eines Agonisten liegt der Rezeptor überwiegend in der geschlossenen Form vor. In Gegenwart eines Agonisten wird das Gleichgewicht schnell in die kanaloffene Form überführt. Setzt man den Rezeptor für längere Zeit einer hohen Agonisten-Konzentration aus, so geht dieser in eine desensibilisierte Form über. Antagonisten werden bevorzugt an die inaktive oder desensibilisierte Form gebunden und stabilisieren dadurch diese Zustände. Das vorstehende Rezeptor-Modell enthält zur vereinfachenden Darstellung des Wirkungsmechanismus des Acetylcholin-Rezeptors nur zwei Untereinheiten. Die elektronenmikroskopischen Aufnahmen des gereinigten Rezeptors zeigen jedoch, daß der Rezeptor eine rosettenartige Struktur besitzt und möglicherweise aus fünf Untereinheiten aufgebaut ist[43].

Der enorme Fortschritt auf dem Gebiet der Isolierung und Reindarstellung des Acetylcholin-Rezeptors läßt eine detaillierte Aufklärung des Mechanismus des cholinerg induzierten Ionenflusses in den nächsten Jahren erwarten. Diese optimistische Aussage basiert auf der Annahme, daß das Rezeptor-Molekül tatsächlich einen Teil des ionophoren Membransystems darstellt. Es besteht allerdings auch die Möglichkeit, daß die primäre Pharmakon-Rezeptor-Wechselwirkung als Information an ein anderes Molekülsystem innerhalb der Membran weitergegeben werden muß. Ein Mechanismus dieser Art wird neuerdings für verschiedene Rezeptorsysteme diskutiert und ist möglicherweise das Grundprinzip der biologischen Wirkung des *Adenylat-Cyclase-Rezeptors*. Das Adenylat-Cyclase-System ist in sehr vielen Zellen des menschlichen und tierischen Körpers als Bestandteil der Zellmembran enthalten und katalysiert nach Aktivierung durch verschiedene Hormone wie Adrenalin und Glucagon die

Das molekulare Konzept der Pharmakonwirkung

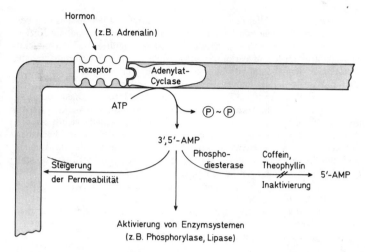

Abb. 31. Wirkung von Hormonen (z.B. Adrenalin) auf das membrangebundene Adenylat-Cyclase-System[77]

Umwandlung von Adenosin-5'-triphosphat (ATP) in Adenosin-3',5'-monophosphat (Cyclo-AMP)[76]. Das Cyclo-AMP löst als „second messenger" im Zellinneren eine Kaskade von weiteren, enzymatisch gesteuerten biochemischen Vorgängen aus. Da die Wirkung der Adenylat-Cyclase weitgehend unspezifisch ist, hängt der Effekt von der Aktivierbarkeit des Adenylat-Cyclase-Rezeptors durch den jeweiligen Agonisten ab. Nach der klassischen Vorstellung besteht der Rezeptor aus zwei Untereinheiten (Abb. 31), von denen die eine regulatorische und die andere katalytische Funktionen hat. Die regulatorische Untereinheit grenzt an die äußere Umgebung der Zelle und enthält das allosterische Bindungszentrum. Bindet sich ein Agonist an den Rezeptor, so wird die katalytische Untereinheit aktiviert und löst ihrerseits im Zellinneren die Synthese von Cyclo-AMP aus. Die zuvor beschriebenen allosterischen Modellvorstellungen (s. S. 21) sind zwar in dieses System voll einbezogen, sie genügen jedoch nicht, um alle experimentellen Befunde mit der Theorie in Übereinstimmung zu bringen. So kann z.B. die in den Fettzellen lokalisierte Adenylat-Cyclase durch nicht weniger als acht verschiedene Hormone (Glucagon, Secretin, ACTH, LH, Katecholamine, Prostaglandine, Insulin und vasoaktive intestinale Polypeptide) spezifisch und unabhängig aktiviert werden, obwohl jede dieser Verbindungen an einem eigenen individuellen Rezeptor angreift. Nimmt man an, daß jeder dieser regulatorischen Untereinheiten mit dem gleichen Enzymsystem verknüpft ist, so sollten in der Membran eine entsprechende Anzahl von überdimensionierten oligomeren Rezeptoren vorliegen. Protein-Einheiten dieser Zahl und Größe wurden bisher in der Trägermatrix des Adenylat-Cyclase-Rezeptors nicht gefunden. Es wurde deshalb versuchsweise ein neues *Modell* entwickelt, in welchem auch der Einfluß der Zellmembran auf die biologische Aktivität mit berücksichtigt wird[78,79]. Es wurde vorgeschlagen, daß der Hormon-Rezeptor (R_i) als Regulator-Molekül und die Adenylat-Cyclase (E) als Enzymsystem in Abwesenheit des Hormons (H) zunächst räumlich getrennt voneinander vorliegen (Abb. 32)[80]. Erst nach Bindung eines Agonisten an den Rezeptor erhält dieser durch eine konformative Änderung die Befähigung zur spezifischen Komplexbildung mit der Adenylat-Cyclase. Die Bildung des *Hormon-Rezeptor-Adenylat-Cyclase-Komplexes* (H–R–E) stellt dabei einen diskreten zweiten Reaktionsschritt dar, wobei die Bildungsgeschwindigkeit des H–R–E-Komplexes von der Konzentration der Komponenten HR und E und der Viskosität der Zellmembran abhängt (Abb. 33).

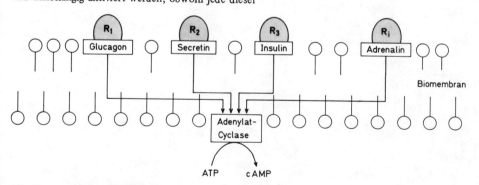

Abb. 32. Hypothese zum mobilen Adenylat-Cyclase-Rezeptor. Die Hormon-Rezeptoren R_i liegen in Abwesenheit des Hormons (H) zunächst räumlich getrennt voneinander vor[81]
R_1 = Glucagon-Rezeptor; R_2 = Secretin-Rezeptor; R_3 = Insulin-Rezeptor; R_i = Adrenalin-Rezeptor

1. $H + R \rightleftharpoons H-R$
2. $H-R + E \rightleftharpoons H-R-E$

Eine wesentliche Voraussetzung für die Gültigkeit dieser Modellvorstellung ist die Annahme, daß biologische Membranen in einem relativ niederviskosen Zustand vorliegen, um eine hohe Diffusionsgeschwindigkeit für H–R zu gewährleisten. Die Steuerung der Enzymaktivität durch einen allosterischen Aktivator (Insulin, Adrenalin) oder Hemmstoff (β-Rezeptorenblocker) hängt nach diesem Prinzip von der Zahl der Hormon-Moleküle und deren Affinität zu R ab und wird zusätzlich durch die „intrinsic activity" des Hormon-Rezeptor-Komplexes gegenüber E beeinflußt.

Die vorliegende Theorie entspricht den sich gegenwärtig entwickelnden Vorstellungen, wonach biologische *Membranen* eine *dynamische Konsistenz* besitzen, die eine relativ freie Diffusion von makromolekularen Molekülen innerhalb der Ebene der Membran zuläßt. Allerdings ist zu erwarten, daß der Aktivierungsprozeß der Adenylat-Cyclase noch wesentlich komplizierter verläuft als dies in dem vorliegenden Zweistufen-Mechanismus zum Ausdruck kommt[82]. Eine Schlüsselrolle dürfte hierbei dem Guanosin-5'-triphosphat (GTP) als regulatorischem Agonisten für die enzymatische Aktivität der hormon-aktivierten Adenylat-Cyclase zukommen[83,84].

Wenn auch die hier dargestellten Mechanismen der molekularen Wirkungsweise von Pharmaka noch weitgehend spekulativen Charakter tragen, so sind sie im Gegensatz zur „klassischen Rezeptortheorie" in der Lage, die vorhandenen experimentellen Ergebnisse anschaulich zu erklären. Insoweit hat die „allosterische" Rezeptorhypothese wichtige Beiträge für das Verständnis der dynamischen Wechselwirkung zwischen Pharmakon und komplizierten Rezeptorstrukturen geliefert.

Allerdings kann nicht erwartet werden, daß es sich bei diesem Konzept um eine universell anwendbare Rezeptortheorie handelt. Es ist verständlich, daß der molekulare Wirkungsmechanismus einer praktisch unbegrenzten Zahl von biologisch aktiven Verbindungen nicht durch ein einziges Grundprinzip erklärt werden kann.

Für die Pharmaforschung sind Informationen über den molekularen Wirkungsmechanismus von Wirkstoffen von besonderer Bedeutung. Sie sind deshalb wichtig, weil die Ausrichtung an molekularen Wirkungsmechanismen wertvolle Ansatzpunkte liefert, um auf der Basis von experimentell gesicherten oder hypothetischen Vorstellungen neue Wirkstrukturen zu planen.

Auf den Seiten 122–127 wird anhand verschiedener Beispiele gezeigt, wie aus der Kenntnis von molekularen Wirkungsmechanismen wertvolle Ansatzpunkte für die Entwicklung neuer Wirkstrukturen gewonnen werden können.

1.2.2.2 Irreversible Wechselwirkungen

1.2.2.2.1 Der molekulare Wirkungsmechanismus von irreversibel wirkenden Pharmaka

Obwohl die Mehrzahl der biologisch aktiven Verbindungen reversibel mit den makromolekularen Bestandteilen der Zelle reagiert, gibt es eine Reihe von Wirkstoffen, deren biologische Wirkung durch eine irreversible Wechselwirkung zustande kommt. Die irreversible Wechselwirkung zwischen Pharmakon und Rezeptor ist durch die Ausbildung einer kovalenten Bindung gekennzeichnet. Infolge der großen Stabilität dieses Bindungstyps ist eine Ablösung des Pharmakons vom Rezeptor, wie dies bei reversibel gebundenen Pharmaka etwa durch Auswaschen des Pharmakons aus dem Rezeptorgewebe erreicht werden kann, nicht mehr möglich. Die Abspal-

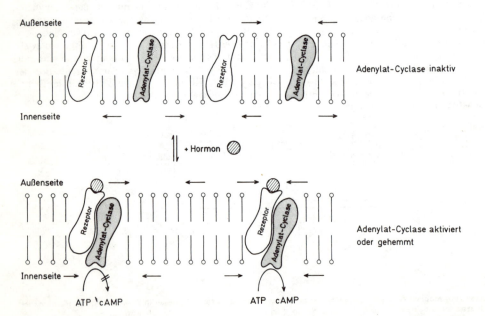

Abb. 33. Der Aktivierungsmechanismus von Adenylat-Cyclase ist nach Cuatrecasas ein zweistufiger Prozeß[78]

tung eines irreversibel gebundenen Pharmakons von den biologischen Strukturen gelingt nur durch die Mitwirkung von Enzymen im Sinne einer Säure-Base-Katalyse oder durch den enzymatischen Abbau bestimmter Strukturanteile des Rezeptor-Moleküls (Regenerations-Zyklus des Rezeptors). Die irreversible Wechselwirkung eines Pharmakons (P) mit einem pharmakologischen Rezeptor (R) läßt sich formal mit dem folgenden Reaktionsschema beschreiben:

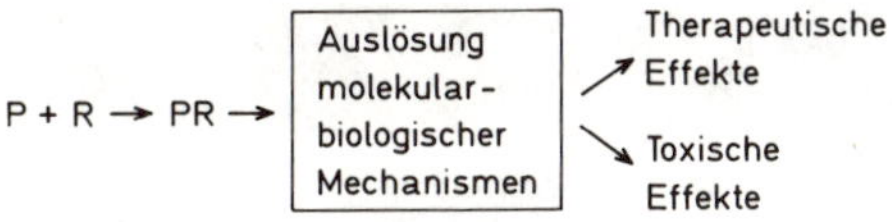

P + R → PR → Auslösung molekularbiologischer Mechanismen → Therapeutische Effekte / Toxische Effekte

Irreversibel wirkende Pharmaka werden hauptsächlich im Bereich der Chemotherapie eingesetzt. Ihre *Wirkung* beruht auf einer Störung der Stoffwechselvorgänge in Mikroorganismen oder in pathogenen Zellen, wodurch eine Hemmung des Wachstums oder eine Abtötung dieser Individuen erreicht wird. Infolge der zumeist engen Verknüpfung zwischen den biochemischen Vorgängen im Mikroorganismus und in der Wirtszelle sind bei der Anwendung von irreversibel wirkenden Pharmaka neben dem therapeutischen auch toxische Effekte zu erwarten. Über die therapeutische Brauchbarkeit eines irreversibel wirkenden Pharmakons entscheidet das Prinzip der „*selektiven Toxizität*". Dieses besagt, daß ein irreversibel wirkendes Pharmakon eine hohe Affinität für pharmakologische Rezeptoren, z.B. in einer bestimmten Tumorzelle oder in einem Krankheitserreger und eine geringe oder fehlende Affinität gegenüber den Rezeptoren gesunder Wirtszellen haben sollte[85]. Die Grundlage für eine derartige Differenzierung ergibt sich aus den Unterschieden zwischen der morphologischen und physiologischen Funktion der Tumorzelle oder des pathogenen Mikroorganismus und jenen der Wirtszellen im menschlichen Organismus.

Zu der Gruppe der irreversibel angreifenden Pharmaka können viele antibakterielle Wirkstoffe und Tumorinhibitoren (Cytostatika) gezählt werden. Die rasche Entwicklung physikalischer und chemischer Untersuchungsmethoden hat in den letzten Jahren die Aufklärung des molekularen Wirkungsmechanismus für viele dieser Verbindungen ermöglicht.

Zur Erklärung der biologischen Wirkung von Chemotherapeutika gibt es im wesentlichen drei verschiedene *Mechanismen*:

1. die irreversible Hemmung von biosynthetischen Enzymsystemen
2. die Hemmung der Biosynthese von Nucleinsäuren
3. die Hemmung der Proteinbiosynthese

Beispiele für die irreversible Hemmung von Enzymsystemen durch antibakterielle Wirkstoffe sind die *Wachstumshemmung* von grampositiven und gramnegativen Bakterien *durch* die Gruppe der *Penicilline* und *Cephalosporine*:

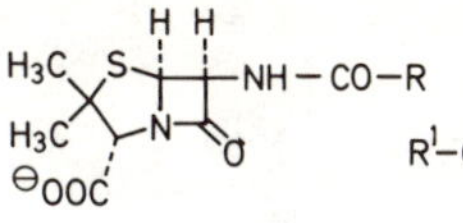

3 Penicillin-Grundstruktur

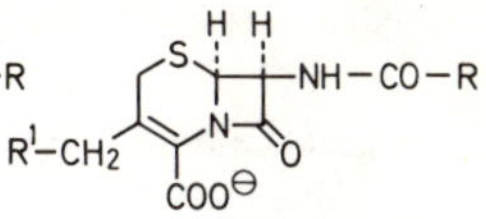

4 Cephalosporin-Grundstruktur

Der molekulare Wirkungsmechanismus der Penicilline und Cephalosporine ist in den letzten Jahren intensiv untersucht worden und gilt zumindest in den Grundzügen als aufgeklärt[86]. Er ist eng mit dem Aufbau und der Biosynthese der Bakterienzellwand verknüpft. Das tragende Element der Zellwand von Bakterien ist die sogenannte Mureinhülle. Diese besteht aus einem einzigen Makromolekül, welches aus Glykopeptiden aufgebaut ist. Als Grundbausteine fungieren neben verschiedenen Aminosäuren die Aminozucker *N*-Acetylmuraminsäure und *N*-Acetylglucosamin[83]. Die Glykanketten setzen sich abwechselnd aus diesen beiden Verbindungen zusammen, wobei die Muraminsäuren zusätzlich noch einen Tetrapeptid-Rest tragen.

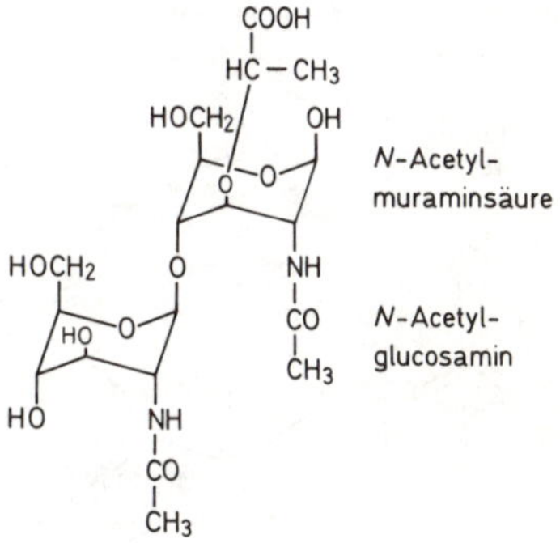

Abb. 34. Glykanbaustein

Die Synthese der *Mureinhülle* vollzieht sich in mehreren Teilschritten. Durch Verknüpfung der niedermolekularen Komponenten wird zunächst ein lineares Polymer gebildet. Im letzten Schritt (Abb. 35) erfolgt eine Verknüpfung zwischen zwei linearen Peptidglykan-Ketten durch eine Transpeptidase, wodurch das Murein seine Festigkeit und Starrheit erhält[88].

Penicilline und Cephalosporine verhindern durch Hemmung der D-Alanin-Transpeptidase die Schließung der Peptidbrücke zwischen den Glykansträngen, so daß die neu synthetisierte Zellwand unvernetzt bleibt. Der Angriff der β-Lactam-Antibiotika beruht dabei auf der strukturchemischen Ähnlichkeit dieser Verbindungen zu den terminalen D-Alanyl-D-alanin-dipeptid-Einheiten der linearen Peptidglykanketten.

Wie in Abb. 36 dargestellt[89], akzeptiert die Alanin-Transpeptidase diese Antibiotika als Substrat und wird durch Ausbildung einer kovalenten Bindung irreversibel blockiert.

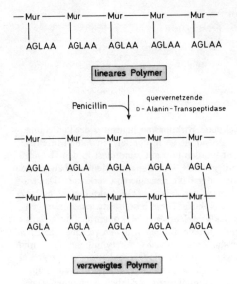

Mur = N-Acetylglycosyl-N-acetylmuraminsäure
AGLAA = L-Alanyl-D-glutamyl-L-lysyl-D-alanyl-D-alanin

Abb. 35. Wirkungsmechanismus der β-Lactam-Antibiotika[88]

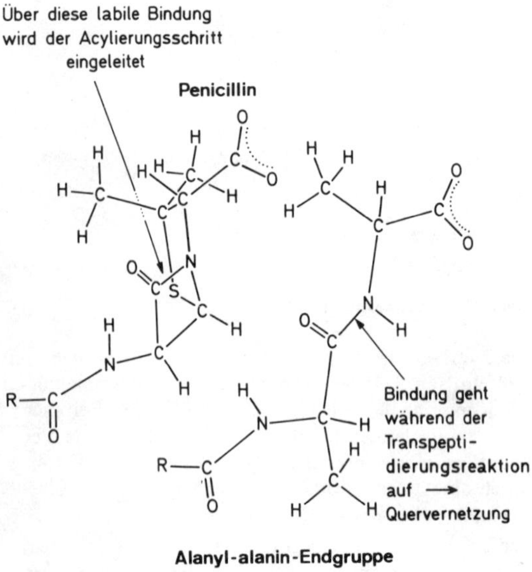

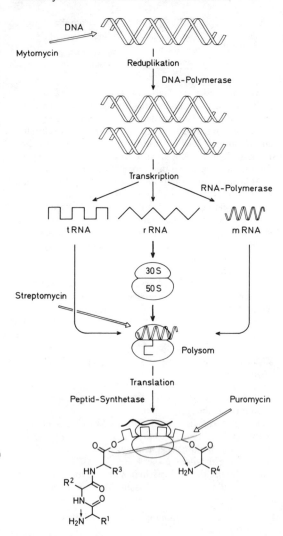

Abb. 36. Strukturelle Analogie zwischen der Alanyl-alanin-Endgruppe und Penicillin[89]

untersucht. Diese Verbindungen können als Hemmstoffe der Biosynthese von Nucleinsäuren und der Proteinbiosynthese in der Zelle von Bakterien und Warmblütern fungieren.

Zum besseren Verständnis der molekularen Angriffspunkte soll kurz der *Nucleinsäure-* und *Proteinsynthesemechanismus* dargestellt werden. Abb. 37 gibt einen Überblick über die während der Nucleinsäure- und Proteinbiosynthese ablaufenden Reaktionsschritte[90].

Abb. 37. Schematische Darstellung der irreversiblen Angriffspunkte verschiedener Chemotherapeutika. Die Pfeile markieren die Hemmung bestimmter Reaktionsschritte in der Nucleinsäure- und Protein-Biosynthese[90]

Die Reaktion wird durch die hohe Reaktivität des gespannten Lactam-Vierringes ermöglicht, welcher unter Ringöffnung die Transpeptidase acyliert.
Viele Chemotherapeutika wirken als irreversible Suppressoren der Genfunktion. Zu ihnen gehören Antibiotika, Cytostatika, antivirale und trypanozide Wirkstoffe. Die irreversible Wechselwirkung von Antibiotika und Cytostatika mit den Bausteinen der Gene ist besonders gut

Die Information für die Synthese zellulärer Proteine sind in der DNA (Desoxyribonucleinsäure) des Zellkerns fixiert. Die Weitergabe der genetischen Information geht immer mit einer „identischen Reduplikation" der DNA, d.h. der Neusynthese nach einem vorliegenden Muster, einher. Diese Synthese vollzieht sich unter dem katalytischen Einfluß von sogenannten DNA-Polymerasen. Die in der DNA gespeicherte Information für die Protein-Struktur wird in Form einer Kopie über die komplementäre RNA (Ribonucleinsäure) weitergegeben. Für die Synthese der RNA aus dem DNA-Doppelstrang ist das Enzym RNA-Polymerase notwendig. Durch die Anlagerung dieses Enzyms an die DNA wird die Basenpaarung des helicalen Doppelstranges in einem begrenzten Bereich gelöst. Dadurch wird die Transkription der Basensequenz ermöglicht. Insgesamt werden bei der Protein-Biosynthese drei komplementäre Kopien hergestellt, die ribosomale RNA, die transfer RNA und die messenger RNA. Die Anlagerung der tRNA an das Codesystem (Codon) der mRNA vollzieht sich an den Ribosomen, die ihrerseits aus der ribosomalen RNA und speziellen Proteinen gebildet werden. Der gesamte Komplex aus Ribosom und mRNA wird als Polysom bezeichnet. Die eigentliche Protein-Synthese spielt sich an der Oberfläche der Polysomen ab. An diese lagert sich die mit je einer Aminosäure beladene tRNA an, wobei unter dem Einfluß einer Peptid-Synthetase die Peptid-Bindungen geknüpft werden. Die Reihenfolge der angehefteten Aminosäuren ist durch die Codonreihenfolge der mRNA festgelegt. Diese Informationsübertragung wird als Translation bezeichnet. Die Hemmung der Nuclein- und Protein-Biosynthese kann an recht verschiedenen Stellen erfolgen. In Abb. 37 sind drei charakteristische Angriffspunkte dargestellt: So greift z.B. das Antibiotikum *Mitomycin C* (5), welches von verschiedenen Arten von Streptomyceten produziert wird, bereits in den ersten Teilschritt der Reduplikation von DNA ein[86]. Seine Hemmwirkung auf die Nucleinsäure-Biosynthese ist offenbar auf die Ausbildung von kovalenten Quervernetzungen zwischen den komplementären DNA-Strängen zurückzuführen.

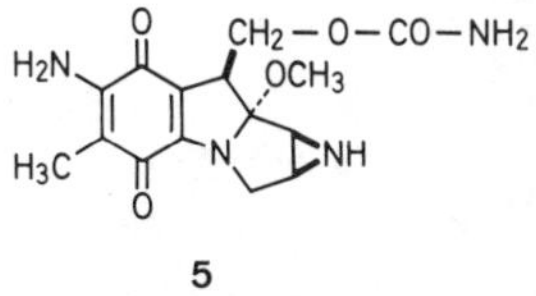

5
Mitomycin C

Durch die Ausbildung dieser kovalenten Bindungen kann sich die Doppelhelix nicht mehr öffnen. Die DNA-Synthese bricht deshalb ab, sobald der Replikationspunkt auf eine Mitomycin-C-Quervernetzung stößt. Für die Verknüpfung von Mitomycin C mit den Purinbasen der Nucleinsäuren ist mit Sicherheit der Aziridin-Ring und die Methylurethan-Seitenkette verantwortlich. Für Mitomycin C trifft das Prinzip „der selektiven Toxizität" nur bedingt zu. Die Substanz macht keinen Unterschied zwischen bakterieller und menschlicher DNA, so daß ihre therapeutische Verwendbarkeit weitgehend auf die Krebstherapie beschränkt bleibt.
Eine zweite Gruppe von Antibiotika, zu denen das *Streptomycin*[86] und verschiedene andere *Aminoglykosid-Antibiotika* gehören, verursacht eine irreversible Hemmung der Protein-Biosynthese im Translationsschritt.

Streptomycin wird dabei irreversibel an die 30-S-Untereinheit der Ribosomen (Abb. 37, S. 30) gebunden. Trotz großer Fortschritte bei der Bestimmung des Wirkortes gibt es noch keine einheitliche Erklärung für die verschiedenen Auswirkungen des Antibiotikums auf die Protein-Biosynthese. Man nimmt an, daß durch die Bindung von Streptomycin an die Ribosomen eine Änderung der Ribosomenstruktur resultiert, die das richtige Erkennen von Codons auf der mRNA stört, so daß Proteine mit fehlerhafter Aminosäure-Sequenz entstehen. Über die strukturellen Parameter von Streptomycin, die für die irreversible Wechselwirkung mit den spezifischen Bindungsstellen an den Ribosomen verantwortlich sind, gibt es noch keine zuverlässigen Informationen.

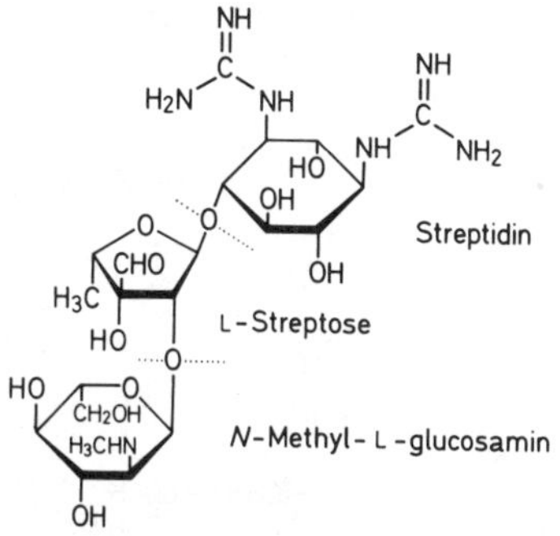

Abb. 38. Streptomycin

Ein weiteres Antibiotikum, welches ebenfalls irreversibel in die Protein-Biosynthese eingreift, ist das *Puromycin*[86]. Im Hinblick auf seinen molekularen Angriffspunkt nimmt es eine Sonderstellung gegenüber anderen Antibiotika ein, da es selbst am C-Ende der wachsenden Peptid-Kette (s. Abb. 39) kovalent angeheftet wird. Durch diesen ungewöhnlichen Eingriff erfolgt ein vorzeitiger Abbruch der Kette. Die Wirkungsweise von Puromycin beruht auf seiner strukturellen Ähnlichkeit mit dem endständigen Aminoacyladenosin-Teil der tRNA (Abb. 39). Detaillierte Untersuchungen zum Wirkungsmechanismus dieser Verbindung weisen darauf hin, daß

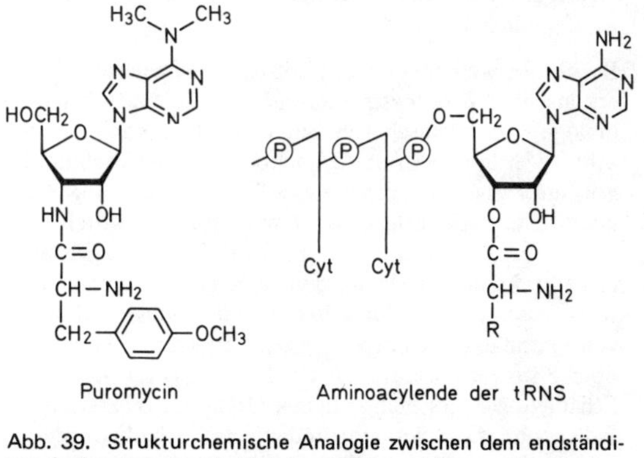

Abb. 39. Strukturchemische Analogie zwischen dem endständigen Aminoacyladenosin-Teil der tRNA und Puromycin. Cyt bedeutet Cytosin und R den Rest des Aminosäure-Moleküls[86]

die Amino-Gruppe des Antibiotikums mit der Aminoacyl-Gruppe des endständigen Aminoacyladenosin-Teils der Peptidyl-tRNA eine Peptid-Bindung bildet. Hierdurch ist die weitere Peptid-Synthese unterbrochen, weil die Säureamid-Bindung, welche den 4-Methoxyphenylalanin-Teil des Puromycins mit dem Nucleosid-Rest verbindet, sehr stabil ist. Puromycin besitzt ein relativ breites trypanocides Wirkungsspektrum. Seine klinische Anwendung ist jedoch durch toxische Nebeneffekte und Resistenzentwicklung weitgehend eingeschränkt.

Eine große Gruppe von Cytostatika wirkt ebenfalls als Hemmstoffe in der Nucleinsäure- und Proteinbiosynthese[60]. Diese Verbindungen greifen unspezifisch als Alkylierungsmittel in den Synthesemechanismus ein, wobei als nucleophile Reaktionspartner die Heteroatome N, O und S von Zellbestandteilen fungieren. Bevorzugter Angriffspunkt dieser Tumorinhibitoren sind die Purinbasen der DNA (s. S. 35).

Cyclophosphamid

Chlorambucil

Im Hinblick auf mögliche selektive Wechselwirkungen zwischen Cytostatika und bestimmten Strukturanteilen der Gene ist der Befund interessant, daß häufig bifunktionelle Alkylierungsmittel, wie etwa Cyclophosphamid oder Chlorambucil, die höchste Antitumor-Aktivität aufweisen. Möglicherweise hängt dieser Effekt mit ihrer Fähigkeit zusammen, eine kovalente Quervernetzung zwischen den komplementären Strängen von Nucleinsäuren herbeizuführen. Hierdurch wird die Nucleinsäure-Reduplikation und damit die Zellteilung beeinträchtigt.

1.2.2.2.2 Irreversible Pharmakonbindung und toxische Konsequenzen

Bei der Entwicklung neuer Wirkstoffe müssen neben den erwünschten Wirkungsqualitäten auch die unerwünschten biologischen Eigenschaften einer Substanz sorgfältig beachtet werden, denn die Brauchbarkeit von Verbindungen, die anhand tierexperimenteller Untersuchungen als potentielle Wirkstoffe erkannt wurden, wird durch toxische Nebenwirkungen beeinträchtigt. Toxische Wirkungen von Arzneimitteln werden sehr häufig (aber keineswegs ausschließlich) durch *irreversible* Wechselwirkungen von Pharmaka mit körpereigenen Strukturen ausgelöst. Solche irreversiblen Bindungen führen oft zu bleibenden Schädigungen des menschlichen Organismus. In vielen Fällen sind diese wirkstoff-induzierten Schädigungen nur schwer aus den toxikologischen Untersuchungen am Tier vorhersagbar, weil ihr molekularer Wirkungsmechanismus eng mit den biochemischen Vorgängen im menschlichen Organismus verknüpft ist. (Über die Vorhersehbarkeit von toxikologischen Nebenwirkungen aus Ergebnissen von Tierversuchen s. S. 146.)

Als primärer Angriffspunkt für die Auslösung derartiger biologischer Schädigungen kommen die irreversible Beeinflussung von Enzymsystemen, Veränderungen in der Struktur von Nucleinsäuren und die Störung der Regel- und Steuerungsfunktion hormonaler Rezeptor-Systeme in Frage. Die Auswirkungen dieser Störungen auf den physiologischen Zustand der Zellen sind vielschichtig. Sie reichen von der Fehlsteuerung enzymatischer Prozesse bis zur Hemmung der Genfunktion durch Beeinflussung der Nucleinsäure- und Protein-Biosynthese.

Mit der Aufklärung *toxischer* Effekte auf molekularer Ebene steht man heute erst am Anfang. Eines der wenigen Beispiele, für welches eine gute Korrelation zwischen dem „*in vitro*"-Mechanismus und den toxischen Effekten „*in vivo*" gefunden wurde, stellt die Hemmung der enzymatischen Aktivität von Acetylcholinesterase durch verschiedene Phosphor-Verbindungen dar. In Abb. 40 ist der Mechanismus des physiologischen *Abbaus von Acetylcholin* in der Nervenzelle dargestellt[91]. Dieser entspricht im wesentlichen der „*in vitro*"-Hydrolyse normaler Carbonsäureester. Nach Spaltung der Ester-Bindung bleiben die Reaktionsprodukte am Enzym angeheftet. Der Aminoalkohol Cholin ist durch zwischenmolekulare Kräfte gebunden und kann von der Enzym-Oberfläche leicht abdissoziieren. Der Acetyl-Rest ist dagegen über die Hydroxy-Gruppe eines Serin-Restes esterartig an der „active site" fixiert und wird in einem zweiten Reaktionsschritt durch Hydrolyse abgetrennt.

Eine große Anzahl *organischer Phosphor-Verbindungen* ist in der Lage, mit dem aktiven Zentrum von Acetylcholinesterase in ähnlicher Weise wie Acetylcholin selbst zu reagieren (Tab. 7).

Tab. 7: Irreversible Inhibitoren der Acetylcholinesterase

Tetraethyldiphosphat	Parathion
Malathion	Nematocid

Dabei wird angenommen, daß der Phosphorsäure-Rest im Verlauf des primären Hydrolyseschrittes über eine Ester-Bindung kovalent an die Hydroxy-Funktion der „active site" gebunden wird. Da Phosphatester wesentlich langsamer als Essigsäureester gespalten werden, bleibt das Enzym über einen längeren Zeitraum inaktiv. Als Folge dieser Hemmung tritt in den Synapsen der Nervenfaser ein großer Überschuß an frei verfügbarem Acetylcholin auf. Mensch und Tier, die mit irreversiblen Acetylcholinesterase-Inhibitoren behandelt werden, zeigen Symptome der Überstimulierung des cholinergen Nervensystems einschließlich toxischer Symptome,

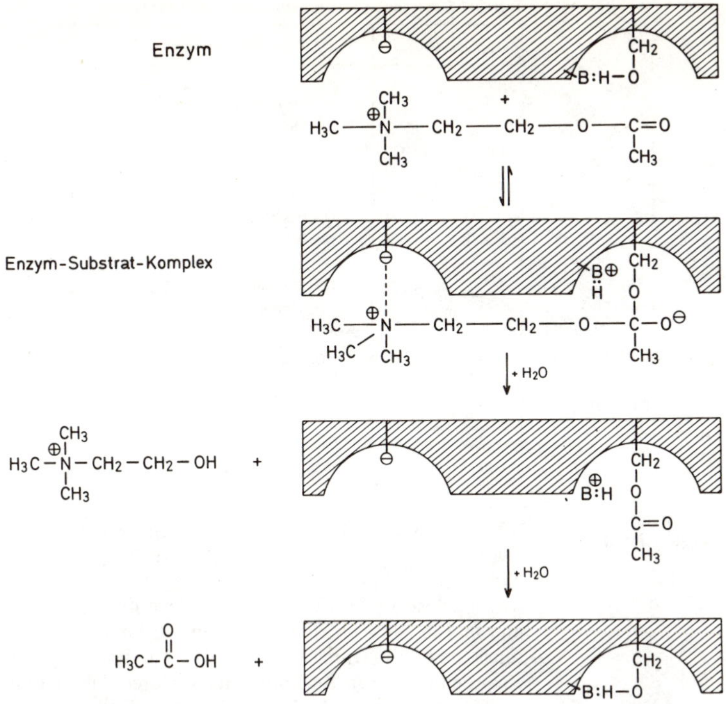

Das molekulare Konzept der Pharmakonwirkung 33

Abb. 40. Mechanismus der Hydrolyse von Acetylcholin[91]

die sich in Form von erhöhtem Speichelfluß, Brechreiz und Diarrhoe äußern. Überhöhte Dosen können zum Tode führen.

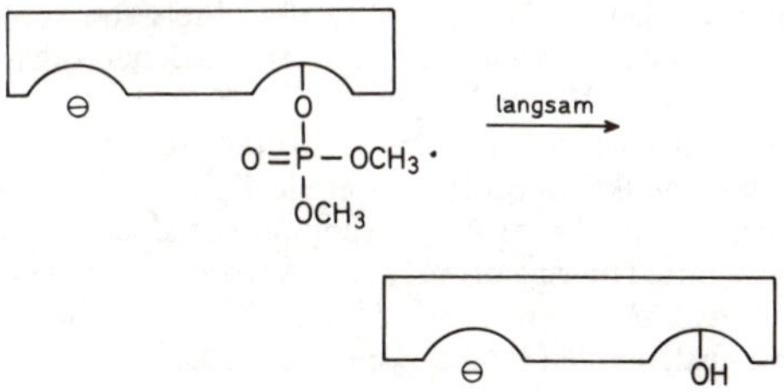

Im allgemeinen versucht man, bei der Synthese neuer Wirkstoffe die im Experiment festgestellten toxischen Nebenwirkungen durch weitere *Strukturabwandlungen* zu reduzieren. Gewisse Hinweise auf die Frage, ob die Einführung oder Elimination bestimmter Strukturelemente zu einer Veränderung der toxischen Eigenschaften einer Substanz führen, ergeben sich aus dem Vergleich mit den Strukturmerkmalen anderer toxischer Wirkstoffe. Als *Faustregel* gilt, daß die toxische Wirkung häufig mit der chemischen Reaktivität einer Verbindung parallel geht. In dieser Beziehung verdienen reaktive Alkylierungs- und Acylierungssysteme eine besondere Beachtung.

Biologisch aktive *Alkylierungsmittel* tragen häufig die in Tab. 8 dargestellten reaktiven Gruppen. Ihre toxische Wirkung beruht auf der Alkylierung von Nucleinsäuren und Proteinen.

Tab. 8: Gruppen mit hohem Alkylierungspotential

Reaktive Gruppe	Chemische Bezeichnung
$R-N\begin{matrix}CH_2-CH_2-Cl\\CH_2-CH_2-Cl\end{matrix}$	Stickstofflost-Verbindungen
$R-S\begin{matrix}CH_2-CH_2-Cl\\CH_2-CH_2-Cl\end{matrix}$	Lost-Derivate
$R-CH=CH-X$ $X = -NO_2, CN,$ Halogen	α,β-ungesättigte Systeme (z.B. Vinylchlorid)
$R-CH_2-X$ $X = O, NH$	Epoxide, Ethylenimine

In vielen Fällen ist der molekulare Angriffspunkt selektiv von der Art des Alkylierungsmittels und der chemischen Natur des Rezeptors abhängig. So bestehen hinsichtlich der Reaktivität von *N-Methyl-bis-(2-chlorethyl)-amin* (6) und *Chloroquin* (7) gegenüber Desoxyribonucleinsäuren wesentliche Unterschiede[92]. DNA wird nur von Chloroquin angegriffen. Dagegen besitzen die beiden Verbindungen gegenüber RNA die gleiche Reaktionsfähigkeit.

Der entscheidende Schritt bei der Alkylierung von Nucleinsäuren ist der nucleophile Angriff am N-7-Atom des Imidazol-Kerns von Guanin. Adenin, Thymin und Cytosin scheinen weniger reaktiv zu sein[93].

Tab. 9: Substanzen mit hohem Acylierungspotential

Reaktive Gruppe	Chemische Bezeichnung
R–C(=O)–X–C(=O)–R	X=O, (Anhydride), NH, (Imide)
β-Lacton/Lactam	X=O, (Propiolacton) NH, (Propiolactam)
Phthalimid-Typ N–R	X=CO, (Phthalimid) CH$_2$, (Phthalimidin) R = Glutarimid
Benzisothiazol N–R	X=CO, (1,2-Benzisothiazolon) CH$_2$, (1,2-Benzisothiazolin)
R = Glutarimid =	Glutarimid-Ring

diese Verbindungen eine hohe chemische Reaktivität, die sie zu einer irreversiblen Wechselwirkung mit den biologisch wichtigen Bestandteilen der Zelle befähigt. Krebsauslösende Stoffe tragen häufig die in Tab. 8 (S. 33) und in Tab. 9 dargestellten Gruppen mit hohem Alkylierungs- bzw. Acylierungspotential. Ihr Angriff erfolgt nach einem einheitlichen Reaktionsschema durch Alkylierung oder Acylierung von biologisch wichtigen Strukturen der Zelle. Häufig werden die reaktiven Gruppen von karzinogen wirkenden Verbindungen erst bei der Biotransformation im Organismus gebildet. Auf dieser Basis wird verständlich, daß strukturell völlig unterschiedliche Verbindungen das gleiche Phänomen „Krebs" auslösen können. Wesentliche Beiträge zur Stützung dieser Vorstellung wurden durch die Untersuchung des Stoffwechsels von aromatischen Kohlenwasserstoffen und verschiedenen organischen Stickstoff-Verbindungen erhalten[60].

Bei den aromatischen Kohlenwasserstoffen ist das primäre Oxidationsprodukt im Stoffwechsel ein Epoxid. Epoxide wie 13 besitzen ein hohes Alkylierungspotential, denn der stark gespannte Dreiring öffnet sich außerordentlich leicht und stellt dadurch ein reaktives Zentrum für die Umsetzung mit nucleophilen Reaktionspartnern dar.

1,2-Benzanthracen 12 → 13 → Reaktion mit Proteinen und Nucleinsäuren

Durch die Quaternisierung von N-7 in Guanin resultiert das reaktive Intermediat 9, welches sich durch Abspaltung der Zucker-Komponente 11 stabilisiert und in die N-7 alkylierte Purinbase 10 übergeht. Die durch diesen Reaktionsschritt ausgelösten toxischen Effekte brauchen für den Organismus nicht tödlich zu sein; sie können aber schwerwiegende genetische Schädigungen durch Beeinflussung der Nucleinsäure-Reduplikation nach sich ziehen.

In ähnlicher Weise können *Acylierungsreagenzien* mit Nucleinsäuren und Proteinen reagieren. In Tab. 9 sind die reaktiven Strukturanteile einiger Acylierungsmittel dargestellt.

Die Erforschung des Schicksals von *krebserregenden Verbindungen* im Organismus hat gezeigt, daß die karzinogene Wirkung dieser Stoffe über einen gemeinsamen Wirkungsmechanismus erklärt werden kann. Danach besitzen

In dem folgenden Reaktionsschema ist die metabolische Überführung verschiedener karzinogen wirkender Stickstoff-Basen in ein gemeinsames Alkylierungs-Agens dargestellt[60]. Bei den *N-Alkyl-N-nitrosaminen* entsteht durch Oxidation einer Methyl-Gruppe ein reaktives Intermediat, aus welchem über ein weiteres instabiles Zwischenprodukt ein Methyl-Kation entsteht. Dies vermag mit den nucleophilen Zellbestandteilen zu reagieren. *N*-Alkyl-*N*-nitrosoharnstoffe und *N,N'*-Dialkylhydrazine sind mit den *N*-Alkyl-*N*-nitrosaminen strukturverwandt und liefern nach entsprechenden metabolischen Veränderungen ebenfalls das gleiche alkylierende Agens.

Bevorzugter molekularbiologischer Angriffspunkt von toxischen Verbindungen sind die nucleophilen Heteroatome von Proteinen und Nucleinsäuren. Nachstehend sind die entsprechenden Positionen bei Aminosäuren und Nucleinbasen zusammengefaßt, für die eine Reaktion mit „aktivierten" elektrophilen Karzinogenen nachgewiesen werden konnte:

Die teratogene Aktivität von *Thalidomid* 14 und ähnlich strukturierter Verbindungen scheint ebenfalls auf einer irreversiblen Wechselwirkung mit Nucleinsäuren zu beruhen. Hierfür müssen nach neueren Vorstellungen drei strukturelle Parameter vorhanden sein[93]:

1. Der ebene Phtalimid-Ring, der die Voraussetzung für eine Charge-Transfer-Wechselwirkung mit den Purinbasen von DNA und RNA schafft
2. Das acide H-Atom des Glutarimid-Restes, welches die Glykosid-Bindung durch intramolekulare Protonisierung des Furanosid-Brückensauerstoffs lockert
3. Die elektronenarmen und deshalb reaktiven Carboxy-Gruppen des Phtalimid-Ringes als Voraussetzung für den nucleophilen Angriff am N-7-Atom der Purin-Systeme

Durch die Acylierung wird ein reaktives quaternäres „Acyl"-Intermediat gebildet, welches unter physiologischen Bedingungen bei pH 7,4 durch Abspaltung der Zucker-Komponente in die Verbindung 15 überführt wird. In einem zweiten Hydrolyseschritt wird 15 unter Bildung von Guanin 17 gespalten. Obwohl ein derartiger Mechanismus recht plausibel erscheint und eine Reihe bisher inkonsistenter Ergebnisse erklären kann, darf nicht vergessen werden, daß die Interpretation des gesamten Reaktionsablaufs noch weitgehend spekulativ ist.

Im folgenden werden einige zu toxischen Effekten führende Reaktionen behandelt, die nicht auf Alkylierungs-

oder Acylierungsmechanismen beruhen. An erster Stelle sind hier die sogenannten *Methämoglobin-Bildner* zu nennen, unter deren Einwirkung das zweiwertige Eisen des Hämoglobins in dreiwertiges umgewandelt wird[60]. Es entsteht Methämoglobin, das den Sauerstoff nicht mehr binden kann. Infolgedessen kommt es bei Umwandlung eines höheren Anteils des Blutfarbstoffs zu Erstickungserscheinungen.

Methämoglobin-bildende Stoffe sind neben dem *N*-Phenylhydroxylamin und seinen Derivaten in erster Linie alle jene Verbindungen, die durch enzymatische Prozesse in Hydroxylamin-Derivate überführt werden können. Dazu gehören potentiell alle Amino- und Nitrobenzole. Wenn auch das Ausmaß der Hydroxylamin-Bildung nur sehr gering ist, darf die damit verbundene Gefahr nicht unterschätzt werden. Mit einer Dosis von 1 mg/kg an *N*-Phenylhydroxylamin kann zum Beispiel bereits die Hälfte des Hämoglobins des Hundes in Methämoglobin überführt werden.

Ein anderer Mechanismus, der durch die Bildung von Schiff-Basen zu einer kovalenten Fixierung von Arzneistoff-Molekülen an biologische Strukturen der Zelle führt, stellt die Umsetzung von Derivaten des Hydrazins mit Aldehyd- oder Keto-Gruppen körpereigener Strukturen zu *Hydrazonen* dar[94].

$$\underset{R^1}{\overset{O}{\underset{\|}{C}}}-NH-NH_2 \;+\; O=\underset{R^2}{\overset{H}{C}} \longrightarrow$$

$$\underset{R^1}{\overset{O}{\underset{\|}{C}}}-NH-N=\underset{R^2}{\overset{H}{C}}$$

Eine Reihe von Verbindungen, zu denen verschiedene Sulfanilamide, Antidiabetika und Thiazid-Derivate gehören, gehen mit Proteinen photochemisch aktivierbare Komplexe ein[95]. Bei Einstrahlung von Licht der Wellenlänge 290–330 nm kommt es zur Bildung freier Radikale, die unspezifisch mit organischem Gewebe reagieren und dadurch toxische Effekte hervorrufen können. Auf die biochemische Veränderung von Arzneimitteln durch Radikal-Bildung wird auf S. 58 näher eingegangen.

Obwohl mit den aufgeführten Beispielen nur eine begrenzte Anzahl „toxischer Mechanismen" diskutiert werden konnte, gilt heute als gesichert, daß die strukturelle oder biochemische Schädigung eines Organismus durch die chemische Reaktion eines Arzneimittels mit speziellen biopolymeren Strukturen des lebenden Organismus zustande kommt. Der auslösende Schritt ist häufig die Veränderung der Funktion von Makromolekülen durch die irreversible Bindung von Wirkstoff-Molekülen an spezifische Rezeptor-Einheiten in der Zelle.

1.2.3 Die Bedeutung der Kenntnisse von den molekularbiologischen Grundlagen der Pharmakon-Wirkung für die Arzneimittelentwicklung

Der vorstehende Beitrag ist mit der Absicht geschrieben worden, den derzeitigen Stand der molekular biologischen Interpretation der Pharmakon-Wirkung in weiten Umrissen darzustellen. Allgemein kann man sagen, daß das ursprünglich auf der Basis von hypothetischen Vorstellungen entwickelte Rezeptor-Konzept inzwischen eine tragfähige experimentelle Grundlage gefunden hat. Dies gilt sowohl für das Verständnis der Topologie von Rezeptoren als auch im beschränkten Maße für die Interpretation der biochemischen und biophysikalischen Regelmechanismen, die nach Bindung eines Pharmakons an den Rezeptor zu einer Änderung der physiologischen Situation innerhalb des Zellgeschehens führen. Auf die Bedeutung der Kenntnisse über die molekular-biologischen Grundlagen der Pharmakon-Wirkung für die Entwicklung neuer Pharmaka soll im folgenden kurz eingegangen werden.

Dabei sind sowohl die deskriptiven Aspekte, d.h. die Kenntnisse von Topologie und Struktur von Rezeptorsystemen, als auch die dynamischen Gesichtspunkte, d.h. die Funktion und der Wirkungsmechanismus von Rezeptoren, zu berücksichtigen. Bei der *deskriptiven* Betrachtungsweise steht die Frage nach der Bedeutung der indirekt und direkt abgeleiteten Vorstellungen über die Topologie von Rezeptoren im Hinblick auf die Verwertbarkeit zur Strukturplanung neuer Wirkstoffe im Vordergrund. Diese Frage ist insofern leicht zu beantworten, als heute praktisch ausschließlich die indirekt abgeleiteten Vorstellungen über die Topologie von Rezeptoren für die Arzneimittelentwicklung bedeutsam sind: Rückschlüsse auf die Rezeptor-Struktur ergeben sich aus qualitativen Struktur-Wirkungs-Beziehungen, indem man anhand einer Anzahl analog strukturierter Verbindungen die Veränderung der biologischen Aktivität in Abhängigkeit von der chemischen Struktur bestimmt. Aus der Kenntnis der für die biologische Aktivität wesentlichen Bindungsbereiche eines Pharmakon-Moleküls ergeben sich Hinweise auf die komplementär angeordneten funktionellen Bindungsstellen des Rezeptorareals. Häufig versucht man, die aus Struktur-Wirkungs-Beziehungen gewonnenen Erkenntnisse über die Topologie der Rezeptorbindungsstelle anhand von Strukturdiagrammen bildhaft darzustellen, wobei der Rezeptor „essentielle" und „nicht-essentielle" Strukturbereiche besitzt.

Der Begriff des *essentiellen Strukturbereichs* wurde bereits definiert; er stellt jenen Teilbereich des Rezeptorareals dar, dessen Aktivierung eine notwendige Voraussetzung für die Auslösung eines physiologischen Effektes darstellt. Infolge der Komplementarität zwischen Pharmakon- und Rezeptor-Struktur ist die Struktur des Pharmakons innerhalb des essentiellen Strukturbereichs genau definiert. Dagegen kann die Struktur des Pharmakons innerhalb des nicht-essentiellen Strukturbereichs in gewissen Grenzen variiert werden. Man spricht in diesem Fall von *Bulk-Toleranz*[96]. Im *nicht-essentiellen* Strukturbereich können allerdings weitere Bindungsstellen vorhanden sein, welche die Aktivierung des Rezeptors zusätzlich unterstützen. Zur Illustration ist in Abb. 41 die Wechselwirkung des hypothetischen Antidiabetika-Rezeptors mit Sulfonylharnstoffen dargestellt. Eine eingehende Analyse von Struktur-Wirkungs-Beziehungen dieser Stoffklasse ergab, daß als essentielle Teilstruktur für die antidiabetische Wirkung der Phenylsulfonylharnstoff-Teil maßgebend ist. Alle in diesem Strukturbereich durchgeführten Veränderungen der

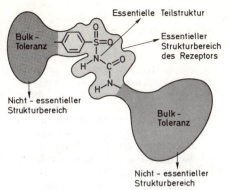

Abb. 41. Modell zur Darstellung der essentiellen und nicht-essentiellen Strukturbereiche am Beispiel des Antidiabetika-Sulfonylharnstoff-Rezeptors

Molekülstruktur verursachen eine Störung der Wechselwirkung zwischen Pharmakon und Rezeptor. Dagegen bestehen große Freiheitsgrade für weitere Molekülvariationen auf beiden Seiten der Längsachse dieses Systems. Entsprechende Strukturvariationen im nicht-essentiellen Strukturbereich führten zu Wirkstoffen mit zum Teil beträchtlich gesteigerter biologischer Aktivität als Folge einer verbesserten Wechselwirkung zwischen Pharmakon und Rezeptor.

Ähnliche Vorstellungen über den Zusammenhang zwischen Wirksubstanz und komplementärer Rezeptor-Struktur im Bereich der körpereigenen Naturstoffe führten zu einer Reihe von wertvollen Pharmaka. Grundlage dieser Entwicklungen war die Hypothese, daß Verbindungen mit ähnlichen Strukturmerkmalen ebenfalls mit den entsprechenden Rezeptoren in Wechselwirkung treten können. Bei den adrenerg wirksamen Hormonen diente das *Noradrenalin* als Vorbild für die Entwicklung vieler Sympathomimetika und Sympatholytika[60]. Im Bereich der Steroid-Hormone wurden mit den Vorbildern *17β-Estradiol* und *Progesteron* wichtige Contrazeptiva und mit dem körpereigenen *Hydrocortison* als Vorbild wertvolle Antiphlogistika entwickelt[60].

Welcher Stellenwert kommt nun den direkt abgeleiteten Vorstellungen über die Struktur von Rezeptoren für den Entwurf von neuen Pharmaka zu?

Die häufig in der Literatur vorgetragene Meinung, wonach die Planung neuer Wirkstoffe durch die detaillierte Kenntnis der Natur und der räumlichen Anordnung von Rezeptor-Bindungsstellen wesentlich erleichtert würde, dürfte in naher Zukunft mehr Wunsch als Wirklichkeit bleiben.

Für die Erfassung spezifischer, an der Wechselwirkung zwischen Rezeptor und Pharmakon unmittelbar beteiligter Gruppen genügt nicht nur die Kenntnis der Konformation des freien Rezeptors; viel wichtiger sind hier *detaillierte Kenntnisse* über die Konformation und Anordnung der komplementären funktionellen Gruppen des Rezeptors im Pharmakon-Rezeptor-Komplex. Informationen dieser Art sind in naher Zukunft trotz der enormen Fortschritte, die in der Rezeptor-Forschung in den letzten Jahren erzielt wurden, nicht zu erwarten.

Einschränkend sollte jedoch daran erinnert werden, daß bei der Planung neuer Wirkstoffe auf dem Gebiet der Chemotherapeutika häufig konkrete Vorstellungen über die Baupläne des Rezeptor-Areals vorliegen. So beruht die Entwicklung neuer Antimalaria-Mittel vom Typ des *Aminochinolins* auf einer genauen Kenntnis der Wechselwirkung des Wirkstoffes mit den helicalen Bereichen von Desoxyribonucleinsäuren. Das gleiche gilt für die Entwicklung *bifunktioneller Cytostatika*, von denen man weiß, daß ihre Antitumorwirkung mit der Fähigkeit zusammenhängt, kovalente Quervernetzungen zwischen den komplementären Strängen von Nucleinsäuren herbeizuführen. Die Entwicklung neuer Wirksubstanzen auf dem Gebiet der Chemotherapeutika ist nicht so sehr durch das Auffinden neuer Wirkstrukturen, sondern durch die geringe „selektive Toxizität" der neuentwickelten Verbindungen erschwert.

In den letzten Jahren ist durch den Einsatz moderner molekular biologischer Untersuchungsverfahren eine große Zahl von pharmakologischen Rezeptoren identifiziert worden. Insbesondere wurden auf dem Gebiet der Hormon-Rezeptoren bahnbrechende Fortschritte erzielt[97]. Die analytischen Untersuchungsmethoden zur Charakterisierung von spezifischen Rezeptorsystemen in rezeptorreichen Gewebeabschnitten sind heute so weit verfeinert, daß diese bereits zur screeningmäßigen Erfassung der spezifischen Bindungseigenschaften von Forschungssubstanzen verwendet werden können[98,99].

Auf dem Sektor der *Steroidhormone* sind solche *Screeningprogramme* so weit fortentwickelt, daß mit Hilfe von spezifischen Bindungsstudien an 17β-Estradiol-, Aldosteron- und Progesteron-Rezeptoren eine Vorauswahl vertieft zu untersuchender Steroide durchgeführt werden kann. Das hormonelle bzw. antihormonelle Wirkungsspektrum einer Substanz läßt sich nach diesem Verfahren sehr exakt erfassen, so daß eine Extrapolation auf die biologische Wirkung am Menschen möglich ist. Einschränkungen für diese Aussage ergeben sich nur im Hinblick auf die Pharmakokinetik. Analoge Testsysteme werden ebenfalls routinemäßig bei der Suche nach neuen adrenerg und antiadrenerg wirksamen Verbindungen eingesetzt. Rezeptor-Bindungs-Studien an isolierten biologischen Membranen haben den Vorteil, daß einerseits die biologischen Rezeptoren nicht aus ihrer natürlichen Trägermatrix abgetrennt werden müssen und andererseits häufig bereits „in vitro" ein direkter Vergleich zwischen Bindung und pharmakologischem Effekt möglich ist. Dies wiederum hat den Vorteil, daß aus einer Reihe von biologisch wirksamen Substanzen unter Ausschaltung von pharmakokinetischen Störparametern die an isolierten Rezeptorsystemen wirkungsstärksten Substanzen erkannt und damit wichtige Hinweise für die Planung neuer Wirkstrukturen erhalten werden können.

Welche Ansatzpunkte ergeben sich nun aus der Kenntnis von *molekular biologischen Wirkungsmechanismen* von Pharmaka für die Entwicklung von Arzneimitteln?

Mit der Entwicklung der therapeutisch bedeutsamen Antimetaboliten im Bereich der Chemotherapie (s. S. 122) wurde gezeigt, daß mit der Kenntnis der biochemischen und molekular biologischen Grundlagen der Arzneimittel-

Wirkung wertvolle Hinweise für die weitere Strukturplanung erhalten werden können. Interessante Hinweise für das weitere Vorgehen zur Entwicklung nicht-suchterregender Analgetika ergaben sich in jüngster Zeit aus der Erforschung des Wirkungsmechanismus der *Opiat-Analgetika*.

Wie bereits auf S. 19 ausführlich dargestellt wurde, kann der Opiat-Rezeptor in zwei verschiedenen Formen vorliegen, von denen die eine die bevorzugte Bindungsstelle für Opiat-Agonisten und die zweite die bevorzugte Bindungsstelle für Opiat-Antagonisten darstellt. Beide Formen stehen in einem reversiblen Gleichgewicht, dessen Lage durch die aktuelle $Na^{\oplus}$-Konzentration im Rezeptorkompartiment mitbestimmt wird.

Durch einfache kompetitive Bindungsstudien ist es möglich, das Ausmaß der Affinität von Antagonisten und Agonisten gegenüber beiden Bindungsstellen zu quantifizieren. Die Suche nach neuen, nicht suchterregenden Morphin-Analgetika konzentriert sich auf solche Typen, die eine geeignete Mischung von agonistischer und antagonistischer Morphin-Aktivität aufweisen. Von diesen Mischtypen erwartet man sich eine ausreichende Unterdrückung von Schmerzen mit einer minimalen suchterregenden Wirkung. Das Auffinden von Verbindungen dieses Typs ist mit den normalen pharmakologischen Untersuchungsmethoden sehr schwierig; dagegen sind in den letzten Jahren auf der Basis von Rezeptor-Bindungsstudien *einfache, sensitive* und *spezifische Opiat-Rezeptor-Testmodelle* entwickelt worden, die eine einfache und schnelle Differenzierung zwischen den einzelnen Wirkungsprofilen und ihrer agonistischen resp. antagonistischen Aktivität zulassen.

Die Aufklärung des *Wirkungsmechanismus* der *Morphin-Analgetika* ist auch in anderer Hinsicht bedeutsam: Intensive Untersuchungen über den molekularen Wirkungsmechanismus von Morphin und dessen Abkömmlingen führten zu der Erkenntnis, daß Morphin nicht den eigentlichen Agonisten der Morphin-Rezeptoren des zentralen Nervensystems darstellt. 1975 wurden zwei Pentapeptide, die sogenannten Enkephaline, gefunden, welche die natürlichen endogenen Neurotransmitter des Opiat-Rezeptors darstellen[100]. Die neuerdings durchgeführten Röntgenstruktur-Analysen der Enkephaline zeigen, daß die strukturelle und konformative Ähnlichkeit zwischen den Opiaten und den Enkephalin-Pentapeptiden auf einen N-terminalen Tyrosin-Anteil der Peptid-Kette zurückgeht. Dieses Beispiel zeigt, wie sich aus der Aufklärung des Reaktionsmechanismus von Pharmaka völlig neue Perspektiven im Hinblick auf die Entwicklung von neuen Leit- und Wirksubstanzen ergeben können. Welcher Stellenwert der Entdeckung der Enkephaline im Hinblick auf die Entwicklung nicht suchterregender Analgetika in Zukunft zukommen wird, ist allerdings zum jetzigen Zeitpunkt noch nicht abzusehen.

Für den Pharma-Chemiker stellt sich häufig die Aufgabe, die Wirkungsqualität einer therapeutisch genutzten Leitsubstanz durch *Molekülvariation* so zu modifizieren, daß eine vorteilhafte Änderung des Wirkungsprofiles etwa im Sinne der Vergrößerung der therapeutischen Breite oder der Minimierung einer unerwünschten Nebenwirkung resultiert. Kenntnisse über den molekularen Wirkungsmechanismus der Leitsubstanz können in diesem Falle eine wichtige Hilfestellung bei der Frage nach der prinzipiellen Realisierbarkeit solcher Vorhaben leisten. Als Beispiel seien die *Herzglykoside* angeführt. Bekanntermaßen besitzen Herzglykoside eine überragende Bedeutung bei der Behandlung der manifesten myocardialen Insuffizienz. Ein entscheidender Nachteil dieser wertvollen Arzneimittel ist ihre geringe therapeutische Breite. Bereits bei Applikation der zweifachen therapeutischen Dosis treten toxische Nebenwirkungen auf. Seitens der Pharmaindustrie wurden in den letzten 10 Jahren intensive Anstrengungen unternommen, durch entsprechende Molekülvariationen an der Steroid-Grundstruktur die therapeutische Breite zu verbessern. Heute wissen wir, daß aufgrund des molekularen Wirkungsmechanismus eine Separation der cardiotonischen und der cardiotoxischen Wirkung mit hoher Wahrscheinlichkeit nicht möglich ist. Frühzeitigere Informationen über den molekularen Wirkungsmechanismus dieser Stoffgruppe hätten sicherlich die Einsicht gefördert, daß sich ein hoher Forschungsaufwand auf diesem Sektor kaum lohnt.

Im Hinblick auf die toxischen Konsequenzen, die sich bei der Entwicklung neuer Wirkstrukturen ergeben können, spielt das Verständnis der molekularen Grundlagen der Pharmakon-Wirkung ebenfalls eine wichtige Rolle, denn die Brauchbarkeit von Verbindungen, die tierexperimentell als potentielle Wirkstoffe erkannt wurden, kann durch toxische Nebenwirkungen beeinträchtigt werden. Die Kenntnisse über Wechselwirkungen, die möglicherweise zu einer irreversiblen Anheftung eines Wirkstoffes an die biologisch wichtigen Bestandteile der Zelle führen können, haben deshalb entscheidende Bedeutung beim Entwurf neuer Strukturen.

Wie sieht nun der Beitrag der Molekularbiologie, insbesondere der Rezeptor-Forschung, für die Entwicklung neuer Arzneimittel in der Zukunft aus?

Man kann erwarten, daß sich die bisher erfolgreichen Versuche zur *Charakterisierung* und Isolierung von Rezeptoren einerseits und die *Aufklärung* des genauen *Mechanismus der Pharmakon-Wirkung* andererseits fortsetzen werden. Die wachsenden Kenntnisse über die molekularen Grundlagen der Pharmakon-Wirkung werden deshalb zunehmend die Art des Vorgehens in der Pharma-Forschung beeinflussen[101]. In erster Linie wird es in den nächsten Jahren zu einem besseren Verständnis der molekularen Wirkungsweise von vielen Arzneimitteln kommen. In gleicher Weise wird sicherlich die Kenntnis über die Wirkung von zahlreichen Hormonen, insbesondere jener mit Neurotransmitter-Funktionen, weitergeführt und vertieft werden. Es kann erwartet werden, daß sich aus diesen Untersuchungen wertvolle Erkenntnisse für das Verständnis der Neurotransmitter-Rezeptoren als integrale Schaltstellen von biologischen Regelkreisen im Zentralnervensystem und in der Peripherie ergeben werden. Diese Erkenntnisse werden sich befruchtend auf die Planung neuer Wirkstrukturen auswirken.

Die *Rezeptor-Forschung* wird ebenfalls die Entwicklung neuer molekular biologischer Testsysteme zur screeningmäßigen Erfassung der Wirkungsqualitäten von Forschungssubstanzen positiv beeinflussen. Mit der Entwicklung weiterer einfacher, empfindlicher und spezifischer Testverfahren zum Nachweis und zur Charakterisierung von biologischen Rezeptoren im intakten Gewebe wird es möglich sein, viele der anstehenden molekular biologischen Fragen zu beantworten. Eine dieser Fragen bezieht sich z.B. auf die Identifizierung von endogenen Verbindungen mit Neurotransmitter-Funktion, die bisher postuliert, aber noch nicht nachgewiesen werden konnten [z.B. Glycin und γ-Aminobuttersäure (GABA)] und solchen Substanzen, die bisher noch nicht bekannt waren (z.B. Endorphine)[102].

Ohne Zweifel werden die *Test-Modelle* zur Charakterisierung von biologischen Rezeptoren auch die Kenntnisse auf dem Gebiet der molekularen Interpretation pathophysiologischer Prozesse wesentlich vertiefen. Hier deutet sich die Möglichkeit an, daß verschiedene Krankheitsbilder auf der Basis von Rezeptor-Bindungsstudien charakterisiert werden können[103]. In dieser Hinsicht wird auch die Aufklärung des Mechanismus zur Kontrolle von Synthese, Lokalisation und Abbau von Pharmakon-Rezeptoren (Regenerationszyklus des Rezeptors) neue Erkenntnisse erbringen, die zu einem besseren Verständnis der pathophysiologischen Situation von Krankheitsbildern beiträgt[104,105].

Zusammenfassend kann gesagt werden, daß die Strategie der modernen Arzneimittelentwicklung außer durch qualitative Beziehungen zwischen molekularer Struktur und biologischer Wirkung zunehmend durch Informationen über den molekularen Wirkungsmechanismus in vielschichtiger Weise mitbestimmt wird. Es ist deshalb zu erwarten, daß die verstärkte Ausrichtung an molekularen Wirkungsmechanismen wertvolle Ansatzpunkte liefert, um auf der Basis von experimentell gesicherten oder hypothetischen Vorstellungen neue Wirkstrukturen zu planen. Andererseits wird das Verständnis des Mechanismus von Pharmakon-Rezeptor-Wechselwirkung zu einem besseren Verständnis von Krankheitsbildern führen. wodurch die Möglichkeit gegeben ist, diese mit Hilfe neuer Arzneimittel besser und wirksamer als bisher zu therapieren.

1.3 Die Verfügbarkeit des Pharmakons am Wirkort (biologische und physikochemische Aspekte)

R. Hammer, G. Bozler, F.-W. Koss

Die Wirksamkeit eines Arzneistoffes hängt nicht allein von seinen pharmakodynamischen Eigenschaften, sondern auch in hohem Maße von seinem pharmakokinetischen Verhalten ab. Letzteres wird, ebenso wie die pharmakodynamischen Merkmale, von der chemischen Struktur und den physikochemischen Eigenschaften des Arzneistoff-Moleküls bestimmt. Daraus ergibt sich die prinzipielle Möglichkeit, durch Abwandlung der Struktur eines Moleküls einen Einfluß auf die pharmakokinetischen Prozesse zu nehmen, durch welche die Verfügbarkeit des Pharmakons in der Biophase gesteuert wird. Als erstrebenswerte Ziele seien eine Erhöhung der Wirkungsstärke durch Verbesserung der Resorption, eine Wirkungsselektivität durch Steuerung der Verteilung oder eine Verkürzung bzw. eine Verlängerung der Wirkungsdauer durch Modifizierung von Biotransformation und Ausscheidung aufgeführt.

Angesichts der großen Strukturvariabilität der Arzneistoffe und der Vielfalt der bis heute bekannten, metabolischen Abbaureaktionen ist man zunächst nicht geneigt anzunehmen, daß überschaubare Zusammenhänge zwischen dem pharmakokinetischen Verhalten und den strukturellen Eigenschaften der Arzneistoffe bestehen. Solche Zusammenhänge sind aber unabdingbare Voraussetzung für die Erstellung von Regeln, die dem Chemiker bei der Synthese neuer Wirkstoffe als Hilfsmittel dienen sollen. Im folgenden wird gezeigt, daß die einzelnen pharmakokinetischen Teilprozesse — wie Resorption, Verteilung, Ausscheidung und Biotransformation — doch weitgehend von einfachen physikochemischen Prinzipien bestimmt werden, aus denen allgemeine Faustregeln abgeleitet werden können. Ein wesentlicher Grund dafür liegt im einheitlichen Aufbau der biologischen Membranen und in der Tatsache, daß die Arzneistoffbewegung im Organismus hauptsächlich durch passive Diffusion erfolgt.

1.3.1 Biologische Membranen

Jedes Pharmakon muß auf dem Wege zum Wirkort und bis zur endgültigen Ausscheidung eine Reihe von biologischen Barrieren überwinden. Alle diese Barrieren schließen Membranstrukturen irgendwelcher Art ein. Für das bessere Verständnis der pharmakokinetischen Prozesse ist deshalb die Kenntnis über molekulare Zusammensetzung und Struktur der biologischen Membranen unerläßlich.

1.3.1.1 Aufbau

Die chemische Analyse von verschiedenen Membran-Typen zeigt, daß diese — unabhängig von der oft sehr unterschiedlichen Funktion — in der Hauptsache aus Proteinen und Lipoiden aufgebaut sind[106]. Während man die Proteine für die meisten funktionellen Eigenschaften der Membranen verantwortlich macht, sind die Lipoide vor allem am strukturellen Aufbau der Membran beteiligt. Zu diesen Lipoiden gehören das Cholesterin und eine Reihe von Phospholipiden (Abb. 42, S. 40).

Die große Bedeutung, die den *Phospholipiden* beim Membran-Aufbau zukommt, ergibt sich aus dem physikochemischen Verhalten dieser Verbindungen. Ein typisches Phospholipid vereint in seinem Molekül einen apolaren hydrophoben Anteil, nämlich die Fettsäure-Reste, mit einem polaren hydrophilen Anteil. Dieser besteht meist aus einem stickstoffhaltigen Rest, der eine positive Ladung trägt, und der Phosphat-Gruppe (Abb. 42, S. 40). Diese Eigenschaft der Moleküle, an einem Ende gut, am anderen Ende extrem schlecht wasserlöslich zu sein, bewirkt, daß die Phospholipide in den biologischen Membranen in einer bimolekularen Schicht angeordnet sind. Abb. 43 (S. 40) zeigt, wie durch hydrophobe Wechselwirkungen die Stabilisierung dieser Schicht gewährleistet

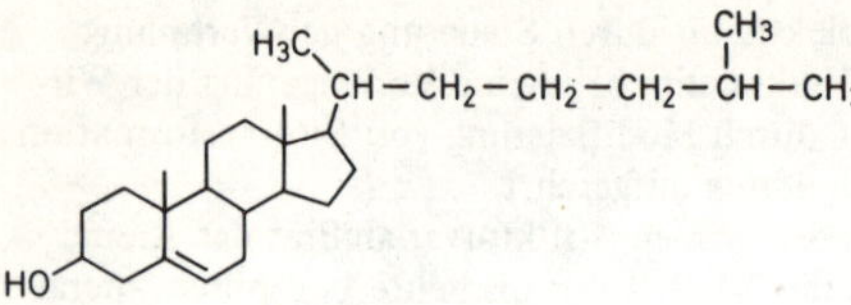

Cholesterin

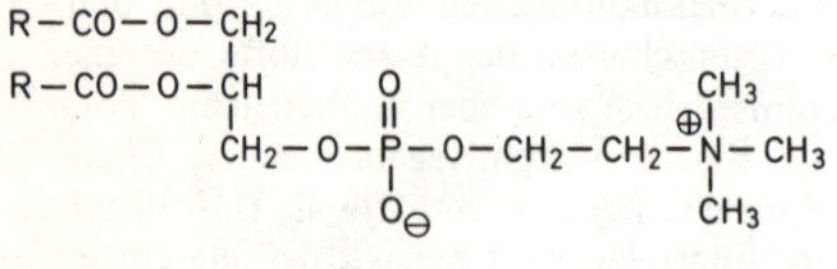

Lecithin

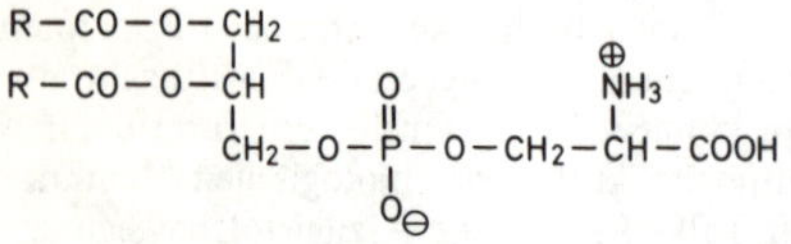

Phoshatidylserin

Abb. 42. Einige Lipoide als Bestandteile von biologischen Membranen. R = Fettsäurerest

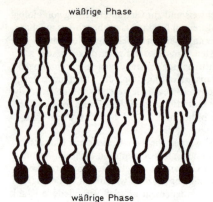

Abb. 43. Bimolekulare Schicht von Phospholipiden. Die dunklen Köpfe repräsentieren die hydrophilen Gruppen, die Schwänze die hydrophoben Fettsäure-Ketten der Phospholipide

ist. Demnach werden die apolaren Fettsäure-Ketten – völlig abgeschirmt vom wäßrigen Milieu – im Inneren der Schicht durch hydrophobe Kräfte zusammengedrängt, während die ionisierten „Köpfe" der Phospholipide im direkten Kontakt mit den wäßrigen Phasen des Zellinneren und -äußeren stehen. Da viele Phospholipide Zwitterionen darstellen (vgl. Abb. 42), nimmt man an, daß durch elektrostatische Kräfte eine zusätzliche Festigung dieser Struktur erreicht wird.
In diese Strukturüberlegung sind die *Proteine,* welche die größte Fraktion in den Membranen darstellen, noch nicht miteinbezogen. Die Vorstellungen, wie Proteine den Aufbau von biologischen Membranen mitbestimmen, haben sich seit dem ersten Modell (Danielli u. Davson 1935)[107] stark gewandelt. In den klassischen Modellen besteht die Membran aus drei Schichten. Die zentrale Schicht, die durch die kontinuierliche bimolekulare Lipoid-Formation repräsentiert wird (vgl. Abb. 43), ist an beiden polaren Enden mit je einer Schicht von Protein-Molekülen bedeckt. Die Proteine werden dabei durch elektrostatische Kräfte in Verbindung gehalten.
Nach neueren Erkenntnissen besitzen die biologischen Membranen eher *dynamischen* als statischen Charakter. Im flüssigen *Mosaik-Modell* (Singer et al.[108]) stellt die Phospholipid-Doppelschicht eine viskose Flüssigkeit dar, in der globuläre Protein-Moleküle gelöst sind (Abb. 44). Von Größe und Struktur der Protein-Moleküle hängt es ab, wie tief diese in die Lipoid-Schicht eintauchen bzw. ob sich ein Molekül über die gesamte Membranbreite erstreckt. Einzelne Proteine können dabei spezifische Aggregate bilden.

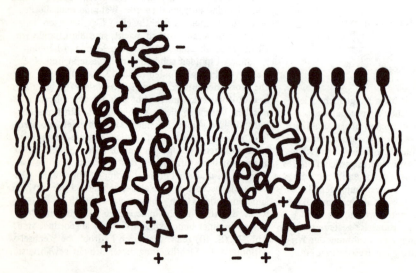

Abb. 44. Querschnitt durch das flüssige Mosaik-Membranmodell von Singer[108]. In der bimolekularen Phospholipid-Schicht schwimmen globuläre Protein-Moleküle. Dabei sind die apolaren Aminosäure-Reste der Polypeptid-Ketten vorwiegend in der inneren, die ionisierten polaren Reste in der äußeren Membranregion lokalisiert

Das Membranmodell nach Singer hat im wesentlichen zwei Verbesserungen gegenüber den klassischen Modellen erbracht:

1. es stellt nach thermodynamischen Gesichtspunkten ein stabileres System dar
2. es kann zur Erklärung aller bekannten Transportphänomene, insbesondere der Trägertransporte, herangezogen werden

Dennoch ist das Modell angreifbar, weil es nicht jene mechanische Festigkeit bieten kann, die eine biologische Membran besitzt.

Anhand von Röntgen-Beugungsdiagrammen von Nervenfasermembranen konnte gezeigt werden, daß das tragende Gerüst der Membran nicht allein aus der bimolekularen Lipoid-Formation, sondern aus einer *netzförmigen Schicht* von Proteinen besteht[109]. Diese Erkenntnis steht im Einklang mit schon älteren Befunden, nach denen die Biomembran selbst nach Lipid-Extraktion nicht zerstört wird[110]. Wie in Abb. 45 dargestellt, bestehen demnach die Biomembranen stark vereinfacht aus einer Basisstruktur von netzförmig angeordneten Proteinen, in der die Lipoid-Doppelschicht und andere meist globuläre Proteine eingebettet sind.

1.3.1.2 Membran-Passage

Der Transfer von Arzneistoff-Molekülen durch biologische Membranen erfolgt überwiegend durch *einfache Diffusion*. Für diesen Vorgang stellt ein Konzentrationsgefälle, also eine unterschiedliche Konzentration der Substanz an beiden Membran-Flächen, die Ursache dar (Abb. 46). Die treibende Kraft der Diffusion ist die Wärmebewegung der Moleküle.

Unter Berücksichtigung des Membran-Aufbaus ergeben sich zwei grundsätzlich verschiedene Möglichkeiten der passiven Diffusion. Wasserlösliche Substanzen von sehr kleiner Molekülgröße, wie zum Beispiel Harnstoff, diffundieren durch wassergefüllte Poren, wobei man annimmt, daß Proteine die hydrophile Oberflächenschicht der Poren gestalten. Auch das Wasser selbst kann auf diesem Wege biologische Membranen leicht durchdringen. Die meisten Arzneistoffe stellen aber relativ große und in der Regel recht gut lipidlösliche Moleküle dar. Die Diffusion muß deshalb nach einem völlig anderen Mechanismus ablaufen[111]. Sie wird dadurch ermöglicht, daß sich das *Pharmakon* in der bimolekularen Lipoidschicht der Membran „*löst*" und auf diese Weise die Membran zu durchdringen vermag. Der Transferprozeß beinhaltet somit als charakteristischen Schritt eine hydrophobe Wechselwirkung zwischen dem Pharmakon und den Lipoiden der Membran.

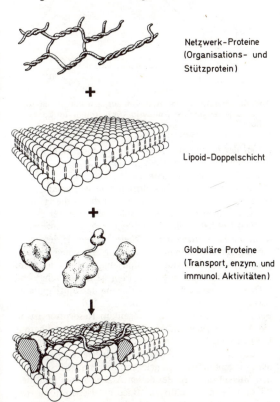

Abb. 45. Grobschematischer Strukturvorschlag der Biomembran mit ihren Bestandteilen. Das tragende Gerüst der Membran besteht aus netzförmig angeordneten Proteinen, in der die Lipoid-Doppelschicht und andere Proteine eingebettet sind[109]

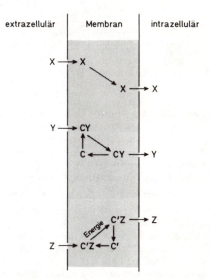

Abb. 46. Einfache Diffusion (X), erleichterte Diffusion (Y) und aktivierter Transport (Z) durch die Zellmembran. C bzw. C' = Carrier. Die Substanzen X und Y werden nur in Richtung des Konzentrationsgradienten, die Substanz Z auch gegen das Konzentrationsgefälle transportiert. Alle drei Transportformen können ebenso in umgekehrter Richtung ablaufen[111]

Nur für einige Pharmaka (vgl. S. 52), aber für viele körpereigene, hydrophile Stoffe spielen „*carrier-vermittelte*" Transportprozesse eine große Rolle[112]. Bei diesen unterscheidet man zwischen *erleichterter Diffusion* und *aktivem Transport* (Abb. 46). Beiden Vorgängen ist gemeinsam, daß der zu transportierende Stoff vorübergehend eine Bindung mit einem spezifischen Trägermolekül – vermutlich einem Membranprotein – eingeht und auf diese Weise die Membran durchquert. Da die Anzahl der Trägermoleküle begrenzt ist, können diese Transportsysteme durch hohe Substratkonzentration abgesättigt werden. Während die erleichterte Diffusion nur in Richtung des Konzentrationsgefälles funktioniert, werden durch den aktiven Transport Substanzen auch gegen den Konzentrationsgradienten bewegt. Die für den aktiven Transport notwendige Energie wird aus dem Zellstoffwechsel bereitgestellt.

1.3.2 Resorption

1.3.2.1 Kinetik der Resorption

Da die Biophase eines Pharmakons nur in vereinzelten Fällen an der Körperoberfläche liegt, ist die Resorption eine notwendige Voraussetzung für den therapeutischen Effekt. Die meisten Arzneistoffe werden durch einfache Diffusion resorbiert. Daher läßt sich beispielsweise die Permeation von Substanzen durch die Darmschleimhaut aus einem Gebiet von hoher Substanzkonzentration (Darmlumen) in ein Gebiet von niedriger Substanzkonzentration (Kreislaufflüssigkeit) meist mit dem *Diffusionsgesetz* nach Fick beschreiben:

$$\frac{dM}{dt} = -D\, A\, \frac{dc}{dx}$$

dM = Masse des innerhalb der Zeitspanne dt diffundierenden Arzneistoffes
D = Diffusionskoeffizient
A = Grenzoberfläche (der Darmschleimhaut)
$\frac{dc}{dx}$ = Konzentrationsgradient

Da bei der Passage eines Arzneistoffes vom Darmlumen ins Blut die Überwindung der Bürstensaummembran der Epithelzellen (vgl. Abb. 50, S. 44) die erste und offensichtlich geschwindigkeitsbestimmende Stufe darstellt, erfolgt der entscheidende Schritt der Diffusion über eine mikroskopisch kleine Distanz. Deshalb kann man den Konzentrationsgradienten ($\frac{dc}{dx}$) durch die *Konzentrationsdifferenz* zwischen Resorptionskompartiment und Blut ($c_{res} - c_{bl}$) ersetzen.
Außerdem lassen sich die Fläche A und der Diffusionskoeffizient D, der eine spezifische Konstante für den zu transportierenden Stoff und ein Maß für die Barriere ist, zu einer gemeinsamen Konstanten k zusammenfassen:

$$\frac{dM}{dt} = -k\, (c_{res} - c_{bl})$$

Infolge von Verteilung, Metabolismus und Ausscheidung ist aber die Konzentration des Arzneistoffes im Blut (c_{bl}) verschwindend klein im Verhältnis zur Konzentration am Resorptionsort (c_{res}). Daraus ergibt sich eine weitere Vereinfachung (Reaktion 1. Ordnung),

$$-\frac{dM}{dt} = k \cdot c_{res}$$

d.h. die *Resorptionsrate* ist direkt proportional der angebotenen Konzentration (Dosis). Diese Beziehung ist in Abb. 47 am Beispiel des Antipyrins dargestellt[113]. Aus dem Diagramm geht hervor, daß die aus dem Darm pro Minute resorbierte Menge proportional der Antipyrin-Konzentration im Lumen ist. Die Resorptionsrate wird aber auch entscheidend von der Geschwindigkeitskonstanten k, die gleichzeitig die Eigenheit der Barriere und die physikochemischen Eigenschaften des Pharmakon-Moleküls charakterisiert, beeinflußt. Die Größe der Geschwindigkeitskonstante (mit der Dimension Volumen pro Zeiteinheit) kann aus der Steigung der Geraden in Abbildung 47 ermittelt werden.

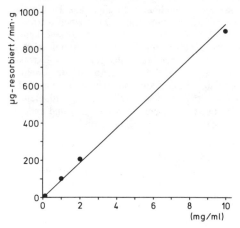

Abb. 47. Resorption von Antipyrin aus dem Rattendünndarm in Abhängigkeit von der Antipyrin-Konzentration im Darmlumen[113]

Außer der *intestinalen Resorption* können im allgemeinen auch alle anderen Resorptionsvorgänge wie Reaktionen 1. Ordnung behandelt werden.
Die Aufnahme von Arzneistoffen über den gesamten Gastrointestinaltrakt, die Lunge und durch die Haut geht mit der Durchdringung eines mehr oder weniger durchlässigen Epithels einher. Bei diesen Applikationsarten kann die *Permeation der Epithelschichten* als der geschwindigkeitsbestimmende Vorgang angesehen werden. Bei der subcutanen und intramuskulären Injektion wird die Epithelbarriere umgangen. Hier ist der entscheidende Diffusionsvorgang die Durchdringung der Blutkapillaren von Unterhaut und Muskulatur.
Bei den bisherigen Betrachtungen zur Resorption ist nur die Aufnahme des am Applikationsort gelösten Pharmakons behandelt worden. Meist werden aber Arzneimittel in fester Form, zum Beispiel als Tablette, Kapsel, Dragee usw. eingenommen und gelegentlich als Suspension in den Muskel injiziert. Bei diesen Arzneiformen muß der Wirkstoff erst im wäßrigen Milieu des Resorptionsortes in Lösung gehen, damit er überhaupt in den Blutstrom gelangen kann. Für das Zustandekommen einer Resorption ist daher eine gewisse *Mindestwasserlöslichkeit* unabdingbar.

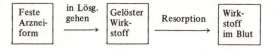

Wenn die Lösungsgeschwindigkeit einer Substanz aus der Arzneiform schneller als die Resorptionsgeschwindigkeit ist, so wird die Aufnahme des Wirkstoffes in den Blutstrom von der Arzneiform kaum beeinflußt. Tritt der umgekehrte Fall ein, daß die Lösungsgeschwindigkeit den langsameren Vorgang darstellt, dann wird diese zum geschwindigkeitskontrollierenden Vorgang der gesamten Resorption.

Dieses Verhalten kann für die Entwicklung von *Depotformen* ausgenutzt werden. In manchen Fällen, bei schnell ausscheidbaren Wirkstoffen, wird die Lösungsgeschwindigkeit am Applikationsort sogar zum geschwindigkeitslimitierenden Faktor für die Elimination aus dem Körper.

Die zuletzt erwähnten Beziehungen gehören zum Untersuchungsgebiet der Biopharmazie, zu deren Aufgabe es gehört, durch Variation der Arzneiform ein optimales Resorptionsverhalten des Wirkstoffes zu erzielen. Der Chemiker hingegen versucht bereits bei der Strukturplanung ein Arzneistoffmolekül zu entwerfen, dessen physikochemische Eigenschaften eine gute Resorption erwarten lassen.

1.3.2.2 Lipid-Löslichkeit und Ionisationsgrad als resorptionsbestimmende Faktoren

Die wohl wichtigste Voraussetzung für eine rasche und vollständige Resorption ist die Lipid-Löslichkeit eines Arzneistoffes. Schon am Ende des vorigen Jahrhunderts wurde erkannt[114,115], daß die Fähigkeit von Substanzen, biologische Membranen zu durchdringen, entscheidend von ihren Verteilungseigenschaften zwischen polaren und apolaren Lösungsmitteln bestimmt wird. Aus ihren Untersuchungen zum Wirkungsmechanismus von Narkotika stellten diese Autoren fest, daß die *Aufnahme* der Substanzen *in direkter Beziehung zum Öl/Wasser-Verteilungskoeffizienten* steht. Je leichter die Verbindung in Öl löslich ist, desto schneller wird sie in pflanzliche und tierische Zellen aufgenommen. Sie schlossen, daß die Zellmembranen lipoidartigen Charakter besitzen und deshalb für eine lipidlösliche Substanz kein Hindernis darstellen (s. S. 41). Ihre Überlegungen wurden später durch die klassischen Experimente von Collander und Bärlund[116,117], und durch eine Reihe von neueren Untersuchungen bestätigt[118-120]. In Abb. 48 ist am Beispiel der Barbiturate die positive Abhängigkeit der intestinalen Resorption vom Lipid/Wasser-Verteilungskoeffizienten dargestellt[121].

Viele *Pharmaka* sind *schwache Säuren* oder *schwache Basen*. Als solche liegen sie in den biologischen Flüssigkeiten, wie beispielsweise im Magen- und Darmsaft, zum Teil in undissoziierter und zum Teil in dissoziierter Form, als Anionen bzw. Kationen vor. Dieses Verhalten ist für die Resorption von Bedeutung, weil im allgemeinen nur die nichtionisierten Moleküle lipidlöslich sind. Der ionisierte Anteil ist polarer und entspre-

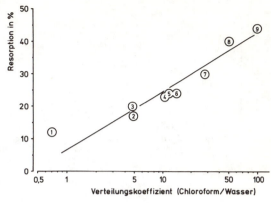

Abb. 48. Vergleich zwischen der Resorption von Barbituraten aus dem Rattencolon und dem Lipid/Wasser-Verteilungskoeffizienten der nichtionisierten Form der Verbindungen. Unter den gewählten Versuchsbedingungen (perfundiertes Rattencolon, pH 6,8) liegen alle Barbiturate zum überwiegenden Anteil in undissoziierter Form vor[121]

1 = Barbital
2 = Aprobarbital
3 = Phenobarbital
4 = Allylbarbitursäure
5 = Butethal
6 = Cyclobarbital
7 = Pentobarbital
8 = Secobarbital
9 = Hexethal

chend schlechter resorbierbar. Während der Transport eines Pharmakons vorwiegend mit der nichtionisierten Form verknüpft ist, scheint in vielen Fällen die ionisierte Form des Moleküls für die Pharmakon-Rezeptor-Wechselwirkung verantwortlich zu sein[122].

Da die Dissoziation von schwachen Elektrolyten dem Massenwirkungsgesetz folgt, gilt für die Dissoziationskonstante K_a einer *schwachen Säure* (AH):

$$K_a = \frac{c_{A^\ominus} \cdot c_{H^\oplus}}{c_{AH}}$$

Nach Logarithmieren und Einsetzen des pH-Wertes und des pK_a-Wertes anstelle des negativen Logarithmus der Wasserstoffionen-Aktivität ($-\lg c_{H^\oplus}$) und der Dissoziationskonstante ($-\lg K_a$) erhält man:

$$pK_a = pH + \lg \frac{c_{AH}}{c_{A^\ominus}} \qquad \text{Henderson-Hasselbach-Gleichung}$$

Für *schwache Basen* (B) gilt in analoger Weise:

$$pK_a = pH + \lg \frac{c_{BH^\oplus}}{c_B}$$

Mit Hilfe der Gleichungen nach Henderson und Hasselbach läßt sich der Ionisationsgrad einer schwachen Säure bzw. Base berechnen. Dieser hängt vom pH-Wert des Mediums und vom pK_a-Wert des Pharmakons ab. Der ionisierte, im allgemeinen schlechter resorbierbare Anteil einer schwachen Säure wird um so größer sein, je alkalischer das Milieu ist, bei Basen verhält es sich umgekehrt. Diese Beziehung ist anhand von experimentellen Daten in Abb. 49 dargestellt[123].

Im Magen herrscht aufgrund der Salzsäuresekretion ein pH von ~1−2. Deshalb werden schwache Säuren bei genügend langer Kontaktzeit mit der *Magen*schleimhaut recht gut und Pharmaka mit basischen Eigenschaften

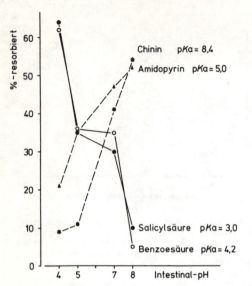

Abb. 49. Vergleich der intestinalen Resorption von schwachen Säuren (———) und schwachen Basen (– – –) bei unterschiedlichen pH-Werten. Modell: perfundierter Rattendünndarm[123]

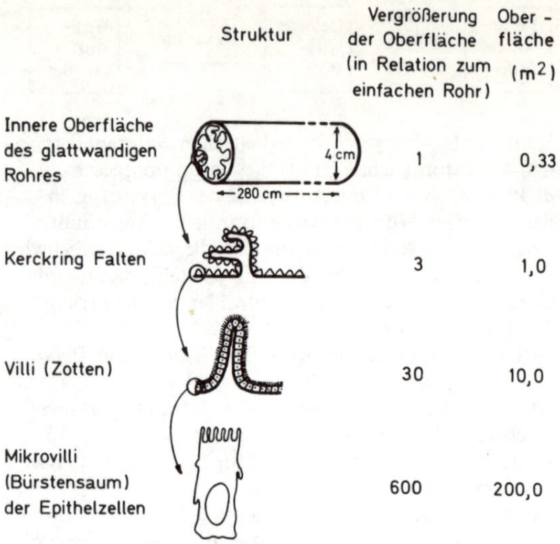

Abb. 50. Morphologische Einrichtungen zur Vergrößerung der Dünndarm-Oberfläche des Menschen[124]

praktisch überhaupt nicht aus dem Magen resorbiert. In den einzelnen Darmbereichen findet man unterschiedliche pH-Verhältnisse. Im *oberen Duodenum* beträgt der pH-Wert etwa 4–6. Der Darmsaft wird aber stufenweise alkalischer, bis im tieferen *Dünndarm* oder im *Colon* ein Maximalwert von pH 8 erreicht wird. Aufgrund dieser Verhältnisse werden im Dünndarm schwache Basen im allgemeinen gut resorbiert. Manchmal wird aber auch eine rasche und vollständige Aufnahme von sauren Pharmaka aus dem Dünndarm beobachtet, obwohl diese dort nur zu einem Bruchteil in ihrer undissoziierten Form vorliegen. Solche Befunde lassen sich mit einer langen Verweildauer des Stoffes und mit der gigantischen Oberfläche des Dünndarms erklären, die durch morphologische Einrichtungen im Vergleich zur glattwandigen Innenfläche eines einfachen Rohres um den Faktor 600 vergrößert ist[124] (Abb. 50).

1.3.2.3 Resorptionshindernde Gruppen

Zu den vollständig ionisierten und daher kaum lipidlöslichen Verbindungen gehören die *quarternären Ammonium-Verbindungen* und die *Sulfonsäuren*. Da diese Stoffe schlecht aus dem Darm resorbiert werden, bleiben sie dort lange mit eventuell vorhandenen pathogenen Erregern in Kontakt. Darauf beruht die Wirkung einiger Anthelminthika, wie zum Beispiel Pyrviniumpamoat[122]. Auch die Unschädlichkeit mancher Azo-Verbindungen, die als Nahrungsmittelfarbstoffe Verwendung finden, ist erst durch die Einführung von Sulfonsäure-Gruppen in das Molekül gewährleistet[125] (Abb. 51). Mit diesen Gruppen sind die Verbindungen und ihre Spaltprodukte so stark hydrophil, daß sie, ohne vorher resorbiert zu werden, den Organismus mit dem Stuhl verlassen.

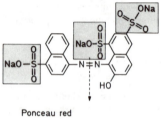

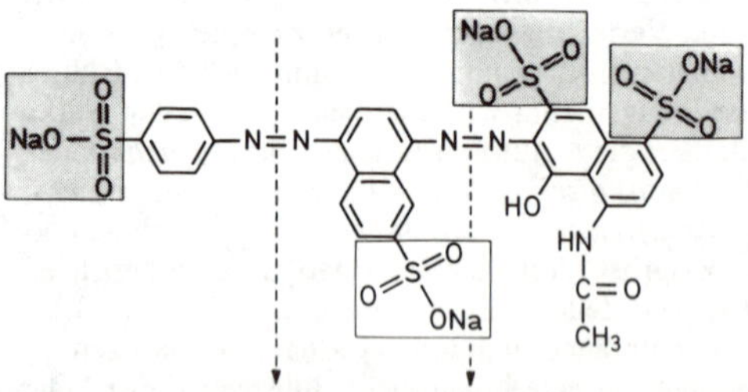

Abb. 51. Resorptionshindernde Sulfonsäure-Gruppen in Nahrungsmittelfarbstoffen[125]

Auch die antibakterielle Wirkung von einigen *Sulfonamiden* in tieferen Darmabschnitten wird erst durch resorptionshindernde Gruppen erreicht[126]. Diese Sulfonamide sind mit Dicarbonsäuren acyliert und haben durch den Besitz einer freien Carboxy-Gruppe stark sauren Charakter (Abb. 52). Infolge der starken Ionisation werden sie aus dem Dünndarm nur schwach resorbiert und gelangen in die unteren Darmregionen. Durch Hydrolyse im Darminhalt werden sie langsam wieder in das wirksame Ausgangsmolekül überführt.

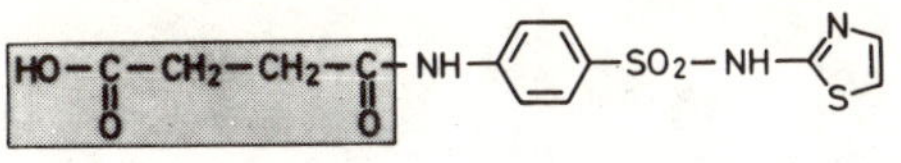

Succinylsulfathiazol

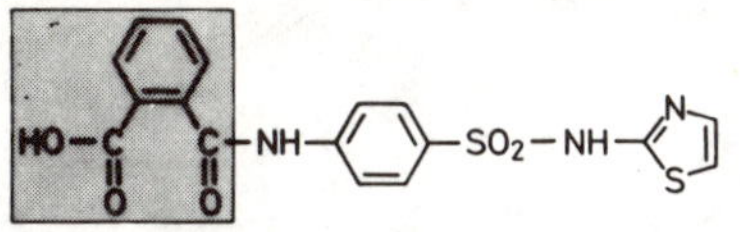

Phthalylsulfathiazol

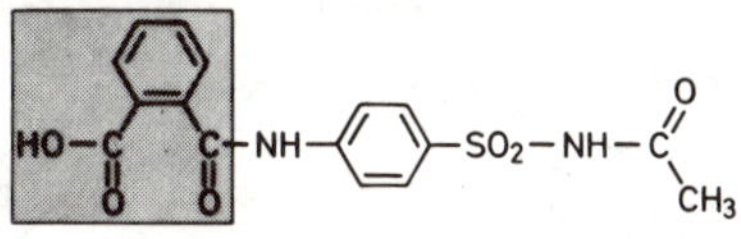

Phthalylsulfacetamid

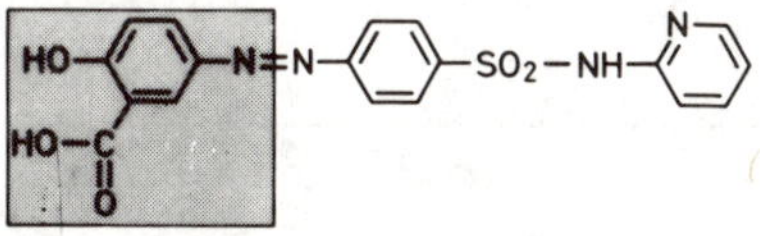

Salazosulfapyridin

Abb. 52. Sulfonamide mit stark hydrophilen Gruppen zur Behandlung von Darminfektionen[126]

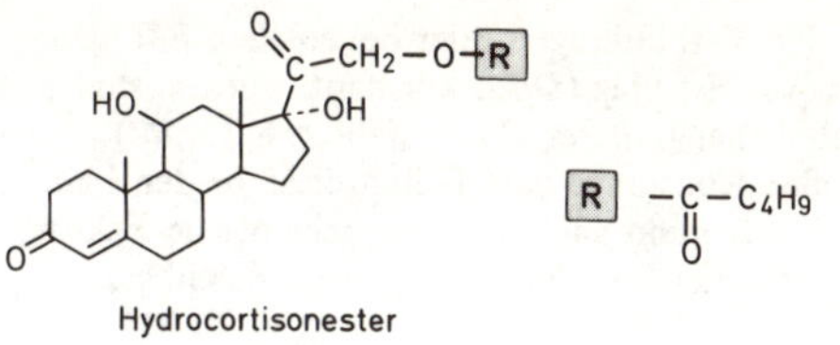

Hydrocortisonester
(lokale Anwendung)

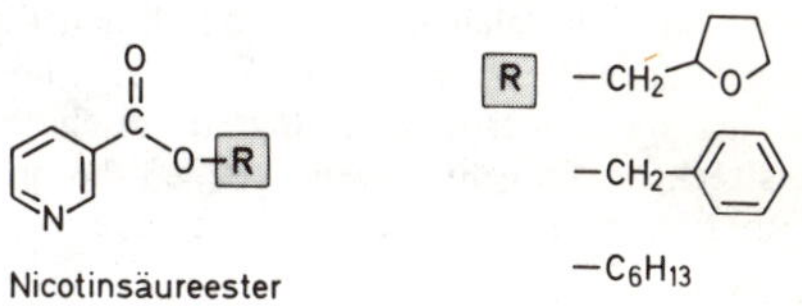

Nicotinsäureester
(Hyperämie auslösend)

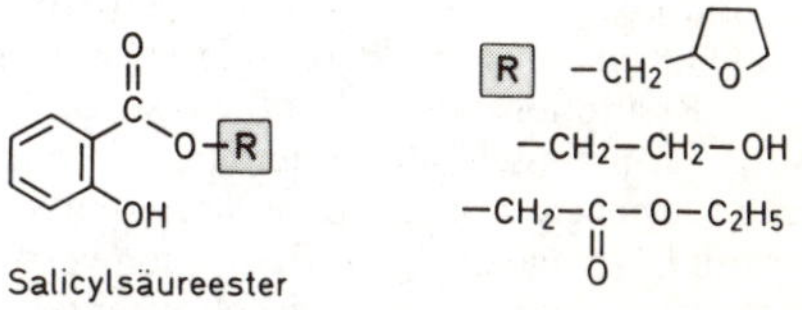

Salicylsäureester
(externes Antirheumatikum)

Abb. 53. Erhöhung des Penetrationsvermögens durch Veresterung bei epicutan zu verabreichenden Arzneistoffen[126]

1.3.2.4 Resorptionsfördernde Gruppen

Durch das Einführen von Transportgruppen kann die Resorption eines Wirkstoffes aber auch erleichtert werden. Dabei wird die biologisch aktive Substanz durch chemische Modifikation in eine zunächst unwirksame, aber resorbierbare Substanz überführt, aus der nach erfolgter Aufnahme die Wirkform freigesetzt wird. Dieses Verfahren kommt vor allem für Wirkstoffe mit einem ungünstigen Lipid/Wasser-Verteilungskoeffizienten in Frage. Die Haut stellt beispielsweise eine absolute Barriere für wasserlösliche Substanzen dar, während lipidlösliche Stoffe passieren können. Deshalb hat der Einbau von transporterleichternden Gruppen, die dem Ausgangsmolekül einen lipophileren Charakter verleihen, besonders bei epicutan zu verabreichenden Arzneistoffen Erfolg gehabt. Als Beispiele sind in Abb. 53 *Ester* von *Hydrocortison, Nicotinsäure* und *Salicylsäure* aufgeführt[126].

Transportgruppen können aber auch die intestinale Resorption von peroral eingenommenen Pharmaka entscheidend verbessern. Beispielsweise enthalten *Penicilline* eine freie Carboxy-Gruppe. Im Milieu des Dünndarms ist diese praktisch vollständig ionisiert, was zu einer starken Beeinträchtigung der intestinalen Resorption führt. Wird die Carboxy-Gruppe durch eine wieder abspaltbare Gruppe maskiert (siehe dazu auch S. 67), so können bemerkenswerte Resorptionsverbesserungen erzielt werden[127].

1.3.2.5 Quantitative Behandlung von Struktur-Resorptionsbeziehungen

Die bisher dargestellten Zusammenhänge zwischen den physikochemischen Eigenschaften eines Arzneistoffes und seiner Resorption sind eher qualitativer Natur. Lange Zeit hindurch wurde die quantitative Behandlung von Beziehungen zwischen Struktur und Pharmakokinetik als zu kompliziert angesehen. Erst in letzter Zeit wurde versucht, pharmakokinetische Teilprozesse (z.B. Resorption und Verteilung) als Funktion der molekularen Struktur der Wirkstoffe zu beschreiben. Diese Autoren verwenden experimentell bestimmbare, physikochemische Konstanten und die multiple Regressionsanalyse, um die Auswirkung von strukturellen Modifizierungen auf pharmakokinetische Parameter festzustellen. Für die quantitative Behandlung von Struktur-Resorptionsbeziehungen wurde folgende Gleichung abgeleitet[128]:

$$\lg \% \text{ RES. oder } \lg k = -k_1 (\lg P)^2 + k_2 \lg P + m \lg (U/D) + n \lg (\text{M.M.}) + g \lg X + k_3$$

k = Geschwindigkeitskonstante der Resorption
P = Octanol/Wasser-Verteilungskoeffizient
(U/D) = Dissoziationsgrad;
für schwache Säuren $\lg (U/D) = pK_a - pH$
für schwache Basen $\lg (U/D) = pH - pK_a$
(vgl. Henderson-Hasselbach-Gleichungen, S. 43)
M.M. = molare Masse
X = stereochemischer Faktor

Die Koeffizienten $k_1 \ldots k_3$, m, n und g können nach der Methode der kleinsten Quadrate aus den gemessenen Resorptionswerten einer Reihe von Verbindungen, die unter identischen Bedingungen untersucht wurden, ermittelt werden.

Bei neutralen Verbindungen oder bei solchen mit gleichem pK_a-Wert ist $m \lg (U/D)$ konstant. Für Substanzen mit ähnlicher molarer Masse stellt $m \lg$ (M.M.) ebenfalls eine Konstante dar. Treten diese beiden Fälle ein und ist außerdem auch der stereochemische Faktor der zu untersuchenden Verbindungen vergleichbar, dann gilt

$$\lg \% \text{ RES. oder } \lg k = -k_1 (\lg P)^2 + k_2 \lg P + k_4 \quad (1)$$

Die Resorption wird daher nur noch durch den Lipophilie-Parameter $\lg P$ charakterisiert. Wenn sich der Bereich von $\lg P$ nicht über mehrere logarithmische Einheiten erstreckt, dann geht in vielen Fällen die quadratische Funktion in eine lineare Gleichung über:

$$\lg \% \text{ RES. oder } \lg k = k_5 \lg P + k_6$$

Aufgrund der parabolischen Abhängigkeit der Resorptionsrate vom Logarithmus des Verteilungskoeffizienten in Gl. (1) kann jener $\lg P$-Wert ermittelt werden, bei dem die Resorptionsrate am größten ist. Dieser Wert ($\lg P_0$) hat praktische Bedeutung für den synthetisierenden Chemiker, weil für Arzneistoffe mit vergleichbaren $\lg P$-Werten eine gute Resorption vorausgesagt werden kann. $\lg P_0$ kann nach folgender Gleichung errechnet werden:

$$\lg P_0 = + \frac{k_2}{2k_1}$$

$\lg P_0$ stellt in erster Linie einen *charakteristischen* Wert für die *biologische Barriere* dar. Die höchsten $\lg P_0$-Werte (5,5–2,6) wurden für die buccale und die percutane Resorption festgestellt. Bei der gastrointestinalen Resorption schwanken die ermittelten $\lg P_0$-Werte in Abhängigkeit von den experimentellen Bedingungen und vom untersuchten Substanztyp von 3,3–0,4. Unter Verwendung der Daten von Houston et al.[129] wurde die *gastrointestinale Resorption* einer Reihe *Alkyl-substituierter Carbamate* durch die folgenden Gleichungen beschrieben[128]:

Dünndarm

$$\lg k = -0{,}069 \, (\lg P)^2 + 0{,}053 \lg P - 0{,}855 \quad (2)$$
$$n = 13 \, / \, r = 0{,}860 \, / \, s = 0{,}080 \, / \lg P_0 = 0{,}39$$

$$\lg k = -0{,}100 \, (\lg P)^2 + 128 \lg P + 0{,}108 \, E_s - 0{,}800 \quad (3)$$
$$n = 13 \, / \, r = 0{,}948 \, / \, s = 0{,}053 \, / \lg P_0 = 0{,}64$$

Magen

$$\lg k = -0{,}075 \, (\lg P)^2 + 0{,}251 \lg P - 2{,}212 \quad (4)$$
$$n = 13 \, / \, r = 0{,}888 \, / \, s = 0{,}066 \, / \lg P_0 = 1{,}67$$

n = Anzahl der untersuchten Verbindungen
r = Korrelationskoeffizient
s = Standardabweichung um die Regression

Wie aus den Gleichungen und Abb. 54 hervorgeht, steht der Logarithmus der Resorptionsrate in parabolischer Abhängigkeit zum Lipophilie-Parameter $\lg P$. Mit Zunahme des hydrophoben Charakters der Verbindungen wächst zunächst die Resorptionsrate an, wird ein optimaler Lipophilie-Bereich überschritten, so fällt sie deutlich ab. Der $\lg P_0$-Wert (Maximum der Parabel) beträgt für Magen und Dünndarm 1,67 bzw. 0,39.
Aus Abb. 54 und Tab. 10 kann man entnehmen, daß

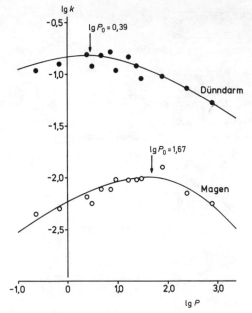

Abb. 54. Parabolische Beziehung zwischen den Logarithmen der Geschwindigkeitskonstante k (min^{-1}) und den Logarithmen des Octanol/Wasser-Verteilungskoeffizienten P bei der gastrointestinalen Resorption von alkylierten Carbamaten[128] [Vgl. Gl. (2) – (4)]

sich die Geschwindigkeitskonstanten der Resorption aus Magen und Dünndarm für die untersuchten Carbamate um ein bis zwei logarithmische Einheiten unterscheiden. Die weitaus raschere intestinale Resorption läßt sich mit der viel größeren Oberfläche des Dünndarms im Vergleich zum Magen erklären.
Für die intestinale Resorption kann eine signifikant bessere Korrelation errechnet werden, wenn Taft's sterischer Parameter E_s (vgl. S. 76) mit berücksichtigt wird [Gl. (3) und Tab. 10]. Die Abhängigkeit der Resorption von E_s zeigt, daß man für unverzweigte, kleine Moleküle größere Resorptionsraten als für sperrige, verzweigte Moleküle erwarten kann. Ähnliche Befunde wurden auch bei der percutanen Resorption erhoben[130].
Da die molare Masse der untersuchten Carbamate lediglich zwischen 75 und 173 liegt, kann durch die Verwendung des M.M.-Terms keine Verbesserung der Korrelation erreicht werden. In anderen Fällen scheint aber die molare Masse in homologen Reihen eine wichtige Rolle zu spielen[131].

1.3.3 Verteilung

In den meisten Fällen muß ein Pharmakon aus dem Blut in ein bestimmtes Gewebe vordringen, um seine pharmakodynamische Wirkung zu entfalten. Der erste Schritt im Verteilungsprozeß geht mit der Überwindung der Kapillarwände einher. Hat ein Pharmakon das Blutgefäßsystem verlassen, so kommt es darauf an, ob der Rezeptor extrazellulär, beispielsweise an der Zellober-

Tab. 10: Physikochemische Parameter und gastrointestinale Resorption von Alkyl-carbamaten

Carbamate	lg k (min⁻¹)				lg P^a	E_s^d
$R-O-\overset{O}{\underset{\|\|}{C}}-NH_2$ R	Dünndarm beob.^{a}	ber.^{b}	Magen beob.^{a}	ber.^{c}	(Oct./H$_2$O)	
Methyl	-0,94	-0,93	-2,34	-2,41	-0,66	0,00
Ethyl	-0,88	-0,83	-2,30	-2,25	-0,15	-0,07
Propyl	-0,80	-0,81	-2,19	-2,13	0,36	-0,36
t-Butyl	-0,89	-0,93	-2,15	-2,11	0,48	-1,54
i-Butyl	-0,78	-0,86	-2,10	-2,08	0,65	-0,93
Butyl	-0,76	-0,81	-2,11	-2,05	0,85	-0,39
t-Pentyl	-0,94	-0,94	-1,99	-2,04	0,94	-1,61
Pentyl	-0,90	-0,85	-1,98	-2,01	1,35	-0,40
t-Hexyl	-1,10	-1,03	-2,00	-2,01	1,45	-1,90
Hexyl	-1,00	-0,95	-1,89	-2,01	1,85	-0,40
Heptyl	-1,10^e	-1,09	-2,13^e	-2,04	2,36	-0,36
Octyl	-1,24^e	-1,28	-2,11^e	-2,11	2,85	-0,33
Benzyl	-0,81	-0,84	-1,97	-2,02	1,23	-0,38

^{a} nach Houston et al.[129]
^{b} ber. nach Gleichung (3)
^{c} ber. nach Gleichung (4)
^{d} nach Leffler und Grunwald[132]
^{e} 5% Tween-80-Lösung verwendet

fläche, oder intrazellulär gelegen ist. Im letzteren Fall stellt das Durchdringen der Zellmembran eine weitere Voraussetzung für das Zustandekommen einer Pharmakon-Rezeptor-Wechselwirkung dar. Diese Zusammenhänge sind in Abb. 55 anhand der Flüssigkeitskompartimente des menschlichen Körpers dargestellt.

Aus kinetischer Sicht lassen sich zwei wichtige Formen der Substanzbewegung im Organismus unterscheiden. Ein in die Blutbahn gelangtes Pharmakon unterliegt zunächst mit dem Blut einer *mechanischen Konvektion*, mit deren Hilfe es rasch alle Körperregionen erreicht. Alle weiteren Verteilungsvorgänge in den verschiedenen Organen und Geweben erfolgen dann aufgrund von Konzentrationsunterschieden durch *passive Diffusion*. Ein Transport durch spezifische biologische Mechanismen, wie aktiver Transport oder erleichterte Diffusion (vgl. S. 41) kann nur in Ausnahmefällen für die körperfremden Arzneistoffe erwartet werden, da diese Mechanismen ausgesprochen selektiv arbeiten und die chemische Struktur der Arzneistoffe und der körpereigenen Substanzen sich für gewöhnlich stark unterscheiden.

1.3.3.1 Permeation durch die Kapillarwand

Für die Passage von Molekülen durch die Kapillarwände gibt es in Abhängigkeit von den physikochemischen Eigenschaften der Substanzen zwei verschiedene Wege[133]. Der eine Weg ist nur für *lipidlösliche* Stoffe gangbar. Die transkapillare Diffusionsrate dieser Substanzen, zu denen auch gasförmige Stoffe wie Sauerstoff und die Inhalationsnarkotika zählen, steht in direkter Beziehung zum Lipid/Wasser-Verteilungskoeffizienten und ist um ein Vielfaches schneller als die transkapillare Diffusionsrate hydrophiler Moleküle vergleichbarer Größe. Dieser Typ der Permeation erfolgt über die gesamte Oberfläche der Blutkapillaren, weil die Zellmembranen der Endothelzellen kein Hindernis für lipidlösliche Stoffe darstellen.

Anders verhält es sich bei *wasserlöslichen* Verbindungen. Die Passage dieser Stoffe ist auf Wasserkanäle beschränkt, die zwischen den Endothelzellen durch die Kapillarwand führen[134], wobei die Diffusionsrate klar von der Molekülgröße beeinflußt wird. Ein kleines Molekül, wie Harnstoff (molare Masse = 60) durchdringt die Blutkapillaren viel schneller als beispielsweise Inulin, das eine molare Masse von 5200 besitzt[135].

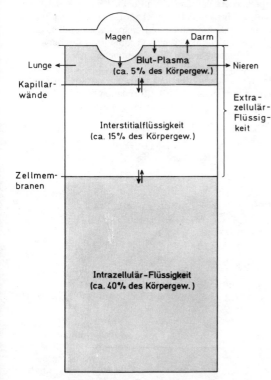

Abb. 55. Flüssigkeitskompartimente als Verteilungsmöglichkeiten für Arzneistoffe im menschlichen Körper

Insgesamt gesehen, sind die Kapillarwände (mit Ausnahme der Hirnkapillaren) nur schwache Barrieren. Die Verteilung aus der Blutbahn in die Interstitialflüssigkeit, die das äußere Milieu der Körperzellen bildet, geht für niedermolekulare Substanzen praktisch unmittelbar oder innerhalb von Minuten ohne große Behinderung vor sich. Deshalb ist die Aufnahmerate eines Pharmakons in die verschiedenen Körperregionen eher von der Durchblutungsrate der Gewebe als von der Kapillardurchlässigkeit limitiert[136]. Demgegenüber ist aber der Transfer aus dem Interstitialraum in den Intrazellulärraum, d.h. die Permeation der Zellmembranen, nicht für alle Stoffe möglich.

1.3.3.2 Permeation durch die Zellmembran

Eine Hauptaufgabe der Zellmembranen besteht bekanntlich darin, die Organisationseinheit der Zellen zu gewährleisten. Aufgrund ihres lipoidartigen Charakters stellen die Zellmembranen ein hohes Diffusionshindernis für hydrophile Stoffe dar, ohne das ein sofortiges Auflösen der Zelleinheit unvermeidbar wäre. Während *wasserlösliche, körpereigene* Substanzen, wie Monosaccharide und Aminosäuren, mit Hilfe von „carrier-vermittelten" Transportsystemen in die Zellen eingeschleust werden, bleibt die Verteilung von *hydrophilen, körperfremden* Stoffen in den verschiedenen Geweben weitgehend auf den Interstitialraum beschränkt. Nur hydrophile Pharmaka mit vergleichsweise sehr kleiner Molekülgröße (Molekülradius $\leq$ 0,4 nm) können merklich durch wäßrige Poren die Zellmembran passieren[137]. Die Mehrzahl der Arzneistoffe besitzt jedoch einen mehr oder weniger stark ausgeprägten hydrophoben Charakter. Für diese Pharmaka verhält sich die Zellmembran ähnlich wie eine Lösungsmittelschicht, welche durch Diffusion überwunden werden kann, wobei die Diffusionsrate vom Lipid/Wasser-Verteilungskoeffizienten bestimmt wird[116].

Zahlreiche Pharmaka sind aber auch schwache Säuren oder Basen und liegen entsprechend ihrem pK_a-Wert zum Teil in ionisierter Form vor. Da die Lipidlöslichkeit der *geladenen Moleküle* im allgemeinen gering ist, dringen diese nur sehr schwer oder gar nicht in die Gewebezellen ein. Durch experimentelle Veränderung der Wasserstoffionen-Konzentration des Plasmas läßt sich deshalb ein Einfluß auf die Verteilung schwacher Elektrolyte zeigen[138]. Wird bei Hunden die schwache Säure *Phenobarbital* (pK_a = 7,2) appliziert und durch Inhalation von Kohlendioxid der Plasma-pH erniedrigt, so sinkt der Plasmaspiegel deutlich ab (Abb. 56). Dies kann darauf zurückgeführt werden, daß im Plasma und in der Interstitialflüssigkeit die nichtionisierte, diffusible Form von Phenobarbital zunimmt und das Verteilungsgleichgewicht zwischen Extrazellulärraum und Intrazellulärraum zugunsten des Zellinneren zunimmt. Der umgekehrte Effekt, nämlich ein charakteristisches Ansteigen des Plasmaspiegels des Barbiturates läßt sich durch ein Anheben des Plasma-pH erreichen (Abb. 56). Von diesen kinetischen Verschiebungen sind alle Gewebe einschließlich Gehirn betroffen, so daß auch ein Einfluß auf die narkotische Wirkung von Phenobarbital zu erkennen ist. Das Ansäuern des Plasmas verstärkt, das Alkalisieren schwächt die Narkosetiefe der Hunde ab.

1.3.3.3 Permeation durch die Blut-Hirn-Schranke

Die Blut-Hirn-Schranke stellt eine besonders effektive Lipidbarriere dar. Der Grund dafür liegt im speziellen Bau der Hirnkapillaren, die kein Endothel mit interzellulären Lücken besitzen und dicht von Gliazellen umgeben sind[139]. Ein Pharmakon muß also hintereinander zwei Zellmembransysteme durchqueren, um ins Gehirn zu gelangen. Deshalb ist es verständlich, daß hydrophile Pharmaka oder ionisierte Anteile eines Arzneistoffes nur sehr schwer in das Gehirn diffundieren können, während lipophile Moleküle durchaus dazu in der Lage sind.

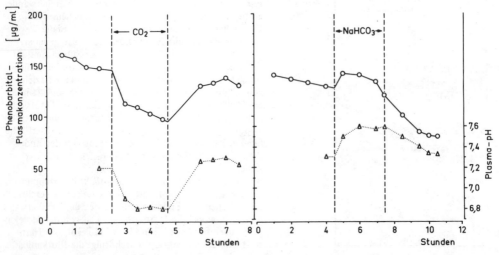

Abb. 56. Auswirkung von Acidose und Alkalose auf den Phenobarbital-Plasmaspiegel (○; 125 mg/kg — i.v.) beim Hund. Der Plasma-pH (△) wurde entweder durch CO_2-Inhalation erniedrigt oder durch $NaHCO_3$-Infusion erhöht[138]

Ob ein Pharmakon ins Zentralnervensystem eindringt, kann am besten an kleinen Laboratoriumstieren mit Hilfe der *Ganztierautoradiographie* gezeigt werden. In manchen Fällen gibt aber auch das Auftreten oder Fehlen von zentralen Wirkungen einen Aufschluß über das Permeationsvermögen durch die Blut-Hirn-Schranke. Es wurde[140] die analgetische Wirkung von 11 morphinartigen Stoffen nach intravenöser und intraventrikulärer Applikation untersucht und gefunden, daß die direkte Injektion in das Gehirn die analgetische Wirkung der verschiedenen Substanzen um den Faktor 3–3000 im Vergleich zur i.v.-Gabe verstärkte. Der Quotient aus intraventrikulärer und intravenöser Wirkdosis $c_{i.ventr.}/c_{i.v.}$, der als Maß für die *Penetrationsfreudigkeit* der einzelnen Substanzen in das Zentralnervensystem angesehen werden kann, ließ eine enge Korrelation mit dem Verteilungskoeffizienten P zwischen Heptan und Phosphatpuffer (pH 7,4) erkennen [Gl. (5)][141]. Demzufolge weisen morphinartige Analgetika mit einem hohen Verteilungskoeffizienten einen entsprechend großen Wirkdosis-Quotienten auf (Abb. 57).

$$\lg \frac{c_{i.ventr.}}{c_{i.v.}} = -0,090\ (\lg P)^2 + 0,036\ \lg P - 0,673 \qquad (5)$$

n	r	s
11	0,970	0,297

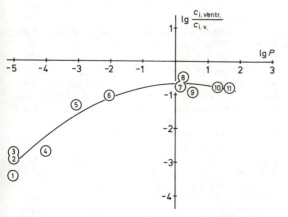

Abb. 57. Parabolische Abhängigkeit der Logarithmen des Wirkdosisquotienten

$\frac{c_{i.ventr.}}{c_{i.v.}}$

von den Logarithmen des Verteilungskoeffizienten P (Heptan/Phosphatpuffer pH 7,4) morphinartiger Analgetika[141]
1 = Normorphin
2 = Morphin
3 = Dihydromorphin
4 = Hydromorphin
5 = Ketobemidon
6 = Levorphanol
7 = Etorphin
8 = (−)-*N*-2'-(2-Furylethyl)-3-hydroxymorphinan
9 = Pethidin
10 = Fentanyl
11 = Methadon

Auch wurde bei einer Reihe von *Penicillinen* die neurotoxische Wirkung bestimmt[142] und diese dem hydrophoben Charakter der Substanzen gegenüber gestellt. Es ergab sich ein klarer Zusammenhang zwischen der Lipid-Löslichkeit und den zentralen Nebenwirkungen der Penicilline. Es wurde daraus geschlossen, daß durch die Bestimmung des Verteilungskoeffizienten zwischen Isobutanol und Phosphatpuffer (pH 7,4) eine wertvolle Information über die neurotoxischen Eigenschaften vorausgesagt werden kann. Penicilline mit einem Verteilungskoeffizienten unter 1,0 können als gering, über 1,0 als hoch neurotoxisch eingestuft werden.

Aus den genannten Beispielen ergibt sich, daß es für den Synthesechemiker durchaus eine erfolgversprechende Aufgabe sein kann, ein bestimmtes, als wirksam erkanntes Pharmakon-Molekül durch chemische Abwandlung lipophiler oder hydrophiler und damit besser oder schlechter gehirngängig zu machen, ohne daß dadurch die spezifische pharmakodynamische Wirkung verloren geht.

Wie vorher erwähnt, sind ionisierte Moleküle in der Regel nicht in der Lage, in die Körperzellen und in das Zentralnervensystem einzudringen. Bei Pharmaka, die an der Zelloberfläche wirken, wie *Anticholinergika* und *Antihistaminika*, kann man durch Umwandlung eines tertiären Amins in ein quarternäres die Diffusion in die Zellen und ins Gehirn weitgehend verhindern. Auf diese Weise gelingt es, Nebenwirkungen vor allem zentraler Art zu eliminieren, ohne dabei die periphere pharmakologische Wirkung zu verändern, da sowohl die tertiäre wie quarternäre Form biologisch aktiv sind.

Atropin beispielsweise kann in das Gehirn eindringen und zu zentralen Vergiftungen führen, während das *Methylatropin*, die quarternisierte Form, keine zentralen Effekte mehr zeigt. Durch das Einführen der Onium-Form wird auch bei Antihistaminika die Wirkung am Zentralnervensystem weitgehend verhindert. Während das Promethazin (siehe Formelbild) stark sedative Eigenschaften hat, ist das Aprobit® aufgrund seiner permanenten Ladung nicht mehr in der Lage, die Blut-Hirn-Schranke zu überwinden und ruft infolgedessen keine zentralen Reaktionen hervor[143].

Promethazin
stark sedativ

Aprobit®
keine zentrale Wirkung

1.3.3.4 Reversible Gewebebindungen

Bisher wurde behandelt, wie die Verteilung der Arzneistoffe im Organismus in Abhängigkeit von ihren physikochemischen Eigenschaften durch biologische Barrieren (durch Kapillarwände, durch Zellmembranen) eingeschränkt wird. Daneben stellt aber auch die *reversible Bindung* eines Pharmakons an körpereigene, meist makromolekulare Strukturen, eine bedeutungsvolle Einschränkung der freien Diffusion dar. Von diesen Wechselwirkungen sind die Bindungen der Arzneistoffe an Proteine und Lipide von großer Bedeutung, wobei stark lipophile Pharmaka die größten Bindungstendenzen zeigen[144].

Der Grund für diese Tendenz liegt darin, daß der Kontakt unpolarer Gruppen mit makromolekularen Strukturen oder den Gewebslipiden durch einen Entropie-Effekt begünstigt ist[145]. In unmittelbarer Nachbarschaft einer, in den Körperflüssigkeiten gelösten, unpolaren Gruppe sind die Wasser-Moleküle stärker geordnet. Bei der Assoziation der unpolaren Gruppen des Pharmakon- und des Makromoleküls nimmt die Ordnung der Wasser-Moleküle wieder ab, was zu einer Entropievermehrung im System führt. In dieser Vermehrung der molekularen Unordnung ist die treibende Kraft für die hydrophobe Bindung zu sehen.

Auf diesen Sachverhalt ist es zurückzuführen, daß die Gewebsproteine und das Fettgewebe auf lipophile Substanzen, die im wäßrigen Milieu der Körperflüssigkeiten gelöst sind, eine mehr oder weniger starke Anziehungskraft ausüben[146]. Viele Arzneistoffe reichern sich deshalb nach erfolgter Resorption oder intravenöser Injektion im Gewebe an, was sich in einem niedrigen Plasmaspiegel und einem großen Verteilungsvolumen[120] ausdrückt. Solche Gewebebindungen üben zum Teil eine echte Depotwirkung aus. Beispielsweise erklärt sich die lange Halbwertszeit des Digoxins von 40–50 Stunden daraus, daß die Substanz aus der Gewebebindung nur sehr langsam freigesetzt wird. Extrem lipophile Stoffe, wie manche Insektizide, zeigen kaum mehr eine Tendenz, aus dem Fettgewebe in die wäßrige Phase überzugehen, weshalb ihre Akkumulation im Organismus von erheblichem toxikologischen Interesse ist.

1.3.3.5 Plasmaprotein-Bindung

Eine beim Menschen experimentell bestimmbare Größe und mit den Gewebebindungen konkurrierende Kraft ist die Plasmaprotein-Bindung. Die Wechselwirkung zwischen Plasmaproteinen und Arzneistoffen läßt sich durch das Massenwirkungsgesetz beschreiben[147]. Für die Gleichgewichts- oder Bindungskonstante gilt:

$$k = \frac{c_{PA}}{c_P \cdot c_A}$$

c_A = freie Arzneistoffkonzentration
c_P = freie Proteinkonzentration
c_{PA} = Konzentration des Arzneistoff-Protein-Komplexes

Als *Bindungsvermögen r* wird die Anzahl der Arzneistoffmoleküle bezeichnet, die von einem Proteinmolekül gebunden wird.

$$r = \frac{\text{Mole des gebundenen Arzneistoffes}}{\text{Mole des Gesamtproteins}} = \frac{c_{PA}}{c_{PA} + c_P}$$

$$= \frac{kc_A}{1+kc_A} \quad , \text{ da } c_{PA} = k \cdot c_P \cdot c_A$$

Für eine bestimmte Anzahl n von identischen Bindungsstellen gilt die allgemeine Gleichung:

$$r = n \cdot \frac{kc_A}{1+kc_A}$$

Diese Gleichung kann auf verschiedene Art und Weise umgeformt werden, so daß die graphische Ermittlung der Konstanten n und k möglich wird, wenn anhand eines Bindungsversuches die freie Konzentration des Pharmakons im Äquilibrium bestimmt wird und dabei die Protein- und Arzneistoff-Gesamtkonzentration bekannt sind[147]. Wenn für einen Arzneistoff am Protein mehrere voneinander unabhängige Klassen von Bindungsstellen, die sich durch unterschiedliche Affinität auszeichnen, vorhanden sind, so gilt

$$r = \sum_i \frac{n_i \cdot k_i c_A}{1+k_i c_A}$$

Bei Pharmakon-Protein-Wechselwirkungen spielen im wesentlichen hydrophobe und elektrostatische Wechselwirkungen und die Wasserstoffbrücken-Bindung eine Rolle[148].

Unter der *hydrophoben Bindung* kann man die Tendenz von apolaren Gruppen verstehen, sich in wäßriger Lösung zu assoziieren, um die Berührung mit benachbarten Wasser-Molekülen zu vermeiden. Da sowohl die Plasmaproteine als auch die meisten Arzneistoff-Moleküle hydrophobe Gruppen besitzen, ist diese Art von Bindung bei Pharmakon-Protein-Wechselwirkungen von großer Bedeutung. Die Affinität der Bindungsreaktion läßt sich entsprechend vergrößern, wenn der hydrophobe Charakter eines Pharmakons durch Einführung von hydrophoben Substituenten wie Alkyl-Gruppen, Halogen-Atomen und aromatischen Ringen verstärkt wird. Umgekehrt bewirkt eine Abnahme des hydrophoben Charakters durch Einführung von Amino- oder Hydroxy-Gruppen eine Abnahme der Bindungsstärke[149,150]. In Abb. 58 ist die Beziehung zwischen der Bindungskonstante k und dem Verteilungskoeffizienten P für verschiedene Stoffgruppen dargestellt. In allen Gruppen nimmt die *Bindung* der Substanzen *an Humanalbumin* mit deren Verteilungskoeffizienten zu. Die Tatsache, daß Pharmaka aus verschiedenen Gruppen aber mit gleichem Verteilungskoeffizienten unterschiedlich stark gebunden werden, deutet darauf hin, daß neben dem hydrophoben Charakter auch noch andere Einflußgrößen, wie Ionen-Bindung, Wasserstoff-Brückenbindung, sterische Effekte usw. bei der Eiweiß-Bindung eine Rolle spielen.

Wie aus Abb. 58 hervorgeht, liegen die Meßpunkte in den verschiedenen Stoffgruppen annähernd auf Geraden, die dieselbe Steigung besitzen und durch folgende Gleichung beschrieben werden[149]:

$$\lg k = \lg K_p + 0{,}9 \cdot \lg P$$

Die Größe K_p ist eine für jede Stoffgruppe charakteristische Konstante. Sie hat die Größe der Bindungskonstante k, wenn der Verteilungskoeffizient P gleich 1 ist. Die Kenntnis von K_p ermöglicht es, die *Bindungskonstante* eines Arzneistoffes mit Hilfe seines Verteilungskoeffizienten näherungsweise vorauszuberechnen.

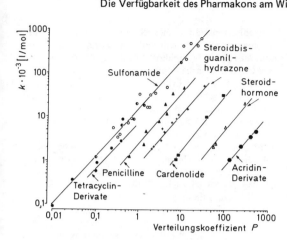

Abb. 58. Beziehung zwischen dem Verteilungskoeffizienten *P* (Isobutanol/Phosphatpuffer pH 7,4) verschiedener Pharmaka und der Bindungskonstante *k* für die Wechselwirkung dieser Stoffe mit Humanalbumin. Unter den Sulfonamiden wurden
Sulfanilamide (●)
Sulfadiazine (◐)
Sulfapyrimidine (○)
untersucht[149]

Spielt bei Pharmakon-Protein-Wechselwirkungen die Ionen-Bindung eine wesentliche Rolle, so stellt der pK_a-Wert des Arzneistoffes eine wichtige Einflußgröße dar. Dies trifft beispielsweise für die *Sulfonamide* zu, die vorwiegend in ihrer anionischen Form an Humanalbumin gebunden werden[151]. Bei Beteiligung von elektrostatischen Kräften an der Eiweiß-Bindung kann eine höhere Bindungsfestigkeit des Arzneistoff-Moleküls an der Protein-Oberfläche erreicht werden, da einerseits die Bindungsenergie der ionischen Bindung wesentlich größer ist als die der hydrophoben Wechselwirkung, und zum anderen elektrostatische Kräfte eine erheblich größere Reichweite besitzen.
In manchen Fällen spielen bei der Eiweiß-Bindung auch sterische Faktoren eine wesentliche Rolle. Für die Bindungsstelle der *1,4-Benzodiazepine* an Humanalbumin kann eine hohe Stereospezifität nachgewiesen werden, wenn die Bindung von d- und l-Oxazepam-Hemisuccinat gegenübergestellt wird[152]. Das Protein zeigt für das rechtsdrehende Isomer eine etwa 40mal größere Affinität als für die linksdrehende Form.
Die Kenntnis über das Ausmaß der *Plasmaprotein-Bindung* eines Pharmakons ist deshalb von Interesse, weil die Bindung einen mehr oder weniger starken Einfluß auf alle pharmakokinetischen Teilprozesse hat.
Schon bei der Resorption eines Arzneistoffes vom Applikationsort ins Blut kann die Bindung an Plasmaproteine für den Abtransport des Stoffes und damit für die Aufrechterhaltung des Konzentrationsgradienten eine wichtige Rolle spielen. Viele Arzneistoffe sind nämlich derart schlecht wasserlöslich, daß sie ohne die Assoziation mit den Plasmaproteinen nicht ausreichend im Blut transportiert werden könnten.
Für die Abdiffusion aus dem Blut in die verschiedenen Gewebe ist die Konzentration des freien, ungebundenen Arzneistoffes geschwindigkeitsbestimmend. Deshalb ist das Ausmaß der Plasmaprotein-Bindung sowohl für den Verteilungsprozeß als auch für das Verteilungsgleichgewicht im Organismus von Bedeutung. Da zwischen freiem und gebundenem Anteil im Plasma ein Gleichgewicht herrscht, können die Plasmaproteine eine Pufferfunktion erfüllen, indem sie durch die Dissoziation des Pharmakon-Protein-Komplexes über längere Zeit einen relativ konstanten Spiegel des freien Wirkstoffes aufrechterhalten.
Von besonderer Bedeutung ist, daß die Plasmaprotein-Bindung einen starken Einfluß auf die Ausscheidungsgeschwindigkeit eines Pharmakons ausüben kann. Es gilt heute als gesichert, daß der an Plasmaproteine gebundene Anteil eines Arzneistoffes nicht durch glomeruläre Filtration auf renalem Wege ausgeschieden werden kann. Darüberhinaus wird durch eine starke Protein-Bindung in vielen Fällen auch die Metabolisierungsrate eines Wirkstoffes herabgesetzt. Solche Faktoren können einen beträchtlichen Einfluß auf die Größe der Eliminationshalbwertszeit und damit auf die Wirkungsdauer eines Pharmakons haben.

1.3.4 Ausscheidung

Die Ausscheidung eines Arzneistoffes aus dem Organismus ist neben der Biotransformation der wichtigste Faktor für die Abnahme der Konzentration am Wirkort und damit für das Abklingen der pharmakologischen Wirkung. Die Elimination kann gleichzeitig über mehrere Wege wie in Urin, Galle, Atemluft, Schweiß, Speichel, Muttermilch etc. erfolgen, in den allermeisten Fällen sind aber nur die renale und die biliäre Ausscheidung von quantitativer Bedeutung.

1.3.4.1 Renale Elimination

Bei der Ausscheidung eines Wirkstoffes oder seiner Metaboliten durch die Niere können drei wichtige Vorgänge beteiligt sein[153,154]:

1. glomeruläre Filtration
2. passive Rückresorption
3. aktive Sekretion

Diese drei Teilprozesse ergeben sich aus der besonderen Funktion und dem Aufbau der Nephrone, von denen eine menschliche Niere etwa eine Million enthält (Abb. 59, S. 52).
Die *glomeruläre Filtration* wird durch die Pumpleistung des Herzens ermöglicht. Da die Poren der Glomerulumkapillaren für Stoffe bis zu einer molaren Masse von ~ 70000 durchlässig sind, finden sich im Filtrat alle Pharmaka und ihre Metaboliten, die nicht an die Plasmaproteine gebunden sind. Dies bedeutet, daß die Arzneistoff-Konzentration im Primärharn des proximalen Tubulus mit jener im Plasmawasser identisch ist. Entscheidend für die Elimination von Stoffen durch glomeruläre Filtration ist, daß der Innenraum der Nephrone, ähnlich wie das Lumen des Verdauungstraktes, nicht mehr zum Körperinneren zählt, da die Nephrone über Harnleiter, Blase und Harnröhre in direkter Verbindung mit der Außenwelt stehen. Daraus folgt, daß Stoffe, die nicht mehr aus der Tubulusflüssigkeit rückresorbiert werden, letztlich im Urin zur Ausscheidung gelangen.

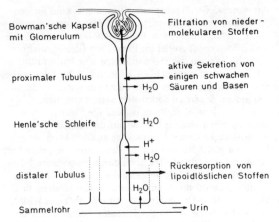

Abb. 59. Schematische Darstellung eines Nephrons der menschlichen Niere mit den wichtigsten Prozessen, die bei der Ausscheidung von Pharmaka eine Rolle spielen. Aus Gründen der Übersichtlichkeit sind die peritubulären Blutkapillaren, mit denen der durch Pfeile angedeutete Stoffaustausch erfolgt, nicht eingezeichnet.

Die *tubuläre Rückresorption* von Arzneistoffen geschieht — im Gegensatz zu vielen körpereigenen Stoffen — durch passive Diffusion. Da das Tubulusepithel eine Lipidbarriere darstellt, steht die Rückresorptionsrate in direkter Beziehung zum Lipid/Wasser-Verteilungskoeffizienten der Substanz. Für den Diffusionsvorgang muß als treibende Kraft ein Konzentrationsgefälle des gelösten Pharmakons zwischen den Tubuli und den peritubulären Blutkapillaren vorhanden sein. Zwei physiologische Faktoren, nämlich die Änderung des Volumens und des pH-Wertes der Tubulusflüssigkeit im Verlaufe des Nephrons, haben einen entscheidenden Einfluß auf die Entstehung von *Konzentrationsgradienten* (vgl. Abb. 59). Schon im proximalen Tubulus werden ~ 60% des Glomerulumfiltrats resorbiert. Bis in die distalen Teile der Nephrone nimmt das Volumen noch weiter ab, so daß zuletzt von insgesamt nahezu 200 l Glomerulumfiltrat nur etwa 1,5 l pro Tag den endgültigen Urin bilden. Daraus ist zu ersehen, daß nicht rückresorbierbare Stoffe, wie etwa das Inulin, im Verlaufe der Harnbereitung außerordentlich stark konzentriert werden. Andererseits diffundieren Arzneistoffe mit hoher Lipidlöslichkeit ständig in Richtung des Konzentrationsgefälles durch die Tubulusepithelien in die Blutkapillaren zurück, so daß sich die tubuläre Konzentration in stetem Gleichgewicht mit der Plasma-Konzentration befindet. Lipidlösliche Substanzen werden daher nur in sehr geringen Mengen im Urin ausgeschieden; viele Arzneistoffe müssen erst durch Biotransformation in wasserlösliche Metaboliten umgewandelt werden, damit sie auf renalem Wege nachhaltig eliminiert werden können.
In den distalen Abschnitten des Nephrons erfolgt eine Ansäuerung des Harnes durch Wasserstoffionen-Sekretion bis zu einem pH-Wert von maximal 4,5. Die Erniedrigung des pH-Wertes führt bei schwachen Elektrolyten entsprechend ihrem pK_a-Wert zu einer Änderung des Ionisationsgrades. Dies ist von Bedeutung, weil im allgemeinen nur die nicht-ionisierte Form eines Pharmakons ausreichende Lipidlöslichkeit für die *Rückresorption* zeigt. Schwache Säuren werden bei Erhöhung, schwache Basen bei Erniedrigung des Urin-pH-Wertes stärker ausgeschieden, weil hierdurch der ionisierte und meist gut wasserlösliche Anteil ansteigt. Hierbei ist bemerkenswert, daß für eine ausgeprägte pH-Abhängigkeit der renalen Ausscheidung der pK_a-Wert des Pharmakons nicht unbedingt in der Nähe des physiologischen pH von 7,4 liegen muß. Bisherige Untersuchungen an mehr als 90 Substanzen zeigen, daß der *kritische Bereich* des pK_a-Wertes bei schwachen Säuren zwischen 3,0 und 7,5, bei schwachen Basen zwischen 7,5 und 10,5 liegt[155]. Offenbar spielt die Tatsache keine ausschlaggebende Rolle, daß der für die Rückresorption verantwortliche nichtionisierte Anteil mit steigendem Stärkegrad der Säure oder Base sehr klein wird, wenn nur die transtubuläre Diffusionsgeschwindigkeit des undissoziierten Moleküls sehr hoch ist. In solchen Fällen haben nämlich selbst extrem kleine Veränderungen im Dissoziationsgrad, die durch einen unterschiedlichen pH-Wert des Harnes hervorgerufen werden, einen sichtbaren Einfluß auf die renale Eliminationsrate des Arzneistoffes.

Die *pH-Abhängigkeit* der *renalen Elimination* kann bei Vergiftungsfällen ausgenutzt werden. Eine Alkalisierung des Harnes durch Einnahme von Natriumhydrogencarbonat steigert die Ausscheidung bei Barbitursäure-Vergiftungen, umgekehrt wird durch Ansäuern mit Ammoniumchlorid die Elimination von schwachen Basen, wie Amphetamin, beschleunigt. In Abb. 60 ist in eindrucksvoller Weise die Abhängigkeit der renalen Eliminationsrate von Amphetamin vom jeweiligen Urin-pH dargestellt[156].
Sowohl die glomeruläre Filtration als auch die tubuläre Rückresorption eines Pharmakons können aus kinetischer Sicht wie Reaktionen 1. Ordnung behandelt werden, da einerseits die Filtrationsrate strikt der freien Arzneistoffkonzentration im Plasma, und zum anderen die Rückresorptionsrate der Konzentration in der Tubulusflüssigkeit proportional ist.
Demgegenüber gehorcht die *aktive Sekretion* den Gesetzmäßigkeiten der Enzymkinetik und kann durch die *Michaelis-Menten-Gleichung* beschrieben werden:

$$\text{Sekretionsrate} = \frac{v_{max}}{K_m + c} \cdot c \qquad (6)$$

v_{max} = maximale Transportrate bei Vollsättigung der Trägermoleküle
K_m = Michaelis-Menten-Konstante
Sie charakterisiert die Affinität des Trägers zum Pharmakon, indem sie diejenige Plasmakonzentration angibt, bei der Halbsättigung erreicht ist
c = Plasmakonzentration des Pharmakons

Für die meisten Pharmaka, die aktiv sezerniert werden, trifft es bei therapeutischer Dosierung zu, daß der Plasmaspiegel c erheblich kleiner als K_m ist, das heißt $K_m + c \approx K_m$. Für diesen Fall geht Gl. (6) in eine Pseudo-Reaktionsgleichung 1. Ordnung über, da der Quotient v_{max}/K_m eine Konstante darstellt und die Sekretionsrate dem jeweiligen Plasmaspiegel c proportional ist:

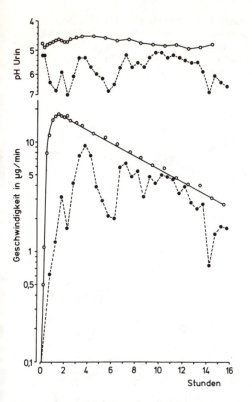

Abb. 60. Renale Elimination von Amphetamin beim Menschen nach einer p.o.-Dosis von 15 mg bei konstant saurer Urinkontrolle (O—O) und bei unkontrolliertem Urin-pH (●----●)[156]. Halblogarithmische Darstellung!

Sekretionsrate = $\frac{v_{max}}{K_m} \cdot c \cdot$

Nur wenn die Extrembedingung $c \gg K_m$ erfüllt ist, wird eine Vollsättigung der Trägermoleküle erreicht, und es resultiert aus Gl. (6) eine Reaktionsgleichung 0. Ordnung:

Sekretionsrate = v_{max}

In diesem Fall, der beispielsweise im Tierexperiment durch hohe Dosen herbeigeführt werden kann, erfolgt die Sekretion unabhängig von der Plasmakonzentration mit konstanter Geschwindigkeit.

Bei Arzneistoffen, die tubulär sezerniert werden, spielt im Gegensatz zur glomerulären Filtration die Bindung an die Plasmaproteine keine Rolle. Sobald nämlich der freie Stoff durch die Trägermoleküle aus dem Plasmawasser entfernt wird, erfolgt sofort die Dissoziation des an die Plasmaeiweiße gebundenen Arzneistoffes, so daß ein stetes Gleichgewicht mit dem Plasmawasser aufrechterhalten wird. Bei der tubulären Sekretion ist also der Gesamtplasmaspiegel des Arzneistoffes wirksam.

Eine aktive Sekretion konnte für einige *organische Anionen* und *Kationen* nachgewiesen werden. Es handelt sich hierbei um zwei voneinander unabhängige Transportsysteme, die im proximalen Tubulus lokalisiert sind (vgl. Abb. 59, S. 52). Beide Systeme sind auf zelluläre Energie angewiesen und können durch Sauerstoffmangel und Stoffwechselgifte lahmgelegt werden. Bietet man zwei oder mehrere Anionen oder Kationen gleichzeitig zum Transport an, so kommt es zu einer kompetitiven Hemmung. Bekanntestes Beispiel dafür ist das *Probenecid*, das die aktive Sekretion von Penicillin blockiert und damit die Verweildauer des Antibiotikums im Organismus deutlich verlängert[157]. Besser als bei schwachen Basen sind die Transportcharakteristika schwacher Säuren untersucht worden, obwohl diese unter den Arzneistoffen zahlenmäßig von geringerer Bedeutung sind. Unter der Annahme, daß die aktive Sekretion nur von einem einzigen Typ von Trägermolekülen bewerkstelligt wird, lassen sich die strukturellen Erfordernisse für den Transport schwacher Säuren durch die folgende, allgemeine Strukturformel beschreiben[158]:

R─|CO|─NX─(CHR')ₙ─|COOH
                   SO₃H
                   SO₂─NH₂|

Für die Wechselwirkung mit dem Trägermolekül können die saure Gruppierung (Carboxy-, Sulfonat- oder Sulfonamid-Gruppe) und die Carbonyl-Funktion als essentiell angesehen werden (R und R' stellen entweder aliphatische oder aromatische Reste dar; X kann sowohl ein Wasserstoff-Atom als auch eine Methyl-Gruppe sein). Falls R' ein Wasserstoff-Atom darstellt, kann n einen Wert von eins bis fünf haben.

Obwohl diese allgemeine Strukturformel für die meisten sezernierten Anionen gilt, gibt es doch wichtige Ausnahmen, wie beispielsweise die Salicylsäure, die sich trotz erwiesener aktiver Sekretion nicht in dieses Strukturschema einordnen lassen.

1.3.4.2 Biliäre Elimination

Die biliäre Elimination ist für eine Reihe von Arzneistoffen der wichtigste Ausscheidungsweg. Im allgemeinen zeichnet sich ein Stoff, der in der *Galle* in bedeutenden Mengen zur Ausscheidung gelangt, durch zwei physikochemische Eigenschaften aus, nämlich durch den Besitz einer *polaren Gruppe*, die meist anionischen oder kationischen Charakter hat, und durch eine *hohe molare Masse*[159]. Daneben spielt aber in manchen Fällen die besondere chemische Struktur eine Rolle, da kleine strukturelle Veränderungen, die keinen signifikanten Einfluß auf die molare Masse und die polaren Eigenschaften des Moleküls haben, zu einer deutlichen Änderung in der biliären Ausscheidungsrate führen können[160].

Der Schwellenwert in Bezug auf die molare Masse, ab dem eine hohe Pharmakon-Ausscheidung in der Galle erwartet werden kann, ist bei den einzelnen Spezies unterschiedlich. Bei *Ratten* wurde die biliäre Ausscheidung von *Sulfanilamid*-Abkömmlingen bestimmt[161], deren molare Masse in einem Bereich von 172–719 lag und die an der Amino-Gruppe mit verschiedenen Dicarbonsäuren acyliert und am Sulfonamidostickstoff mit Acetyl oder 2-Thiazolyl substituiert waren (Abb. 61, S. 54). Da in

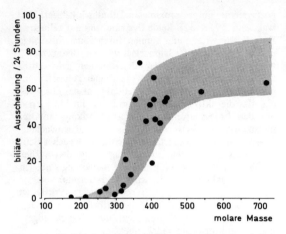

Abb. 61. Einfluß der molaren Masse auf die biliäre Ausscheidung von Sulfanilamid-Derivaten bei der Ratte[161]

diese Untersuchungen nur solche Substanzen einbezogen wurden, die entweder unmetabolisiert oder nur in geringem Ausmaß als Metaboliten in der Galle erschienen, war ein direkter Vergleich zwischen der molaren Masse der Verbindungen und der biliären Ausscheidungsrate möglich. Aus Abb. 61 geht hervor, daß bei der Ratte erst ab einer molaren Masse von ~ 325 eine verstärkte Ausscheidung der Substanzen mit der Galle auftritt. In ähnlichen Versuchen konnten beim *Meerschweinchen* und *Kaninchen* Schwellenwerte hinsichtlich der molaren Masse von etwa 400 bzw. 475 ermittelt werden[162]. Obwohl beim *Menschen* solche systematischen Untersuchungen fehlen, sprechen bisherige Einzelbefunde dafür, daß ein ähnlicher Schwellenwert wie beim Kaninchen angenommen werden kann.

Bei den meisten gallengängigen Arzneistoffen fällt auf, daß diese in der Galle kaum mehr als Ausgangsverbindung, sondern in metabolisierter Form erscheinen. Dies zeigt, daß der biliären Elimination in vielen Fällen ein oder mehrere Biotransformationsschritte vorgeschaltet sind. Aus dem eingangs Erwähnten geht klar hervor, daß die Biotransformation zwei wichtige *Voraussetzungen* für die Galleausscheidung eines Pharmakons schaffen kann:

1. eine Erhöhung der molaren Masse
2. die Einführung einer polaren Gruppe in das Molekül

Beide Voraussetzungen werden beispielsweise beim *Stilbestrol*, das in der Ratte als Monoglucuronid ausgeschieden wird, verwirklicht. Durch die Konjugation dieses synthetischen Hormons mit Glucuronsäure wird in das Molekül eine Carboxy-Gruppe eingeführt und gleichzeitig die molare Masse um 176 erhöht. Wird bei Ratten nach Applikation von Stilbestrol der Metabolismus durch Inhibitoren gebremst, so nimmt zugleich seine biliäre Elimination ab. Dagegen nimmt die Galleausscheidung von Stilbestrol zu, wenn durch Phenobarbital-Behandlung der Metabolismus beschleunigt wird[163].

Biliär eliminierte Arzneistoffe oder ihre Biotransformationsprodukte erscheinen gewöhnlich in der Galle in viel höherer Konzentration als im Plasma. Bevor ein Stoff oder sein Metabolit in die Gallenkapillaren gelangt, muß er zunächst aus dem Blut in die *Leberparenchymzelle* eindringen und dabei das Endothel der sinusoiden Blutkapillaren und die Membran der Parenchymzelle überwinden (vgl. Abb. 62).

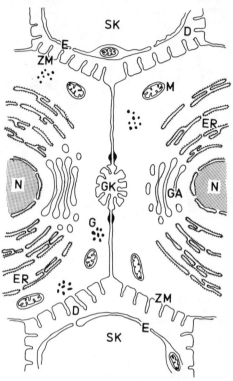

Abb. 62. Schematische Darstellung zweier Leberparenchymzellen unter Miteinbeziehung des Blut- und Gallenkapillarsystems
D = Dissescher Raum (Extrazellulärraum)
E = Endothel der sinusoiden Blutkapillaren mit interzellulären Lücken
ER = endoplasmatisches Reticulum
G = Glykogengranula
GA = Golgi-Apparat
GK = Gallenkapillare
N = Kern der Parenchymzelle
M = Mitochondrium
SK = sinusoide Blutkapillare
ZM = Zellmembran

Da das Endothel porös ist, stellen die Blutkapillaren der Leber kein Hindernis für den Durchtritt von niedermolekularen Stoffen dar. Im Gegensatz dazu verhält sich die Zellmembran der Parenchymzelle wie eine echte Lipid-Barriere. Untersuchungen an Substanzen mit stark unterschiedlicher chemischer Struktur zeigen, daß die Aufnahmerate in die Parenchymzellen in direkter Beziehung zum Lipid/Wasser-Verteilungskoeffizienten der Substanzen steht[164]. Dringt ein lipidlöslicher Stoff in die Parenchymzelle ein, so kann er am endoplasmatischen Reticulum im typischen Fall durch Hydroxylierung und Glucuronidierung in einen Stoff umgewandelt werden, der aufgrund seiner Molekülgröße und Polarität nur schwer ins Blut zurückdiffundieren kann, aber leicht von den Gallenkapillaren aufgenommen wird (vgl. Abb. 62). Die Anreicherung von Metaboliten in der Galle kann daher in vielen Fällen durch reine physikalische Verteilungsphänomene erklärt werden, ohne daß man einen aktiven Transport postulieren muß[165]. Andererseits weisen experimentelle Befunde darauf hin, daß ein energieverbrauchender Transportprozeß beim Transfer von einigen Anionen, Kationen und Herzglykosiden vom Blut in die Galle beteiligt ist[166,167]. Für eine aktive Sekretion spricht, daß der Transport bei hohem Substratangebot sättigbar ist und daß eine kompetitive Hemmung auftritt, wenn entweder Anionen oder Kationen gleichzeitig zum Transport angeboten werden.

1.3.5 Biotransformation

„Arzneistoffe können nicht als chemische Substanzen betrachtet werden, die nur den gewünschten biologischen Effekt hervorrufen und dann den Körper wieder verlassen. Sie werden vielmehr durch Enzyme im Körper verändert. Damit ändern sich auch ihre Eigenschaften, ihre Aktivität, ihre Verteilung und Ausscheidung. Der Ausdruck der biologischen Aktivität einer Substanz ist somit in vieler Hinsicht die Folge ihrer Biotransformation."[168]

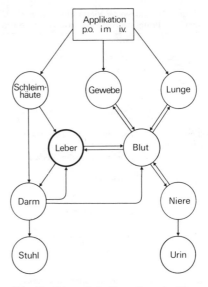

Abb. 63. Schematische Darstellung der Körperpassage eines Pharmakons. Wesentliche Orte der Biotransformation sind durch kreisförmige Kompartimente dargestellt

Fast jede chemische Struktur — natürlichen oder nicht natürlichen Ursprungs — wird durch Stoffwechselvorgänge im Organismus verändert. Biotransformation nennt man insbesondere die Umwandlung von Substanzen nichtbiologischer Herkunft (Xenobiotika) im Stoffwechselgeschehen. Damit soll deutlich gemacht werden, daß solche Stoffe im wesentlichen wenigen ganz bestimmten Reaktionen unterliegen, die für den spezifischen Stoffwechsel körpereigener Substrate wiederum nur eine untergeordnete Rolle spielen. Die Biotransformation von Pharmaka ist einerseits nicht selten die Vorbedingung zu einer biologischen Wirkung. Andererseits stellt sie häufig eine Möglichkeit der Elimination dar, indem die verfügbare Menge eines Wirkstoffs durch metabolische Umwandlung gesteuert wird. Oft ist die Biotransformation überhaupt die Voraussetzung zur Ausscheidung einer Substanz.

Obwohl in Einzelfällen sehr selektive Reaktionen stattfinden, wird die Mehrzahl der Xenobiotika durch wenige Enzymsysteme verändert. Diese sind notwendigerweise verhältnismäßig substratunspezifisch, jedoch höchst effektiv. Im allgemeinen unterscheidet man zwei Phasen der Biotransformation. Zu den Reaktionen der **Phase I** werden hydrolytische, oxidative und reduktive Prozesse am Pharmakon gerechnet (vgl. Tab. 11, S. 56). Bei den Reaktionen der **Phase II** wird an die entstandenen Produkte — oder auch an das Pharmakon selbst — eine körpereigene Substanz gekoppelt. Solche Konjugationen — meist mit hydrophilen Molekülen — führen in erster Linie zu einer Erhöhung der Wasserlöslichkeit, so daß das nun harn- oder gallegängige Konjugat aus dem Körper ausgeschieden werden kann.

Wie die Tab. 11, S. 56, zeigt, gibt es eine ganze Reihe von Organen, in denen eine Biotransformation erfolgen kann. In Abb. 63 sind die *Möglichkeiten* der *metaboli-* *schen Veränderung* eines Pharmakons im Verlauf seiner Körperpassage zusammenfassend dargestellt. Das weitaus leistungsfähigste Organ in bezug auf die Biotransformation ist die Leber.

Fast alle notwendigen Enzymsysteme nämlich sind in der Leberzelle (Abb. 64, S. 57) zu finden, einige als lösliche Proteine frei im Zellplasma, die bedeutendsten jedoch an Membranstrukturen der Zelle gebunden. Einige sind in den Mitochondrien lokalisiert, den Organellen für den Energiestoffwechsel der Zellen. Das *endoplasmatische Reticulum* — ein Hohlraumsystem aus verzweigten und vernetzten Schläuchen — trägt den Hauptteil der enzymatisch katalysierten Stoffwechselleistungen einer Zelle. Alle wesentlichen Reaktionen der Phase I und II werden durch Enzyme, die mit dieser Struktur assoziiert sind, gesteuert.

Das endoplasmatische Reticulum zeigt sich in zwei Formen:

1. in mit Ribosomen besetzten Gebilden, die eine rauhe Oberfläche besitzen
2. in solchen, die eine glatte Oberfläche ohne Ribosomen aufweisen

Letztere hält man durchweg für noch aktiver in ihrer metabolischen Leistung. Beim Aufschluß der Zelle entstehen die *Microsomen*, tröpfchenförmige Vesikel aus Bruchstücken des endoplasmatischen Reticulums. Sie besitzen noch biologische Aktivität und sind daher ausgezeichnete Modelle für *in vitro* Untersuchungen. In Analogie zu den *in vivo* Beobachtungen haben aus der Leber gewonnenen microsomale Enzympräparationen höchste Aktivitäten *in vitro*. Viele Gewebe zeigen mangels Co-Faktoren oder mangels einzelner „Komponenten" der Enzymsysteme kaum eine transformatorische Leistung.

In Analogie zu körpereigenen Substraten stellt man sich

Tab. 11: Die wichtigsten Reaktionen der Biotransformation mit den beteiligten Enzymsystemen sowie ihrer Lokalisation in der Zelle und Organe, in denen diese Biotransformationsschritte überwiegend stattfinden

Reaktionen	Enzymsysteme	Bevorzugte Lokalisation in der Zelle	Wesentliche Organe
Phase I			
Oxidationen			
Hydroxylierungen	Mischfunktionelle Oxidasen	Endoplasmatisches Reticulum (ER)	Leber, Niere, Lunge etc.
oxidative Desalkylierung	Mischfunktionelle Oxidasen	Endoplasmatisches Reticulum (ER)	Leber
N-, S-Oxidation	Mischfunktionelle Oxidasen	Endoplasmatisches Reticulum (ER)	Leber
oxidative Desaminierung	Mischfunktionelle Oxidasen	Endoplasmatisches Reticulum (ER)	Leber
	Monoaminooxidasen, Diaminooxidasen	Mitochondrien	Leber, Niere etc.
	andere	löslich	Plasma
Alkohol- und Aldehydoxidation	Alkoholdehydrogenasen, Aldehydoxidasen	löslich	Leber, Niere, Lunge
Reduktionen			
Aldehydreduktion	u.a. Alkoholdehydrogenasen	löslich, ER	diverse
Azo-, Nitrogruppenreduktion		ER, löslich	Leber, Darmflora
Hydrolysen			
Esterhydrolyse	diverse	löslich, ER, Liposomen	Plasma, Mucosa, Leber etc.
Hydrolyse von Säureamiden	diverse	u.a. Endoplasmatisches Reticulum	Niere, Leber etc.
Hydrolyse von Acetalen (Glycosiden, Glucuroniden)	u.a. β-Glucuronidasen	meist löslich	Mucosa, Darmflora
sonstige Reaktionen			
Dehalogenierung	diverse	Endoplasmatisches Reticulum	Leber
Aromatisierung		Mitochondrien	Darmflora, Leber, Niere
Decarboxilierung		Mitochondrien	Leber
β-Oxidation		Mitochondrien	Leber
Phase II			
Glucuronidbildung	Glucuronyltransferasen	Endoplasmatisches Reticulum	Leber, Mucosa, Niere
Sulfatkonjugation	Sulfokinasen	löslich	Leber, Niere, Intestinum
Konjugation mit Aminosäuren	diverse	ER, Mitochondrien	Leber, Niere
Acetylierung	Acetyltransferasen	Mitochondrien	Leber, Lunge, Mucosa
Methylierung	diverse Methyltransferasen	ER, löslich	Leber, Lunge

den *typischen Ablauf* der Biotransformation von Pharmaka in der Zelle etwa wie folgt vor[169]:
Ein Molekül kann die Zellmembran passieren — Pharmaka aufgrund ihrer Lipophilie, natürliche Substrate oft durch aktiven Transport — und ins Cytoplasma eindiffundieren. Durch microsomale Enzyme wird es umgewandelt (meist hydroxyliert) und anschließend konjugiert. Das eher hydrophile Endprodukt dieser Vorgänge wird im Schlauchsystem des endoplasmatischen Reticulums transportiert und schließlich nach außen (ins Blut oder in die Galle) sezerniert.

1.3.5.1 Die Reaktionen der Phase I

Oxidative Prozesse sind sehr weit verbreitet und zählen daher zu den Vorgängen, die die Biotransformation der meisten Pharmaka entscheidend mitbestimmen. Sie sind sehr gut untersucht und folgender Mechanismus der microsomalen Oxidation ist allgemein akzeptiert: *Mischfunktionelle Oxidasen* (Monooxygenasen), ein Zusammenspiel von Flavoproteinen mit NADPH und einem eisenhaltigen Protein, dem Cytochrom P-450, bilden das microsomale Hydroxylierungssystem. Mit Hilfe von molekularem Sauerstoff O_2 wird bei allen Reaktionen zunächst ein hydroxyliertes Primärprodukt (vgl. Tab. 12, S. 58) gebildet. Dabei wird das Substrat zunächst an die oxidierte Form des Cytochrom P-450 gebunden (Abb. 65, S. 58). Durch das Flavoprotein Cytochrom P-450-Reduktase wird der Komplex reduziert, bevor molekularer Sauerstoff gebunden wird[170]. Dieser wird aktiviert durch einen weiteren Reduktionsvorgang, an dem wahrscheinlich noch mehrere Enzyme und Coenzyme beteiligt sind. In dem aktivierten Komplex wird das Substrat hydroxyliert. Nach seiner Freisetzung liegt das Cytochrom P-450 wieder in oxidierter Form vor und der Zyklus kann von neuem beginnen.

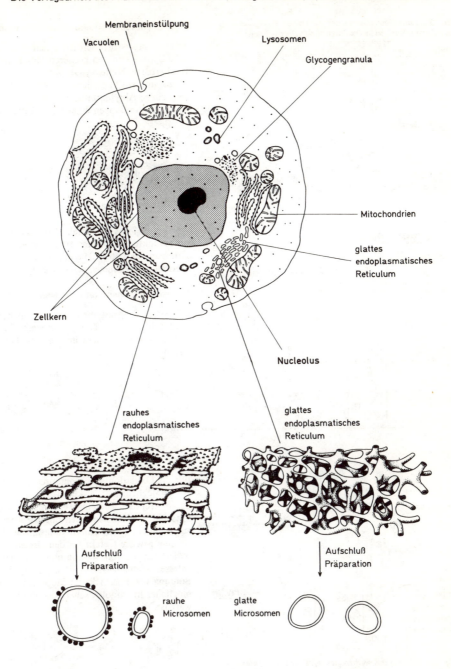

Abb. 64. Der Aufbau einer Leberzelle (schematisch) mit einer vergrößerten Darstellung des endoplasmatischen Reticulums sowie der daraus präparierten Microsomen

Tab. 12: Zum Mechanismus der oxidativen Reaktionen, die von mischfunktionellen Oxidasen katalysiert werden[170]

Hydroxylierungen

R–⌬ → ⌬–OH

R–CH$_3$ → R–CH$_2$–OH

Oxidative Desaminierungen

R–CH–CH$_3$ → [R–C(CH$_3$)(OH)–NH$_2$] ↘
  | → R–C(=O)–CH$_3$ + NH$_3$
  NH$_2$ → [R–C(CH$_3$)=N–OH] ↗

Oxidative Desalkylierungen

R–O–CH$_3$ → [R–O–CH$_2$–OH]
         → R–OH + CH$_2$O

R–NH–CH$_3$ → [R–NH–CH$_2$–OH]
          → R–NH$_2$ + CH$_2$O

N-, S-Oxidationen

R$_2$N–R → [R$_2$N(OH)–R] → R$_2$N→O + H$^⊕$

R–S–R → [R–S(OH)–R] → R–S→O + H$^⊕$

Hydroxylierung von aliphatischen Gruppen

Kohlenwasserstoffe selbst werden zwar kaum, aliphatische Seitenketten an größeren Molekülen jedoch leicht oxidiert. Die Hydroxy-Gruppe wird dabei bevorzugt in α-, ω- und (ω-1)-Stellung eingebaut. Wie das Cannabinol und einige Alkylbarbiturate zeigen, sind darüber hinaus sämtliche Stellungen einer Seitenkette hydroxylierbar.

Δ^1-Tetrahydrocannabinol

Am Beispiel des Δ^1-Tetrahydrocannabinols sind die Angriffspunkte (•) für eine Hydroxylierung aliphatischer Gruppen angegeben. Die entsprechenden Metaboliten wurden in verschiedenen Spezies *in vivo* nachgewiesen[171].

Hydroxylierungen von Alicyclen

Gesättigte Ringsysteme werden leicht hydroxyliert. So wird beispielsweise Tetralin im wesentlichen im cycloaliphatischen und nicht im aromatischen System modifiziert[172].

Tetralin   1-Tetralol   2-Tetralol

Hydroxylierung von Aromaten

Für die Oxidation von aromatischen Systemen werden einige Mechanismen diskutiert. Ziemlich sicher sind daran Arenoxide beteiligt[173]. Sie sind wegen ihrer Bereitschaft mit Nucleophilen unter Epoxidring-Öffnung zu reagieren, starke Alkylierungsmittel. Als solche sind sie eine gewisse Gefahr für den Organismus, da nucleophile Gruppen von Makromolekülen diese Reaktion veranlassen können. Dies führt dann zu einer kovalenten Bindung von Pharmaka an Biopolymere, was u.a. wegen möglicher immunologischer Reaktionen nicht wünschenswert ist.

R'=H

Aus dem Epoxid entstehen intermediär Kationen, die sich auf verschiedene Weise stabilisieren können und daher zu einer Reihe von hydroxylierten Produkten führen. Die eintretende Gruppe wird so je nach der elektroni-

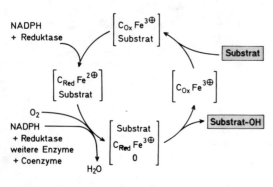

Abb. 65. Bildung des hydroxylierten Primärproduktes bei der Einwirkung einer mischfunktionellen Oxidase auf ein Substratmolekül.

C: Cytochrom P-450
Cox: in oxidierter Form
Cred: in reduzierter Form

Typische Reaktionen der Phase I der Biotransformation sollen im folgenden durch ausgewählte Beispiele näher erläutert werden.

schen Natur der vorhandenen Substituenten entweder in die para- oder meta-Stellung dirigiert.
Speziesunterschiede in den relativen Ausbeuten der verschiedenen Phenole werden häufig beobachtet.
Ein Beispiel für diese Reaktion ist das Diphenylhydantoin (DPH), für dessen Elimination die Hydroxylierung des Aromaten geschwindigkeitsbestimmend ist. Das lipophile DPH selbst kann nämlich kaum renal ausgeschieden werden, da es in den Nierentubuli gut reabsorbiert wird (vgl. S. 52). Die Umwandlungskapazität der Arenoxidasen ist individuell verschieden und häufig bei Plasmakonzentrationen im therapeutisch wirksamen Bereich schon erschöpft.

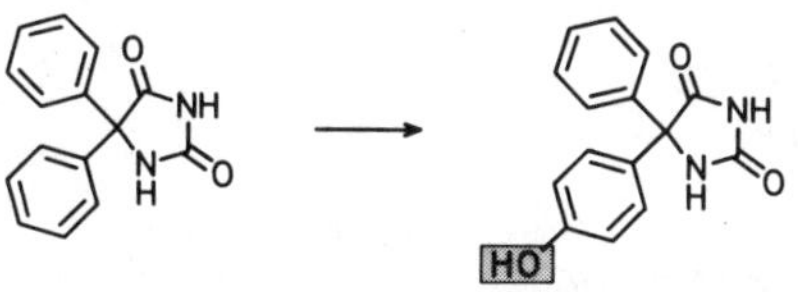

Phenytoin (DPH) → 5-*p*-Hydroxyphenyl-5-phenyl-hydantoin

Eine Reaktion des Organismus auf derartige Substanzen kann zu einer *Induktion* der entsprechenden Enzyme führen, was insbesondere beim Phenobarbital gezeigt werden konnte (vgl. S. 64 und 65).

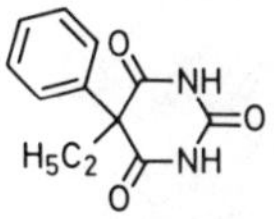

Phenobarbital

O-Desalkylierung

Es gibt mehrere microsomale Enzymsysteme, die eine Desalkylierung von Alkoxyphenolen bewirken. Alkyl-Reste mit mehr als zwei C-Atomen werden jedoch schneller durch konkurrierende oxidative Vorgänge abgebaut, so daß eine Desalkylierung hier nur untergeordnete Bedeutung besitzt.

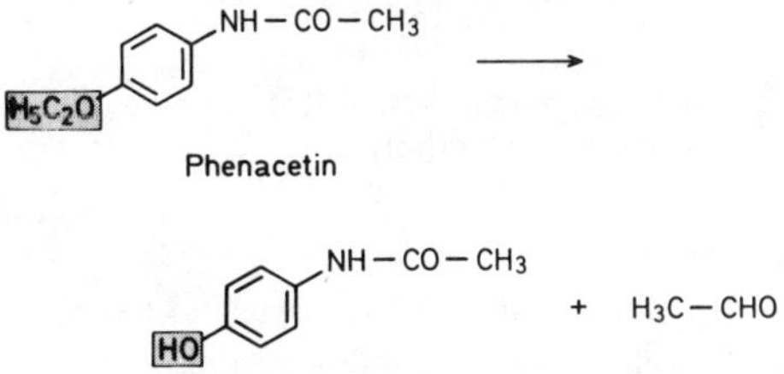

Phenacetin → Paracetamol + H_3C-CHO

N-Desalkylierung

Sekundäre und tertiäre Amine unterliegen einer Desalkylierung durch verschiedene mischfunktionelle Oxidasen aus dem endoplasmatischen Reticulum. Außerdem existieren ähnliche Enzymsysteme in den Mitochondrien. Tertiäre Amine werden im allgemeinen schneller abgebaut als sekundäre. Für die Länge der abspaltbaren Alkyl-Gruppen gelten ähnliche Einschränkungen wie bei der O-Desalkylierung.

Als Beispiel ist die Umwandlung von Imipramin in Desimipramin gezeigt[174].

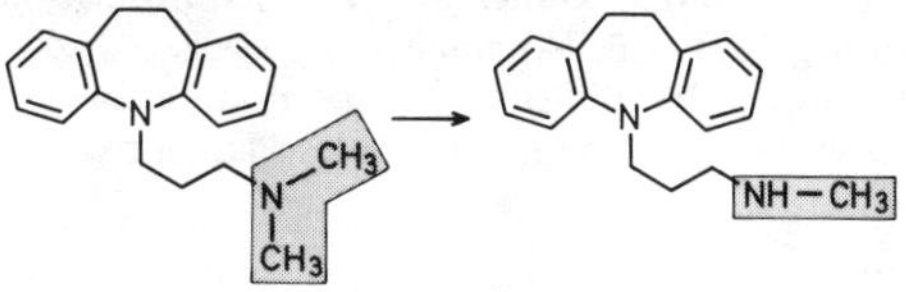

Imipramin → Desimipramin

N-Oxidation

Tertiäre Amine werden daneben zu *N*-Oxiden oxidiert. Das Produkt aus einer solchen Reaktion kann jedoch — auch nicht-enzymatisch — zum Desalkylderivat zerfallen. Als Beispiel sei wieder das Imipramin herangezogen[174].

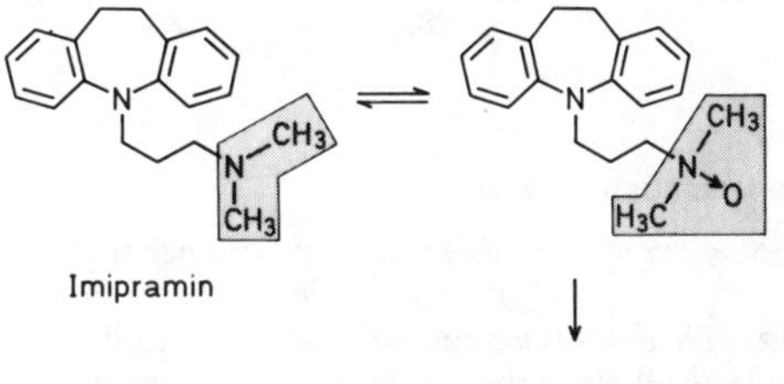

Imipramin ⇌

↓

Desimipramin

Primäre und sekundäre Amine können bei der *N*-Oxidation in reaktive Hydroxylamine und Nitroso-Verbindungen überführt werden, die wohl für die Toxizität und Carcinogenität mancher aromatischer Amine verantwortlich sind.

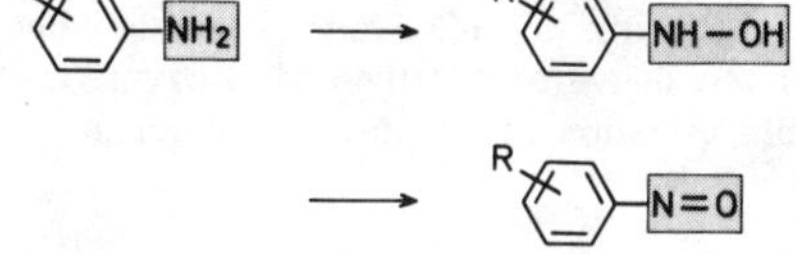

S-Oxidation

Die Oxidation von Thioethern hat Bedeutung u.a. in der Phenothiazin-Reihe. Sie führt zu Sulfoxiden und gelegentlich weiter zu Sulfonen. Kurze Alkylreste (Methyl-, Ethyl-) werden dagegen unter *S*-Desalkylierung abgebaut.

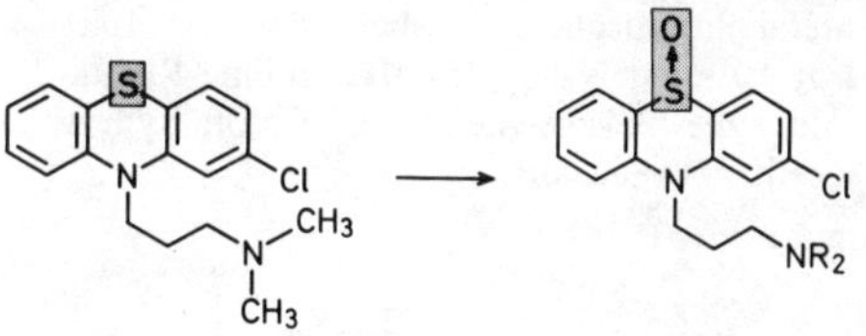

Chlorpromazin

Oxidative Desaminierung

Das microsomale Enzymsystem für die oxidative Desaminierung spielt wahrscheinlich nur eine untergeordnete Rolle. Die *Monoaminooxidase (MAO)* und die entsprechende *Diaminooxidase (DAO)* sind in der Regulation des biogenen Aminhaushalts beteiligt und in den Mitochondrien lokalisiert. Von den biogenen Aminen abgeleitete Arzneistoffe werden durch sie naturgemäß bevorzugt abgebaut (z.B. Noradrenalin). Dagegen wird das Halluzinogen Mescalin trotz seiner strukturellen Ähnlichkeit von einer Aminooxidase des Plasma oxidiert.

Mescalin → 3,4,5-Trimethoxybenzaldehyd + NH_3

Sonstige Oxidationsprozesse

Für Xenobiotica spielen neben den microsomalen Oxidationen nur noch die *Alkoholdehydrogenase (ADH)* sowie die *Aldehydoxidase* eine nennenswerte Rolle. Verschiedene Alkohole werden leicht zu entsprechenden Aldehyden oder Ketonen oxidiert. Der Wasserstoff wird dabei auf $NAD^{\oplus}$ übertragen.
Ebenfalls $NAD^{\oplus}$-abhängige Aldehydoxidasen katalysieren die weitere Oxidation zur entsprechenden Säure.

$H_3C-CH_2-OH \longrightarrow H_3C-CHO \longrightarrow H_3C-COOH$

Peroxidasen, die Enzyme der β-Oxidation, decarboxilierende und oxidativ dehydrohalogenierende Enzyme tragen zur Biotransformation von Arzneistoffen nur in Ausnahmefällen bei.

Reduktion

Reduktive Prozesse spielen in der Regel bei der Elimination von Pharmaka kaum eine Rolle. Bei einigen der vorgenannten Oxidationsprozesse liegt jedoch das Gleichgewicht auf seiten des reduzierten Substrats. In diesen Fällen lassen sich nennenswerte Mengen entsprechender Metaboliten isolieren. Insbesondere die *Alkoholdehydrogenase* katalysiert des öfteren eine Reduktion der Aldehyde. Beispielsweise wird Chloralhydrat zu Trichlorethanol reduziert.

$Cl_3C-CH(OH)-OH \longrightarrow Cl_3C-CH_2-OH$

Hydrolyse

Hydrolytische Prozesse gehören neben der microsomalen Oxidation zu den bedeutendsten Reaktionen der Phase I. Verschiedene lösliche, meist wenig substratspezifische Hydrolasen finden sich im Blut und im Cytoplasma von Zellen vieler Gewebe (Mucosa, Niere). Auch die Microsomenfraktion der Leberzellen enthält aktive Esterasen und Amidasen. Ihre allgemeine Verbreitung gestattet dem Arzneimittelchemiker, ihre Einwirkung auf Pharmaka gezielt bei der Optimierung von Strukturen einzuplanen (Prodrugkonzept, vgl. S. 67).

Hydrolyse von Estern

Die Hydrolyse von Estern erfolgt in der Regel rasch. Es werden Ester der verschiedensten Säuren gespalten. Auch sauerstoffhaltige Heterocyclen werden – eventuell nach einer Oxidation am benachbarten Kohlenstoff-Atom – durch Esterasen geöffnet.

Carboxyesterasen

$R-CH_2-COOR' \longrightarrow R-CH_2-COOH + R'-OH$

$R-C_6H_4-COOR' \longrightarrow R-C_6H_4-COOH + R'-OH$

Arylesterasen

$R-COO-C_6H_4-R' \longrightarrow R-COOH + R'-C_6H_4-OH$

Arylsulfatasen

$R'-C_6H_4-O-SO_3^{\ominus} \longrightarrow HSO_4^{\ominus} + R'-C_6H_4-OH$

Pethidin wird ausschließlich durch microsomale Enzyme der Leber verseift.

Pethidin → Pethidinsäure + C_2H_5OH

Procain dagegen wird durch verschiedene Esterasen in der Leber und im Plasma hydrolysiert.

Hydrolyse von Amiden

Amide bieten aufgrund der relativen Stabilität ihrer Elektronenkonfiguration weniger gute Bedingungen für eine hydrolytische Spaltung als Ester. So zeigt sich beispielsweise Procainamid deutlich weniger hydrolyseempfindlich als Procain selbst.

Procainamid: $H_2N-C_6H_4-C(O)-NH-(CH_2)_2-N(C_2H_5)_2$

$\longrightarrow H_2N-C_6H_4-COOH$

4-Aminobenzoesäure

Die Hydrolyse von Amiden spielt weiter eine Rolle bei der Spaltung N-haltiger Heterocyclen, wie Hydantoinen und Barbituraten. Die Desacylierung von N-acetylierten aromatischen Aminen, die insbesondere in der Niere abläuft, hat eine Bedeutung als „Giftungsreaktion" (vgl. S. 65).

Hydrolyse von Acetalen

Die enzymatische Spaltung von Acetalen erfolgt leicht in den verschiedensten Organen, die der β-Glycoside und β-Glucuronide ist auf wenige Gewebe und die Darmflora beschränkt.

So wird beispielsweise Pivampicillin bereits im Darmlumen, in der Mucosa und im Plasma der Pfortader quantitativ gespalten, so daß nur Ampicillin den großen Kreislauf erreicht[175].

Pivampicillin

→ Ampicillin + CH_2O + $(H_3C)_3C-COOH$

Von Glycosiden, wie Digitoxin, werden Zucker-Reste in der Regel bis zum Monoglycosid abgespalten[176]. Glucuronide, die bei Reaktionen der Phase II gebildet werden, können im Intestinaltrakt, wahrscheinlich sowohl von Enzymen der Darmwand als auch der Darmflora, wieder gespalten werden. Auch in der Niere und im Urin wird eine β-Glucuronidaseaktivität beobachtet.

Weitere Hydrolysen

Hydrolytischen Spaltungen unterliegen auch weitere funktionelle Gruppen an Pharmaka, wie Nitrile und andere Carbonsäure-Derivate.

1.3.5.2 Die Reaktionen der Phase II

Bei den Reaktionen der Phase I ist bereits die Lipophilie des Pharmakons durch Einführung oder Freilegung von polaren Gruppen reduziert worden, so daß es vermehrt über Harn und Galle ausgeschieden werden kann. Die synthetischen Reaktionen der Phase II können darüber hinaus durch eine drastische Polaritätssteigerung zu einer nachhaltigen Elimination führen. Dazu werden polare Strukturen, die der Organismus aus dem körpereigenen Stoffwechsel von Kohlehydraten, Fetten und Proteinen gewinnt, an das Pharmakon oder an dessen Metaboliten gekoppelt. Dieser Vorgang verläuft in aller Regel in zwei Schritten. Zunächst wird in einem *Aktivierungsschritt* die körpereigene Substanz – oder auch das Pharmakon – in eine reaktive Form überführt. Die eigentliche Konjugation wird dann durch *Transferasen* katalysiert.

Typische Reaktionen werden im folgenden anhand von Beispielen näher erläutert.

Glucuronidierung

Diese Reaktion ist für die meisten Pharmaka und für einige körpereigene Stoffwechselprodukte der bevorzugte Weg zur Ausscheidung. Aus dem Kohlehydratstoffwechsel stammendes Glucose-1-phosphat wird mit Hilfe von Uridintriphosphat (UTP) aktiviert und durch eine Dehydrogenase oxidiert.

„aktivierte" Glucuronsäure
(UDPGA)

Die „aktivierte" Glucuronsäure kann nun mit einer ganzen Reihe von funktionellen Gruppen reagieren, wobei gruppenspezifische Glucuronyltransferasen als übertragende Enzyme beteiligt sind. Alkohole und Phenole ergeben Glucuronide mit einer glycosidischen Bindung, Carbonsäuren solche mit einer esterartigen Verknüpfung. Amide werden zu *N-Glucuroniden* konjugiert, Thiole entsprechend zu *S-Glucuroniden*.

UDPGA + R–OH →

+ R–COOH →

+ R–NH_2 →

+ R–SH →

Beispiele für den Variationsreichtum möglicher Verknüpfungen sind in Tab. 13, S. 62, angegeben.

Tab. 13: Glucuronid-Bildung an verschiedenen Strukturelementen von Pharmaka

	Funktionelle Gruppen	Beispiel	
OH	Primärer Alkohol	Trichlorethanol	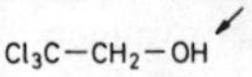 Cl_3C-CH_2-OH
	Sekundärer Alkohol	Oxazepam	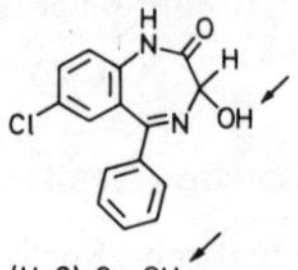
	Tertiärer Alkohol	t-Butanol	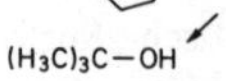 $(H_3C)_3C-OH$
	Phenol	Diethylstilbestrol	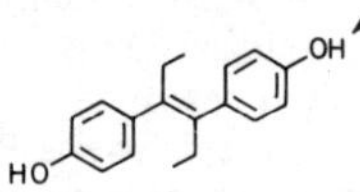
	Enol	4-Hydroxycumarin	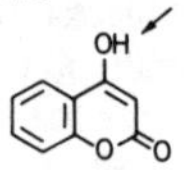
COOH	Aromatische Carbonsäuren	4-Hydroxybenzoesäure	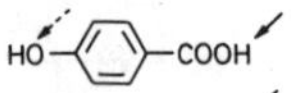
	Aliphatische Carbonsäuren	2-Ethylcapronsäure	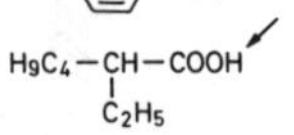 $H_9C_4-CH-COOH$ $\quad\quad C_2H_5$
NH	Aromatische Amine	Sulfanilamid	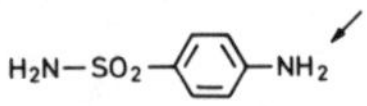 $H_2N-SO_2-\bigcirc-NH_2$
	Carbonsäureamide	Meprobamat	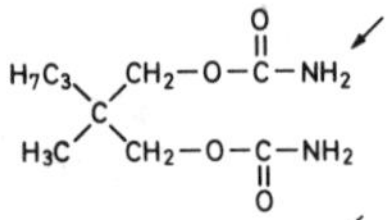
	Sulfonamide	Sulfathiazol	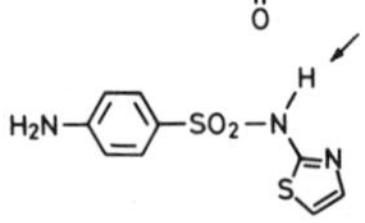
SH	Thiole und Disulfide	Disulfiram	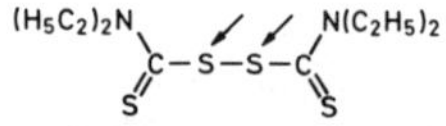
CH	C-H azide Verbindungen	Δ^6-Tetrahydrocannabinol	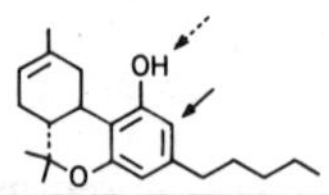

Die Enzyme, die Glucose-1-phosphat aktivieren, sind im Cytoplasma sämtlicher Gewebe zu finden. Dagegen konzentrieren sich die Transferaseaktivitäten im Endoplasmatischen Reticulum der Zellen einiger Organe. Neben der Leber sind offensichtlich noch Nieren, Lunge und Darmmucosa besonders aktiv. So erreicht z.B. bei Ratten oral verabreichtes Phenol die Leber als Glucuronid[177], da es bereits im Intestinaltrakt (Mucosa) entgiftet wurde. Am Rhesusaffen konnte über pharmakokinetische Messungen gezeigt werden, daß Diethylstilbestrol mit einer deutlich höheren Geschwindigkeitsrate konjugiert wird, als es seinem Einstrom mit dem Blut in die Leber entspricht[178].

Sulfatierung

Von Bedeutung ist die Konjugation von Phenolen, Alkoholen und aromatischen Aminen mit Schwefelsäure. In einer zweistufigen Reaktion werden Sulfationen unter Verwendung von 2 Molekülen Adenosintriphosphat (ATP) zum „aktiven" Sulfat verestert, dem *3′-Phosphoadenosin-5′-Phosphosulfat*. Dieses kann durch Sulfokinasen auf die vorgenannten Substrate übertragen werden.

$$\text{Adenosin}-\overset{P}{P} \sim SO_3H$$

$$+ R-OH \longrightarrow R-O-SO_3H$$
$$\text{oder} \quad + R-NH_2 \longrightarrow R-NH-SO_3H$$

Typische Beispiele für die Bildung von Sulfaten sind die folgenden:

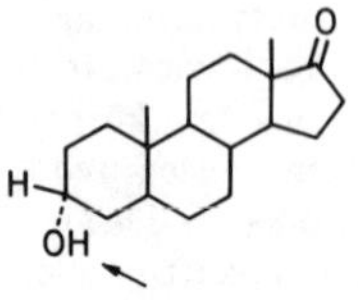

Androsteron: sek. Alkohol

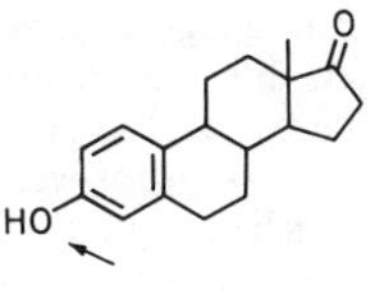

Estron: Phenol

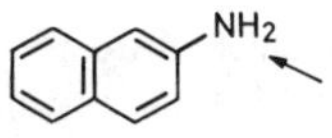

2-Naphthylamin: aromatisches Amin

Im Gegensatz zur hohen Kapazität der Glucuronyltransferasen ist die der Sulfokinasen durch den Vorrat an Sulfationen begrenzt. Dies ist wahrscheinlich eine Ursache dafür, daß die Glucuronidbildung oft die bevorzugte Route der Konjugation darstellt.

Acetylierung

Da die aktivierte Essigsäure (*Acetyl-Coenzym A*) in den Mitochondrien aller Zellen aufgrund normaler Stoffwechselvorgänge reichlich vorhanden ist, ist es durchaus verständlich, daß geeignete funktionelle Gruppen an Pharmaka acyliert werden können. Das Produkt einer solchen Reaktion ist in der Regel nicht wesentlich hydrophiler als die Ausgangsverbindung. So ist es nicht überraschend, daß diese Umsetzung für die Elimination von xenobiotischen Substanzen nur eine untergeordnete Rolle spielt. Eine gewisse Bedeutung hat sie in der Reihe der aromatischen Amine, wo sie zur Entgiftung dieser potentiell gefährlichen Gruppierung (*N*-Oxidation) beiträgt.

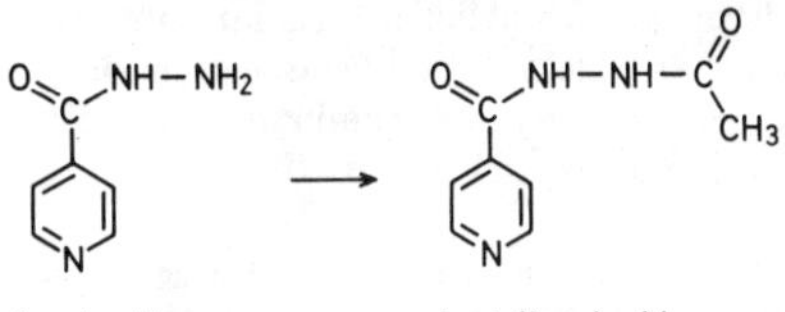

Isoniazid → Acetylisoniazid

Ein Beispiel für eine Acetylierung ist auch Isoniazid.

Methylierung

Die Methylierung ist von geringer Bedeutung für Pharmaka, obwohl sie im körpereigenen Stoffwechselgeschehen eine große Rolle spielt. Als Methyl-Gruppendonator fungiert Methionin in seiner aktivierten Form, dem *S-Adenosylmethionin*. Es können Hydroxy-, Amino- und Mercapto-Verbindungen methyliert werden. Als Beispiel ist die Quaternisierung einer tertiären Amino-Gruppe im Methadon angegeben[179], da eine solche Methylierung eines tertiären Amins zu einem hydrophileren Produkt führt, was bei anderen Methylierungen nicht der Fall ist. Möglicherweise liegt hierin die Ursache für die geringe Verbreitung dieser Reaktion bei Xenobiotica.

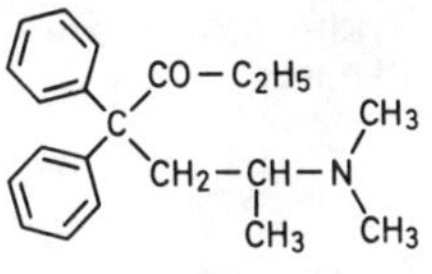

Methadon 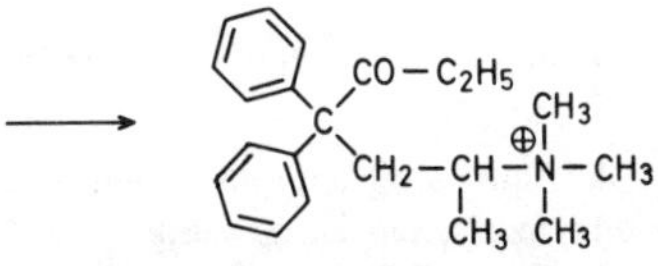 → N-Methylmethadon

Konjugationen mit Aminosäuren

Da aliphatische Carbonsäuren in der Regel oxidativ abgebaut werden, kommt in erster Linie für aromatische Carbonsäuren eine Konjugation mit Glycin, Glutaminsäure oder anderen Aminosäuren in Betracht. Dazu wird das Pharmakon mit ATP in einen reaktiven *Coenzym-A-ester* überführt, der dann mit Amino-Gruppen reagieren kann. Von Bedeutung sind beim Menschen die Konjugate des Glycins und die der Glutaminsäure. Andere Gattungen bedienen sich einiger verschiedener Aminosäuren und Peptide. Das klassische Beispiel einer Konjugation mit Glycin gibt die Benzoesäure.

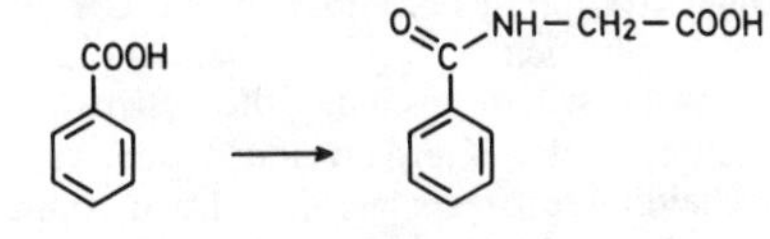

Benzoesäure → Hippursäure

1.3.5.3 Kinetische Aspekte

Die Kinetik der Biotransformation kann in drei Ebenen betrachtet werden. Zum einen ist die Kinetik der einzelnen metabolischen Umwandlung am Enzymsystem von Interesse. Ferner spielt die Vielzahl der möglichen Abbauwege, d.h. die relative Bedeutung der Konkurrenzreaktionen, eine Rolle. Schließlich müssen alle Wege der Elimination, also etwa die renale und biliäre Ausscheidung sowie sämtliche Routen der Biotransformation zusammen gesehen werden, um eine umfassende Vorstellung der Eliminationskinetik eines Pharmakons zu gewinnen. Die oft beobachteten Speziesunterschiede finden ihre Erklärung durch die Variabilität der einzelnen Gattungen in allen drei Ebenen.

Bei den kinetischen Betrachtungen enzymkatalysierter Reaktionen wurde gezeigt, daß sich das Massenwirkungsgesetz auf die Beziehungen zwischen Enzym und Substrat anwenden läßt. Unter der Voraussetzung der Existenz eines aktivierten Enzym-Substrat-Komplexes, der anschließend in die Reaktionsprodukte und das Enzym zerfällt, lassen sich Gleichungen zur Beschreibung der Enzymwirkung ableiten, die zwar stark vereinfachenden Charakter haben, aber trotzdem auch heute noch als

Grundlage für die mathematische Beschreibung enzymkinetischer Untersuchungen dienen können:

$$v = \frac{v_{max}}{K_m + c} \cdot c \qquad (6)$$

v = Umsetzungsgeschwindigkeit (eines Substrates)
v_{max} = maximale Reaktionsgeschwindigkeit unter voller Ausnutzung aller Enzymmoleküle (Grenzwert)
K_m = Michaelis-Konstante
c = Konzentration des Pharmakons am Ort der Biotransformation

In dieser Gleichung sind die wesentlichen Eigenschaften einer enzymatischen Umsetzung festgehalten. v_{max} ist proportional der Zahl der aktiven Enzymeinheiten und damit ein Maß für die *maximale Wirksamkeit* dieses Enzymsystems. Die *Michaelis-Konstante* charakterisiert die Affinität des Enzyms zum Substrat, indem sie die Substratkonzentration angibt, bei der Halbsättigung am Enzym erreicht ist. Beide Parameter sind abhängig von diversen Einflußgrößen, wie der eigentlichen Enzymaktivität, der Wirkung von Aktivatoren und Inhibitoren sowie weiterer Substrate, Cofaktoren und der gebildeten Produkte. Sie sind abhängig von der Spezies, vom Alter und Geschlecht, von der genetischen Determination, der Diät, der gleichzeitigen Gabe von Xenobiotica (Enzyminduktion) und von sonstigen Bedingungen. K_m und v_{max} sind also keine eigentlichen Konstanten, sondern eher komplizierte Funktionen, die die Abhängigkeit der Umsetzung von vielerlei Einflüssen ausdrücken. Die Konzentration des Pharmakons am Ort der Biotransformation ergibt sich aus seinem pharmakokinetischen Verhalten, wobei sich insbesondere die Geschwindigkeit der Aufnahme in den Kreislauf und die der verschiedenen Ausscheidungsprozesse auswirkt. Dazu kommen noch parallel ablaufende metabolische Umsetzungen, die sich in der Zeitabhängigkeit von c ebenfalls niederschlagen. Wie Abb. 66 zeigt, hat ein Enzym zwei typische Arbeitsbereiche, wenn man seine Umsatzrate in Relation zum Substratangebot sieht.

Bei *hoher Substratkonzentration* ($c \gg K_m$) läßt sich Gl. (6) vereinfachen:

$$v \approx v_{max}$$

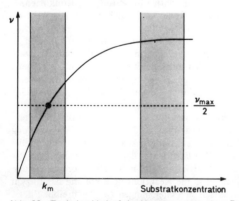

Abb. 66. Typischer Verlauf der Umsetzungsrate eines Enzyms in Abhängigkeit vom Substratangebot. Die beiden „Arbeitsbereiche" des Enzyms sind schraffiert

Enzymsysteme, die in der Nähe des „Sättigungsbereichs" arbeiten, sind also praktisch ausgelastet. Ihre Umsatzrate ist über größere Konzentrationsbereiche des angebotenen Substrats konstant und damit vom Substratangebot weitgehend unabhängig. Sie wird im wesentlichen von Faktoren geregelt, die v_{max} beeinflussen, also beispielsweise von der Konzentration von Cofaktoren und Effektoren. Ein bekanntes Beispiel ist die Alkoholdehydrogenase mit einem K_m von 0,1 mg Ethanol/ml Plasma. Ethanol-Konzentrationen von 0,5 Promille „sättigen" das Enzym bereits zu 83%[180].

Bei *niedriger Substratkonzentration* ($c \ll K_m$) wird aus Gl. (6)

$$v \approx \frac{v_{max}}{K_m} \cdot c = k \cdot c \qquad (7)$$

Darin kommt zum Ausdruck, daß die Umsetzung bei geringer Substratkonzentration im wesentlichen von dieser bestimmt wird. Nur dieser Arbeitsbereich erfüllt die Annahme in der klassischen Pharmakokinetik, daß die metabolische Elimination in erster Näherung der gegebenen Dosis proportional ist, die über die Plasmakonzentration die Konzentration am Ort der Biotransformation bestimmt. Eine *dosislineare* Eliminationskinetik ist ein wichtiger Aspekt der Therapiesicherheit. Falls sie sich über weite Bereiche der therapeutischen Dosierung eines Pharmakons belegen läßt, sind nämlich rechnerische Voraussagen zu seinem pharmakokinetischen Verhalten nach beliebigen Dosierungsplänen erlaubt[181].

Daß diese Annahme nicht in jedem Fall zu Recht besteht, zeigt das Beispiel des Ethanol. Allerdings liegen seine Plasmakonzentrationen im Promillebereich, während die von Pharmaka sich üblicherweise im ppm- und ppb-Bereich bewegen. Strukturelle Eigenschaften eines Pharmakons, die eine *quasilineare* Eliminationskinetik erwarten lassen, sind in Tab. 14 dargestellt.

Tab. 14: Eigenschaften eines Pharmakons in Abhängigkeit von seiner Struktur, die eine „lineare" Beschreibung der metabolischen Elimination begünstigen

Eigenschaften des Pharmakons	Förderliche Strukturelemente im Pharmakon
Wirksamkeit bei geringer Dosierung	„intrinsic activity"
starke Verteilung	Lipophilie des gesamten Moleküls
Muttersubstanz als solche ausscheidungsfähig	Nieren- und Gallegängigkeit durch hydrophile Bereiche und/oder entsprechende molare Masse
mehrere parallele Wege der Biotransformation	Bau des Moleküls mit mehreren metabolisch labilen Gruppierungen

Bei Substanzen, die entsprechende Eigenschaften nicht aufweisen, wird die Biotransformation zum geschwindigkeitsbestimmenden Schritt der Elimination. Gibt es mangels anderer Eliminationswege nur die Möglichkeit einer metabolischen Umwandlung, müssen die beteiligten Enzymsysteme die entsprechenden Kapazitäten besitzen, um das Pharmakon – auch bei höheren Dosen – zu verarbeiten. Diese Kapazität ist dann gegeben, wenn der

Arzneistoff direkt durch Reaktionen der Phase II eliminiert werden kann. Die Enzyme zur Glucuronidierung und zur Hippursäure-Bildung sind durch den Vorrat an kopplungsfähigen Agentien in der Lage, relativ hohe Umsätze auf Dauer zu erzielen. So liegen z.B. für die Bildung von *Salicylurat* und von *Glucuroniden der Salicylsäure*[182] die K_m-Werte beim Menschen im Bereich um 500 mg/Individuum. Dies ist die gleiche Größenordnung wie bei der vorher erwähnten Alkoholdehydrogenase. Bei Dosierung von Grammengen jedoch muß auch für die Salicylsäure mit einer dosis-abhängigen Eliminationskinetik gerechnet werden.

Die Bildung von *Sulfaten* wird durch den beschränkten Vorrat an Sulfat-Ionen limitiert. Erfolgt der Abbau eines Pharmakons ausschließlich auf diesem Wege, so ist zu erwarten, daß v_{max} mangels Cosubstrats im Laufe der Zeit zurückgeht.

Von den Reaktionen der Phase I zeigen die hydrolytischen Prozesse hohe Umsatzraten. Die Hydrolyse von Procain kann zusätzlich noch dadurch gesteigert werden, indem durch Gabe von Phenobarbital eine allgemeine *Enzyminduktion* veranlaßt wird. Dabei vermehrt sich das endoplasmatische Reticulum mit sämtlichen Enzymen. Mit dem Anstieg der aktiven Hydrolasen steigt v_{max} proportional dazu an, während die Michaelis-Konstante unverändert bleibt[183].

Eine bevorzugte Route der Phase I der Biotransformation ist ferner die Hydroxylierung aliphatischer Gruppen, während der oxidative Angriff auf Aromaten energetisch weniger günstig ist. So zeigt beispielsweise *Phenytoin* eine Kinetik, bei der die „Sättigung" des Enzymsystems schnell erreicht ist[184]. Hierbei spielt eine Rolle, daß die Hydroxylierung den einzigen möglichen Weg zu einer Elimination darstellt. Hinzu kommt, daß die Biotransformation von Phenytoin durch einige andere Pharmaka – teilweise durch Konkurrenz am Cytochrom P-450 – gehemmt wird.

Die Protein-Bindung beeinflußt die Kinetik der Biotransformation insofern, als der freie Anteil des Pharmakons, der für eine Biotransformation ohne weiteres zur Verfügung steht, verringert wird. Allerdings scheint die Möglichkeit gegeben zu sein, daß die Bindung an das transformierende Enzym so stark ist, daß dieses den Arzneistoff sozusagen aus der Protein-Bindung „extrahiert".

Zusammenfassend läßt sich also feststellen, daß die Kinetik der metabolischen Prozesse, denen ein Pharmakon unterliegt, von vielen Einflußgrößen bestimmt wird. Nur in Ausnahmefällen kann sie von einem einzigen Parameter ausreichend charakterisiert werden. Sie läßt sich mit der Michaelis-Menten-Beziehung [Gl. (6)] näherungsweise beschreiben, wobei *in vivo* bei therapeutischen Konzentrationen des Pharmakons häufig eine Vereinfachung zu Gl. (7) erlaubt ist. Bei der planmäßigen Entwicklung eines Arzneistoffes spielen empirische Überlegungen zur Eliminationskinetik eine wichtige Rolle.

1.3.5.4 Die Bedeutung der Biotransformation im Rahmen der Arzneimittelentwicklung

Die Bedeutung der Biotransformation für die *Arzneimittelentwicklung* hat Parke[168] eindrucksvoll formuliert (s. Zitat auf Seite ,55). Dies soll im folgenden durch Beispiele belegt werden, insbesondere im Hinblick darauf, wie der synthetisch tätige Chemiker metabolische Umsetzungen bei der Entwicklung von Pharmaka gezielt in die Planung einbeziehen kann.

Einer Biotransformation werden Xenobiotica fast ausnahmslos unterworfen. Nur Stoffe, die sehr schnell ausgeschieden oder extrem stark verteilt werden, bleiben ausgenommen. Eine metabolische Umwandlung kann einerseits zu biologisch inaktiveren Strukturen führen oder andererseits zu Produkten, die eine gleiche, ähnliche oder ganz verschiedene Aktivität im Vergleich zur Muttersubstanz besitzen. Folgerichtig unterscheidet man daher zwischen *Bioaktivierung* und *Bioinaktivierung*.

Die Bezeichnungen Giftung oder Entgiftung sind zwar im Einzelfall oft treffender, jedoch nicht allgemein gültig. Typische Beispiele sind in Tab. 15, S. 66, zusammengefaßt.

Für den Arzneimittelchemiker stellt sich nun die Aufgabe, diese Prozesse zur Erhöhung der Selektivität des Pharmakons und vor allem zur Vermeidung unerwünschter Wirkungen möglichst im voraus zu berücksichtigen. Voraussetzung zu einem solchen Vorgehen ist die Kenntnis einer pharmakologisch aktiven Struktur (Leitstruktur), die entsprechend abgewandelt wird (*Strukturvariation*). Eine derartige Planung ist möglich, wenn es gelingt, Struktur-Aktivitäts-Beziehungen aufzufinden[185]. Dies ist für Biotransformationsprozesse gezielt noch nicht möglich, da sie von zu vielen Faktoren abhängig sind. Trotzdem bleiben viele Möglichkeiten einer Beeinflussung dieser Vorgänge, Möglichkeiten, die durchaus planbar sind, wenn auch nur halbquantitativ und auf empirischer Basis. So gibt es beispielsweise Ansätze, aus systematischen Untersuchungen der *Regioselektivität* von Biotransformationsprozessen gewisse Erwartungen bezüglich der entstehenden Produkte abzuleiten[186]. Eine Synthese von potentiellen Metaboliten in einem frühen Stadium der Entwicklung sowie ihre biologische Prüfung können für eine weitere Planung von Bedeutung sein.

Einige Aspekte der gezielten Ausnutzung von Biotransformationsprozessen durch chemische Modifikationen von Pharmaka sind in Tab. 16, S. 66, zusammengefaßt.

Eine Beschleunigung bzw. eine Verlangsamung der Inaktivierung kann durch geeignete Substituenten an der Muttersubstanz erreicht werden. Das Beispiel des *Procains* bzw. *Procainamids* ist bereits angesprochen worden, wo letzteres in der Wirkung protrahiert ist. Der entgegengesetzte Weg wurde beschritten, um das Lokalanästhetikum *Lidocain* schneller abbaubar zu machen[187]. Damit wird sein Effekt noch besser steuerbar und die zentrale Wirkungskomponente stärker unterdrückt.

Lidocain

Butacetoluid

Die Auswahl geeigneter Substituenten zur Erleichterung der Hydrolyse konnte hier über die Hammett-Konstan-

Tab. 15: Die Schlüsselrolle der Biotransformation zur Ausprägung einer Arzneimittelwirkung an ausgesuchten Beispielen

Art der Biotransformation	Beispiel			Pharmakologische Auswirkungen
Inaktivierung durch				**Verlust der**
Hydroxylierung	Phenobarbital			sedativen Eigenschaften
oxidative Desalkylierung	Gliquidone			antidiabetischen Eigenschaften
N-, S-Oxidation	Chlorpromazin			neuroleptischen Eigenschaften
oxidative Desaminierung	Mescalin			halluzinogenen Eigenschaften
Seitenkettenoxidation	Tolbutamid			antidiabetischen Eigenschaften
Hydrolyse	Procainamid			antifibrillatorischen Eigenschaften
Glucuronidbildung	Stilbestrol			östrogenen Eigenschaften
Hippursäurebildung	Salicylsäure			analgetischen Eigenschaften
Sulfatkonjugation	Estron			östrogenen Eigenschaften
Methylierung	Methadon			analgetischen Eigenschaften
Acetylierung	Isoniazid			bacteriostatischen Eigenschaften
Aktivierung durch				**Entstehung eines Produktes mit**
Hydroxylierung	Diazepam	→	Oxazepam	ähnlicher pharmakologischer Wirkung
oxidative Desalkylierung	Imipramin	→	Desimipramin	ähnlicher pharmakologischer Wirkung
Demethylierung	Codein	→	Morphin	ähnlicher pharmakologischer Wirkung
oxidative Desalkylierung	Isoproniazid	→	Isoniazid	veränderter pharmakologischer Wirkung
Hydrolyse	Pivampicillin	→	Ampicillin	pharmakologischer Wirkung
Reduktion	Prontosil	→	Sulfanilamid	aus einer inaktiven Prodrug
Hydrolyse	Phenacetin	→	4-Phenetidin	toxischen Nebenwirkungen
Umamidierung	Penicilline	→	Penicilloylproteine	allergener Wirkung
?	Thalidomid	→	unbek. Metabolit	teratogener Wirkung
N-Oxidation	aromatische Amine	→	Hydroxylamine	carcinogener Wirkung
Hydroxylierung nach Demethylierung	Amino-Azoverbindungen	→	Hydroxylamine	carcinogener Wirkung

Tab. 16: Möglichkeiten zur gezielten Beeinflussung des Wirkungsprofils von Pharmaka über die Biotransformation

Beeinflussung über die Biotransformation	geplanter pharmakologischer Effekt	Beispiele
Inaktivierung		
Verlangsamung	Verlängerung der Wirkung	Procain/Procainamid
	Vermeidung eines first-pass-Effekts nach p.o.-Gabe	Estrogene/Ethinylestrogene
Beschleunigung	lokale Begrenzung der Wirkung	Lidocain/Butacetoluid
	schnelle Ausscheidung über die Galle	Sulfonylharnstoffe/Gliquidone
	Verkürzung der Wirkung	
	Vermeidung bestimmter Abbauwege	
Aktivierung		
Aktivierung nach Resorption	Resorptionsverbesserung	Ampicillin/Pivampicillin
Aktivierung nach Applikation	Vermeidung störender Begleiteffekte der Muttersubstanz (z.B. Geschmack)	Chloramphenicol/Ester des Chloramphenicol
Aktivierung nach Einstrom aus einem Körperdepot	Wirkungsverlängerung	Estrogene/Estradiolester
Reaktivierung von biliär ausgeschiedenen Konjugaten	Wirkungsverlängerung	
Aktivierung im Zielorgan	lokale antibiotische Wirkung	Sulfathiazol/Succinylsulfathiazol
Aktivierung im Zielorgan	lokale cytostatische Wirkung	(Stilbestrol/Stilbestrolphosphat)
Aktivierung im Zielorgan	Überwindung der Blut-Hirn-Schranke	2-PAM/Pro-2-PAM
Reduzierung der Biotransformation (bei Gabe des aktiven Metaboliten)		
Einige Schritte der Bioformation entfallen	Vermeidung von Nebenwirkungen	Phenacetin/4-Acetamol
Vermeidung von Wirksubstanzverlusten über parallele Abbauwege	Dosisverminderung	

ten, also über *quantifizierbare* Größen, rechnerisch unterstützt werden[185]. Ähnliche Überlegungen wurden für orale Antidiabetica angewandt. Bei dieser Substanzklasse wird eine gut steuerbare, nicht zu lange anhaltende, blutzuckersenkende Wirkung angestrebt. Aufgrund von Niereninsuffizienzen, regelmäßigen Begleiterscheinungen des Altersdiabetes, sind zusätzliche Kumulationseffekte zu erwarten. So erschien es wünschenswert, einen vorwiegend gallegängigen, schnell abbaubaren Sulfonylharnstoff zu entwickeln. In *Gliquidone*[188]
scheint dies gelungen zu sein. Durch Steigerung der Molekülgröße und die stoffwechsellabile Platzierung der Methoxy-Gruppe ist eine vergleichsweise rasche Ausscheidung über die Galle vorprogrammiert.

Gliquidone

Häufig sind die Stoffwechselprozesse in der Leber so effektiv, daß eine Substanz beim Durchgang fast völlig metabolisiert wird. Dies führt zum first-pass-Effekt nach oraler Gabe[189]. Beispiele dafür sind Lidocain sowie natürliche Estrogene. Zur Entwicklung u.a. von oralen Contrazeptiva war es unumgänglich, entsprechende Estrogene zu entwickeln, deren Substituenten einen Abbau erschweren. Dies ist durch Einführung einer Ethinyl-Gruppe am Steroid-Gerüst gelungen.

17α-Ethinyl-estradiol

Eine Triebfeder zum Studium der Biotransformation ist die Aussicht auf die Auffindung *pharmakologisch aktiver Metaboliten,* die einerseits als solche verwendet werden, andererseits wieder selbst als Leitstruktur zur Entwicklung neuer Wirkstrukturen dienen können. Sie können statt der Muttersubstanz verabreicht werden, um Nebenwirkungen, die auf diese beschränkt sind, auszuschalten. Ein Beispiel ist die Verwendung von *4-Acetamol* anstelle von Phenacetin, um die unerwünschten Begleiteffekte einer Phenetidin-Bildung zu vermeiden. Es ist außerdem denkbar, daß infolge der Vermeidung von konkurrierenden Eliminationswegen, die die Verfügbarkeit der Muttersubstanz verringern, eine Gabe des aktiven Metaboliten eine Dosisverminderung zuläßt.

Pharmaka, die selbst zwar unwirksam sind, jedoch eine aktive Struktur in latenter Form in sich tragen, können durch metabolische Prozesse aktiviert werden. Dieses Konzept, eine *Prodrug* des eigentlich wirksamen Prinzips zu verabreichen, hat bereits einige Bedeutung erlangt[190]. Zwei Anwendungen bieten sich an: Zum einen lassen sich Substanzen, die als solche ihren Wirkort aufgrund ihrer Strukturmerkmale schwer erreichen, in einer Transportform maskiert, einschleusen, zum anderen ist es möglich, manche Pharmaka selektiv am Wirkort zu aktivieren.

So wird beispielsweise *Ampicillin* nur zu ~ 30%, seine Transportform *Pivampicillin* (s. S. 61) praktisch vollständig resorbiert[175]. Nebenwirkungen auf die Darmflora durch nicht resorbiertes Antibioticum sind somit auf ein Minimum reduziert. Hinzu kommt ein zusätzlicher Sicherheitsaspekt, den vollständig resorbierbare Arzneimittel bieten: Unkontrollierbare Überdosierungen, die durch die Disposition einzelner Patienten zu überdurchschnittlicher Resorption möglich sind, fallen damit weg.

Oft dient die Maskierung der Muttersubstanz dazu, störende Begleiterscheinungen, wie Geruch, bitteren Geschmack oder lokale Reizungen, zu reduzieren. *Chloramphenicolester* sind Beispiele in diesem Zusammenhang.

Chloramphenicolester

R = -CO-(CH$_2$)$_2$-COO$^\ominus$
= -CO-(CH$_2$)$_{14}$-CH$_3$

Bei parenteraler Applikation wird zur Vermeidung von Irritationen und zur Erhöhung der Wasserlöslichkeit ein Hemisuccinat, für orale Gabe zur Minderung des bitteren Geschmacks u.a. ein Palmitat verabreicht.

Eine elegante Methode, eine Substanz als Prodrug sogar durch die Blut-Hirn-Schranke zu schleusen, ist für *N-Methylpyridinium-2-aldoximchlorid* gezeigt worden. Dieses quaternäre Amoniumsalz, das die blockierte Acetylcholinesteraseaktivität im Zentralnervensystem wiederherstellen kann, ist nicht in der Lage, die Lipidmembranen zwischen Blut und Gehirn zu durchdringen. In Form seines Dihydro-Derivates, das im Gehirn leicht zur Muttersubstanz oxidiert wird, kann es jedoch die Membranbarrieren passieren[191].

N-Methylpyridinium-2-aldoximchlorid (2-PAM)   Pro-2-PAM

Bei Substanzen, die rasch eliminiert werden, läßt sich eine *Wirkungsverlängerung* dadurch herbeiführen, daß langsam resorbierbare Prodrugs intramuskulär deponiert werden. Steroide werden, in Form entsprechender Ester verabreicht, durch Hydrolyse regeneriert. Denkbar ist ferner, ein Pharmakon durch Vergrößerung der molaren Masse bevorzugt dem biliären Weg der Ausscheidung zuzuführen, um durch enzymatische Spaltung im Darm wieder resorbierbare Ausgangssubstanz zurückzugewinnen. Dieser „programmierte" enterohepatische Kreislauf könnte ebenfalls eine Wirkungsverlängerung ermöglichen.

Die gezielte Ausnutzung einer Biotransformation zu einer lokalen antibakteriellen Wirkung von *Succinylsulfathiazol* ist bereits auf S. 45 erwähnt worden. Ähnliche Überlegungen werden angestellt, um Tumorzellen unter Ausnutzung ihrer speziellen Eigenschaften der Stoffaufnahme und der metabolischen Aktivität selektiv anzugreifen. Erste Erfolge zeigen sich bei Bekämpfung von *Prostatakarzinomen* mit einem *Phosphorsäureester* des *Stilbestrols,* der bevorzugt (doch nicht ausschließlich) im Zielorgan abgebaut wird und dort über seine estrogene Komponente zur Wirkung kommt.

Die Zahl aussagekräftiger Beispiele wächst ständig. Damit wachsen aber auch die Kenntnisse über die Bedeutung der Biotransformation für die biologischen Eigenschaften von Wirkstoffen. Diese Kenntnisse werden daher eine zunehmende Bedeutung bei der Planung und Entwicklung neuer Wirkstoffe gewinnen.

1.4 Struktur-Wirkungs-Beziehungen
V. Austel, E. Kutter

1.4.1 Einleitung

Aus den voranstehenden Abschnitten geht hervor, daß das pharmakodynamische und pharmakokinetische Verhalten einer Substanz durch physikalische und chemische Wechselwirkungen mit den Makromolekülen von Organismen bestimmt wird. Die Art und Intensität solcher Wechselwirkungen hängt in entscheidendem Maße von den physikalischen und chemischen Eigenschaften der betreffenden Substanz ab. Diese Eigenschaften ergeben sich ihrerseits in eindeutiger Weise aus der chemischen Struktur, d.h. der Art und Anzahl sowie der gegenseitigen Verknüpfung der Atome, aus denen sich das Substanzmolekül zusammensetzt. Daraus folgt, daß zwischen der Struktur einer chemischen Verbindung und ihrem pharmakodynamischen und pharmakokinetischen Verhalten ein gesetzmäßiger Zusammenhang bestehen muß. Solche Zusammenhänge werden als *Struktur-Wirkungs-Beziehungen* bezeichnet. Sie können quantitativen oder qualitativen Charakter besitzen (s. S. 78).

1.4.2 Die Bedeutung von Struktur-Wirkungs-Beziehungen für das Auffinden neuer Wirkstoffe

Die Bedeutung von Struktur-Wirkungs-Beziehungen für die Suche nach neuen Wirkstoffen hängt zunächst von der Vorgehensweise des Arzneimittelchemikers ab, d.h. der Art, wie er Strukturplanung betreibt. Unter Strukturplanung soll hierbei der Prozeß verstanden werden, der zur Aufstellung derjenigen Strukturen führt, die synthetisiert und pharmakologisch getestet werden sollen.
Orientiert sich die Strukturplanung ausschließlich an chemischen Konzepten, so bleibt kein Raum für Struktur-Wirkungs-Beziehungen, sie sind in diesem Falle ohne Bedeutung. Ein systematisches, an biologischen Konzepten und an der Medizinischen Zielsetzung orientiertes Vorgehen wird hingegen überhaupt erst durch die Anwendung von Struktur-Wirkungs-Beziehungen ermöglicht (s. S. 118ff.). Aber auch im Rahmen systematischer, zielorientierter Strukturplanung kommt einzelnen Struktur-Wirkungs-Beziehungen eine unterschiedliche Bedeutung zu.
Strukturplanung ist wie jede Planung ein prospektiver Prozeß. Daher bemißt sich die Bedeutung einer Struktur-Wirkungs-Beziehung nach dem Umfang, in dem sie es gestattet, Voraussagen über das biologische Verhalten bisher noch nicht synthetisierter bzw. pharmakologisch getesteter Verbindungen zu treffen.
Der Wert einer Struktur-Wirkungs-Beziehung für die Strukturplanung hängt also insbesondere von der Größe ihres Geltungsbereichs ab. Je unterschiedlicher die hiervon eingeschlossenen Strukturen sind, um so wertvoller ist die betreffende Struktur-Wirkungs-Beziehung.
Der für die Aufstellung einer Struktur-Wirkungs-Beziehung erforderliche Zeitaufwand muß in einem vernünftigen Verhältnis zu ihrem Aussagewert und ihrer Anwendungsbreite stehen.

Unter diesen Gesichtspunkten sind der Verwendung *quantitativer Struktur-Wirkungs-Beziehungen* im Rahmen der Strukturplanung enge Grenzen gesetzt. Insbesondere verlangt die Aufstellung einer solchen Beziehung eine sehr genaue Messung der Wirkung relativ vieler, zueinander strukturell eng verwandter Substanzen. Genau genommen müßte für jede von ihnen eine Dosis-Wirkungs-Kurve erstellt werden. Dies erfordert einen zeitlichen und materiellen Aufwand, der im Rahmen einer normalen Wirksubstanzentwicklung nur in Ausnahmefällen vertretbar ist. Trotz des hohen experimentellen Einsatzes bleibt der Aussagewert quantitativer Struktur-Wirkungs-Beziehungen im allgemeinen gering, da sie nur innerhalb des häufig sehr begrenzten Strukturbereichs gelten, der durch die jeweiligen Testsubstanzen abgesteckt wird. Beispielsweise eignet sich die durch Gl. 4 (s. S. 79) wiedergegebene quantitative Struktur-Wirkungs-Beziehung nur zur Vorausberechnung der antibakteriellen Wirkung von Penicillinen, die durch die allgemeine Formel 1 erfaßt werden. Eine Anwendbarkeit dieser Gleichung auch auf die strukturell verschiedenen Penicilline des Typs 2a–2c oder Cephalosporine der allgemeinen Formel 3 ist dagegen bestenfalls in qualitativer Weise zu erwarten.

Allerdings gibt es eine ganze Reihe von Fällen, in denen ein quantitativer Zusammenhang zwischen der Struktur recht unterschiedlicher Verbindungen und der Stärke einer bestimmten Wirkung gefunden wurde. In der Regel handelt es sich hierbei aber um unspezifische Effekte (z.B. Bildung von 1:1-Komplexen mit Rinder-Serum-Albumin[192] oder Narkose von Kaulquappen[193]). Quantitative Struktur-Wirkungs-Beziehungen können mitunter zur Aufklärung von Rezeptor-Pharmakon-Wechselwirkungen hilfreich sein und auf diesem Wege indirekt die Entwicklung von Wirksubstanzen beeinflussen.

Insgesamt haben quantitative Struktur-Wirkungs-Beziehungen jedoch nur eine geringe Bedeutung für die Praxis der Arzneimittelentwicklung und werden daher hier nicht weiter behandelt. Der interessierte Leser sei auf entsprechende Übersichtsartikel [194-197] und die dort zitierte Literatur verwiesen.

Qualitative Struktur-Wirkungs-Beziehungen dagegen stellen, wie bereits erwähnt, ein unentbehrliches Instrument für eine rationale Wirkstoffentwicklung dar. So dienen sie im Rahmen der Optimierung von Leitsubstanzen (S. 131ff.) einmal zur Bestimmung der essentiellen Teilstruktur, zum anderen auch als Wegweiser für die Richtung von Strukturvariationen.

Die *essentielle Teilstruktur* ist durch diejenigen Atome und Atomgruppen eines Moleküls einschließlich ihrer räumlichen Anordnung gegeben, die eine notwendige Voraussetzung für die Wirksamkeit eines Moleküls darstellen[198].

Welche Strukturelemente eines Moleküls die essentielle Teilstruktur ausmachen, läßt sich aus der Kenntnis der Strukturformel allein nicht sicher vorhersagen. Hierzu ist vielmehr der Struktur- und Wirkungsvergleich mit anderen, mehr oder weniger ähnlich gebauten Verbindungen nötig. Das Ergebnis eines solchen Vergleiches sind qualitative Struktur-Wirkungs-Beziehungen, die ihrerseits die *essentielle Teilstruktur* definieren. Zur Erläuterung dieses Vorgehens sei hier das Beispiel der antibakteriell wirksamen Sulfonamide herangezogen: *4-Aminobenzolsulfonamid (Sulfanilamid, 4)* ist antibakteriell wirksam.

Welche Molekülbestandteile sind für diese Wirkung essentiell? Die Amino-Gruppe? Der Phenyl-Ring? Die Sulfonamid-Gruppe? Eine Kombination zweier oder aller dieser Elemente? Ist die Stellung der Substituenten am Phenyl-Ring entscheidend?

Diese Fragen können mit Hilfe der folgenden qualitativen Struktur-Wirkungs-Beziehungen beantwortet werden:

1. In der Reihe verschieden substituierter Benzolsulfonamide der allgemeinen Formel 5 sind nur solche Derivate antibakteriell wirksam, in denen A eine zum Sulfonamid-Rest 4-ständige freie Amino-Gruppe darstellt.

2. Substituierte Aniline der allgemeinen Formel 6 sind dann wirksam, wenn B eine substituierte Sulfonyl- ($-SO_2-$) oder Carbonyl-Gruppe ($-CO-$) darstellt

3. Verbindungen der allgemeinen Formel 7 besitzen antibakterielle Eigenschaften, wenn –©– einen Phenyl-Ring oder ein räumlich sehr ähnlich gebautes Ringsystem darstellt, wie Thiophen (8), Pyridin (9) oder Pyrimidin (10).

Aus diesen qualitativen Struktur-Wirkungs-Beziehungen ergibt sich die in Formelbild 11 dargestellte Gruppierung als essentielle Teilstruktur für die antibakterielle Wirkung des 4-Aminobenzolsulfonamids und der von ihm abgeleiteten Verbindungen[199].

$X = -CH=CH-, -N=CH-, S$
$Y = CH, N$
$Z = C, S=O$

Als Wegweiser in der Strukturplanung können qualitative Struktur-Wirkungs-Beziehungen insofern dienen, als sie die Richtung angeben, in der Strukturvariationen durchgeführt werden sollten, um Verbesserungen hinsichtlich der biologischen Eigenschaften von Leitsubstanzen zu erreichen. Zur Illustration dieses Vorgehens sei ein Beispiel aus der Reihe der *tricyclischen Antihistaminika* angeführt:

Viele dieser Verbindungen, wie Promethazin (12), besitzen eine mehr oder weniger ausgeprägte sedative Wirkungskomponente. Sie läßt sich beseitigen, indem man dafür sorgt, daß diese Substanzen nicht ins Zentralnervensystem gelangen, d.h. die Blut-Liquor-Schranke nicht überwinden können. Wie dies geschehen kann, ergibt sich aus einer qualitativen Struktur-Wirkungs-Beziehung, die besagt, daß Verbindungen mit geringerer Lipophilie die Blut-Liquor-Schranke im allgemeinen schwerer durchdringen als stärker lipophile Substanzen (s. S. 48f.). Im Fall des *Promethazins* wurde die Lipophilie durch Quarternisierung des Stickstoffs in der Seitenkette gesenkt. Das auf diesem Wege erhaltene *Aprobit* (13) kann die Blut-Liquor-Schranke nicht mehr überwinden[200] und weist dementsprechend auch keine zentralen Effekte auf.

12   **13**

Andererseits führt eine Erhöhung der Lipophilie zur Steigerung der zentralen Wirkungen. Dieser Gesichtspunkt weist den Weg zu Psychopharmaka vom Typ des *Chlorpromazins* (**14**), wobei die Erhöhung der Lipophilie beispielsweise durch die Einführung eines Chlor-Atoms in 2-Stellung erreicht wird.

14

Auch im Verlauf der systematischen Suche nach neuen *Leitsubstanzen* spielen qualitative Struktur-Wirkungs-Beziehungen eine entscheidende Rolle. Allerdings handelt es sich in diesem Zusammenhang meist um hypothetische Struktur-Wirkungs-Beziehungen (Struktur-Wirkungs-Hypothesen). Ihre Brauchbarkeit kann nur nachträglich experimentell ermittelt werden (s. S. 120ff.).
Die Bedeutung von Struktur-Wirkungs-Beziehungen für die Strukturplanung im Rahmen der Entwicklung neuer Wirksubstanzen ist in Abb. 67 nochmals in schematischer Weise zusammengefaßt.

Abb. 67. Relative Bedeutung qualitativer und quantitativer Struktur-Wirkungs-Beziehungen für das Auffinden von Wirksubstanzen

1.4.3 Ableitung von Struktur-Wirkungs-Beziehungen

Prinzipiell gibt es zwei Möglichkeiten zur Ableitung von Struktur-Wirkungs-Beziehungen:

1. auf theoretischer Basis, d.h. durch Berechnung der Wechselwirkungen eines Pharmakons mit einem bestimmten Rezeptor
2. auf empirischer Basis

Die erste Möglichkeit ist zumindest gegenwärtig aus verschiedenen Gründen undurchführbar. Insbesondere müßte hierzu die chemische Struktur des Rezeptors bekannt sein, was bisher auf Einzelfälle beschränkt ist. Zudem sind Rezeptoren hochmolekulare Gebilde, so daß die rechnerische Erfassung aller ihrer Wechselwirkungsmöglichkeiten die Kapazität jedes heute verfügbaren Computers bei weitem überfordern würde.
Daher können Struktur-Wirkungs-Beziehungen nur auf *empirischem* Wege abgeleitet werden. Hierbei wird nach Gesetzmäßigkeiten gesucht, die es gestatten, eine mehr oder weniger große Menge experimenteller Befunde in vernünftiger Weise zu erklären. Die experimentelle Basis sollte möglichst breit angelegt sein, um das Risiko der Zufälligkeit zu vermindern. Beispielsweise ist eine auf zwei oder drei experimentellen Befunden beruhende Struktur-Wirkungs-Beziehung mit hoher Wahrscheinlichkeit ein Zufallsprodukt. Ohne zusätzliche experimentelle Untermauerung besitzt sie keine praktische Bedeutung.
Struktur-Wirkungs-Beziehungen können nur formuliert werden, wenn objektive Maßstäbe für einen Vergleich chemischer Strukturen untereinander verfügbar sind. Solche *Vergleichsmaßstäbe* werden durch Strukturparameter und ihre Ausprägungen gegeben.

1.4.3.1 Strukturparameter
1.4.3.1.1 Allgemeines

Ein Strukturparameter ist eine meß- oder berechenbare veränderliche Größe, die sich auf ein strukturelles Merkmal bzw. eine (in der Regel physikalisch-chemische) Eigenschaft einer chemischen Verbindung bezieht. Der numerische Wert des Parameters gibt die jeweilige Ausprägung des Merkmals oder der Eigenschaft an.
So läßt sich die Eigenschaft „*Säurestärke*" mit Hilfe des Strukturparameters pKa (negativer Logarithmus der Dissoziationskonstanten) quantifizieren. Der pKa-Wert verschiedener Säuren ist ein Maß für die jeweilige Ausprägung der Eigenschaft „Säurestärke". Kleine pKa-Werte bedeuten starke, große pKa-Werte schwache Ausprägung des sauren Charakters, z.B.:
Benzolsulfonsäure (**15**, pKa = 0,70[201]),
Benzoesäure (**16**, pKa = 4,19[201]),
Phenol (**17**, pKa = 9,89[201]).

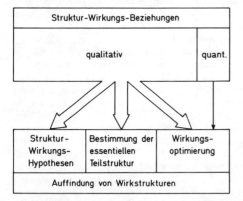

15   **16**   **17**

Man kann Strukturparameter in zwei Gruppen unterteilen:

1. Parameter, die die Zusammensetzung bzw. den Bau eines Moleküls beschreiben (strukturbeschreibende Parameter)
2. Parameter, die sich auf die Wechselwirkungsmöglichkeiten eines Moleküls mit seiner chemischen Umgebung, beispielsweise den Makromolekülen des Organismus, beziehen (Wechselwirkungsparameter)

Im folgenden wird eine kurze Übersicht über die heute gebräuchlichen Strukturparameter gegeben.

1.4.3.1.2 Strukturbeschreibende Parameter

Die einfachste und für qualitative Struktur-Wirkungs-Beziehungen sehr häufig verwendete Art chemische Strukturen zu vergleichen, besteht in der Frage nach dem Vorhandensein gemeinsamer Strukturelemente und deren Häufigkeit. Der zugehörige Parameter kann nur ganzzahlige Werte annehmen, nämlich Null, wenn das betreffende Strukturelement nicht vorhanden ist, 1, wenn es einmal, 2, wenn es zweimal vorkommt usw. Die praktische Handhabung wird am Beispiel der Carbonsäuren **18a–18f** deutlich.

[Strukturformeln 18a, 18b, 18c, 18d, 18e, 18f: verschiedene methoxy-substituierte Benzoesäuren und Phenylessigsäuren]

Als strukturbeschreibende Parameter könnten hier in Frage kommen:

1. Vorhandensein einer Methoxy-Gruppe
2. Vorhandensein eines Phenyl-Ringes
3. Vorhandensein einer Carboxy-Gruppe

Die Ausprägungen (Werte), die diese Parameter in den Verbindungen **18a–18f** haben, gehen aus Tab. 17 hervor.

Tab. 17: Werte, die die Strukturparameter 1, 2, 3, 4 in den einzelnen durch die Formeln **18a–18f** wiedergegebenen Carbonsäuren annehmen

Substanz	Parameter 1	Parameter 2	Parameter 3	Parameter 4
18a	0	1	1	0
18b	1	1	1	1
18c	1	1	2	1
18d	2	1	1	1
18e	1	0	1	0
18f	0	1	1	0

Parameter 1 = Vorhandensein einer Methoxy-Gruppe
Parameter 2 = Vorhandensein eines Benzol-Ringes
Parameter 3 = Vorhandensein einer Carboxy-Gruppe
Parameter 4 = Vorhandensein einer 4-Methoxybenzoesäure-Gruppierung (19)

Beschreibende Strukturparameter können sich auch auf größere Struktureinheiten beziehen. Im Falle der Säuren vom Typ **18** könnte ein solcher Parameter beispielsweise lauten: Vorhandensein einer 4-Methoxybenzoesäure-Gruppierung (**19**) (Parameter 4 in Tab. 17).

[Strukturformel 19: 4-Methoxybenzoesäure]

Auch die Anzahl der Glieder einer Kette oder eines Ringes, die Anzahl von Verzweigungen und vieles andere kann in der genannten Art in parametrischer Form wiedergegeben werden.

Solche Strukturparameter spielen eine große Rolle bei der Aufstellung quantitativer Struktur-Wirkungs-Beziehungen nach Free und Wilson[197,202] sowie in einer neueren als Substrukturanalyse[203-205] bezeichneten Methode zur Auffindung qualitativer Struktur-Wirkungs-Beziehungen. In diese Kategorie gehört auch eine unter dem Namen *Konnektivitätsindex* eingeführte Größe, mit deren Hilfe die Gestalt eines Moleküls, vor allem sein Verzweigungsgrad, erfaßt werden soll[206-208].

1.4.3.1.3 Wechselwirkungsparameter

Die Wechselwirkung eines Moleküls mit seiner Umgebung setzt sich aus drei Anteilen zusammen, aus:

1. einem unpolaren
2. einem polaren
3. einem sterischen Anteil

Das Ausmaß, in dem ein Molekül zur Ausübung solcher Wechselwirkungen befähigt ist, läßt sich wiederum durch Strukturparameter erfassen. Diese Parameter sagen im Gegensatz zu strukturbeschreibenden Parametern jedoch nichts über die chemische Struktur eines Moleküls aus. Vielmehr gibt ihr Wert die Ausprägung einer physikalisch-chemischen Eigenschaft des Moleküls wieder, die für die Wechselwirkung mit der Umgebung von Bedeutung ist. Beispielsweise lassen sich über die Eigenschaft „Säurestärke" bzw. deren Ausprägung Wechselwirkungsmöglichkeiten mit basischen Zentren eines Rezeptors erfassen.

Wie später noch näher ausgeführt, haben Wechselwirkungsparameter häufig *empirischen* Charakter. Ihre Ausprägungen werden anhand von Modellsystemen bestimmt, durch Messung der Änderung bestimmter Eigenschaften in Abhängigkeit von Änderungen in der chemischen Struktur des Modellmoleküls. Sofern analoge Strukturunterschiede auch in anderen Systemen zu denselben Änderungen der Eigenschaften führen, lassen sich deren Ausprägungen mit Hilfe der am Modell gewonnenen Werte berechnen. Unglücklicherweise verhalten sich aber verschiedene Systeme nie gleich und nur relativ selten ähnlich. Solche aus empirischen Daten berechneten Werte sind daher in der Regel mit mehr oder weniger großen Unsicherheitsfaktoren behaftet und erlauben meist nur qualitative Schlußfolgerungen.

1.4.3.1.3.1 Lipophilieparameter

Unpolare Wechselwirkungen bestimmen das pharmakodynamische und pharmakokinetische Verhalten einer Substanz in erheblichem Maße (s. S. 6f.). Die Fähigkeit einer Verbindung, solche Wechselwirkungen einzugehen, ist mit ihren lipophilen Eigenschaften eng verbunden. Unter Lipophilie versteht man die Tendenz einer Verbindung aus einer polaren Phase (z.B. Wasser) in eine unpolare Phase (z.B. Öl) überzuwechseln. Als Maß für die Lipophilie dient der *Verteilungskoeffizient* P^*, d.h. das Verhältnis der Konzentrationen, in denen eine Substanz in einer unpolaren (c_u) und einer polaren (c_p) Phase vorliegt, die miteinander im Kontakt stehen.

$$P = \frac{c_u}{c_p}$$

Stark lipophile (hydrophobe) Verbindungen besitzen demnach einen hohen, wenig lipophile (hydrophile) Verbindungen einen niedrigen Verteilungskoeffizienten. So ist *Noradrenalin* (**20**) mit einem Verteilungskoeffizienten von 0,06** eine sehr hydrophile, *Chlorpromazin* (**14**) mit $2,2 \cdot 10^{5}$** eine äußerst lipophile Substanz, während *Amidopyrin* (**21**, $P = 6,3$**) eine Mittelstellung einnimmt.

20
$P = 0,06$

21
$P = 6,3$

14
$P = 2,2 \cdot 10^5$

In der Regel sind Abstufungen in den biologischen Eigenschaften chemischer Verbindungen weniger mit dem Verteilungskoeffizienten selbst, als vielmehr mit dessen Logarithmus, $\lg P$, korreliert. $\lg P$ wird daher auch üblicherweise als *Lipophilieparameter* verwendet. Die Größe des Verteilungskoeffizienten hängt stark vom System, d.h. der Art der Phasen, ab, in dem er bestimmt wird. Während *Amidopyrin* (**21**) im System Octanol/Wasser einen Verteilungskoeffizienten von 6,3[210] zeigt, beträgt er im System Diäthyläther/Wasser nur 0,63[210], in Chloroform/Wasser dagegen 29,4[210]. Daher können lipophile Eigenschaften chemischer Verbindungen nur dann miteinander verglichen werden, wenn die lg-P-Werte im gleichen System bestimmt worden sind. Zur Korrelation mit biologischen Eigenschaften sollte in Octanol/Wasser gemessenen $\lg P$-Werten der Vorzug gegeben werden[211].

$\lg P$-Werte können nicht nur messend erfaßt, sondern auch berechnet werden. Dies ist besonders wichtig für die Strukturplanung, bei der es darauf ankommt, Eigenschaften von Verbindungen abzuschätzen, die in Substanz noch nicht vorhanden sind (s. S. 119ff.). Grundlage der *Berechnung* ist die Erfahrung, daß sich $\lg P$-Werte chemischer Verbindungen häufig näherungsweise additiv aus dem $\lg P$ eines Grundgerüstes und Inkrementen der einzelnen, daran direkt oder indirekt gebundenen Molekülbestandteile zusammensetzen. In den meisten Fällen wurden für derartige Berechnungen die *Hansch-Lipophilie-Konstanten* (π-Werte) verwendet.

Der π-Wert einer chemischen Gruppe ist definiert als die Änderung im $\lg P$-Wert eines Moleküls, die sich ergibt, wenn ein H-Atom dieses Moleküls durch die betreffende Gruppe ersetzt wird. So ergibt sich der π-Wert für die CH_3-Gruppe beispielsweise aus dem Lipophilie-Unterschied zwischen Benzol und Toluol, in dem ein H-Atom des Benzols durch eine CH_3-Gruppe ersetzt ist (**22**).

Benzol → Toluol

22

Der π-Wert des Wasserstoff-Atoms ist dabei definitionsgemäß null. Als Beispiel für die rechnerische Ermittlung von $\lg P$-Werten auf der Basis der Hansch-Lipophilie-Konstanten sei die Berechnung des $\lg P$-Wertes von Ethylbenzol (**23**) angeführt:

23

$\lg P$ (Ethylbenzol) = $\lg P$ (Benzol) + π_{CH_3} + π_{CH_3} (1) *

Unter bestimmten strukturellen Voraussetzungen können berechneter und tatsächlicher $\lg P$-Wert jedoch stärker voneinander abweichen (s. hierzu Lit.[194] u. S. 29). Zur Bestimmung von π-Werten vergleicht man die Verteilungskoeffizienten eines unsubstituierten Standard-

---

* Übersichtsartikel über Verteilungskoeffizienten: Lit.[195,209]
** gemessen in Octanol/Wasser[210]

* definitionsgemäß ist
$\lg P$ (Ethylbenzol) = $\lg P$ (Toluol) + π_{CH_3} und
$\lg P$ (Toluol) = $\lg P$ (Benzol) + π_{CH_3}.
Die für die Berechnung von $\lg P$ (Ethylbenzol) naheliegende Gleichung 1a ist daher inkorrekt[212].
$\lg P$ (Ethylbenzol) = $\lg P$ (Benzol) + π_{CH_2} + π_{CH_3} (1a)

systems mit einer daraus durch entsprechende Substitution erhaltenen Verbindung. Aus dem Standardsystem Benzol berechnet sich also der π-Wert eines Chlor-Substituenten durch Subtraktion der Logarithmen der Verteilungskoeffizienten von Chlorbenzol und Benzol.

$$\pi_{Cl} = \lg P \left(\bigodot_{Cl}\right) - \lg P \left(\bigodot\right) = 2{,}84 - 2{,}13 = 0{,}71$$

Statt Benzol wurden vielfach andere Standardsysteme verwendet[213], wie Phenoxyessigsäure (24), Phenol (25), Benzoesäure (26) und Anilin (27).

24 O–CH₂–COOH
25 OH
26 COOH
27 NH₂

Erwartungsgemäß ändert sich die Lipophiliekonstante eines Substituenten mit dem Wechsel des Grundsystems. So ergibt sich der π-Wert für die *Methoxy-Gruppe*[213] am System Phenoxyessigsäure zu −0,04, am Phenol-System zu −0,12, im Falle der Benzoesäure zu +0,08 und im Anilin-System zu −0,21 (die Methoxy-Gruppe befindet sich jeweils in 4-Stellung). Für die Strukturplanung oder die Aufstellung von Struktur-Wirkungs-Beziehungen verwendet man am zweckmäßigsten π-Werte, die aus einem Grundsystem stammen, das dem zur Diskussion stehenden Strukturtyp möglichst ähnlich ist.

Bessere Übereinstimmung zwischen berechneten und experimentell gefundenen $\lg P$-Werten lassen sich offenbar bei Verwendung sogenannter *hydrophober Teilkonstanten* (f-Werte)[212,214,215] erreichen. Der f-Wert eines Molekülbestandteiles gibt dessen Beitrag zur Lipophilie des jeweiligen Moleküls an: Demgemäß errechnet sich der $\lg P$-Wert eines Moleküls aus der Summe der f-Werte seiner einzelnen Bestandteile.

$$\lg P = \sum_{i=1}^{n} a_i f_i$$

f_i = hydrophobe Teilkonstante des Molekülbestandteils i
a_i = Häufigkeit von i
Summierung erfolgt über alle n (verschiedenen) Bestandteile, die zusammen das jeweilige Molekül bilden.

Als Beispiel sei die Berechnung des $\lg P$-Wertes von *1,2-Diphenylethan* (28) angegeben.

28 ⌬–CH₂–CH₂–⌬

$\lg P$ (1,2-Diphenylethan) = $2f$ (C₆H₅) + $2f$ (CH₂)
d.h. $n = 2$; $a_1 = 2, f_1 = f(C_6H_5)$
$a_2 = 2, f_2 = f(CH_2)$

Im Gegensatz zum π-Wert ist der f-Wert des Wasserstoffs von null verschieden [$f(H) = 0{,}195$[214]].

$n = 2$; $a_1 = 2, f_1 = f(C_6H_5)$
$a_2 = 2, f_2 = f(CH_2)$

Lipophile Eigenschaften lassen sich auch mit Hilfe des *chromatographischen Verhaltens* chemischer Verbindun-

gen erfassen (Übersichtsartikel Lit. [216]). Hierbei erweisen sich insbesondere Papier- und Dünnschichtchromatographie als geeignet. Das chromatographische Verhalten einer Substanz wird durch den R_F-Wert angegeben. Er berechnet sich als Verhältnis der Strecken, die der Substanzfleck bzw. die Lösungsmittelfront zurückgelegt haben (gemessen vom Startpunkt der Substanz, Abb. 68). Der R_F-Wert wird nach Gleichung (2) in eine mit der Lipophilie korrelierte Größe R_M umgerechnet[217].

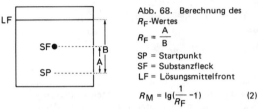

Abb. 68. Berechnung des R_F-Wertes

$$R_F = \frac{A}{B}$$

SP = Startpunkt
SF = Substanzfleck
LF = Lösungsmittelfront

$$R_M = \lg\left(\frac{1}{R_F} - 1\right) \quad (2)$$

Ähnlich wie der $\lg P$-Wert setzt sich auch der R_M-Wert einer Verbindung additiv aus Inkrementen der einzelnen Molekülbestandteile zusammen. Diese Inkremente werden als ΔR_M-Werte bezeichnet. Da R_F-Werte u.a. vom Trägermaterial und von der Art des Laufmittels abhängen, ist bei der Berechnung von R_M-Werten darauf zu achten, daß alle verwendeten ΔR_M-Werte unter gleichen Bedingungen gemessen wurden.

Ein wesentlicher Vorteil des Arbeitens mit R_M- anstatt mit $\lg P$-Werten liegt vor allem in der einfacheren experimentellen Bestimmbarkeit der ersteren.

Einschränkend muß auch hier wieder auf strukturbedingte Schwankungen der ΔR_M-Werte hingewiesen werden, die zu größeren Differenzen zwischen gemessenen und berechneten R_M-Werten führen können. Für die Erstellung von Struktur-Wirkungs-Beziehungen empfiehlt es sich daher, insbesondere unter Berücksichtigung des geringen Aufwandes, R_M-Werte experimentell zu bestimmen (s. Lit. [216] u. S. 17).

Allerdings erweisen sich R_M-Werte als sehr empfindlich gegen Veränderungen in den experimentellen Bedingungen. Dies gilt insbesondere für die Zusammensetzung des Laufmittels. Literaturwerte von R_M und ΔR_M sind daher kritisch zu betrachten (s. Lit. [216] u. S. 9).

Gelegentlich wurden in der Literatur auch andere Strukturparameter verwendet, die unpolare Wechselwirkungen berücksichtigen. Hierzu zählen der *Parachor*[218,219], *molare Anziehungskonstanten*[220] und die *Polarisierbarkeit*[221]. Von diesen Parametern ist lediglich der Parachor als ebenbürtig zu den Verteilungskoeffizienten anzusehen[222].

1.4.3.1.3.2 Parameter zur Erfassung polarer Wechselwirkungen

Polare Wechselwirkungen haben ihren Ursprung in der Ausbildung elektrischer Ladungen und Teilladungen in einem Molekül und in dessen chemischer Umgebung. Solche Ladungen werden erzeugt

1. durch Abgabe oder Aufnahme von Protonen
2. aufgrund unterschiedlicher Elektronegativitäten der an einem Molekül beteiligten Atome
3. durch Resonanzeffekte

So bilden sich Anionen z.B. durch *Dissoziation* von Carbonsäuren (29)

$$R-COOH \rightleftharpoons R-COO^{\ominus} + H^{\oplus}$$
29

und Kationen meist durch *Protonisierung* von Aminen (30).

$$\begin{matrix} R^1 \\ \diagdown N-R^3 \\ R^2 \diagup \end{matrix} + H^{\oplus} \rightleftharpoons \begin{matrix} R^1 \\ | \\ R^2-\overset{\oplus}{N}-H \\ | \\ R^3 \end{matrix}$$
30

Polarisierung aufgrund unterschiedlicher Elektronegativität weisen alle Bindungen zwischen Kohlenstoff und elektronegativen Elementen wie Stickstoff, Sauerstoff und Chlor auf, wobei der Kohlenstoff stets eine positive Teilladung ($\delta^{\oplus}$) trägt (31).

$$\overset{\delta\oplus}{-C}-\overset{\delta\ominus}{N}\diagdown \qquad \overset{\delta\oplus}{-C}-\overset{\delta\ominus}{O} \qquad \overset{\delta\oplus}{-C}-\overset{\delta\ominus}{Cl}$$
31

Diese Polarisierung ist bei Doppelbindungen besonders stark ausgeprägt, was im Formelbild 32 durch das Symbol Δ (im Unterschied zu δ in 31) zum Ausdruck gebracht ist.

$$\overset{\Delta\oplus}{\diagup C}=\overset{\Delta\ominus}{O}$$
32

Resonanzeffekte treten in konjugierten Systemen auf. Wie im Formelbild 33 am Beispiel des Acetamids dargestellt, werden Ladungstrennungen hierbei durch sogenannte mesomere Effekte erzeugt.

[Strukturen des Acetamids mit Mesomerie]

33 (Ausbildung von Teilladungen durch Mesomerie)

Der Vollständigkeit halber sei hinzugefügt, daß Polarisierungen und damit Ladungstrennungen durch die Wechselwirkung mit einem anderen Molekül oder Ion verstärkt bzw. erst hervorgerufen werden können.
Es gibt zwei Möglichkeiten, die Fähigkeit eines Moleküls zu polaren Wechselwirkungen zu quantifizieren:

1. über empirisch bestimmte Substituentenkonstanten
2. mit Hilfe quantenmechanischer Berechnungen

Polare Substituentenkonstanten

Substituentenkonstanten sind Größen, die die Einflüsse von Substituenten auf eine bestimmte Eigenschaft eines Grundgerüstes (relativ zu Wasserstoff) quantitativ beschreiben. In dem Hansch-Lipophilie-Parameter π wurde bereits eine solche Substituentenkonstante behandelt. Beispielsweise bedeutet ein π-Wert von 0,71 für Chlor, daß der Logarithmus des Verteilungskoeffizienten eines bestimmten Grundsystems um 0,71 Einheiten steigt, wenn eines seiner Wasserstoff-Atome durch Chlor ersetzt wird.
In ganz ähnlicher Weise dient die *Hammett-σ-Konstante*[223] dazu, die Änderungen der polaren Eigenschaften eines Grundgerüstes beim Austausch eines Wasserstoffatoms durch einen anderen Substituenten zu quantifizieren.
Die Hammett-σ-Konstanten wurden aus den Dissoziationskonstanten substituierter Benzoesäuren berechnet.

$$\sigma_X = \lg K_X - \lg K_H$$

σ_X = Hammettkonstante für den Substituenten X
K_X = Dissoziationskonstante der mit X substituierten Benzoesäure
K_H = Dissoziationskonstante der unsubstituierten Benzoesäure

[Reaktionsschemata der Dissoziation von Benzoesäure und substituierter Benzoesäure]

Durch den polaren Einfluß des Substituenten X werden dem substituierten Benzol-Kern relativ zum unsubstituierten Elektronen entzogen oder hinzugefügt. Im ersteren Falle wird die Ausbildung der negativen Ladung und damit die Abdissoziation des Protons erleichtert, im letzteren hingegen erschwert. Elektronenanziehende Substituenten verstärken somit die Dissoziation der Benzoesäure, K_X ist größer als K_H und damit σ positiv. Elektronenliefernde Substituenten bewirken eine Abnahme der Dissoziation, K_X ist kleiner als K_H und damit σ_X negativ.

Der Wert der σ-Konstanten für einen Substituenten hängt von seiner Stellung am Phenyl-Ring ab. Daher fügt man den Hammettkonstanten jeweils einen Index an, der sich auf die relative Stellung zur Carboxy-Gruppe bezieht, also σ_p für *para*-(4)-ständige, σ_m für *meta*-(3)-ständige Substituenten [für *ortho*-(2)-ständige Substituenten sind keine zu σ_p und σ_m äquivalenten σ-Werte definiert, da ein 2-ständiger Substituent zusätzlich Nachbargruppeneffekte, z.B. sterische Effekte, ausübt].

In Tab. 18 sind einige Beispiele für Substituenten, die die Dissoziationskonstante der Benzoesäure erhöhen und für solche, die sie erniedrigen, zusammen mit ihren σ-Werten aufgeführt.
Eine genauere Betrachtung dieser Werte zeigt, daß die *Methoxy-Gruppe* in 4-Stellung die Säurestärke herabsetzt (negatives σ), während sie in 3-Stellung einen umgekehr-

Tab. 18: σ_p- und σ_m-Konstanten einiger Substituenten, die die Dissoziationskonstante der Benzoesäure erhöhen (linke Spalte) bzw. erniedrigen (rechte Spalte)[a]

Substituent	σ-Wert	Substituent	σ-Wert
m—CN	0,56	m—CH₃	−0,07
p—CN	0,66	p—CH₃	−0,17
m—COOC₂H₅	0,37	m—NH₂	−0,16
p—COOC₂H₅	0,45	p—NH₂	−0,66
m—NO₂	0,71	m—N(CH₃)₂ [b]	−0,21
p—NO₂	0,78	p—N(CH₃)₂ [b]	−0,83
m—OCH₃	0,12	p—OCH₃	−0,27
m—F	0,34		
p—F	0,06		
m—SOCH₃	0,52		
p—SOCH₃	0,49		
m—SO₂NH₂	0,46		
p—SO₂NH₂	0,57		
m—Cl	0,37		
p—Cl	0,23		

[a] Falls nicht anders angegeben, entstammen die Werte Lit. 224
[b] Werte aus Lit. 225

ten Einfluß ausübt (positives σ). Dieser Unterschied rührt von der Mesomeriefähigkeit der OCH₃-Gruppe her (s. 34 und 35).

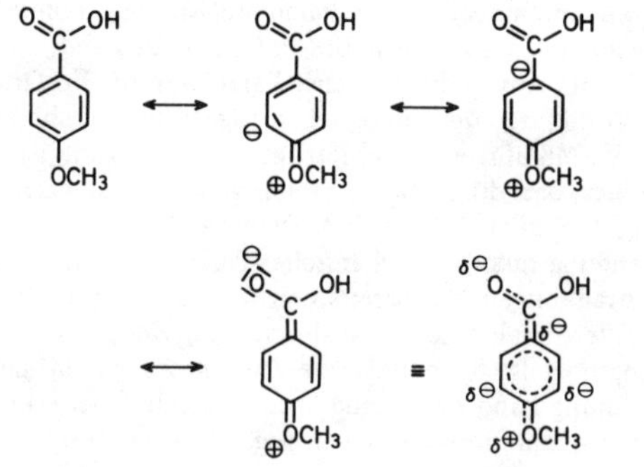

34

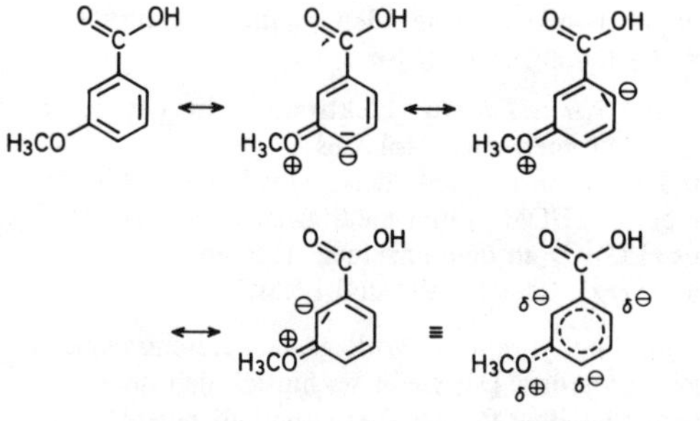

35

In der 4-Methoxybenzoesäure (34) erhält die Carboxy-Gruppe durch Resonanz mit der OCH₃-Gruppe eine negative Teilladung.
Durch die Abdissoziation des Protons entsteht an der Carboxy-Gruppe eine zusätzliche volle negative Ladung (36). Aufgrund der Abstoßung gleichsinniger Ladungen ist ein solcher Zustand energetisch ungünstig, woraus eine entsprechend geringere Bildungstendenz resultiert. Dies führt zu einer Erschwerung der Dissoziation.

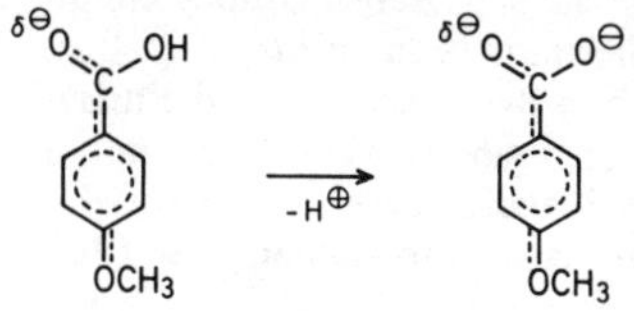

36

In der 3-Methoxybenzoesäure (35) entsteht auf mesomerem Wege keine negative Teilladung auf der Carboxy-Gruppe. Hier kommt daher eine zweite Art polarer Einflüsse, der sogenannte induktive Effekt, zum Tragen. Aufgrund seiner hohen Elektronegativität vermag das Sauerstoff-Atom der Methoxy-Gruppe das Elektronengerüst des Benzol-Kernes zu polarisieren. Hierbei kommt es zu einer Erhöhung der Elektronendichte am Sauerstoff-Atom und zu einer Verringerung an der Carboxy-Gruppe. Dieser Effekt ist dem mesomeren Effekt entgegengerichtet, im Falle der Methoxy-Gruppe überwiegt allerdings der letztere (daher die Abschwächung der Säurestärke durch eine 4-ständige OCH₃-Gruppe). In der 3-Methoxybenzoesäure „profitiert" die Carboxy-Gruppe nicht vom mesomeren Effekt, so daß sich auf ihre Dissoziation überwiegend der induktive Effekt auswirkt. Dies führt zu einer Erhöhung der Dissoziationskonstanten und damit des σ_m- gegenüber dem σ_p-Wert. Diese Erscheinung findet sich auch bei anderen Substituenten, wie Amino, Dimethylamino und Fluor wieder (bei letzterem überwiegt auch in p-Stellung der induktive Effekt, daher ist hier auch $\sigma_p > 0$). Polare Substituentenkonstanten sind in ihrer Anwendungsbreite wesentlich stärker beschränkt als der Lipophilieparameter π. So gelten die Hammett-σ-Konstanten nur dann, wenn der betreffende Substituent an ein aromatisches Ringsystem gebunden ist.
Polare Einflüsse nicht aromatisch gebundener Substituenten lassen sich durch die *Taft-σ*-Konstanten*[226] erfassen. Sie wurden an einem aliphatischen Standardsystem, der Verseifung substituierter Ameisensäuremethylester (37), entwickelt.

X — COOCH₃

37

Das folgende Beispiel soll die Anwendungsmöglichkeiten von σ*-Werten verdeutlichen. Die Wirkungsstärke in einer Reihe vom 2-Phenylethylamin abgeleiteter adrenerger Blocker (38) hängt u.a. von den polaren Einflüssen der Substituenten X und X' am Amino-Stickstoff ab. Da X und X' nicht aromatisch gebunden sind, werden ihre polaren Einflüsse mit Hilfe von σ*-Konstanten[227] erfaßt. (Der Einsatz von σ-Werten wäre in diesem Falle nicht korrekt.)

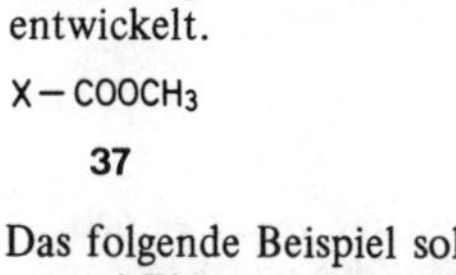

38

Nicht immer geben σ-Konstanten die Reaktivitätsabstufungen aromatischer Systeme richtig wieder. Dies trifft vor allem dann zu, wenn die reagierende Gruppe unmittelbar an den aromatischen Kern gebunden ist.
Im Falle der substituierten Benzoesäuren ist die dissoziierende OH-Gruppe durch eine C=O-Gruppe vom Kern getrennt (39). Im Phenol dagegen befindet sich diese Gruppe unmittelbar am aromatischen Kern (40).

39 (σ-korreliert)

40 (σ⁻-korreliert)

Dieser Unterschied bewirkt, daß die Säurestärke substituierter Phenole mit den normalen σ-Konstanten nur unbefriedigend korreliert ist. Um dieser Situation Rechnung zu tragen, wurde eine weitere Reihe von Substituentenkonstanten, sogenannte σ⁻-Konstanten, eingeführt. Diese eignen sich für alle Reaktionen und Wechselwirkungen, in denen es wie bei der Phenoldissoziation auf die Ausbildung negativer Ladungen bzw. freier Elektronenpaare an einem Atom ankommt, das unmittelbar an den aromatischen Kern gebunden ist[225].

Dementsprechend korreliert auch die Acidität von Anilinium-Kationen (41) (bzw. die Basizität von Anilinen) mit σ⁻-Konstanten, da sich bei der Abdissoziation des Protons ein freies Elektronenpaar bildet, das mit dem aromatischen Kern in Konjugation treten kann.

41

Am Beispiel der Methoxybenzoesäuren zeigte es sich, daß die Hammett-Konstanten induktive und Resonanzeffekte gleichzeitig berücksichtigen. Diesen beiden Einflüssen kommt bei jeder Reaktion bzw. Wechselwirkung eine unterschiedliche relative Bedeutung zu. Daher führt die Anwendung von σ-Konstanten auf unterschiedliche Reaktionen, zu mehr oder weniger großen Ungenauigkeiten, z.B. in der Vorhersage von Reaktionsgeschwindigkeiten oder Gleichgewichtslagen. Um diese Situation zu verbessern, wurden neue Substituentenkonstanten definiert[228], die den *induktiven* (F) und *Resonanzeffekt* (R) gesondert erfassen.

Bezüglich näherer Ausführungen zu den hier erwähnten und hinsichtlich weiterer polarer Substituentenkonstanten sei auf die einschlägige Fachliteratur (z.B. Lit. [229]) verwiesen.

Quantenmechanische Parameter

Empirisch ermittelte Substituentenkonstanten wie die Hammett-σ-Werte wurden an Modellsystemen (z.B. Benzoesäuren) und Modellreaktionen (z.B. Dissoziation substituierter Benzoesäuren) bestimmt. Die Anwendung solcher Parameter beruht auf der Annahme, daß ein bestimmter Substituent in verwandten Systemen und bei verwandten Reaktionstypen denselben Einfluß relativ zu Wasserstoff ausübt wie in der Modellreaktion. Es ist klar, daß diese Annahme im allgemeinen bestenfalls approximativ gerechtfertigt ist.

Quantenmechanische Parameter werden dagegen auf theoretischer Basis definiert und bestimmt. Die hierzu notwendigen Rechenverfahren lassen sich im Prinzip auf beliebige Molekültypen anwenden, ohne daß sie irgendwie strukturell verwandt sein müssen. Diesem Vorzug steht der Nachteil eines häufig hohen Rechenaufwandes gegenüber. Durch die Fortschritte der Computertechnik kommt dieser Nachteil jedoch immer weniger zum Tragen.

Im Unterschied zu den empirischen Parametern, die über die Modellreaktion Einflüsse des Lösungsmittels auf die Reaktivität eines Moleküls mitberücksichtigen, gelten quantenmechanische Parameter streng genommen meist nur für das *isolierte Molekül* im *Gaszustand*. Trotzdem ist die Anwendung solcher Parameter zur Erklärung oder Vorhersage der biologischen Eigenschaften chemischer Verbindungen gerechtfertigt. *Voraussetzung* ist allerdings, daß die in Betracht gezogenen Substanzen chemisch ähnlich gebaut sind. Damit aber unterliegt die Anwendung quantenmechanischer Parameter denselben Einschränkungen, die bereits den Wert der empirischen Parameter herabsetzen. Erst durch Einbeziehung des Lösungsmittels (für biologische Zwecke Wasser) in die Berechnung kann daher eine entscheidende Überlegenheit der quantenmechanischen gegenüber empirischen Parametern erreicht werden. (Ansätze hierzu sind vorhanden[230].)

Für Korrelationen mit biologischen Eigenschaften werden üblicherweise die folgenden *quantenmechanischen Parameter* herangezogen:

1. die *elektrische Ladung* (Elektronendichte) an den einzelnen Atomen eines Moleküls
2. die *Koeffizienten* (bzw. deren Quadrat) des höchsten besetzten (HOMO) und niedrigsten unbesetzten Orbitals (LUMO) an den einzelnen Atomen
3. die *Energien* des HOMO und LUMO

Auf Einzelheiten muß im vorliegenden Zusammenhang verzichtet werden. Der Leser sei hinsichtlich quantenmechanischer Begriffe und Verfahren auf entsprechende Lehrbücher[231-233] sowie auf einige Monographien, die sich speziell den biologischen Aspekten widmen, verwiesen[234-236].

1.4.3.1.3.3 Parameter zur Erfassung sterischer Einflüsse

Die Raumerfüllung und die Gestalt eines Substituenten können die Reaktionsfähigkeit eines Grundmoleküls entscheidend verändern. So nimmt die Geschwindigkeit des nucleophilen Halogen-Austausches vom Methylhalogenid (42) zum Neopentylhalogenid (43) um sechs Zehnerpotenzen ab. Dieser Effekt ist auf die sterische Behinderung der Reaktion durch die sehr sperrige *t*-Butyl-Gruppe zurückzuführen.

H—CH$_2$—Hal   H$_3$C—C(CH$_3$)$_2$—CH$_2$—Hal

42   **43**

Aus dem gleichen Grunde werden Methylester organischer Säuren (**44**) meist rasch, *t*-Butylester (**45**) nur äußerst langsam alkalisch verseift.

R—C(=O)—O—CH$_3$ rasch

44 $\xrightarrow{H_2O/OH^\ominus}$ R—COOH

R—C(=O)—O—C(CH$_3$)$_3$ sehr langsam

45

Ähnlich wie die chemische Reaktionsfähigkeit, wird auch das biologische Verhalten einer Verbindung durch Einführung oder Entfernung sterisch anspruchsvoller Gruppen berührt (s. S. 15, 137).
In der Strukturplanung bzw. bei der Aufstellung von Struktur-Wirkungs-Beziehungen werden solche Effekte durch empirische sterische Parameter berücksichtigt. Unter diesen sind die *Taft-E$_s$-Werte* am gebräuchlichsten.
Ebenso wie die Hammett-σ-Konstanten werden auch E_s-Werte aus einer Standardreaktion abgeleitet. Taft[226] benützte hierzu die saure Verseifung der Ester aliphatischer Carbonsäuren (**46**).

X—COOR $\xrightarrow{H^\oplus/H_2O}$ X—COOH

46

Als Bezugspunkt wurden diejenigen Ester gewählt, in denen X eine Methyl-Gruppe darstellt. Aus der Änderung der Verseifungsgeschwindigkeit beim Ersatz der Methyl-Gruppe durch einen Rest X lassen sich die sterischen Substituentenkonstanten E_S bestimmen. Werden die Geschwindigkeitskonstanten für einen mit Methyl und einen mit einem beliebigen Rest X substituierten Ester mit k_{CH_3} bzw. k_X bezeichnet, so ergibt sich E_S zu

$E_S = \lg k_X - \lg k_{CH_3}$

Da die Verseifungsgeschwindigkeit mit zunehmender sterischer Hinderung kleiner wird, nimmt E_S umso stärker negative Werte an, je sperriger sich die Gruppe X relativ zur Methyl-Gruppe verhält. Sterisch weniger anspruchsvolle Reste besitzen dagegen positive E_S-Werte (s. Tab. 19).

Tab. 19: Sterische Substituentenkonstanten E_S (Werte aus Lit. [237])

Substituent	E_S
H	1,24[a]
CH$_3$	0,00
CH$_3$CH$_2$	−0,07[a]
(H$_3$C)$_2$CH	−0,47[a]
(H$_3$C)$_3$C	−1,54[a]
C$_6$H$_5$	−2,58
NO$_2$	−1,28
OCH$_3$	0,69
F	0,78
Cl	0,27
Br	0,08

[a] Werte aus Lit. [226]

Taft[226] hat in entsprechender Weise (anhand der sauren Verseifung *o*-substituierter Benzoesäureester (**47**) sterische Konstanten für aromatische Substituenten abgeleitet (E_s^o-Werte).

COOR-C$_6$H$_4$-X $\xrightarrow{H^\oplus/H_2O}$ COOH-C$_6$H$_4$-X

47

Bezugspunkt war auch hier wieder die betreffende Methyl-Verbindung (X = CH$_3$, 2-Methylbenzoesäure). Der sterische Einfluß eines Substituenten X sollte mit dessen *Van-der-Waals-Radius* korrelierbar sein. Dies müßte auch für die empirischen Substituentenkonstanten E_s und E_s^o gelten.
In einer eingehenden Untersuchung konnte gezeigt werden[238], daß nur E_s mit Van-der-Waals-Radien signifikant korrelierte. E_s^o dagegen wird fast ausschließlich durch elektronische Einflüsse (Resonanz- und induktive Effekte) bestimmt und ist daher kein sterischer Parameter.
E_s-Werte lassen sich aus mittleren Van-der-Waals-Radien ($r_{v(av)}$) von CX$_3$-Gruppen (X = H, F, Cl, Br, CH$_3$) mit nachfolgender Gleichung berechnen[237]

$$E_s = -1{,}839\, r_{v(av)} + 3{,}484 \qquad (3)$$

$r_{v(av)}$ = Mittelwert aus den von Charton[239] berechneten maximalen und minimalen Van-der-Waals-Radien von X

In der Literatur finden häufig nach Hancock[240] korrigierte, als E_s^c-Werte bezeichnete *Substituentenkonstanten* Verwendung. Die Korrektur trägt der Tatsache Rechnung, daß in der Bezugssubstanz (**46**; X = CH$_3$) die Verseifungsgeschwindigkeit nicht allein von sterischen, sondern auch von hyperkonjugativen Effekten bestimmt wird, die elektronischer Natur sind. Unter Hyperkonjugation versteht man eine mesomere Wechselwirkung zwischen C—H-Bindungen und benachbarten π-Elektronensystemen.
E_s^c-Werte werden aus den E_s-Werten berechnet:

$E_s^c = E_s + 0{,}306\,(n-3)$

n = Anzahl der hyperkonjugationsfähigen Wasserstoff-Atome.

$$H-CH_2-C\overset{O}{\underset{OR}{}} \longleftrightarrow H^{\oplus} \quad CH_2=C\overset{O^{\ominus}}{\underset{OR}{}}$$

III

$$\overset{\delta\oplus}{H}\cdots CH_2=C\overset{O^{\delta\ominus}}{\underset{OR}{}}$$

Im Falle der Essigsäure ist n = 3, so daß E_s^c für Methyl gleich E_s, d.h. ebenfalls 0 wird. Der Isobutansäureester (**48**) dagegen besitzt nur ein hyperkonjugationsfähiges Wasserstoff-Atom, so daß E_s^c einen größeren negativen Wert als E_S annimmt. Dies bedeutet, daß die Sperrigkeit der Isopropyl-Gruppe durch E_S unterschätzt wird.

$$E_s^c = E_s - 0{,}61 = -1{,}08$$

48

Die Anwendung von E_S-Werten ist häufig schon dadurch begrenzt, daß sie nur für verhältnismäßig wenige Gruppen bekannt sind. Als Ersatzparameter bietet sich die *Molrefraktion* (MR) an[241]. Dieser Parameter ist für viele Gruppen tabelliert[241,242], kann aber nötigenfalls auch additiv aus Atom-, Gruppen- und Bindungsinkrementen berechnet werden. MR-Werte stellen ein ungefähres Maß für den Raumbedarf eines Substituenten dar. Dabei bleibt dessen spezielle Struktur und damit seine Sperrigkeit unberücksichtigt. Beispielsweise ergibt sich für Butyl (**49**) und *t*-Butyl (**50**) der gleiche MR-Wert[212,194]. Während aber Butyl flexibel ist und sich verschiedenen räumlichen Verhältnissen anpassen kann, verhält sich *t*-Butyl starr und damit erheblich sperriger.

49 (Butyl, flexibel)

50 (*t*-Butyl, starr)

Trotzdem wird man auf die Verwendung von MR-Werten nicht verzichten können, zumal sich zur Zeit keine befriedigendere Lösung für die Erfassung sterischer Effekte anbietet.

1.4.3.2 Verfahren zur Aufstellung von Struktur-Wirkungs-Beziehungen

Struktur-Wirkungs-Beziehungen können qualitativen oder quantitativen Charakter besitzen. Was hierunter zu verstehen ist und wie solche Beziehungen im einzelnen ermittelt werden, soll anhand der folgenden Beispiele gezeigt werden.

In der Tab. 20 sind mehrere Derivate des *Benzolsulfonamids* (**51**) aufgeführt.

51

Tab. 20: Verschiedene Derivate des Benzolsulfonamids und ihre antibakterielle Wirkung *in vitro*
+ wirksam
− unwirksam

Strukturformel	in vitro-Wirkung
H_2N—⟨⟩—SO_2—NH_2	+
H_2N—⟨⟩—SO_2—NH—thiazol	+
H_2N—⟨⟩—SO_2—NH—CO—NH_2	+
H_2N—⟨⟩—SO_2—NH—pyridyl	+
H_2N—⟨⟩—SO_2—NH—CO—⟨⟩—O—CH(CH_3)—CH_3	+
⟨⟩(NH_2)—SO_2—NH_2	−
H_2N—⟨⟩(meta)—SO_2—NH_2	−
(H_3C)$_2$N—⟨⟩—SO_2—NH_2	−
H_3C—⟨⟩—SO_2—NH_2	−

Um eventuelle gesetzmäßige Zusammenhänge zwischen der Struktur und der Wirkung der einzelnen Benzolsulfonamide aufzufinden, werden diese zunächst anhand ihrer Wirksamkeit in *zwei Gruppen* unterteilt. Im Anschluß daran werden diejenigen Strukturelemente bestimmt, die den Mitgliedern der einen (z.B. der wirksamen) Gruppe gemeinsam sind, denjenigen der anderen aber fehlen. Im vorliegenden Beispiel erkennt man unschwer, daß alle wirksamen Derivate eine freie 4-ständige Amino-Gruppe tragen. Die unwirksamen Verbindungen dagegen besitzen entweder keine, oder nur solche 4-ständigen Amino-Gruppen, in denen die Wasserstoff-Atome durch Alkyl-Reste ersetzt sind (Dimethylamino). Aus diesen Beobachtungen kann eine qualitative Struktur-Wirkungs-Beziehung abgeleitet werden: Antibakteriell wirksam sind solche Benzolsulfonamide, die in *4-Stellung* zum Sulfonamid-Rest eine *freie Amino-Gruppe* tragen.

Statt einer Unterteilung in wirksame und unwirksame Verbindungen, also in zwei Klassen, können auch *mehrere Klassen* gebildet werden, z.B. sehr stark, mäßig stark, schwach und unwirksam. Anstelle der Wirkungsstärke können je nach Problemstellung auch andere Klassifizierungskriterien herangezogen werden. Hierzu zählen insbesondere Nebenwirkungen, Wirkungsdauer, Resorption, Biotransformation sowie Wirkungsmechanismus.
Qualitative Struktur-Wirkungs-Beziehungen beschreiben also Gesetzmäßigkeiten, nach denen chemische Verbindungen aufgrund ihrer Struktur in (meist wenige) Klassen unterschiedlichen biologischen Verhaltens eingeteilt werden können.
Zur *Klassifizierung* eignen sich außer den Strukturelementen auch die physikalischen und chemischen Eigenschaften der betreffenden Verbindungen (dargestellt durch entsprechende Strukturparameter). Die bekannte Regel, wonach innerhalb eines bestimmten Strukturtyps sehr hydrophile und sehr lipophile Verbindungen *in vivo* schwächer wirksam sind als solche mittlerer Lipophilie, ist ein Beispiel für eine qualitative Struktur-Wirkungs-Beziehung auf der Basis einer physikalisch-chemischen Moleküleigenschaft.
Wirkungsabstufungen innerhalb der einzelnen Klassen bleiben bei qualitativen Struktur-Wirkungs-Beziehungen unberücksichtigt. Die Erklärung solcher Abstufungen wird dagegen mit der Aufstellung quantitativer Struktur-Wirkungs-Beziehungen bezweckt.
Eine quantitative Struktur-Wirkungs-Beziehung ist durch eine mathematische Gleichung zwischen der Größe eines biologischen Signals und der Größe eines oder mehrerer Strukturparameter gegeben. Als *biologisches Signal* kommen wiederum Wirkungsstärke, Wirkungsdauer, Resorptionsgeschwindigkeit usw. in Betracht. So wurde für die antibakterielle Wirkung verschiedener *Penicilline* der allgemeinen Struktur **52** gegen Staphylokokkus aureus in Mäusen der in Gl. (4) wiedergegebene quantitative Zusammenhang mit der Lipophilie gefunden[243]. Er besagt, daß die betreffenden Substanzen umso wirksamer sind, je geringer ihre Lipophilie ist [Abnahme der Lipophilie um eine Einheit ($\Delta\pi = -1$) bewirkt etwa eine Verdreifachung der Wirkung]. Es sei hier nochmals darauf hingewiesen, daß diese Aussage nur für den durch die Testverbindungen abgesteckten Lipophilie-Bereich gilt. Bei Wirksamkeiten, die durch Extrapolation über diesen Bereich hinaus mit Hilfe von Gl. (4) berechnet werden, muß mit größeren Abweichungen von den tatsächlich gemessenen Werten gerechnet werden.

$$\lg {}^1/EC_{50} = -0{,}445\,\pi + 5{,}673 \qquad (4)$$
$$n = 20;\ s = 0{,}191;\ r = 0{,}909;$$
$$r^2 = 0{,}826$$

n = Anzahl der Verbindungen
s = Standardabweichung
r = Korrelationskoeffizient
r^2 = Bestimmtheitsmaß (zur Bedeutung dieser Größen siehe Lit. [244])

52

X = verschiedenartige, auch mehrfache Substitution des Phenyl-Ringes
n = Zahlen 0 bis 3

Die Wirkung wird im vorliegenden Beispiel durch den Ausdruck $\lg {}^1/EC_{50}$ wiedergegeben. Die EC_{50} stellt diejenige Penicillinkonzentration dar, bei der 50% der Versuchstiere die Infektion mit Staphylokokkus aureus überleben. Der Lipophilieparameter π ist hier ein Maß für die Gesamtlipophilie der Substituenten X und der Kette $(CH_2)_n$.
Wie findet man solche quantitativen Zusammenhänge zwischen biologischen Daten (Wirkungen) und Strukturparametern?
Im einfachsten Fall einer *linearen Abhängigkeit* der Wirkung (im obigen Beispiel wiedergegeben durch $\lg {}^1/EC_{50}$) von einem einzigen Strukturparameter (im Beispiel der Lipophilieparameter π) kann der Zusammenhang graphisch ermittelt werden. Hierzu trägt man die Wertepaare in ein Diagramm nach Art der Abb. 69, S. 80, so ein, daß die Größe der Wirkung an der Ordinate und die Größe des Strukturparameters auf der Abszisse abzulesen sind. Durch die so erhaltene Schar von Punkten wird eine Gerade gelegt, um die die Punkte nach Augenmaß möglichst gleichmäßig verteilt sind. Aus Steigung und Ordinatenabschnitt der Geraden ergibt sich ein numerischer Zusammenhang nach Art der Gl. (4).
Dieses graphische Verfahren hat folgende *Nachteile*:

1. die Linienziehung ist mit einer gewissen Subjektivität behaftet
2. nicht lineare Abhängigkeiten lassen sich nur schwierig in eine numerische Form überführen
3. eine Abhängigkeit der Wirkung von mehr als einem Strukturparameter ist nicht mehr erfaßbar

Aus diesem Grunde werden für die Ermittlung quantitativer Struktur-Wirkungs-Beziehungen meist Rechenmaschinen eingesetzt. Man gibt hierbei die Werte für Wirkung und zugehörige Strukturparameter sowie die vermutete Art des Zusammenhanges (im vorliegenden Fall: $\lg {}^1/EC_{50}$, zugehöriger π-Wert und als Zusammenhang „lineare Abhängigkeit") ein. Der Computer liefert dann sowohl eine graphische Darstellung des Zusammenhanges (sofern die Wirkung nur von einem Strukturparameter abhängt) als auch dessen numerische Formulierung (s. Abb. 69, S. 80).
Für das oben gewählte Beispiel ist ein solcher Computerausdruck in Abb. 69 wiedergegeben. Dieser enthält neben einer graphischen Darstellung der Wertepaare auch die Gerade, die den funktionellen Zusammenhang widerspiegelt (*Regressionsgerade*). Sie wird so durch die Punkte gelegt, daß die Summe der Abstandsquadrate der einzelnen Meßpunkte von der Geraden ein Minimum ergibt.

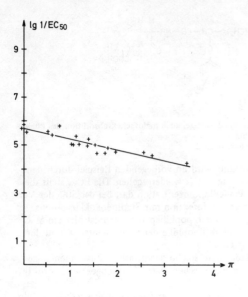

Abb. 69. Computerausdruck eines linearen Zusammenhanges zwischen einer Biologischen Wirkung (antibakterielle Wirkung von Penicillinen der allg. Struktur 52) und einem Strukturparameter (Lipophilieparameter π)

Werte (aus Lit. [243])

X	n	π	lg $1/EC_{50}$
H	0	0	5,86
4-Cl	0	0,74	5,79
4-OCH$_3$	0	−0,04	5,69
H	1	0,50	5,54
4-NO$_2$	0	0,06	5,53
2-Cl	0	0,59	5,40
3-CF$_3$	0	1,09	5,38
2,5-Cl$_2$	0	1,35	5,24
H	2	1,00	5,03
3,5-(CH$_3$)$_2$	0	1,02	5,03
3-CF$_3$-4-NO$_2$	0	1,15	5,03
H	3	1,50	5,01
2,4-Cl$_2$	0	1,33	4,97
2,4-Br$_2$	0	1,77	4,87
2,3,6-Cl$_3$	0	1,94	4,72
4-c-C$_6$H$_{11}$	0	2,52	4,70
4-t-C$_4$H$_{11}$	0	1,71	4,67
3,4,5-(CH$_3$)$_3$	0	1,54	4,65
4-t-C$_5$H$_{11}$	1	2,71	4,57
Cl$_5$	0	3,44	4,25

Variabilität	FG	SQ	MQ	S	F-Wert	B	R
total	19	3,75585	0,19767	0,44460			
auf der Regr.	1	3,10531	3,10531		85,92		
um die Regr.	18	0,65053	0,03614	0,19010		0,82679	0,90928

Regressionskoeffizienten

I	B(I)	VB (95%)	T (BER)	T (95%)
0	5,67340			
1	−0,44514	0,10089	9,26942	2,10090

Die mathematische Form dieser Geraden [Gl. (4), S. 79] läßt sich aus der ebenfalls ausgedruckten Tabelle „Regressionskoeffizienten" unter „B(I)" ablesen:
der Wert für I = 0 (5,67340) gibt den Ordinatenabschnitt, der Wert für I = 1 (−0,44514) die Steigung (Koeffizient von π) an. Der in der Rubrik „VB (95%)" aufgeführte Zahlenwert bezieht sich auf den Vertrauensbereich des Regressionskoeffizienten. Alle Regressionsgeraden, deren Steigung in diesen Bereich fällt (−0,34425 bis −0,54603), geben den Zusammenhang zwischen Wirkung und Strukturparameter ebensogut wieder, wie die aus der Rubrik „B(I)" abgeleitete Regressionsgerade. Der Wert „95%" besagt, daß der Zusammenhang zwischen Wirkungs- und Strukturparameter mit 95%iger Wahrscheinlichkeit mit einer der in den genannten Bereich fallenden Geraden identisch ist. Der unter „T(Ber)" angegebene Wert prüft die statistische Signifikanz des gefundenen Zusammenhanges. Sie ist umso größer, je höher dieser Wert ausfällt. Ist dieser Wert kleiner als der in der Spalte „T (95%)" angegebene Wert, so ist diese Signifikanz nicht gegeben (zumindest, solange die Irrtumswahrscheinlichkeit 5% nicht übersteigen soll).

Dem Computerausdruck lassen sich darüber hinaus noch Aussagen über die Qualität des gefundenen Zusammenhanges entnehmen. So bedeutet ein hoher Wert für den Korrelationskoeffizienten (R), daß die gefundene Gerade sich sehr gut an die Meßpunkte anpaßt. Allgemein gilt folgende Faustregel:

1,00 ⩾ R ⩾ 0,99   sehr gut
0,99 > R ⩾ 0,95   gut
0,95 > R ⩾ 0,90   mäßig gut

U.U. können auch R-Werte unter 0,90 befriedigen, insbesondere, wenn ein größeres Datenmaterial eingesetzt wurde. Der Wert B wird als Bestimmtheitsmaß bezeichnet. Er stellt das Quadrat von R dar und gibt an, welcher Teil der Varianz in den Biologischen Daten durch die Varianz der Strukturparameter erklärt werden kann (im vorliegenden Beispiel sind dies 82,7%).
Das geschilderte Verfahren wird als Regressionsanalyse bezeichnet. Es läßt sich auch anwenden, wenn die biologischen Wirkungen von mehreren Strukturparametern gleichzeitig abhängen und wenn der Zusammenhang nicht linear, sondern höherer Ordnung ist (z.B. quadratisch). Für eingehendere Erörterungen dieses Themas sei auf die einschlägige Literatur (z.B. Lit. [244]) verwiesen, wo auch die Bedeutung der übrigen Spalten des Computerausdrucks

FG = Freiheitsgrade
SQ = Summe der Abstandsquadrate
MQ = mittlere Abstandsquadrate
S = Standardabweichung
F-Wert = Fischer-Quotient

erklärt ist.
Die Verläßlichkeit quantitativer Struktur-Wirkungs-Beziehungen hängt nicht nur von der Zahl der Meßpunkte, sondern auch von der Genauigkeit und Reproduzierbarkeit der biologischen Daten und der Werte der physikalisch-chemischen Parameter ab.

1.4.4 Ähnlichkeit chemischer Verbindungen
1.4.4.1 Ähnlichkeitsmaßstäbe

Eine häufig gültige qualitative Struktur-Wirkungs-Beziehung besagt, daß ähnliche Verbindungen entweder qualitativ gleichartig wirken, oder sich zueinander wie Antagonisten verhalten. So stimulieren *Adrenalin* (**53**) und *Isoproterenol* (**54**) adrenerge β-Rezeptoren, während *Sotalol* (**55**) und *Dichlorisoproterenol* (**56**) sie blockieren.

Diese Verbindungen erscheinen ähnlich, weil sie gemeinsame Strukturelemente enthalten, nämlich ein am Stickstoff monoalkyliertes Ethanolamin und einen Phenyl-Kern, die in immer gleicher Weise miteinander verknüpft sind (in den Formelbildern hervorgehoben). Manchmal zeigen aber auch strukturell recht verschiedene Verbindungen in bestimmten pharmakologischen Modellen ähnliche Wirkungen bzw. Wirkungsstärken. Beispielsweise liegen die isohämolytischen Konzentrationen von *Toluol* (**57**), *5-Methoxyindol* (**58**), *Chinolin* (**59**), *Anisol* (**60**) und *1,3-Benzothiazol* (**61**) relativ eng beieinander, obwohl diese Substanzen hinsichtlich ihrer chemischen Struktur als ziemlich verschieden anzusehen sind (Tab. 21).

Tab. 21: Isohämolytische Konzentrationen und Lipophilie strukturell verschiedener Verbindungen

	57	58	59	60	61
lg 1/C	1,93	1,93	1,74	1,69	1,91
lg P	2,11	2,10	2,06	2,04	2,03

C ist die minimale molare Konzentration für 100%ige Hämolyse von Kaninchen-Erythrocyten
P Verteilungskoeffizient in Octanol/Wasser
Werte aus Lit. [245]

Dieser scheinbare Widerspruch klärt sich auf, wenn man die Verteilungskoeffizienten der fünf Substanzen vergleicht, die nur wenig voneinander abweichen. Die Ähnlichkeit dieser Substanzen hinsichtlich der Lipophilie ist für die Hämolyse offenbar entscheidend, während strukturelle Unterschiede hier allenfalls eine untergeordnete Rolle spielen.

Die *Tetrahydrofolsäure-Dehydrogenase-Hemmer* **62** und **63** unterscheiden sich sowohl strukturell, d.h. hinsichtlich der Substituenten am Pyrimidin-Kern, als auch in ihrer Lipophilie.

Tab. 22: Lipophilie, elektronische (polare) Eigenschaften und Hemmwirkung auf die Tetrahydrofolsäure-Dehydrogenase zweier Pyrimidin-Derivate
die lipophilen Eigenschaften sind durch die Summe der Inkremente für die Substituenten in Stellung 4–6 ausgedrückt
($\Sigma\pi$, π = Hansch-Lipophilie-Parameter)
$\Sigma\sigma$, die Summe der polaren Einflüsse dieser Substituenten, gibt die elektronischen Eigenschaften des Moleküls wieder
C = mikromolare Konzentration, die eine 50%-Hemmung des Enzyms hervorruft (Werte aus Lit. [246])

62: $\Sigma\pi$ 4,02; $\Sigma\sigma$ −0,70; lg 1/C −1,47

63: $\Sigma\pi$ 3,11; $\Sigma\sigma$ −0,66; lg 1/C −1,46

Trotzdem hemmen beide das Enzym praktisch gleich stark (Tab. 22). Tab. 22 zeigt, daß die Ähnlichkeit der Wirkung in diesem Falle in erster Linie auf Ähnlichkeiten in den elektronischen Eigenschaften zurückzuführen ist.

Umgekehrt verhalten sich anscheinend sehr ähnlich gebaute Verbindungen gelegentlich recht verschieden in ihren biologischen Eigenschaften. Am eindrucksvollsten dokumentiert sich dieses Phänomen an optischen Antipoden. So erweist sich das rechtsdrehende Enantiomere (**64a**) des natürlichen *Adrenalins* (**64b**) als nahezu unwirksam, obwohl sich die beiden Moleküle aus den gleichen Strukturelementen zusammensetzen und hinsichtlich ihrer Lipophilie und ihrer elektronischen Eigenschaften identisch sind.

(−)-Adrenalin **64a**   (+)-Adrenalin **64b**

Das für die Wirkung entscheidende Ähnlichkeitskriterium ist in diesem Falle die räumliche Anordnung der einzelnen Strukturelemente. Hierin sind die beiden Enantiomeren nicht mehr identisch (deckungsgleich), da sie sich zueinander wie Spiegelbilder verhalten. (Zur Erklärung der unterschiedlichen Wirkungen enantiomerer Verbindungen s. S. 9ff.)

Aus diesen Beispielen wird ersichtlich, daß es vier wesentliche Gesichtspunkte gibt, unter denen Ähnlichkeitsvergleiche durchgeführt werden können:

1. *Die strukturellen Eigenschaften*
   Hierbei sind die Art der verschiedenen Strukturelemente, aus denen sich eine Verbindung zusammensetzt, sowie ihre gegenseitige Verknüpfung zu berücksichtigen

2. *Die lipophilen Eigenschaften*
   Sie werden anhand des Verteilungskoeffizienten P bzw. lg P der Verbindungen verglichen.
   Leiten sich die betreffenden Verbindungen von ein und demselben Grundgerüst ab, so kann man sich auf einen Vergleich der π-Werte der einzelnen Substituenten beschränken (statt der Verteilungskoeffizienten und π-Werte können ebensogut andere Lipophilieparameter verwendet werden)

3. *Die elektronischen Eigenschaften*
   Unterscheiden sich Moleküle lediglich in den Substituenten eines ansonsten gleichen Grundgerüstes, so verwendet man meist polare Substituentenkonstanten als Maßstab für die elektronischen Eigenschaften. Liegen auch Variationen im Grundgerüst vor, so muß in der Regel auf quantenmechanische Parameter zurückgegriffen werden. Aus den elektronischen Eigenschaften leiten sich letztlich auch der saure bzw. basische Charakter (pKa), das Dipolmoment und das spektroskopische Verhalten (insbesondere das Ultraviolett und Infrarotspektrum) ab, die prinzipiell ebenfalls zu Ähnlichkeitsvergleichen herangezogen werden können

4. *Die räumlichen Eigenschaften*
   Hierzu zählen Raumerfüllung, Sperrigkeit und spezieller räumlicher Bau des Gesamtmoleküls oder einzelner Strukturelemente. Solche Unterschiede in der räumlichen Anordnung der Molekülbestandteile beziehen sich auf die Konfiguration an optischen Zentren (siehe Beispiel **64**, S. 81) und an Doppelbindungen (*cis, trans*, **65**)

65a *cis*-Konfiguration
65b *trans*-Konfiguration

sowie die Konformation und Verknüpfungsart von Ringen (z.B. des Cyclohexan-Ringes **66** bzw. des Dekalin-Systems **67**).

66a Sesselform
66b Wannenform

67a *cis*-Dekalin
67b *trans*-Dekalin

und an Einfachbindungen (z.B. dem Ethan-Derivat **68**).

68a ± *antiperiplanar*
68b − *synclinal*

Diese Gesichtspunkte gelten allgemein, unabhängig davon, ob die zu vergleichenden Substanzen auf spezifische oder unspezifische Weise (s. S. 3f.) wirken. Bedeutet dies auch, daß die Parameter beliebig gewählt werden können, mit denen diese Gesichtspunkte ausgedrückt werden?

Tatsächlich erweist sich eine Differenzierung als erforderlich. Es erscheint in diesem Zusammenhang zweckmäßig, Strukturparameter in zwei Kategorien zu unterteilen:

1. Globalparameter
2. Regionalparameter

Globalparameter sind solche, die die Eigenschaften des Gesamtmoleküls beschreiben. Hierzu zählen beispielsweise der lg P-Wert einer Verbindung (direkt gemessen oder durch Summierung der π-Inkremente aller Molekülbestandteile ermittelt), die Molrefraktion und der pKa-Wert.

Regionalparameter beziehen sich dagegen auf einzelne Gruppen oder Positionen eines Moleküls. Beispiele sind die π-Werte (Lipophilie-Beiträge) einzelner Teile des Moleküls, σ-Werte bestimmter Gruppen, Ladungsdichten und Koeffizienten von HOMOs und LUMOs an bestimmten Positionen sowie E_s- und MR-Werte bestimmter Gruppen im Molekül.

Zur Gruppe der Regionalparameter müssen schließlich auch die strukturbeschreibenden Parameter gerechnet werden. Ein Regionalparameter ist also stets direkt oder indirekt mit einer Ortsangabe verbunden.

Der Unterschied zwischen Global- und Regionalparameter stellt sich beispielsweise an der *3,4-Dimethoxybenzoesäure* (**69a**) wie folgt dar:

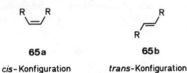

69a

Globalparameter sind hier u.a. der lg P-Wert bzw. dessen Äquivalent $\Sigma\pi$, wobei über alle Gruppen (COOH, OCH$_3$, OCH$_3$ und ggf. auch Phenyl) summiert wird.

Dasselbe gilt für elektronische Eigenschaften, wenn diese durch Σσ (Summation über OCH₃, OCH₃ und COOH) dargestellt werden.
Regionale Parameter sind dagegen: π-Wert des Substituenten in 4-Stellung (hier OCH₃), σ-Wert des Substituenten in 1-Stellung (hier COOH), Elektronendichte am C-Atom 5 des Phenyl-Ringes, Raumerfüllung (E_s oder MR) des Substituenten in 3-Stellung (hier OCH₃), Vorhandensein einer OCH₃-Gruppe in 4-Stellung oder auch Vorhandensein einer 3-Methoxybenzoesäure-Gruppierung (69b).

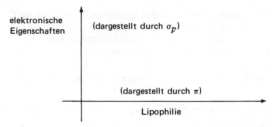

Abb. 70. Zweidimensionaler Parameterraum (Parameterebene) mit den Koordinaten „Lipophilie" und „elektronische Eigenschaften"

Sinnvolle Ähnlichkeitsvergleiche lassen sich nur dann durchführen, wenn die Parameter auf die jeweilige Wirkungsweise abgestimmt sind (spezifisch oder unspezifisch: s. S. 3f.).
So eignen sich *Globalparameter* in erster Linie zum *Vergleich unspezifisch wirkender Substanzen* (z.B. korrelieren biologische Eigenschaften wie Membranstabilisierung und Eiweißbindung gut mit der Gesamtlipophilie; s. S. 3, 50).
Ähnlichkeitsvergleiche zwischen Strukturen mit spezifischer Wirkung sollten dagegen nur unter Mitverwendung (u. U. ausschließlicher Verwendung) von Regionalparametern durchgeführt werden.
Für einzelne Aspekte des biologischen Verhaltens, z.B. Wirksamkeit in einem bestimmten pharmakologischen Modell, entscheidet oftmals nur ein einziger Parameter über Ähnlichkeit oder Verschiedenheit. Insgesamt aber ähneln sich zwei Verbindungen in ihren biologischen Eigenschaften umso mehr, je weitgehender sie sich hinsichtlich **aller** genannten Kriterien gleichen.

1.4.4.2 Bestimmung von Ähnlichkeiten

Solange ein einziger der genannten Gesichtspunkte ausreicht, um die Ähnlichkeit zweier Verbindungen zu bestimmen, genügt ein einfacher Größenvergleich des betreffenden Ähnlichkeitskriteriums (z.B. Σπ, σ). Im Stadium der Strukturplanung kann man im allgemeinen jedoch nicht vorhersagen, welche der Kriterien für die angestrebte Wirkung hauptsächlich verantwortlich sind. Zum Vergleich von Verbindungen, die an Ganztiermodellen und auch am Menschen spezifisch wirken sollen, sind in der Regel ohnehin mehrere Ähnlichkeitskriterien erforderlich. Man ist daher gezwungen, Ähnlichkeiten unter gleichzeitiger Berücksichtigung mehrerer Gesichtspunkte zu bestimmen. Wie dies erreicht werden kann, soll nun für einen zweidimensionalen Fall (zwei Gesichtspunkte) geschildert werden. Als Beispiel möge die Bestimmung der Ähnlichkeit zweier Substituenten hinsichtlich ihrer lipophilen und ihrer elektronischen Eigenschaften dienen.
Zunächst wird ein kartesisches Koordinatensystem aufgebaut, dessen Achsen die einzelnen Gesichtspunkte repräsentieren. Im vorliegenden Fall benötigt man zwei Achsen, eine für die Lipophilie und eine für die elektronischen Eigenschaften (Abb. 70).
Der Maßstab auf den Achsen wird durch die Größe eines zugehörigen Strukturparameters gegeben. So werden die lipophilen Eigenschaften durch π-Werte, die elektronischen Eigenschaften durch den Wert der Hammett-Konstanten σ_p dargestellt. Der Raum, der durch solche Strukturparameter-Achsen definiert ist, wird als *Parameterraum* bezeichnet.
Abb. 71 zeigt den aus σ_p und π gebildeten *zweidimensionalen Parameterraum*, in den die zu vergleichenden Substituenten als Punkte eingetragen wurden. Der Abstand zweier solcher Punkte kann als Maß für die Ähnlichkeit der beiden Substituenten in Bezug auf lipophile und elektronische Eigenschaften angesehen werden. Je näher zwei Substituenten zusammen liegen, umso größer ist ihre Ähnlichkeit. So erweisen sich Wasserstoff und Fluor als nahe verwandt, NH₂ und CF₃ als stark verschieden.

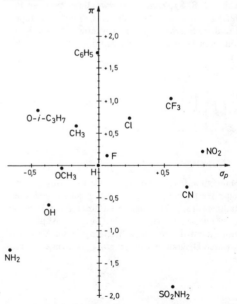

Abb. 71. Lage einiger Substituenten in einer aus σ_p und π gebildeten Parameterebene (zweidimensionaler Parameterraum)
π-Werte aus Lit. [242]
σ_p-Werte aus Lit. [224]

Zweidimensionale Ähnlichkeitsprobleme lassen sich also auf graphischem Wege leicht und anschaulich lösen. Kommen mehr als zwei Gesichtspunkte in Betracht, liegen also drei- und mehrdimensionale Parameterräume vor, so müssen die Abstände der einzelnen Punkte und damit ihre Ähnlichkeit rechnerisch ermittelt werden[247].

1.4.4.3 Anwendung von Ähnlichkeitsbestimmungen

Ähnlichkeitsbestimmungen kommt im Rahmen der Wirkstoffsuche eine wachsende Bedeutung zu.

1. Zur Aufstellung qualitativer Struktur-Wirkungs-Beziehungen
2. zur Auswahl von Test-Verbindungen im Verlaufe des Strukturplanungsverfahrens

Die Entwicklung neuer Wirksubstanzen kann wesentlich zielstrebiger durchgeführt werden, wenn die für die Wirkung maßgebenden Strukturparameter bekannt sind. Diese Parameter lassen sich mit Hilfe von Ähnlichkeitsbestimmungen ermitteln. Hierbei werden die Ähnlichkeiten im biologischen Verhalten mit den Ähnlichkeiten verglichen, die sich aufgrund der Strukturparameter ergeben. Stimmen diese Ähnlichkeiten mehr oder weniger überein, so ist mit einer gewissen Wahrscheinlichkeit anzunehmen, daß die zugrundegelegten Strukturparameter einen besonderen Einfluß auf die betreffenden biologischen Eigenschaften ausüben. Erweisen sich jedoch biologisch gesehen ähnliche Verbindungen als unähnlich hinsichtlich der betrachteten Strukturparameter, so sind die zur Analyse herangezogenen Parameter wahrscheinlich irrelevant (s. hierzu auch die Beispiele auf S. 81).

Die Abb. 72, S. 85, zeigt einen zweidimensionalen Parameterraum, dessen Achsen die Gesichtspunkte Lipophilie und Raumerfüllung repräsentieren. Die Punkte symbolisieren *Progesteron-Derivate* der allgemeinen Formel 71.

70
Progesteron

Der Maßstab auf der Lipophilieachse wird durch den Hansch-π-Wert des Substituenten X gegeben, während die Raumerfüllung durch einen Parameter C (Definition s. Lit. [248]) gemessen wird. Als biologisches Ähnlichkeitskriterium dient die gestagene Wirkung dieser Verbindungen. In dem Diagramm werden stark wirksame Verbindungen durch Quadrate, mäßig wirksame durch Ringe und unwirksame durch Kreuze gekennzeichnet.

Man erkennt, daß Verbindungen mit ähnlicher Wirkung sich im Strukturparameterraum in ganz bestimmten zusammenhängenden Bereichen aufhalten. Dies gilt insbesondere für die stark (dunkelgrauer Bereich) und mäßig (hellgrauer Bereich) wirksamen Substanzen, die jeweils relativ gut beieinanderliegen, d.h. strukturell ähnlich hinsichtlich Lipophilie und Raumerfüllung des Substituenten sind. Man kann hieraus schließen, daß diese beiden Parameter wahrscheinlich für die gestagene Wirkung relevant sind.

Aus Abb. 72 folgt weiterhin, daß starke Wirkungen nur mit solchen Substituenten X zu erwarten sind, die mäßig lipophil und sterisch wenig anspruchsvoll (kleines C) sind.

Mit Hilfe von Ähnlichkeitsvergleichen lassen sich daher nicht nur die relevanten Parameter herausfinden, sondern auch qualitative Beziehungen zwischen der Ausprägung dieser Parameter und der biologischen Wirkung aufstellen. Werden in diesem Verfahren statt physikalisch-chemischer strukturbeschreibende Parameter eingesetzt, so spricht man von Substrukturanalyse[204-206,249].

Wie auf S. 128ff. gezeigt wird, sollen Testsubstanzen u.a. so ausgewählt werden, daß sie strukturell (innerhalb bestimmter Grenzen) zueinander möglichst unähnlich sind. Auch hierbei können Abstandsmessungen in Parameterräumen zu einer Objektivierung des Auswahlverfahrens beitragen.

Sofern nicht mehr als zwei strukturelle Merkmale (Strukturparameter) zu berücksichtigen sind, bieten sich für Ähnlichkeitsvergleiche graphische Verfahren der in Abb. 72 gezeigten Art an. *Mehrdimensionale* Probleme werden dagegen am zweckmäßigsten numerisch gelöst, meist unter Zuhilfenahme von Rechenmaschinen (siehe hierzu Lit. [250,251]).

Struktur-Wirkungs-Beziehungen und Struktur-Planungstechniken stellen überaus wertvolle Instrumente des Arzneimittelchemikers dar. Erst mit Hilfe von Struktur-Wirkungs-Beziehungen wird er in die Lage versetzt, Kenntnisse über Pharmakon-Rezeptor-Wechselwirkungen und pharmakokinetische Prozesse in eine strukturplanerisch verwertbare Form zu übertragen (z.B. Struktur-Wirkungs-Hypothesen). Ferner bilden Struktur-Wirkungs-Beziehungen die Basis für eine systematische Suche nach neuen Wirksubstanzen. Struktur-Planungstechniken tragen wesentlich zu einer rationellen Durchführung dieses Verfahrens bei. Beide Gebiete bedürfen zur Zeit noch eines erheblichen Ausbaus. Je weiter dieser aber in Zukunft fortschreitet, um so gewichtiger werden die Vorteile sein, die der Arzneimittelchemiker aus einem systematischen, gezielten Vorgehen bei der Suche nach neuen Wirkstoffen ziehen kann.

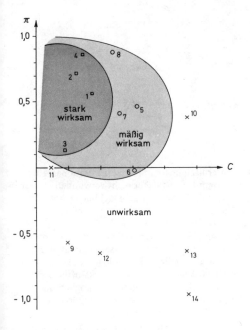

Abb. 72. Gestagene Wirkung einiger Progesteron-Derivate (Werte aus Lit. [248])

π ist die Lipophilie des Substituenten X
C ist ein in Lit. [248] definierter Parameter, der den Raumbedarf des Substituenten X wiedergibt
Die einzelnen Verbindungen sind als Punkte eingetragen.

Man erkennt deutlich drei Strukturbereiche mit Verbindungen unterschiedlicher Wirksamkeit:
stark wirksame im dunkelgrauen, mäßig wirksame im hellgrauen und unwirksame im umliegenden weißen Bereich

Substituent Nr.	Formel	rel. * Wirksamkeit	C	π	Substituent Nr.	Formel	rel. * Wirksamkeit	C	π
1	CH_3	91	8,67	0,56	8	CF_3	11	11,93	0,88
2	Cl	77	6,09	0,71	9	CN	6	4,84	–0,57
3	F	55	4,27	0,14	10	OC_2H_5	1	23,42	0,38
4	Br	42	7,09	0,86	11	H	1	2,32	0,00
5	N_3	20	15,64	0,46	12	CHO	1	9,92	–0,65
6	OCH_3	14	15,13	–0,02	13	$OCOCH_3$	0,2	23,36	–0,64
7	SCN	12	12,94	0,41	14	$NHCOCH_3$	0,1	23,67	–0,97

* Progesteron = 1

2. Strategie der Arzneimittelentwicklung

Einleitung

E. Kutter

Die Arzneimittelentwicklung ist das Musterbeispiel eines Forschungsgebietes, für dessen Bearbeitung ein enges Zusammenwirken zwischen Wissenschaftlern verschiedener Fachrichtungen unabdingbare Voraussetzung ist. Es muß als ein Verdienst der pharmazeutischen Industrie angesehen werden, daß sie den hierfür notwendigen organisatorischen Rahmen geschaffen hat, wie er in Projektorganisation, Produktmanagement, Arbeitskreisen oder interdisziplinären Matrixorganisationen zum Ausdruck kommt. Es ist daher nicht verwunderlich, daß die überwiegende Anzahl der gebräuchlichen Arzneimittel den Forschungslaboratorien der pharmazeutischen Industrie entstammen (s. Schema 1).

Das vorstehende Schema verdeutlicht das komplizierte Zusammenspiel von Pharmasynthese, Pharmakologie, Pharmakokinetik, Medizin, Toxikologie, Galenik, Analytik und Chemischer Produktion (Wirkstoffherstellung), das eine Arzneimittelentwicklung erst möglich macht. Dabei kommt der Medizinischen Zielsetzung eine über-

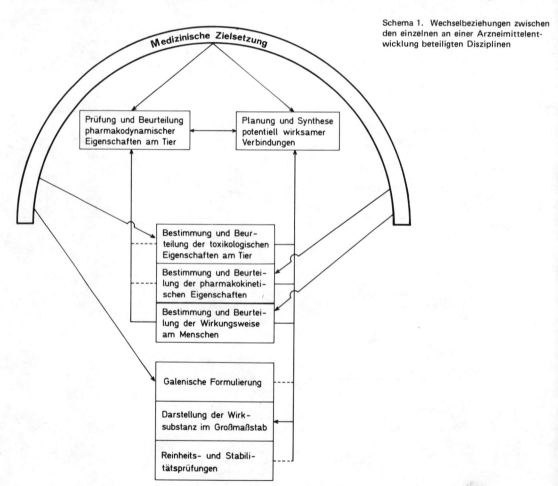

Schema 1. Wechselbeziehungen zwischen den einzelnen an einer Arzneimittelentwicklung beteiligten Disziplinen

geordnete Steuerfunktion zu. Sowohl die Planung potentieller Wirksubstanzen im chemischen Laboratorium als auch die Auswahl der pharmakologischen Testmodelle haben sich an ihr zu orientieren. Ebenso können Schlußfolgerungen aus den pharmakologischen und toxikologischen Prüfungsergebnissen bezüglich des weiteren Schicksals neuer Wirksubstanzen nur unter Berücksichtigung einer Medizinischen Zielsetzung gezogen werden. Der Einfluß der Medizinischen Zielsetzung reicht bis in den Entwicklungsbereich hinein. Hier sind es insbesondere die galenischen Zubereitungsformen der Arzneimittel, die durch sie entscheidend beeinflußt werden.

Die Kopplung der einzelnen, an der Arzneimittelentwicklung beteiligten Disziplinen geht ebenfalls aus dem Schema hervor. Dabei ist zwischen Ablaufprozessen und Rückkopplungsprozessen streng zu unterscheiden. Die Bereitstellung einer Wirksubstanz durch die Pharmasynthese oder das Technikum, die anschließenden toxikologischen Untersuchungen und schließlich die klinische Erprobung dieser Substanz am Menschen bilden zusammen ein typisches Beispiel für einen einbahnstraßenartig verlaufenden Kopplungsprozeß. Demgegenüber spielen sich zwischen pharmakologischem Labor und Pharmasynthese typische Rückkopplungsprozesse ab. So sind die pharmakologischen Testergebnisse ein entscheidendes Basiselement für die weitere Strukturplanung des Arzneimittelchemikers. Derartige Rückkopplungsprozesse bestehen jedoch auch (im Schema durch Pfeile symbolisiert) zwischen anderen an der Arzneimittelentwicklung beteiligten Disziplinen.

Trotz des explosionsartigen Anstiegs an Wissensstoff im Bereich der Grundlagen der Arzneimittelwirkung haben die daraus ableitbaren Erkenntnisse immer noch weitgehend empirischen Charakter. Eine allgemein gültige Theorie als Basis für eine Entwicklungsstrategie von Arzneimitteln existiert also derzeit nicht (vgl. S. 1f.). Welches Vorgehen ist denn dann geeignet, um Probleme der Arzneimittelentwicklung zielorientiert zu lösen, wenn nur empirische Daten zur Verfügung stehen?

In den folgenden Kapiteln wird der Versuch gemacht, auf diese Frage eine Antwort zu geben: Charakteristisch für dieses Vorgehen ist eine wechselweise Abfolge von kreativen und systematischen Schritten. Die kreativen Schritte sind durch die Entwicklung von Ideen bzw. Hypothesen gekennzeichnet, die denkbare Wege der Zielerreichung aufzeigen. In systematischen Schritten erfolgt die Analyse dieser Ideen, die Auswahl geeignet erscheinender Lösungswege und die Entscheidung über die Reihenfolge ihrer Bearbeitung. All diese Schritte sind auf Teilziele ausgerichtet, wie z.B. die Bereitstellung der Wirksubstanz, ihre pharmakologische und toxikologische Charakterisierung, den Wirkungsnachweis am Menschen usw., die ihrerseits auf das Gesamtziel der einzelnen Prozesse, nämlich die Entwicklung eines neuen Arzneimittels, ausgerichtet sind. Dieses Vorgehen gilt mit unterschiedlicher Wichtung der beiden Kriterien Systematik und Kreativität für alle im folgenden beschriebenen Stationen der Arzneimittelentwicklung.

2.1 Medizinische Zielsetzung

H. Ried

Zufallserfolge spielen in der Forschung eine recht große Rolle. Das gilt auch für die Arzneimittelforschung. Sich deshalb nur auf den Zufall zu verlassen, wäre sicher töricht, zumal bei näherer Analyse hinter vielen scheinbaren Zufällen eine konkrete Planung, eine methodische Vorbereitung auftaucht, die eine wesentliche Basis dieses Zufalls bildet, ihn oft überhaupt erst ermöglicht hat. Zwar können Forschungserfolge nicht unmittelbar geplant werden, doch verbessert eine klare Definition des Forschungsziels und des methodischen Vorgehens zweifellos die Aussichten auf einen solchen Erfolg.

Kranke Menschen zu behandeln, ist Sache des Arztes. Seine Sachkenntnis und sein Urteil müssen vorrangig auch in die Ziele der Arzneimittelforschung eingehen. Die medizinische Zielsetzung ist daher wichtiger Bestandteil der Arzneimittelforschung.

Neue Arzneimittel sollen neue therapeutische Möglichkeiten erschließen. Das Spektrum reicht von der Erfassung bisher überhaupt nicht therapierbarer Erkrankungen über eine Verbesserung bisher unbefriedigender therapeutischer Methoden bis hin zur Optimierung einer im großen und ganzen bereits brauchbaren Therapie. Diese Ziele können erreicht werden durch eine andere Qualität und/oder Quantität der Arzneimittelwirkung, durch eine Änderung des pharmakokinetischen Verhaltens, durch nach Häufigkeit und Schwere geringere Nebenwirkungen, aber auch durch eine für den Patienten angenehme Anwendungsform, durch einen guten Geschmack und schließlich durch einen günstigen Preis.

Arzneimittel sind häufig nur Teil eines Therapieplans, in dem andere therapeutische Maßnahmen – Diät, Änderung der Lebensführung etc. – gleichberechtigt enthalten sein können. Auch dies muß die medizinische Zielsetzung berücksichtigen.

Arzneimittel sind schließlich idealerweise Mittel zur Gesundheitsvorsorge und Krankheitsprophylaxe. Ziel ärztlichen Handelns ist ja nicht allein die Wiederherstellung, sondern ebenso oder mehr noch die Erhaltung der Gesundheit. Dabei werden vernünftige Lebensweise, vorsichtiger Umgang mit Genußgiften und richtige Verarbeitung positiv wie negativ getönter Erlebnisse vielleicht wichtiger sein als Arzneimittel und andere, primär therapeutisch ausgerichtete Maßnahmen. Es entspringen ja aber keineswegs alle Erkrankungen dem fehlerhaften Umgang des Menschen mit seinem eigenen Körper, und wenn durch prophylaktische Einnahme von Malariatabletten eine Infektion verhindert wird, durch konsequente Behandlung eines symptomlosen Hypertonus die Häufigkeit vaskulärer Komplikationen vermindert und durch Abschirmung übermäßiger psychischer Einflüsse deren somatische Folgen vermieden werden, so kann man wohl doch zu Recht von einem Beitrag der Arzneimittel auch zur Gesunderhaltung sprechen.

Genau definierte Wirkung, durch Dosisvariation zwischen schwach und stark manipulierbare Wirkung, keine Nebenwirkungen – so etwa beschreibt der therapierende Arzt sein ideales Arzneimittel, wohlwissend, daß es nicht nur Ideal, sondern auch Wunschtraum ist. Je genauer die Pathogenese einer Erkrankung erforscht und bekannt ist, desto besser vermag er Hinweise zu geben auf denkbare Wirkungsweisen und Wirkungsmechanismen neuer Arzneimittel. Leider ist er in diesem Punkt auch heute noch oft auf Spekulationen und Hypothesen angewiesen. Dies macht die medizinische Zielsetzung nicht überflüssig, vielmehr gewinnt in ihr die praktisch-ärztliche Erfahrung um so mehr Gewicht.

Systematische Arzneimittelforschung und Arzneimittelentwicklung werden heute vorwiegend von pharmazeutischen Unternehmen betrieben. Außerhalb der pharmazeutischen Industrie gibt es derzeit keine Einrichtungen, in denen alle für die Arzneimittelentwicklung notwendigen wissenschaftlichen Disziplinen vertreten sind und interdisziplinär zusammenarbeiten. Größe des Unternehmens und Höhe der für die Forschung zur Verfügung stehenden Mittel bestimmen daher zwar nicht den Inhalt, wohl aber den Rahmen der medizinischen Zielsetzung.

2.1.1 Auswahl der Forschungsgebiete

Es gibt keine Institution, die alle oder auch nur den größeren Teil der für die medikamentöse Therapie wichtigen Forschungsgebiete bearbeiten kann. In forschenden Pharmaunternehmen sind Tradition, personelle und finanzielle Kapazität der Forschung, Dringlichkeit und Chance der Entwicklung neuer therapeutischer Möglichkeiten sowie Größe des Marktes wichtige Faktoren für die Auswahl der Forschungsgebiete. Jedes Unternehmen hat traditionelle, mit seiner Entwicklung verbundene Forschungsgebiete. Meist sind es die, aus denen der erste wirtschaftliche Erfolg stammt, aus denen eine ganze Reihe von Wirkstoffen entwickelt werden konnte, in denen dem Unternehmen ein wichtiger Fortschritt oder gar etwas gänzlich Neues geglückt ist. Mit der wirtschaftlichen Entwicklung der aus ihnen hervorgegangenen Präparate werden diese Forschungsgebiete personell und technologisch ausgebaut. Probleme der Forschung entstehen ja nicht nur aus der Art des Arzneimittels, sondern auch aus der Breite seiner Anwendung. Mit der Häufigkeit der Anwendung nehmen auch Fragen zur Beeinflussung der Wirkung anderer, gleichzeitig gegebener Arzneimittel zu, Fragen zur Anwendung bei Leber- und Nierenkranken, bei Diabetikern, bei Schwangeren, bei stillenden Müttern etc. Es gilt, den kausalen Zusammenhang oder das nur zufällige Zusammentreffen mit bestimmten Nebenwirkungen abzuklären, die Erfahrungen einer monate- oder gar jahrelangen Therapie sorgfältig auszuwerten, den zeitlichen und symptomatologischen Ablauf einer Arzneimittelüberdosierung zu erfassen und daraus Empfehlungen für die Therapie solcher Fälle abzuleiten.

Schon aus diesen, manchmal etwas abqualifizierend unter dem Begriff der *„Verteidigungsforschung"* zusammengefaßten Gründen muß ein einmal erfolgreich bearbeitetes Forschungsgebiet über lange Zeit weitergeführt werden. Darüber hinaus werden aber während der praktischen Verwendung eines Arzneimittels oft neue Anwendungsmöglichkeiten und Indikationen gefunden, die dann experimentell und klinisch überprüft werden müssen. Die für das Forschungsgebiet angesammelten speziellen Kenntnisse, das besonders ausgebildete Personal und die vorhandene Technologie sind natürlich besonders günstige Voraussetzungen für derartige Weiterentwicklungen, ebenso wie für völlig neue Entwicklungen in diesem Gebiet, und damit positive Gründe für die Beibehaltung oder noch intensivere Bearbeitung.

Neue Forschungsthemen ergeben sich gelegentlich wie von selbst oder beinah *zwangsläufig* aus bereits bearbeiteten. So führte die Beschäftigung mit Betasympathomimetika zu den Betablockern, aus den Sulfonamiden entstanden Diuretika und blutzuckersenkende Substanzen, die Diuretika wiederum brachten neue Aspekte in die Hochdrucktherapie.

Daneben ist ganz zweifellos die erfolgreiche Erschließung eines großen neuen Gebiets durch einen Konkurrenten ein starkes (und auch legitimes) Motiv, sich ebenfalls mit diesem Gebiet zu beschäftigen. Beispiele hierfür sind die Antibiotika, die Nebennierenrindenhormone und die Antiphlogistika. Gelegentlich wird der Vorwurf erhoben, es komme dadurch zu einer unnötigen und unsinnigen Konzentration auf Gebiete, in denen therapeutische Möglichkeiten bereits vorhanden sind, während andere wichtige Gebiete überhaupt nicht bearbeitet würden. Vor kurzem wurden solche überfüllten und vernachlässigten Forschungsgebiete tabellarisch einander gegenübergestellt[1]:

Tab. 23: Fortschritte und Lücken in der medikamentösen Behandlung von Krankheiten

Fortschritte	Lücken
Antibakterielle Chemotherapie	Virusinfektionen
Substitutionsbehandlung (Insulin, NNRinde, Vitamin B_{12}, DOPA)	Maligne Tumoren
	Rheumatische Erkrankungen
Orale Antidiabetika (?)	Atherosklerose, Herzinfarkt
Saluretika	Psychische Erkrankungen (kausal)
Antihypertensiva (Nebenwirkungen)	Degenerative Erkrankungen
Psychopharmaka (palliativ)	Autoimmunkrankheiten
Anticoagulantien (?)	Obesitas
β-adrenerge Blocker	
Stoffwechselstörungen (Gicht)	

Die nähere Betrachtung der Tab. 23 vermag diesen Vorwurf allerdings nicht zu erhärten, sie stellt ihn im Gegenteil in Frage. Es trifft zu, daß eine befriedigende medikamentöse Behandlung der auf der rechten Seite der Tabelle genannten Erkrankungen nur ausnahmsweise möglich ist. Betrachtet man aber Arzneimittel nicht isoliert, sondern als Teil eines noch viele andere Maßnahmen umfassenden Therapieplans, so sind Fortschritte bei der Behandlung der Fettsucht, beim Herzinfarkt und sogar bei malignen Tumoren unverkennbar.

Lückenhafte medikamentöse Therapie bedeutet im übrigen keineswegs, daß in diesen Gebieten zu wenig geforscht wird, sondern nur, daß die Ergebnisse einer unter Umständen sogar recht intensiven Forschung (Atherosklerose, maligne Tumoren!) noch unbefriedigend sind.

Es gibt im übrigen begründete Zweifel, ob die in der rechten Spalte genannten Erkrankungen jemals **allein** mit Arzneimitteln hinreichend behandelt werden können.

Schließlich wird aus Tab. 23 eine Diskrepanz zwischen dem Stand der experimentellen und der klinischen Grundlagenforschung deutlich. Weit entfernt davon, alle Fragen befriedigend gelöst zu haben, hat doch die experimentelle Grundlagenforschung einige Modelle anzubieten, die die Wechselwirkungen zwischen Substrat und Arzneimittel plausibel erklären und damit die gezielte Suche nach neuen Arzneimitteln erleichtern können. Hierzu hat insbesondere die Molekularbiologie beigetragen (vgl. S. 2ff.). Demgegenüber hängt die Erforschung der Entstehung von Erkrankungen aus durchaus verständlichen Gründen oft weit zurück, sind unsere Kenntnisse der Pathogenese noch weitgehend spekulativ. Es fehlt dann an konkreten Anhaltspunkten für eine therapeutische Forschung.

Hier muß also weiterhin *Grundlagenforschung* betrieben werden, die erst die Basis für brauchbare therapeutische Entwicklungen schaffen kann. Auch pharmazeutische Unternehmen betreiben Grundlagenforschung. Hinter ihr stecken nicht nur wissenschaftliches Interesse oder großzügiges Mäzenatentum, sondern durchaus auch kommerzielle Überlegungen. Wer ein neues therapeutisches Gebiet erschließt, darf ja nicht nur wissenschaftlichen Ruhm, sondern auch wirtschaftlichen Gewinn erwarten.

Die eigentliche Schwierigkeit der Grundlagenforschung in einem gewinnabhängigen Unternehmen liegt weniger in der Bereitstellung von Kapazität und Kapital als vielmehr in der Unmöglichkeit einer vernünftigen Planung. Niemand kann einigermaßen zuverlässig voraussagen, ob es 10, 15 oder 20 Jahre dauern wird, bis sich praktische Ergebnisse einstellen werden, ob sie überhaupt jemals gefunden werden, ob die Konkurrenz nicht schneller sein wird, ob die eigene Forschung dem richtigen Konzept folgt.

Völlig unerschlossene therapeutische Gebiete sind daher für ein Unternehmen ebenso reizvoll wie riskant. Sie können nur neben Themen bearbeitet werden, in denen sich der notwendige wirtschaftliche Erfolg etwas zuverlässiger vorhersagen und planen läßt. Bei der *Auswahl* der Forschungsthemen ist also auch auf eine vernünftige Mischung risikoreicher und risikoärmerer Gebiete zu achten. Die Praxis zeigt, daß dabei auch den Themen große Aufmerksamkeit zugewendet wird, in denen eine befriedigende medikamentöse Therapie noch nicht möglich ist. Hier sollte aber auch die Zusammenarbeit zwischen medizinisch-wissenschaftlichen Institutionen und forschender pharmazeutischer Industrie noch merklich verbessert werden. Grundlagenforschung ist ja primär eine Aufgabe der Hochschulen und wissenschaftlichen Institute. Für die Umsetzung dabei gewonnener Erkenntnisse in konkrete therapeutische Entwicklungen sind aber Pharmaunternehmen nach aller Erfahrung besser geeignet. Die kürzlich aufgestellte Behauptung, die Pharmaindustrie blockiere aus wirtschaftlichen Überlegungen die weitere Entwicklung und praktische Verwertung von Ergebnissen der Hochschulforschung, ist unsinnig[2]. Angewiesen auf ihre Erträge, ist die Pharmaindustrie wohl die letzte, die brauchbare Ergebnisse der Forschung fahrlässig oder gar vorsätzlich vernachlässigen kann, ganz egal, woher sie stammen.

Forschungsgebiete werden also unter folgenden Möglichkeiten ausgewählt:

1. weitere wissenschaftliche Bearbeitung schon eingeführter Arzneimittel
2. Dringlichkeit und Chance der Weiterentwicklung bereits bearbeiteter Gebiete
3. Beteiligung an Gebieten, in denen es bereits konkrete Anhaltspunkte für eine therapeutische Forschung gibt
4. Bearbeitung neuer, noch unerschlossener Gebiete

Dabei sind folgende Kriterien zu beachten:

1. bereits vorhandene Kenntnis und Erfahrung
2. medizinische und kommerzielle Bedeutung des Forschungsgebietes
3. vernünftige Risikomischung in der Summe der bearbeiteten Gebiete
4. verfügbare Mittel

Innerhalb eines Forschungsgebietes können sich Themen und Methoden – dem Fortschritt wissenschaftlicher Erkenntnis entsprechend – relativ rasch ändern. Die medizinische Zielsetzung muß daher regelmäßig überprüft und gegebenenfalls dem neuen Erkenntnisstand angepaßt werden.

2.1.2 Erarbeitung der medizinischen Zielsetzung

Sie beginnt mit der Überlegung, welche Symptome einer bestimmten Erkrankung oder einer Gruppe von Erkrankungen wohl überhaupt einer *medikamentösen Therapie zugänglich* sein werden. Neben der kurativen muß auch hier die prophylaktische Anwendung von Arzneimitteln bedacht werden.

Es folgt die *Analyse* der Stärken und Schwächen vorhandener Therapeutika. Dadurch werden therapeutische Lücken und wünschenswerte Verbesserungen deutlich gemacht.

Der Unterschied zwischen verfügbarer und nach menschlichem Ermessen erreichbarer Therapie ist ein Maß für die Dringlichkeit der Forschung.

Sodann ist zu untersuchen, ob es irgendwelche Hinweise auf *Verfahren* und *Methoden* gibt, mit denen sich dieser Unterschied aussichtsreich überbrücken oder verkleinern läßt. Hierzu gehören insbesondere neue Erkenntnisse oder plausible Hypothesen zur Pathophysiologie und Pathogenese, aber auch Fortschritte in der Molekularbiologie, im Verständnis des Wirkungsmechanismus bisher gebräuchlicher Arzneimittel und anderes mehr.

Man erhält damit Anhaltspunkte für die Chancen bzw. für das Risiko eines Forschungsgebiets.

Schließlich ist zu prüfen, welche *Mittel* (Personal, Ausstattung, Laborkapazität) die sinnvolle Beschäftigung mit diesem Forschungsgebiet erfordern würde und welcher Markt andererseits einem aus ihm entwickelten Arzneimittel offensteht.

Diese Angaben gehen natürlich über eine medizinische Zielsetzung im strengen Sinn bereits hinaus. Der planende

Arzt kann ja nur die zu seinem theoretischen Wissen und zu seinen praktisch-ärztlichen Erfahrungen gehörenden Punkte kritisch wägend in die Diskussion einbringen. Es wäre aber unsinnig, medizinische Zielsetzungen ins Blaue hinein zu formulieren, ohne auf erforderliche Investitionen, Marktgröße und andere „außermedizinische" Gesichtspunkte zu achten. Es ändert nichts am Vorrang der medizinischen Aussage in der Zielsetzung, wenn man neben ihrer Stichhaltigkeit auch die Chance ihrer Verwirklichung prüft.

Diese Verwirklichung hat zuallererst in den Laboratorien der experimentellen Forschung zu erfolgen. Die medizinische Zielsetzung soll dabei durch möglichst präzise und detaillierte Angaben helfen. Pauschale Forderungen nach voller Wirksamkeit bei fehlenden Nebenwirkungen sind unsinnig; utopische Ansprüche entmutigen, selbst wenn sie im Detail begründet sind. Die medizinische Zielsetzung darf andererseits nicht einfach das Bestehende reflektieren und auf einen therapeutischen Fortschritt verzichten.

Im günstigen Fall verstreichen zwischen Zielsetzung und praktischer Umsetzung (d.h. die Einführung eines auf dieser Basis entwickelten Arzneimittels) 10 Jahre. Basis für die Zielsetzung ist demgemäß nicht der heutige, sondern der vermutliche Zustand in 10 Jahren. Ihre Erarbeitung setzt daher großes Wissen, lange Erfahrung, Überzeugungskraft und Durchsetzungsvermögen voraus, aber auch das so oft zitierte Glück des Tüchtigen.

Sollen in der Zielsetzung Gesichtspunkte des Klinikers gleichrangig gesehen werden mit denen des niedergelassenen Arztes? Wenn ein Arzneimittel mehr oder weniger deutlich dem Krankenhaus bzw. der Praxis zuzuordnen ist, werden die Argumente der jeweils betroffenen Seite überwiegen. Ist eine Anwendung in beiden Gebieten wahrscheinlich, so muß der Planer den eigentümlichen Interessengegensatz zwischen Kliniker und niedergelassenem Arzt in sein Kalkül ziehen. Der Kliniker sieht den Patienten in einer Ausnahmesituation, der Praktiker sieht ihn unter Alltagsbedingungen. Die Interessen von Arzt und Patient sind in der Klinik auf etwas Außerordentliches gerichtet: auf die spektakuläre Besserung eines lebensbedrohlichen Zustands — in Idealform noch immer verwirklicht im chirurgischen Eingriff —, in der dramatischen Änderung eines seit Jahren in der Praxis behandelten stationären Leidens und auch in der Gewißheit oder Vermutung des finalen Leidens, für dessen Behandlung in der Klinik bessere Voraussetzungen gegeben sind. Der niedergelassene Arzt ist demgegenüber in einer ganz anderen Situation. Er hat es mit heilbaren akuten Beschwerden zu tun oder mit schicksalhaft sich entwickelnden chronischen Erkrankungen, deren krisenhafte Zuspitzung er an die Klinik abgibt, die er aber im übrigen hinhaltend und lindernd behandeln muß. Er und nicht der Kliniker sieht die große Schar jener Patienten, deren manchmal heftige subjektive Beschwerden sich nicht auf meßbare organische Veränderungen zurückführen lassen, die aber dennoch behandelt werden müssen, sei es mit oder ohne Anwendung von Arzneimitteln.

Daher rührt das Interesse des Klinikers an *rasch und definiert wirksamen Medikamenten* und ebenso sein relatives Desinteresse an Substanzen, die chronische Erkrankungen höchstens lindernd beeinflussen können. Das unterschiedliche Verhältnis des Klinikers und Praktikers zum Arzneimittel ist daher weniger von einer unterschiedlich kritischen Haltung und von einem unterschiedlichen Wissensstand beeinflußt (wie es oft dargestellt wird) als vielmehr von einem ganz unterschiedlichen Bedürfnis. Dafür spricht auch, daß die am häufigsten verschriebenen Präparate in Klinik und Praxis zwar verschieden sind, aber doch etwa gleichmäßig viel Präparate enthalten, die von Experten hinsichtlich ihrer Wirksamkeit mit Vorsicht betrachtet werden.

Noch auf lange Zeit wird es notwendig sein, Arzneimittel zur symptomatischen Behandlung chronischer Erkrankungen zu entwickeln, deren Pathogenese im einzelnen noch nicht aufgeklärt ist. Alle diese Mittel haben oder sollten haben eine definierte Wirkung, während ihre therapeutische Wirksamkeit oft nur schwer nachgewiesen werden kann. Dies kann am Arzneimittel liegen, an den spontanen Veränderungen der Erkrankung, am günstigen oder ungünstigen Einfluß anderer Faktoren, an irrigen pathogenetischen Vorstellungen, die in die Entwicklung des Arzneimittels eingingen, an der Überforderung des Arzneimittels als alleinigem Therapeutikum.

Solche Arzneimittel werden häufig als Beispiele genannt für die Verschwendung von Forschungsgeldern, für die Vorherrschaft kommerzieller statt wissenschaftlicher Argumente in der medizinischen Zielsetzung. Letztere kann aber Erkrankungen nicht deshalb ausklammern, weil ihre Entstehung und ihr Verlauf ungenügend bekannt sind, und insoweit geht diese Kritik ins Leere.

2.1.3 Umsetzung in einen Forschungsplan

Auf Basis der genannten Analysen lassen sich therapeutische Lücken, wünschenswerte Verbesserungen oder notwendige neue therapeutische Wege beschreiben. Diese medizinische Zielsetzung muß im Rahmen der gesamten Forschungsplanung umgesetzt werden in einen konkreten, in der experimentellen Forschung durchführbaren Plan. Dazu müssen Wissenschaftler verschiedener Disziplinen mit den medizinischen Experten zusammenarbeiten.

Nur selten wird der Arzt dem Synthesechemiker konkrete Hinweise geben können, wo er beginnen soll. Dennoch ist die Suche nach *„Leitstrukturen"*, die als Ausgangspunkt für die Umsetzung der Zielsetzung in konkrete Substanzen dienen können, kein reines Hasardspiel, wie auf S. 115ff. ausführlich dargelegt wird. Wenn oft gesagt wird, daß mehrere tausend Substanzen synthetisiert werden müssen, um zu einem brauchbaren Arzneimittel zu gelangen, so muß die Betonung ganz auf das Wort „brauchbar" gelegt werden. Schon unter den ersten vom Chemiker synthetisierten Substanzen werden sich im Regelfall wirksame befinden, nur eben nicht brauchbare, d.h. vorhandenen Arzneimitteln in irgendeiner Weise überlegene. Die Frage der Überlegenheit würde sich natürlich am besten in einer klinischen Prüfung beantworten lassen, doch es ist ganz unmöglich, Tausende von Substanzen bis in dieses Stadium zu entwickeln. Die Überprüfung des therapeutischen Profils im Tierexperiment ist daher besonders wichtig.

Sie ist abhängig von der Relevanz vorhandener tierexperimenteller Modelle für den Menschen. Pharmakologe und Arzt müssen gemeinsam überlegen, inwieweit sich die menschliche Erkrankung im Tierexperiment nachahmend darstellen läßt und wie sicher symptomatische Veränderungen im Experiment auf den Menschen übertragbar sind. Es ist gefährlich, ausschließlich oder vorwiegend Gebiete mit geringer Relevanz der tierexperimentellen Modelle zu bearbeiten. Der Aufwand nimmt ebenso rasch zu wie die Trefferquote ab.

Hier ergeht aber auch die Forderung an den Pharmakologen, neue Modelle zu entwickeln, die für die Überprüfung therapeutischer Profile von Arzneimitteln wichtig sind. Erfolgreiche Forschung setzt auch den Einsatz aller Möglichkeiten des Tierexperiments und seine stetige Weiterentwicklung voraus. Nicht nur für die Planung, sondern auch für die Durchführung von Forschungsvorhaben ergeben sich daraus Konsequenzen. Es ist ganz sinnlos, eine geringe Relevanz pharmakologischer Modelle festzustellen, dann aber doch neue Substanzen umständlichen und langwierigen Prüfungen in eben diesen Modellen zu unterziehen. In diesen Fällen muß möglichst rasch, d.h. nach entsprechender toxikologischer Vorbereitung, die klinische Prüfung eingeleitet werden, die dann allein entscheiden kann über Wert oder Unwert der neuen Substanz.

Biochemische und *toxikologische Untersuchungen* neuer Substanzen sind nach Art und Umfang meist gesetzlich oder durch freiwillige Vereinbarungen vorgeschrieben. Dennoch können auch Biochemiker und Pathologen die Forschungsplanung und deren Realisierung durch ständige Weiterentwicklung ihrer Methoden erleichtern und Erkenntnisse aus der Grundlagenforschung in die Planung selber einbringen. So wird durch Überlegungen und Diskussionen aller beteiligten Forschungsdisziplinen aus der medizinischen Zielsetzung ein realisierbares Forschungsthema, das in den Gesamtforschungsplan des Unternehmens eingefügt werden kann.

2.1.4 Therapeutischer Fortschritt

Der Wert neuer Arzneimittel wird gemessen am Nutzen, den sie bringen, aber auch am Schaden, den sie stiften können.

Weltweit wird der Pharmaindustrie vorgeworfen, sie entwickle neue Arzneimittel mit nur geringen oder keinen Vorteilen, aber wegen der anderen chemischen Struktur potentiell größerer, zumindest aber nicht genau vorhersehbarer Schädlichkeit. Dazu werden meist Untersuchungen zitiert über arzneimittelbedingte Todesfälle oder Einlieferungen ins Krankenhaus.

In den Vereinigten Staaten werden 30–140000 durch Arzneimittel bedingte Todesfälle pro Jahr errechnet[3,4]. Diese Zahlen sind an anderer Stelle heftig kritisiert worden[5,6]. Sie wurden auf die Gesamtbevölkerung hochgerechnet auf der Basis von Patienten mit malignen Tumoren, alkoholischer Leberzirrhose und anderen schweren Erkrankungen, die in sich lebensbedrohlich sind und einer eingreifenden Therapie bedürfen[7]. Nach anderen Statistiken treten bei etwa 20% der mit Arzneimitteln behandelten hospitalisierten Patienten Nebenwirkungen irgendwelcher Art auf[8]. Vier Fünftel dieser Nebenwirkungen können aus dem Wirkprofil des Arzneimittels vorhergesagt werden[8,9], die restlichen – im wesentlichen allergische Reaktionen – treten unerwartet auf[8]. Arzneimittelnebenwirkungen waren in 4,6%[8] bzw. 2,9%[10] Anlaß für eine Einweisung ins Krankenhaus. Bei 0,23–0,9% der Patienten internistischer Abteilungen waren Arzneimittelnebenwirkungen am Tod des Patienten wesentlich beteiligt[8,10,11]. Es handelte sich fast immer um Schwerkranke, die Zytostatika, Herzglykoside, Nebennierenrindenhormone und ähnlich stark wirkende Arzneimittel erhielten. Nur in 0,01% der Fälle wäre der Tod vermeidbar gewesen, und bei diesen war meist die unsachgemäße Anwendung intravenöser Infusionen anzuschuldigen[12,13]. Demgemäß weist das British Medical Journal darauf hin, daß „offenbar wenige Patienten durch unsere therapeutischen Bemühungen umkommen, und die meisten von ihnen haben stark wirkende Arzneimittel erhalten, um das Fortschreiten an sich tödlicher Erkrankungen zu verzögern"[12].

Dennoch ist nicht zu leugnen, daß neue Arzneimittel auch bei korrekt durchgeführten tierexperimentellen und klinischen Prüfungen der Verträglichkeit ein zwar statistisch sehr kleines, für den etwa Betroffenen aber schwerwiegendes *Risiko* aufweisen. Man möchte dieses Risiko am liebsten nur in Verbindung mit einem erheblichen therapeutischen Fortschritt sehen. Tatsächlich ist aber nicht der spektakuläre Fortschritt, sondern die schrittweise Verbesserung vorhandener therapeutischer Möglichkeiten die Alltagsarbeit der pharmazeutischen Forschung.

Woher kommt nun die Entdeckung ganz *neuer Wirkprofile?*

Gar nicht selten aus der Alltagsarbeit der pharmazeutischen Forschung, z.B. aus der Beschäftigung mit bereits bekannten Strukturen. Es ist selbst für den Fachmann immer wieder erstaunlich, welch große Änderungen der Pharmakodynamik und/oder der Pharmakokinetik einer Substanz durch scheinbar geringfügige Änderungen ihrer chemischen Struktur hervorgerufen werden können.

Oft ist die sorgfältige klinische Beobachtung Anlaß für solche Strukturveränderungen, wenn beispielsweise Nebenwirkungen auffallen, die bei anderen Patienten wohl als therapeutische Wirkung brauchbar wären. Auch molekularbiologische Überlegungen, etwa über Rezeptorstimulation und Rezeptorhemmung, haben schon manches zu neuen Wirkprofilen beigetragen.

Als Beispiele seien genannt die aus den Beta-Mimetika entwickelten *Beta-Blocker*, die vielfältigen Abkömmlinge der Nebennierenrindenhormone, der Sexualhormone und des Penicillins, die blutzuckersenkenden Sulfonylharnstoffe, die harntreibenden Thiazide, die antidepressiven Tricyclica und das blutdrucksenkende Clonidin.

Darüber hinaus beschäftigen sich die interdisziplinären Arbeitskreise der Forschung pharmazeutischer Firmen durchaus auch mit Grundlagenforschung. Mittel gegen rheumatische Erkrankungen und gegen Arteriosklerose beispielsweise kann nicht suchen, wer sich nicht gleichzeitig mit der Pathogenese dieser Erkrankungen beschäftigt. Schon allein der Versuch der Entwicklung oder der Verbesserung pharmakologischer Modelle verlangt dies, ebenso aber Überlegungen zum erstrebten Wirkungsmechanismus der zu suchenden neuen Substanzen. *„Drug design"* im eigentlichen Sinn, d.h. Profilierung von Substanzen auf der Basis praktischer Erfahrungen und theoretischer Überlegungen, kann nicht isoliert, sondern nur im Kontext der zu behandelnden Erkrankung gesehen und betrieben werden. Je mehr Rätsel diese Erkrankung selber noch bietet, desto mehr muß man sich mit ihnen auseinandersetzen, **bevor** eine gezielte Suche nach entsprechenden Arzneimitteln beginnen kann.

2.1.5 Ausblick

Die vergangenen 40 Jahre haben Chemotherapeutika, Hormone, Saluretika, Antidiabetika, Antihypertonika, Psychopharmaka und damit insgesamt spektakuläre therapeutische Fortschritte gebracht. Wird nach weiteren 40 Jahren dasselbe für maligne Tumore, für Virusinfektionen, für die Arteriosklerose, für degenerative Erkrankungen und für die Autoimmunkrankheiten gelten? Wenn man von Zufallsentdeckungen absieht (die freilich in der Medizin eine große Rolle spielen), wird dies sicherlich schwierig sein. Aus vielerlei Gründen ist die Arzneimittelforschung komplizierter, aufwendiger, riskanter und mühsamer geworden. Um so wichtiger sind daher die klare Zielsetzung, der flexible Plan zur Durchführung, die Stetigkeit in der Verfolgung des angestrebten Ziels.

Medizinische Zielsetzung und Forschungsplanung sind kein statischer Prozeß, keine in regelmäßigen Abständen wiederholte Momentaufnahme. Stetigkeit darf nicht zur Sturheit werden. Die Ausgangsbasis für die gesetzten Ziele und die zu ihnen führende Planung muß ständig auf ihre Übereinstimmung mit der sich verändernden Umwelt und den sich verändernden eigenen Möglichkeiten geprüft werden. Größere Abweichungen müssen zu Korrekturen an Ziel und Planung führen.

Ob Forschung überhaupt, und wenn ja, in welchem Umfang, planbar ist, darüber wird heftig diskutiert. Was für den einen sinnvoller Einsatz von Mensch und Technologie und überlegte Verwendung vorhandener Mittel, ist für den anderen Einengung der forscherischen Freiheit, Lähmung der Kreativität und unzulässige Zweckbindung der Forschung. Zwischen diesen Extremen müssen Kompromisse geschlossen werden.

Wie für jede andere gilt aber auch für die Arzneimittelforschung, daß die für sie verfügbaren finanziellen Mittel nicht unbegrenzt sind. Sie planvoll und überlegt einzusetzen, ist daher ebenso ein volkswirtschaftliches Gebot wie eine berechtigte Forderung jener, die auf die Ergebnisse dieser Forschung warten.

Medizinische Zielsetzung und die ihr adäquate Planung sind daher Kernstücke der Arzneimittelforschung.

2.2 Planung biologischer Testverfahren zur Auswahl von Wirksubstanzen

C. Lillie, D. Hellenbrecht

2.2.1 Einleitung

Eine rationale Arzneimittelentwicklung setzt voraus, daß vor chemischen Entwicklungsarbeiten feststeht, daß Substanzen auf ihre voraussichtliche Eignung im Sinne der Medizinischen Zielsetzung geprüft werden können. Als erster Schritt auf dem Weg zu einem neuen Arzneimittel müssen daher biologische Modelle erstellt werden, die den gewünschten therapeutischen Fortschritt mit entsprechender klinischer Relevanz nachzuweisen imstande sind. Stehen geeignete Modelle bereits zur Verfügung oder können solche relativ rasch entwickelt werden, so kann mit einer mittelfristigen Realisierung der Medizinischen Zielsetzung gerechnet werden. Sind jedoch umfangreiche Grundlagenforschungen in Physiologie, Pathophysiologie und Pharmakologie notwendig, bevor geeignete Modelle erstellt werden können, so ist die Realisierung der Medizinischen Zielsetzung als langfristiges Projekt zu betrachten.

Welche Art von Modellen muß für die Realisierung einer Medizinischen Zielsetzung zur Verfügung stehen? Nach welchen Gesichtspunkten erfolgt die Auswahl bzw. Neuentwicklung von biologischen Modellen zur Profilierung von neuen Substanzen im Hinblick auf die Medizinische Zielsetzung? Die wesentlichsten Gesichtspunkte können in den Anforderungen an ein hypothetisches *„ideales Tiermodell"* zusammengefaßt werden:

1. An einem Tier müßte ein experimentell pathologischer Zustand geschaffen werden, der sowohl in pathophysiologischer Hinsicht als auch in den Symptomen vollkommen der Erkrankung beim Menschen entspricht
2. Substanzen, die dem betreffenden Tier verabreicht werden, müßten sich in ihrer Pharmakodynamik, Toxikologie und Pharmakokinetik im Organismus dieses Tieres genauso verhalten wie beim Menschen, unabhängig davon, ob bei physiologischer oder bei pathologischer Ausgangslage
3. Die Erstellung des Modells sowie die entsprechende Meßmethodik müßte entsprechend einfach sein, um eine rationale Testung einer großen Zahl neuer Substanzen zu ermöglichen

Gäbe es für jede Medizinische Zielsetzung ein solches „ideales Tiermodell", so wäre die biologische Testung neuer Substanzen sehr einfach. Praktisch kann es aber dieses „ideale Modell" für keine Medizinische Zielsetzung geben. Schon allein aufgrund der Speziesunterschiede ist bei kaum einer Erkrankung zu erwarten, daß eindeutig der Situation am Menschen entsprechende pathophysiologische Zustände an einem Tier geschaffen werden können. Experimentell ist diese Möglichkeit auch begrenzt durch den jeweiligen Stand des Wissens über Ätiologie und Pathophysiologie einer Erkrankung beim Menschen. Wegen dieser Problematik wird folglich jede Vorhersage von Substanzwirkungen für den Menschen aufgrund von Tierversuchen immer mit Unsicherheiten behaftet sein.

Die für die Erstanwendung einer neuen Substanz am Menschen notwendigen Kenntnisse über die biologischen Eigenschaften der Substanz können somit nicht durch ein „ideales Tiermodell" erhalten werden. Man muß daher *viele Tests* durchführen, es müssen unterschiedliche Modelle an möglichst vielen Tierarten zur Verfügung stehen. Nur eine Kombination von Informationen aus vielen Tests erlaubt es, mit einer gewissen Wahrscheinlichkeit erwünschte oder unerwünschte Wirkungen einer Substanz beim Menschen vorherzusagen. Eine gewisse Sicherheit bezüglich der Relevanz der Aussagen der Tierversuche für die klinische Situation beim Menschen gibt die Einbeziehung von Pharmaka mit bekannter Wirkung in die Testung. Die Kenntnisse der Wirkung dieser *Vergleichssubstanzen* einerseits im Tierexperiment, andererseits beim Menschen, erlaubt Analogieschlüsse bei neuen Substanzen.

Die Notwendigkeit vieler verschiedener Tests für die Feststellung der möglichen klinischen Brauchbarkeit einer neuen Wirksubstanz impliziert, daß ein rationelles Vorgehen nur bedingt durchführbar ist. Trotzdem kann auf ein solches Vorgehen nicht verzichtet werden, da aufgrund der geringen Trefferwahrscheinlichkeit meist eine große Anzahl von Substanzen in einer bestimmten Zielrichtung untersucht werden muß, ehe mit einem Erfolg zu rechnen ist. Statistisch betrachtet hat nur eine von mehreren tausend neu synthetisierten Substanzen eine Chance, jemals als Arzneimittel am Menschen verwendet zu werden. Jede mit Arzneimittelforschung befaßte Institution besitzt aber nur eine begrenzte Forschungskapazität, sowohl materieller als auch personeller Art. Es muß daher darauf geachtet werden, daß nicht durch die zu aufwendige Untersuchung einer Substanz zuviel Kapazität für eine andere, möglicherweise bessere Substanz blockiert wird. Um dies zu vermeiden und dennoch möglichst wenig Substanzen voreilig als unbrauchbar auszuscheiden, wird als *Kompromiß* meist eine *Strategie* verfolgt, die im Prinzip für alle Medizinischen Zielsetzungen anwendbar ist.

Grundlage dieser Strategie ist es, nicht alle zur Untersuchung in einer bestimmten Zielrichtung anfallenden neuen Substanzen an sämtlichen Modellen zu testen, die zur Profilierung einer Substanz bis zur Klinikreife notwendig erscheinen. Die Substanztestung erfolgt vielmehr schrittweise in mehreren *Entwicklungsphasen*, die durch einen zunehmenden materiellen und personellen Aufwand gekennzeichnet sind.

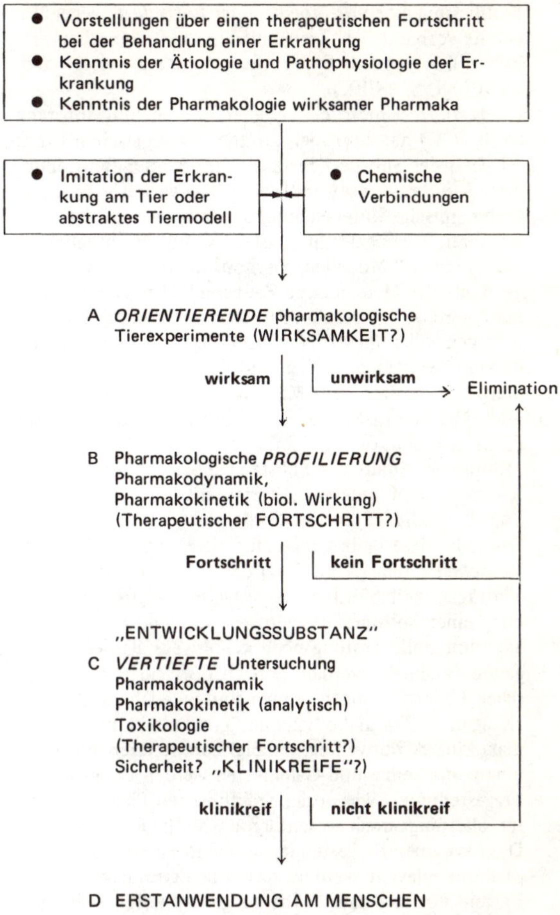

2.2.2 Phasen der biologischen Testung

In Abb. 73 sind die einzelnen Entwicklungsphasen der präklinischen biologischen Testung und deren wesentliche Fragestellungen zusammengefaßt. Neue Substanzen werden vorerst in *orientierenden* pharmakologischen Untersuchungen getestet, an möglichst einfachen Modellen mit hohem Substanzdurchsatz (Abb. 73A). Ziel dieser Untersuchung ist nicht, bereits die „beste" Substanz auszuwählen. Es sollen vielmehr unwirksame Substanzen ausgeschieden werden, die mit Sicherheit *nicht* der Medizinischen Zielsetzung entsprechen. Diese Frage

- Vorstellungen über einen therapeutischen Fortschritt bei der Behandlung einer Erkrankung
- Kenntnis der Ätiologie und Pathophysiologie der Erkrankung
- Kenntnis der Pharmakologie wirksamer Pharmaka

- Imitation der Erkrankung am Tier oder abstraktes Tiermodell
- Chemische Verbindungen

A *ORIENTIERENDE* pharmakologische Tierexperimente (WIRKSAMKEIT?)

wirksam | unwirksam → Elimination

B Pharmakologische *PROFILIERUNG*
Pharmakodynamik,
Pharmakokinetik (biol. Wirkung)
(Therapeutischer FORTSCHRITT?)

Fortschritt | kein Fortschritt

„ENTWICKLUNGSSUBSTANZ"

C *VERTIEFTE* Untersuchung
Pharmakodynamik
Pharmakokinetik (analytisch)
Toxikologie
(Therapeutischer Fortschritt?)
Sicherheit? „KLINIKREIFE"?)

klinikreif | nicht klinikreif

D ERSTANWENDUNG AM MENSCHEN

Abb. 73. Entwicklung neuer Arzneimittel, Voraussetzungen (●) und präklinische Entwicklungsphasen (A–C) der biologischen Testung neuer chemischer Verbindungen
Bei den einzelnen Entwicklungsphasen sind die wesentlichsten pharmakologischen Fragestellungen angeführt. Die nicht-pharmakologischen Kriterien zur Beurteilung der „Klinikreife" sind in Kap. 2.4 beschrieben

steht in der ersten Phase im Vordergrund, damit solche Substanzen bei aufwendigeren Versuchen nicht Kapazität blockieren. Es genügen meist ein bis zwei Modelle, um bei vielen Substanzen eine Unwirksamkeit oder zu schwache Wirksamkeit, bezogen auf die Medizinische Zielsetzung, festzustellen. Nur Substanzen, die in diesen orientierenden Versuchen wirken, werden in der nächsten Entwicklungsphase an aufwendigeren Modellen mit geringerem Substanzdurchsatz eingehender untersucht.

In diesem Entwicklungsstadium (Abb. 73B) wird geprüft, ob eine Substanz das angestrebte *pharmakologische Profil* besitzen könnte, d.h. ob Hauptwirkung, Begleit- und Nebenwirkungen, Wirkungsstärke, therapeutische Breite, Wirkungsmechanismus, Wirkungseintritt und -dauer sowie Wirksamkeit nach verschiedenen Applikationsarten zumindest an ein oder zwei Tierspezies der Medizinischen Zielsetzung entspricht. Nur eine Substanz, die bei dieser

Profilierung einen *therapeutischen Fortschritt* gegenüber bereits vorhandenen Arzneimitteln beim Menschen erhoffen läßt, wird als *Entwicklungssubstanz* weiter untersucht (vgl. S. 140ff.).

Die *vertiefte* Untersuchung einer Entwicklungssubstanz (Abb. 73C) hat zum Ziel, sämtliche biologischen Eigenschaften der Substanz festzustellen, die zur Beurteilung ihrer *Klinikreife* notwendig sind. Die vertiefte pharmakodynamische Untersuchung der Substanz erfolgt an mehreren Tierspezies in meist aufwendigen, möglichst „kliniknahen" Modellen. Sie konzentriert sich vorwiegend auf das Medizinische Zielgebiet. Ausgedehnte toxikologische Untersuchungen an *mehreren Tierspezies* hingegen sollen möglichst vollständig die unerwünschten Nebenwirkungen darstellen, mit denen bei einer Anwendung der Substanz am Menschen gerechnet werden muß. Die Pharmakokinetik der Substanz wird in dieser Phase mit analytischen Methoden untersucht. Für die „Klinikreife" muß eine Substanz außer den biologischen Kriterien noch anderen Kriterien entsprechen, die in Kap. 2.4 näher diskutiert werden.

Sind alle diese Bedingungen für die *Erstanwendung am Menschen* erfüllt (Abb. 73D) und wird nach den ersten Verträglichkeitsprüfungen eine weitere klinische Erprobung einer Substanz beschlossen, so kann deren tierexperimentelle Testung noch keineswegs als beendet gelten. Vielmehr werden, je nach Fortschritt der klinischen Untersuchungen, immer umfangreichere Untersuchungen in Pharmakodynamik, Toxikologie und Pharmakokinetik notwendig, parallel zur weiteren Entwicklung von Chemie und Galenik. Es werden die gleichen Fragestellungen wie in der präklinischen Phase bearbeitet, allerdings noch wesentlich ausführlicher als zuvor. Dazu kommen Fragestellungen, die meist erst in diesem Stadium relevant werden, da vorher grundlegendere Fragen Vorrang haben. Hierzu gehört z.B. die Frage nach möglichen Wechselwirkungen mit anderen Pharmaka.

Das bisher beschriebene Vorgehen ist charakteristisch für eine *gezielte Suche* nach neuen Wirksubstanzen, die einer bestimmten Medizinischen Zielsetzung entsprechen sollen. Dieses Verfahren führt am wahrscheinlichsten zum Erfolg bei solchen Substanzen, deren chemische Entwicklung entweder an bereits bekannten Wirksubstanzen orientiert war, oder an Struktur-Wirkungs-Hypothesen aufgrund molekularpharmakologischer Erkenntnisse (vgl. S. 113ff.). Völlig neuartige Substanzen, deren Strukturen nicht unter biologischen Gesichtspunkten in bezug auf eine bestimmte Wirkung konzipiert wurden, durchlaufen demgegenüber vorerst das *allgemeine Screening* (vgl. Abb. 74). Sie werden hier orientierend nach eventuellen Wirkungen in möglichst verschiedenartigen Indikationsgebieten untersucht. Zeigt eine Substanz in einem der Tests eine Wirkung, dann erfolgt ihre weitere Profilierung nach dem oben beschriebenen Schema der gezielten Suche. Auch solche Substanzen, die bei einer gezielten Suche bereits zur Entwicklungssubstanz profiliert wurden, werden nachträglich einem allgemeinen Screening unterworfen, um Begleitwirkungen aufzudecken, die nicht unmittelbar mit dem eigentlichen medizinischen Zielgebiet zusammenhängen.

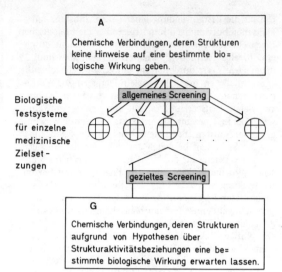

Abb. 74. „Screening" — das „Durchsieben" chemischer Verbindungen durch Siebe aus biologischen Testmodellen bei der Suche nach neuen Wirkstoffen. Bei gegebener Forschungskapazität kann entweder eine geringe Zahl von Verbindungen der Gruppe A im „allgemeinen Screening" in *mehreren* Indikationsgebieten geprüft werden, oder eine große Zahl von Verbindungen der Gruppe G in *einem* Indikationsgebiet („gezieltes Screening"). Als Screening wird im allgemeinen das Sieben durch die relativ „weitmaschigen" *orientierenden* pharmakologischen Testsysteme bezeichnet

Trotz aller Bemühungen um eine rationale Strategie zur Entwicklung neuer Wirksubstanzen sollte jedoch nicht übersehen werden, daß zahlreiche originelle Arzneimittelentwicklungen ihren Ursprung einer *Zufallsentdeckung* verdanken (z.B. Quecksilber- und Sulfonamid-Saluretika, orale Antidiabetika, Psychopharmaka, Clonidin). In der Praxis kann daher nicht damit gerechnet werden, daß brauchbare Arzneimittel nur durch starres Festhalten an der „Einbahn" des beschriebenen Entwicklungsschemas gefunden werden können. Wohl steht am Beginn erfolgreicher Entwicklungen meist die Untersuchung einer chemisch neuartigen Substanz innerhalb einer vorgegebenen Medizinischen Zielrichtung. Im Verlauf der biologischen, oft aber auch erst der klinischen Untersuchung stellt sich jedoch häufig heraus, daß eine Substanz Ansatzpunkte für Wirkungen aufweist, die einer anderen als der ursprünglich geplanten Medizinischen Zielsetzung entsprechen. Je nach Wendigkeit, Organisation und Kapazität eines Forschungsteams muß daraufhin das Projekt an dem neuen Ziel orientiert werden. Eine solche Entdeckung führt nicht nur die betreffende Wirksubstanz einer vertieften pharmakologischen Untersuchung in der neuen Zielrichtung zu, sondern bedingt auch die Notwendigkeit eines neuen Testprogrammes für eine große Anzahl analoger Substanzen.

2.2.3 Planung eines Testprogrammes

Wegen der unterschiedlichen Fragestellungen in den verschiedenen Entwicklungsphasen werden bei der Planung eines Testprogrammes unterschiedliche Anforderungen an die Testmodelle der einzelnen Phasen gestellt. In Abhängigkeit von der Medizinischen Zielsetzung und der Entwicklungsphase müssen bei der Wahl eines Modells folgende *Auswahlkriterien* berücksichtigt werden:

1. Ermöglicht das Modell die gewünschte *pharmakologische Aussage* (Fragestellung aus Pharmakodynamik, Toxikologie oder Pharmakokinetik)?
2. Ist das Modell *klinisch relevant* („kliniknahes" oder abstraktes Modell, Möglichkeit von Analogieschlüssen aufgrund von Wirkungen bekannter Pharmaka?)
3. Ermöglicht das Modell eine *rationelle* Testung hinsichtlich der Kapazität und des Aufwandes (finanzieller, personeller und zeitlicher Aufwand zur Erstellung des Modells und zur Versuchsdurchführung, Substanzverbrauch, Substanzdurchsatz, Selektionsfähigkeit)?

Je nach den Anforderungen bei diesen Auswahlkriterien können verschiedene biologische Modelle mit prinzipiell unterschiedlichen Eigenschaften gewählt werden. Ein Beispiel soll diese Eigenschaften verdeutlichen: Tab. 24 gibt einen Überblick über verschiedene pharmakologische Untersuchungsmethoden zur Prüfung von Substanzwirkungen auf Herz- und Kreislauffunktionen.

Sucht man aus dieser großen Anzahl von Testmodellen ein für bestimmte Anforderungen geeignetes Modell, dann müssen prinzipiell Entscheidungen getroffen werden, hinsichtlich

1. *der Art des Testobjektes:*
   a) Biochemisches Modell (z.B. Zellbestandteile, Enzymsysteme)
   b) Isoliertes Gewebe (z.B. Muskeleinzelfaser, Gewebekultur)
   c) Isoliertes Organ (z.B. Gesamtherz, Herzteil)
   d) Ganztier
2. *des zu messenden Substanzeffektes:*
   a) Veränderung einer Meßgröße unter physiologischen Bedingungen (z.B. Blutdruck, Kontraktilität, EKG am Ganztier)
   b) Normalisierung einer experimentell (chirurgisch oder pharmakologisch) verstellten Meßgröße (z.B. Blutdruck bei experimenteller Hypertonie, Kontraktilität bei experimenteller Insuffizienz, EKG bei experimenteller Arrhythmie)
3. *der Tierspezies*

Für die ersten beiden Entwicklungsphasen (vgl. Abb. 73, S. 93), die *orientierenden* und die *profilierenden* pharmakologischen Untersuchungen, gibt es gewisse allgemeingültige Strategie-Kriterien bezüglich der Auswahl der Testmodelle. Soweit sie die pharmakologischen Fragestellungen und die entsprechenden experimentellen Lösungsmöglichkeiten berühren, werden sie auf den S. 96–107 näher diskutiert.

Die Wahl von biologischen Modellen für die *vertiefte* pharmakodynamische Untersuchung von Entwicklungssubstanzen zur „Klinikreife" sowie während der klinischen Prüfung ist wesentlich weniger von allgemeinen strategischen Grundsätzen abhängig. Hier müssen Fragen geklärt werden, die für die jeweilige Medizinische Zielsetzung äußerst spezifisch sind bzw. sich erst aufgrund besonderer Wirkungsqualitäten einer neuen Wirksubstanz bei der Profilierung ergeben. Die Planung von Modellen für diese Fragen bereits vor der chemischen Entwicklung neuer Substanzen ist daher nur begrenzt möglich. Allgemein steht bei der Modellwahl für diese Phasen das Kriterium *„klinische Relevanz"* im Vordergrund, die Kriterien Kapazität und Aufwand treten

Tab. 24: Untersuchungsmethoden zur Prüfung pharmakologischer Wirkungen auf Herz- und Kreislauffunktionen in vitro und in vivo.
Spalte I zeigt die prinzipiell unterschiedlichen Arten von Testobjekten (A–E) mit einzelnen Beispielen. Spalte II zeigt Komponenten von Versuchsanordnungen, die bei einzelnen Testobjekten der jeweiligen Gruppen variierbar bzw. wählbar sind. Spalte III zeigt die bei den Testobjekt-Gruppen pharmakologisch beeinflußbaren Herz- und Kreislauffunktionen bzw. -parameter. Die Realisierbarkeit der einzelnen Versuchsanordnungen ist von der Wahl der Versuchstiere abhängig

I	II	III
A. *Biochemische Modellsysteme:* kontraktile Proteine, $Na^{\oplus}$-$K^{\oplus}$-ATPase, Sarkoplasmatisches Retikulum, Adenylat-Cyclase		Kontraktilität
		Erregbarkeit des β-adrenergen Rezeptors
B. *Isolierte Herzmuskel-Einzelfaser:* Herzmuskel-Zellkulturen, isolierter Sinusknoten, Purkinje-Fasern		Kontraktilität, Elektrophysiologie (intrazellulär)
C. *Isoliertes Gesamtherz, Herzteil:* Isolierter Vorhof, Isolierter Papillarmuskel, Isolierter Ventrikelanteil mit Purkinje-Fasern, „Langendorff-Herz", „Starling-Herz"	Nährlösung Hypoxie Plasma Erythrozyten Nervenreizung Spontandepolarisation Reserpin β-Sympatholyse Denervierung	Frequenz Erregbarkeit O_2-Verbrauch Ionenflüxe Elektrophysiologie (intrazellulär)
D. *Isolierter Herzmuskel in Verbindung mit einem Spendertier (Parabiose):* Kombination von C u. E	Kombination von C u. E	Kombination von C u. E
E. *Herz am Ganztier*	Narkose offener Thorax Konstante Frequenz Reserpin β-Sympatholyse Parasympatholyse Denervierung experimentelle Herzhypertrophie Nekrose Koronarligatur Hypoxie Insuffizienz	Blutdruck Frequenz EKG Kontraktilität Schlagvolumen Koronarwiderstand Flimmerschwelle

weitgehend in den Hintergrund. Bei entsprechendem Interesse an der Medizinischen Zielsetzung wird kaum ein materieller Aufwand gescheut werden, um Modelle zu entwickeln und Versuche durchzuführen, mit denen die Aussage geprüft werden könnte, daß eine neue Entwicklungssubstanz für den Menschen einen therapeutischen Fortschritt bedeute. Der Umfang der Prüfungen in der präklinischen Phase wird allerdings durch den zeitlichen Aufwand der Modelle begrenzt. Es muß abgewogen werden, ob es sinnvoll ist, Aussagen über biologische Eigenschaften von Substanzen, die an einigen Modellen gefunden wurden, durch weitere umfangreiche Untersuchungen abzusichern. Zu weitläufige Untersuchungen verzögern häufig die Erstanwendung am Menschen, ohne dabei die Übertragbarkeit einer Aussage vom Tier auf den Menschen wesentlich zu verbessern. In dieser Entwicklungsphase ist daher eine besonders enge Zusammenarbeit zwischen Tierpharmakologen und Klinikern notwendig. Sie müssen gemeinsam festsetzen, welche pharmakodynamischen Untersuchungen unbedingt vor der Erstanwendung einer Substanz am Menschen durchgeführt werden müssen und welche Untersuchungen erst nach dem Beweis einer Wirksamkeit am Menschen notwendig sind.

Die wesentlichen Fragestellungen für die vertieften pharmakokinetischen und toxikologischen Untersuchungen von Entwicklungssubstanzen sind zunächst weitgehend unabhängig von der Medizinischen Zielsetzung (vgl. S. 140ff.). Daher müssen auch die meisten der erforderlichen Modelle nicht bei jeder Arzneimittel-Neuentwicklung von vornherein neu geplant werden. Je nach Medizinischer Zielsetzung wird natürlich einzelnen Fragestellungen unterschiedliche Bedeutung beigemessen. Die Notwendigkeit der Planung neuer Testmodelle ergibt sich hier jedoch erst nach der *pharmakologischen Profilierung* einer Wirksubstanz *zur Entwicklungssubstanz,* da

1. die pharmakokinetische Methodik weitgehend von der chemischen Struktur (Analytik) der zu untersuchenden Substanz abhängt
2. substanzspezifische toxikologische Fragestellungen meist erst bei der pharmakologischen Profilierung oder sogar erst während der toxikologischen Routineuntersuchungen in den Vordergrund rücken

2.2.4 Orientierende pharmakologische Untersuchungen

Bei den orientierenden pharmakologischen Untersuchungen sollen mit möglichst wenig Aufwand Substanzen ausgewählt werden, die zumindest in ein oder zwei Modellen eine Wirkung im Sinne der Medizinischen Zielsetzung zeigen (vgl. S. 93). Die für den Pharmakologen wesentlichste Frage ist: Bei welchen der zahlreichen zur Untersuchung anfallenden neuen Substanzen ist eine aufwendigere Untersuchung sinnvoll, welche Substanzen entsprechen den Kriterien der Brauchbarkeit im Sinne der Medizinischen Zielsetzung? Darüberhinaus ist es für die Aufstellung von Struktur-Wirkungsbeziehungen wesentlich, möglichst detaillierte Kenntnisse über das Wirkungsausmaß auch vermutlich unbrauchbarer Substanzen einer chemischen Gruppe zu erlangen.

Die *Wahl der Testmodelle* wird durch die Medizinische Zielsetzung bestimmt. Ist eine Medizinische Zielsetzung an einem weitgehend *bekannten Wirkungsmechanismus* orientiert (Beispiele, für welche die in Tab. 24, S. 95, genannten Modelle geeignet sind: Herzglycosidartige positiv inotrope Wirkung, β-Sympatholyse, membrandepressive antiarrhythmische Wirkung), so ist es in bezug auf die pharmakologische Aussagekraft prinzipiell gleichgültig, welche Art von Testobjekt und Tierspezies gewählt wird. Es ist auch gleichgültig, ob die gesuchte Hauptwirkung erfaßt wird oder eine mit dieser untrennbar verbundene Nebenwirkung. In bezug auf die „klinische Relevanz" spielt es keine Rolle, ob ein „kliniknahes" Modell am Ganztier oder ein abstraktes biochemisches Modell gewählt wird (am Beispiel der Herzglycoside: positiv inotrope Wirkung am Ganztier oder biochemische Hemmung einer $Na^{\oplus}/K^{\oplus}$-ATPase). Wesentlich ist nur, ein Modell zu wählen, bei dem die als Vorbilder in Betracht kommenden bekannten Pharmaka einen deutlich meßbaren Effekt zeigen. Sollen hingegen Substanzen mit einem *komplexen Effekt* ohne bestimmten bzw. bekannten Wirkungsmechanismus gesucht werden (z.B. Blutdrucksenkung, zentralnervöse Wirkungen, insbesondere im Rahmen eines allgemeinen Screenings entsprechend Abb. 74, S. 94), so müssen unbedingt Untersuchungen am Ganztier geplant werden.

Bei den orientierenden pharmakologischen Untersuchungen stellen die *kapazitiven Anforderungen* an die Modelle ein wesentliches Auswahlkriterium dar. Da bei der Bearbeitung einer neuen Medizinischen Zielsetzung mit einer sehr großen Zahl neu zu untersuchender Substanzen zu rechnen ist, müssen die Modelle im Sinne einer rationellen Testung einen besonders *hohen Substanzdurchsatz* ermöglichen. Das bedeutet, daß der zeitliche Gesamtaufwand für die Erstellung des Modelles und der Durchführung eines Versuches gering sein muß. Die Art des Testobjektes ist grundsätzlich für den zeitlichen Aufwand bei der Erstellung eines Modelles nicht entscheidend. Bei jeder Art von Testobjekt können die experimentellen Vorbereitungen bis zur Substanztestung und die Versuchsdurchführung unterschiedlich lange dauern. Der Zeitaufwand wird jedoch durch die Art des zu messenden Effektes wesentlich beeinflußt. Wird als Substanzeffekt die Veränderung einer *physiologischen* Situation geplant, so ist verständlicherweise mit einem geringeren Zeitaufwand zu rechnen, als wenn künstliche *pathophysiologische* Zustände „geheilt" werden sollen, deren Herstellung häufig langwierige Manipulationen erfordern. Dabei ergibt sich auch die von der Medizinischen Zielsetzung abhängige Problematik, daß Testmodelle im allgemeinen dann einen hohen Substanzdurchsatz haben, wenn *akute* Pharmakonwirkungen erfaßt werden sollen. Die Erstellung experimenteller Modelle für *chronische* Krankheitszustände, wie z.B. Polyarthritis oder degenerative Gefäßerkrankungen, verlangt von vornherein einen größeren Zeitaufwand[14].

Wesentlich wird der Substanzdurchsatz eines pharmakologischen Modelles durch die *Versuchsdurchführung* bestimmt, insbesondere durch die Art der *Dosierung* von Testsubstanzen. Den höchsten Substanzdurchsatz garantiert natürlich die Testung einer einzigen Dosis jeder Substanz. Für die Ausscheidung von unbrauchbaren Substanzen ist ein solcher „Ja-nein-Test" durchaus vertretbar, wenn von den entsprechenden Vergleichssubstanzen bekannt ist, daß sie in dem betreffenden Test in wesentlich niedrigeren Dosen als dem gewählten Limit wirksam sind. Es ist jedoch ratsam, das Limit nicht zu niedrig anzusetzen, da sonst die Gefahr besteht, daß Substanzen mit zwar schwacher Wirkung, aber gutem Wirkprofil voreilig ausgeschieden werden. Für die Strukturplanung reichen solche Informationen aus, da sie grobe Klassifizierungen ermöglichen. Für die Feststellung quantitativer Struktur-Wirkungsbeziehungen muß jedoch die Wirkungsstärke von Testsubstanzen genauer quantifiziert werden. Für diese Quantifizierung eignet sich am besten die Gabe von ansteigenden Dosen einer Testsubstanz in ein und demselben Versuch. Durch die Erstellung von *Dosis-Wirkungs-Beziehungen* (vgl. S. 99 und S. 2ff.) kann bei diesem Vorgehen folgendes festgestellt werden:

1. ob durch eine Testsubstanz der gleiche *Maximaleffekt* erreichbar ist wie mit entsprechenden Vergleichssubstanzen
2. ob die Dosis-Wirkungs-Kurve der Testsubstanz gegenüber denen von Vergleichssubstanzen *parallel* verläuft (1. und 2. sind Voraussetzungen für die Annahme eines gleichen Wirkungsmechanismus)
3. können mit Hilfe von Dosis-Wirkungs-Kurven die Wirkungsstärken verschiedener Substanzen sehr gut verglichen werden, z.B. erlaubt ein Vergleich der halbmaximal wirksamen Dosen (ED_{50}-Werte) eine korrekte Reihung nach *Wirkungsstärke*
4. zeigen sich häufig bei steigenden Dosen Begleitwirkungen, die bereits bei den orientierenden Versuchen einen Hinweis auf die *therapeutische Breite* bzw. *Spezifität* einer Substanz geben

Die Testung mehrerer Dosen einer Substanz oder verschiedener Substanzen in ein und demselben Versuch ermöglicht einen relativ hohen Substanzdurchsatz und eine ökonomische Testung auch bei Modellen mit großem präparativen Aufwand. Ein weiterer Vorteil der Testung mehrerer Substanzen im gleichen Versuch am Ganztier ist die Möglichkeit eines direkten Substanzvergleiches unter Umgehung der Streuung des Substanzeffektes von Tier zu Tier. Ein Nachteil dieses Vorgehens in orientierenden Versuchen ist jedoch, daß durch die Unkenntnis der Wirkungsdauer der neuen Substanzen die Beeinflussung eines Substanzeffektes durch andere Wirksubstanzen nicht ausgeschlossen werden kann. Dieser Nachteil kann einigermaßen umgangen werden, indem bei der Wiederholung eines Versuches die verschiedenen Substanzen in unterschiedlicher Reihenfolge verabreicht werden. Zeigt eine Substanz bei dieser Wiederholung gegenüber dem vorherigen Versuch eine unterschiedliche Wirkung, dann kann eine gegenseitige Beeinflussung der Substanzwirkungen bei einem der Versuche vermutet werden.

Neben dem hohen Substanzdurchsatz ist eine weitere, für die orientierenden Versuche spezifische kapazitive Forderung, daß nur Modelle mit *geringem Substanzverbrauch* verwendet werden sollten. Neue Substanzen stehen dem Pharmakologen meistens nur in sehr geringen Mengen zur Verfügung. Bei einem komplizierten Herstellungsverfahren werden Nachsynthesen größerer Substanzmengen meist erst dann durchgeführt, wenn die Wirksamkeit einer Substanz zumindest in den orientierenden Untersuchungen feststeht. Wegen des geringen Substanzangebotes werden bei den ersten Untersuchungen häufig Modelle an isolierten Organen oder Geweben, aber auch biochemische Modelle, Modellen am Ganztier vorgezogen. Müssen aber aufgrund der Medizinischen Zielsetzung Versuche am Ganztier durchgeführt werden, dann werden naturgemäß Modelle an kleinen Versuchstieren wie Maus, Ratte oder Meerschweinchen bevorzugt. Durch die Testung an Kleintieren wird nicht nur der Substanzverbrauch, sondern auch der finanzielle Aufwand möglichst niedrig gehalten. Aus Kostengründen wird natürlich auch bei orientierenden Versuchen an isolierten Organen oder Geweben vor allem Material von Kleintieren verwendet. Bei manchen Medizinischen Zielsetzungen läßt sich der Wunsch nach orientierenden Untersuchungen an Kleintier, insbesondere an der Maus, ideal verwirklichen. So etwa bei der Suche nach Substanzen mit Wirkungen auf das Zentralnervensystem. Eine Reihe von zentralnervösen pharmakologischen Wirkungen können, mit technisch geringstem Aufwand, durch reine Beobachtung des Verhaltens von Mäusen nach Substanzgabe ermittelt werden[15]. Im Unterschied dazu ist die Maus z.B. für die Messung von Kreislaufparametern praktisch ungeeignet. Bei der Suche nach kreislaufwirksamen Pharmaka müssen daher bereits bei den orientierenden Untersuchungen Ratten, Katzen oder Hunde eingesetzt werden. Von besonderer Bedeutung für den geringen Substanzverbrauch ist die Wahl von Kleintieren dann, wenn bereits bei den orientierenden Untersuchungen Substanzen ausgewählt werden sollen, die auch nach oraler Gabe ausreichend wirksam sind. Bei dieser Verabreichungsart können aufgrund einer nur partiellen enteralen Resorption und eines flacheren Blutspiegelverlaufes größere Substanzmengen zum Wirkungsnachweis nötig werden als bei intravenöser oder intraperitonealer Gabe.

So wichtig es ist, bei den orientierenden Untersuchungen auf einen geringen Aufwand zu achten, so muß doch immer bedacht werden, daß meistens eine Verringerung des kapazitiven Aufwandes auch eine Verringerung der erzielten Aussage mit sich bringt. Damit steigt die Gefahr, potentiell brauchbare Substanzen voreilig auszuscheiden. Bei der Planung von orientierenden Versuchen muß dieses Risiko sorgsam gegen die Forderung nach geringem Aufwand abgewogen werden. Als Kompromiß erscheint es günstig, die Aussagen mehrerer biologischer Modelle mit geringem kapazitiven Aufwand zu kombinieren. Kombiniert man möglichst unterschiedliche Testobjekte, Tierspezies und Substanzeffekte, dann sollte eine genügend hohe Aussagekraft der Untersuchungen gesichert sein. Anhand eines Beispieles soll gezeigt werden, wie mit Hilfe einer solchen *Testkombination* versucht werden kann, den in diesem Kapitel erwähnten Problemen zu begegnen.

Für die *Testung* von Substanzen auf *antiarrhythmische Wirkung* werden folgende Versuchsmodelle empfohlen[16]:

1. Die Beeinflussung der maximalen elektrischen Folge-

frequenz am Vorhofmyocard (z.B. isolierter Meerschweinchenvorhof) als Maß für die Beeinflussung der effektiven Refraktärperiode des Herzens
2. Die Verhinderung von Chloroform-induzierten Arrhythmien bei der Maus
3. Die Beeinflussung der durch elektrische Reizung bestimmten Fibrillo-Flatterschwelle an der Katze oder am Meerschweinchen

Eine Kombination der unter 1. und 2. genannten Modelle wird den genannten Anforderungen an orientierende Untersuchungen weitgehend gerecht. Bei beiden Modellen sind klinisch wirksame „membrandepressive" Antiarrthythmika (z.B. Chinidin, Lidocain, Mexiletin[17]) wirksam. Beide Modelle entsprechen den Anforderungen eines rationellen Vorgehens, wie z.B. billige Versuchstiere, einfache, serienmäßige, gut reproduzierbare Durchführbarkeit, hoher Substanzdurchsatz, geringer Substanzverbrauch. Beide Modelle erlauben die Erstellung von Konzentrations- bzw. Dosis-Wirkungs-Kurven zum Vergleich der Wirkungsart und der Wirkungsstärke verschiedener Substanzen.

Ein Vorteil des 1. Modells, der allen Modellen an *isolierten Organen* gemeinsam ist, liegt darin, daß die Abschätzung der Wirkung der eingesetzten Pharmakonkonzentrationen ohne pharmakokinetische Störgrößen möglich ist. Als Einschränkung gilt bei isolierten Organsystemen, daß die Durchdringung des Gewebes mit dem Pharmakon in der Regel nur durch Diffusion erfolgt, so daß die Innenschichten des Gewebes nicht immer optimal erfaßt werden. Im übrigen sind auch die nutritiven Bedingungen von isolierten Organen limitiert. Es müssen oft Versuchsbedingungen gewählt werden (z.B. niedrige Temperatur, unphysiologische elektrische Reizung des Organs), die den Verhältnissen *in vivo* eher fern- als nahestehen. Die weitgehende Unabhängigkeit der Aussage des Modells am isolierten Vorhof (1. Modell) von der Pharmakokinetik ist ein Vorteil bei der Beurteilung der Struktur-Wirkungs-Beziehungen neuer Substanzklassen. Hingegen bietet die Testung an der Maus (2. Modell) durch die Mitberücksichtigung der Pharmakokinetik am *Ganztier* einen besseren Hinweis auf die tatsächliche *Brauchbarkeit* einer neuen Substanz. Man könnte sich etwa bei der Suche nach einer oral wirksamen Substanz auf die orale Verabreichung neuer Substanzen an die Maus beschränken, um vermutlich unbrauchbare Substanzen auszuscheiden. Als weiterer Vorteil des Testes an der Maus ist zu berücksichtigen, daß bei der Erstellung von Dosis-Wirkungs-Kurven bei höheren Dosen von Antiarrhythmika Nebenwirkungen (z.B. Sedation, Krämpfe) bzw. Letalität beobachtet werden können. Dies gibt bereits bei der orientierenden Untersuchung einen Hinweis auf die therapeutische Breite neuer Substanzen. Die *Kombination beider Modelle* bietet außer der Summierung der genannten spezifischen Vorteile noch den Vorteil einer Absicherung vor zu voreiliger Ausscheidung von „unwirksamen" Substanzen. Ist z.B. eine Substanz am isolierten Vorhof unwirksam, an der Maus jedoch nach oraler Gabe relativ stark wirksam, so erscheint eine weitere Prüfung der Substanz angezeigt. Es könnte sich entweder um Wirkungsunterschiede aufgrund von Speziesunterschieden handeln, oder die Substanz wird aufgrund ihrer Biotransformation erst im Ganztier zu einer Wirksubstanz „aktiviert". Erweist sich hingegen eine neue Substanzgruppe am isolierten Vorhof als stark wirksam, bei i.v.- oder p.o.-Gabe an der Maus jedoch als unwirksam, dann empfiehlt sich eine weitere Testung zumindest einiger Vertreter dieser Substanzgruppe an anderen Modellen, um mögliche qualitative Unterschiede oder Speziesunterschiede in der Wirkungsart oder Pharmakokinetik der Substanzen abzuklären.

Während die beiden erstgenannten Modelle typisch für orientierende Untersuchungen sind, ist das 3. Modell, insbesondere bei Verwendung der Katze als Versuchstier, geeignet, Substanzen, die sich in den orientierenden Untersuchungen als wirksam erwiesen haben, pharmakodynamisch näher zu profilieren, z.B. in bezug auf ihre Nebenwirkung auf EKG und Blutdruck bei entsprechender antiarrhythmischer Wirkung (Erhöhung der Fibrillo-Flatterschwelle).

2.2.5 Pharmakologische Profilierung von Wirksubstanzen

Substanzen, die in den orientierenden pharmakologischen Untersuchungen eine befriedigende biologische Wirkung gezeigt haben, müssen in der nächsten Phase auf ihre *Brauchbarkeit* im Sinne der Medizinischen Zielsetzung untersucht werden (vgl. S. 90). Kriterium für die „Brauchbarkeit" einer neuen Substanz ist ihre Überlegenheit gegenüber den bereits vorhandenen Arzneimitteln mit der entsprechenden Indikation. Natürlich genügt es zum Nachweis der Überlegenheit nicht, zu untersuchen, ob eine Substanz den in der Medizinischen Zielsetzung besonders hervorgehobenen Forderungen (z.B. Wegfall bestimmter Nebenwirkungen, längere Wirkungsdauer, bessere enterale Resorption) entspricht. Es muß vielmehr auch geprüft werden, ob diese Überlegenheit nicht mit einem Nachteil anderer Art (z.B. Kumulationsneigung) verbunden ist. Ein kompletter pharmakologischer Überlegenheitsnachweis erfordert naturgemäß einen großen experimentellen Aufwand. Wurde bei einer gezielten Arzneimittelentwicklung eine entsprechend wirksame Leitsubstanz gefunden, so ist damit zu rechnen, daß im Verlauf der Leitsubstanzoptimierung zahlreiche weitere Substanzen in den orientierenden Untersuchungen wirksam sind und in profilierenden Untersuchungen auf ihren *Optimierungsgrad* untersucht werden müssen (vgl. S. 118).

Je größer die Menge der zu testenden Substanzen ist, desto mehr ist die Planung eines rationellen Vorgehens auch bei den profilierenden Untersuchungen erforderlich. Das jeweils geeignetste Vorgehen ist zwar für jede Medizinische Zielsetzung spezifisch, ein allgemeiner Gesichtspunkt steht jedoch immer im Vordergrund: analog zu den orientierenden Untersuchungen sollen möglichst rasch diejenigen Substanzen aus der weiteren Testung ausgeschlossen werden, die mit hoher Wahrscheinlichkeit nicht das gewünschte Profil besitzen. Das bedeutet, daß als erster Schritt der profilierenden Untersuchungen ein möglichst *selektionsfähiger* Test geplant werden sollte. Würden z.B. von einem Forschungsteam *Herzglycoside* modifiziert, in der aufgrund der bisherigen Kenntnisse nur geringen

Hoffnung, Herzglycoside mit einem größeren Abstand zwischen erwünschter positiv-inotroper und unerwünschter arrhythmogener Wirkung zu finden, dann sollte primär ein Test geplant werden, mit dem ein solcher größerer Abstand auch tatsächlich nachweisbar ist. Bei Substanzen, die diesem Auswahlkriterium nicht entsprechen, könnte man sich eine weitergehende Profilierung, etwa bezüglich guter oraler Wirkung oder langer Wirkungsdauer, ersparen. Dieses Beispiel führt zu folgender grundsätzlicher Überlegung: Soll eine neue Substanz bei vorgegebener Medizinischer Zielsetzung gegenüber entsprechenden Vergleichssubstanzen in mehreren pharmakologischen Charakteristika überlegen sein, dann erscheint es am rationellsten, als ersten Schritt der Profilierung diejenige Eigenschaft zu testen, bei der erfahrungsgemäß die Wahrscheinlichkeit eines therapeutischen Fortschrittes am geringsten ist.

Bei der Planung von Testmodellen für die ersten profilierenden Untersuchungen ist zu berücksichtigen, daß noch immer eine relativ große Anzahl von Substanzen durchgesetzt werden muß. Deshalb haben die *kapazitiven Anforderungen* an die Testmodelle immer noch eine große Bedeutung. Dies gilt insbesondere für die ersten Schritte der profilierenden Untersuchungen, bei denen möglichst viele, vermutlich unbrauchbare Substanzen ausgeschieden werden sollen. Bei den weiteren profilierenden Testmodellen können die kapazitiven Anforderungen weitgehend eingeschränkt werden. Dabei ist jedoch zu berücksichtigen, daß einige Substanzen stichprobenartig sämtliche profilierende Tests durchlaufen, unabhängig vom Erfolg im jeweils vorangegangenen Test. Dieses Vorgehen soll im Verlauf einer systematischen Leitsubstanzoptimierung die Erkennung der für die einzelnen pharmakologischen Auswahlkriterien wesentlichen Teilstrukturen ermöglichen (vgl. S. 131).

In den nachfolgenden Kapiteln sind die allgemeinen pharmakologischen Charakteristika angeführt, die als Kriterien für mögliche „therapeutische Fortschritte" Gegenstand der profilierenden Untersuchungen sind, und für deren Beschreibung geeignete Testmodelle erstellt werden müssen.

2.2.5.1 Pharmakodynamische Charakterisierung

2.2.5.1.1 Hauptwirkung

Wirkungsstärke

Als „Wirkungsstärke" einer Substanz werden im allgemeinen zwei unterschiedliche Wirkungscharakteristika bezeichnet (vgl. S. 2ff.):

1. das Ausmaß der mit einer Substanz maximal erreichbaren Wirkung (*„intrinsische Aktivität"*)
2. die zur Erreichung einer bestimmten Wirkung notwendige Dosis (*„Affinität"*)

Beide Charakteristika sind durch die Erstellung von *Dosis-Wirkungs-Kurven* feststellbar. Die Bedeutung von Dosis-Wirkungs-Kurven für den Vergleich der Wirkungsstärken von Substanzen ist aus Abb. 75 ersichtlich: Die mit der Testsubstanz ② erzielte Dosis-Wirkungs-Kurve

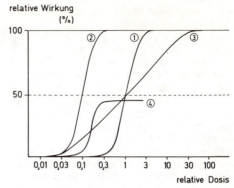

Abb. 75. Vergleich der Wirkungsstärke von Pharmaka mit Hilfe von Dosis-Wirkungs-Kurven
Abszisse: relative Dosen im logarithmischen Maßstab
Ordinate: Wirkung in % der durch eine Vergleichssubstanz ① erreichten Maximalwirkung
②, ③ und ④: mit Testsubstanzen erzielte Dosis-Wirkungs-Kurven
Die Testsubstanz ② ist eindeutig stärker wirksam als ① (höhere Affinität bei gleicher Maximalwirkung). Substanz ③ ist nicht direkt mit ① vergleichbar, da offensichtlich ein andersartiger Wirkungsmechanismus vorliegt. ④ besitzt eine geringere intrinsische Aktivität oder einen anderen Wirkungsmechanismus als ①.
(Modifiziert nach Kurz et al.[18])

zeigt das gleiche Wirkungsmaximum und die gleiche Steilheit wie die Dosis-Wirkungs-Kurve der Vergleichssubstanz ①. Die unterschiedliche Lage der beiden Dosis-Wirkungs-Kurven zeigt an, daß die Testsubstanz ② dosismäßig 10fach stärker wirksam ist als die Vergleichssubstanz ①. (Die Dosis ist im logarithmischen Maßstab aufgetragen!) Nur bei diesen beiden Substanzen ist ein direkter Vergleich der Wirkungsstärken mit Hilfe der ED_{50}-Werte (halbmaximal wirksame Dosis) erlaubt, da offensichtlich ein gleichartiger Wirkungsmechanismus vorliegt. Aus der Abbildung ist ferner ersichtlich, daß ein Vergleich der Wirkungsstärken der Verbindungen ③ und ④ mit der von ① mit Ein-Dosen-Tests zu falschen Beurteilungen der Substanzen führen würde: Bei Testung der Substanzen ① und ③ mit jeweils der relativen Dosis 1 würden beide Substanzen gleich stark erscheinen. Bei Testung mit der Dosis 0,3 jedoch würde ③ dosismäßig stärker wirksam erscheinen als ①, bei Testung mit der Dosis 3 wäre es umgekehrt. Ein Vergleich der Substanz ④ mit der Substanz ① allein mit der Dosis 0,3 würde dazu führen, daß ④ „stärker" als ① eingestuft würde. Dabei würde nicht berücksichtigt, daß mit ④ nicht die gleiche Maximalwirkung erzielt werden kann wie mit ①.

Bei einigen Wirkstoffgruppen besteht die Möglichkeit, an relativ aufwendigen biochemischen Modellen die *„absolute"* Wirkungsstärke von Substanzen zu vergleichen, ohne daß „Störgrößen" wie Pharmakokinetik am Ganztier oder Diffusion am isolierten Organ wirksam werden. Ein Beispiel hierfür ist die Beurteilung der β-sympathomimetischen oder -lytischen Wirkung von Wirkstoffen durch Messung der Förderung oder der Hemmung der Synthese von c-3',5'-AMP an Enzympräparationen der Adenylat-Cyclase. Solche Modelle besitzen jedoch nur eine geringe Relevanz für die Beurteilung der Wirkungsstärke von Substanzen am Gesamtorganismus und sind deshalb eher für den Nachweis von Wirkungsmechanismen bzw. zur Bestimmung von Struktur-Wirkungs-Beziehungen auf Rezeptorebene geeignet.

Die *Bestimmung* der Wirkungsstärke von Testsubstanzen mit Hilfe von Dosis-Wirkungs-Kurven erfolgt meistens bereits bei den orientierenden Untersuchungen (vgl. S. 97). Bei der Profilierung von Wirksubstanzen müssen solche Bestimmungen natürlich ausgeweitet werden. Wurde z.B. die orientierende Untersuchung nur an einem isolierten Organ durchgeführt, so muß nun die Wirkungsstärke am *Ganztier* an mehreren Spezies untersucht werden. Dabei muß bei der Beurteilung der Wirkungsstärke von Substanzen die am isolierten Organ weitgehend vermiedene „Störgröße" Pharmakokinetik mit berücksichtigt werden. Für die Brauchbarkeit einer Substanz ist nicht nur die durch eine bestimmte Dosis erzielbare maximale Wirkung entscheidend. Ein wesentlich entscheidenderes Kriterium ist meist die durch eine bestimmte Dosis erzielbare *„Wirkungsgröße"* (vgl. S. 105). Für deren Bestimmung muß bei jedem Einzelversuch der *gesamte Zeitverlauf* der Wirkung einer Substanzgabe verfolgt werden.

Bei manchen Versuchsanordnungen stellt diese Forderung kein besonderes Problem dar, wie z.B. bei der direkten Beobachtung von Substanzwirkungen auf Blutdruck, Herzfrequenz oder Kontraktilität. Problematisch ist diese Forderung jedoch bei indirekten Versuchsanordnungen, bei denen durch Vorbehandlung mit einer Wirksubstanz der Effekt einer anderen, später verabreichten Substanz beeinflußt werden soll (z.B. Antagonisierung von Aludrin-Wirkungen durch β-Rezeptoren-Blocker; Verhinderung von Chloroform-, Aconitin- oder Digitalis-induzierten Arrhythmien durch Antiarrythmika). Da bei jedem Einzelexperiment nur ein Punkt einer *Zeit-Wirkungs-Kurve* erfaßt werden kann, ist bei solchen Versuchen die Bestimmung einer kompletten Zeit-Wirkungskurve sehr aufwendig.

Bei diesen Testmodellen wird deshalb routinemäßig zur Erhöhung des Substanzdurchsatzes nur ein fixer Zeitpunkt der Vorbehandlung gewählt. In diesem Fall ist der Vergleich der „Wirkungsstärke" zweier Substanzen fehlerhaft, wenn

1. die Wirkung der einen Substanz gerade während des Wirkungsmaximums, die Wirkung der anderen Substanz jedoch wesentlich vor oder nach Erreichen ihres Wirkungsmaximums erfaßt wird, oder
2. die dosismäßig „stärker" wirksame Substanz nur ein kurz anhaltendes, bei der Testung gerade erfaßtes Wirkungsmaximum aufweist, die „schwächere" Substanz hingegen eine längere Wirkungsdauer und somit eine dosismäßig insgesamt günstigere Wirkungsgröße besitzt.

Die Erhöhung der Aussagegenauigkeit der Untersuchung von Substanzen in solchen Testmodellen durch Testung des Zeitverlaufes für jede einzelne Substanz erfordert einen hohen kapazitiven Aufwand. Dieser Aufwand erscheint in der Regel erst dann angebracht, wenn eine Substanz in anderen pharmakologischen Charakteristika schon hinreichend profiliert wurde.

Wirkungsmechanismus

Ziel der Untersuchung von Wirkungsmechanismen ist die detaillierte Beschreibung der qualitativen und quantitativen Veränderungen, die ein Pharmakon in biologischen Systemen auslöst, und die in ihrer Gesamtheit zum klinischen Wirkungsbild des Pharmakons führen. Grundsätzlich kann die Beschreibung biologischer Wirkungen von Substanzen in verschiedenen „Sprachen" (bzw. auf verschiedenen „Ebenen") erfolgen:

1. In der Sprache des Patienten (Wegfallen von subjektiven Krankheitssymptomen, „Erleichterung")
2. In der Sprache des Klinikers (Veränderung klinisch meßbarer Größen, z.B. Blutdruck, Herzrhythmus, Kontraktilität)
3. In der Sprache des Physiologen (Zurückführen des klinischen Gesamteffektes auf einzelne Wirkungskomponenten, Feststellung von Wechselwirkungen mit körpereigenen Wirksubstanzen bzw. der Beeinflussung physiologischer Regelkreise)
4. In der Sprache des Biochemikers und Biophysikers [Ziel: Molekularbiologische Beschreibung von Pharmakon-Rezeptor-Interaktionen (vgl. S. 2ff.)]

Mit fortschreitender Entwicklung der klinischen Diagnostik nähert sich die „Sprache des Klinikers" natürlich immer mehr der des Physiologen und des Biochemikers. Ebenso steigt mit der Vermehrung der pharmakologischen Erkenntnisse die Möglichkeit, Wirkungsmechanismen von am Patienten erfolgreichen Pharmaka zunehmend in einer dem Biochemiker näherstehenden Sprache auszudrücken. Prinzipiell ist jedoch jede Erklärung eines in einer Ebene beobachteten Effektes in der Sprache der nächststehenden Ebene die Beschreibung eines Wirkungsmechanismus. Historisch betrachtet, war es z.B. ein wesentlicher Beitrag zur Aufklärung des Wirkungsmechanismus der Herzglycoside, als Ende des 18. Jahrhunderts festgestellt wurde, daß die schon jahrhundertelang an Kranken beobachtete diuretische Wirkung von *Digitalis-Extrakten* nur ein sekundärer Effekt deren Herzwirkung war. Trotz der inzwischen erfolgten umfangreichen Fortschritte in Richtung auf die Entdeckung molekularer Wirkungsmechanismen sind jedoch noch heute bei zahlreichen in der Klinik bereits erfolgreich verwendeten Arzneimitteln selbst die in der Sprache des Physiologen formulierten Wirkungsmechanismen umstritten. Hinreichend experimentell belegte Hypothesen auf dem Gebiet der Molekularbiologie sind zur Zeit eher Ausnahmefälle (z.B. cholinerger Rezeptor, Adenylat-Cyclase-Rezeptor, vgl. S. 2ff.).

Durch den jeweiligen Stand des Wissens in einem Medizinischen Zielgebiet wird der natürliche Drang des Pharmakologen gebremst, den Wirkungsmechanismus einer neuen Wirksubstanz mit der entsprechenden Hauptwirkung möglichst rasch „aufzuklären". In der Phase der profilierenden pharmakologischen Untersuchung von Wirksubstanzen wirken die kapazitiven Anforderungen für weitergehende Untersuchungen zusätzlich limitierend. Die Bedeutung der Aufklärung des Wirkungsmechanismus für die Profilierung eines neuen Wirkstoffs hängt von der *Herkunft* der Substanz ab:

Ausgangssituation I:
a) Die Wirksubstanz besitzt eine völlig neue Struktur, die a priori keinem bekannten Wirkungsmechanismus zugeordnet werden kann, oder
b) eine nicht näher aufgeklärte Begleitwirkung einer bekannten Substanz soll durch Strukturvariationen zur Hauptwirkung optimiert werden

In diesen Fällen muß bei den nachfolgenden profilierenden Untersuchungen festgestellt werden, ob die in den orientierenden Untersuchungen gefundene Wirkung auf einem bereits bekannten Wirkungsmechanismus beruht. So muß z.B. bei einer Substanz, die sich in einem allgemeinen Screening als blutdrucksenkend erwies, geprüft werden, ob die Blutdrucksenkung durch eine zentralnervöse Wirkung (z.B. Typ Clonidin) oder durch eine „periphere" Wirkung (z.B. direkte Gefäßerweiterung, α- bzw. β-Sympatholyse, Neuronenblockade, Ganglienblockade) zustande kommt. Je nach Medizinischer Zielsetzung wird die Zuordnung bzw. Abgrenzung bezüglich eines bekannten Wirkungstyps eine positive oder negative Selektion für die neue Substanz bedeuten.

Wird bei einer neuen Substanz festgestellt, daß ihre Wirkung durch keinen bisher bekannten Mechanismus erklärbar ist, so besitzt ihre weitere Untersuchung besondere Bedeutung. Gerade Substanzen mit *völlig neuem Wirkungsmechanismus* bieten häufig eine Gelegenheit, in neue therapeutische Gebiete einzudringen. Sowohl bei der pharmakologischen als auch später bei der klinischen Untersuchung solcher Substanzen muß jedoch folgendes beachtet werden:

Die Chance, durch eine Substanz mit völlig neuem Wirkungsmechanismus einen sprunghaften therapeutischen Fortschritt zu erzielen, ist immer mit dem Risiko verbunden, daß auch bisher unbekannte unerwünschte Begleitwirkungen auftreten können. Mit der Profilierung einer solchen neuartigen Substanz übernimmt daher sowohl der Pharmakologe als auch der Kliniker eine besonders große Verantwortung. Bei der pharmakologischen Untersuchung wird meistens noch nicht im Stadium der „profilierenden Untersuchungen" versucht, den neuen Wirkungsmechanismus „aufzuklären". Vielmehr müßte eine derart neue Substanz erst in bezug auf ihre anderen pharmakologischen Charakteristika so weit profiliert werden, daß sie sich als brauchbar im Sinne der Medizinischen Zielsetzung erweist. Erst bei einer solchen „Entwicklungssubstanz" ist der Aufwand für eine vertiefte Untersuchung des neuen Wirkungsmechanismus vertretbar. Die Entwicklung zur „Klinikreife" geht bei solchen Substanzen jedoch häufig rascher vor sich als die „Aufklärung" des neuen Wirkungsmechanismus. In der Praxis wird eine derart neue Verbindung erst dann bezüglich ihres Wirkungsmechanismus umfangreicher untersucht, wenn sich ein therapeutischer Fortschritt in der Klinik erkennen läßt.

Ausgangssituation II:
Die chemische Entwicklung der Wirksubstanz war an Vergleichssubstanzen mit bekanntem Wirkungsmechanismus orientiert, die Medizinische Zielsetzung fordert einen therapeutischen Fortschritt bei zusätzlichen pharmakologischen Kriterien:

In diesem Fall wurden meistens bereits die orientierenden Untersuchungen nach dem Wirkungsmechanismus der Vergleichssubstanz ausgerichtet. Die profilierenden Untersuchungen müssen nun die Zugehörigkeit der neuen Substanz zur Wirkungsgruppe der Leitsubstanz sichern. Dazu gehört u.a. die Fragestellung, ob eventuelle Unterschiede in Begleitwirkungen durch Unterschiede im Wirkungsmechanismus erklärt werden müssen, oder ob diese durch eine unterschiedliche „*Spezifität*" oder „*Organselektivität*" des Mechanismus der Hauptwirkung zustandekommen. Die beiden Begriffe „Spezifität" und „Organselektivität" werden wegen ihrer zunehmenden Bedeutung für die Profilierung neuer Wirksubstanzen im folgenden erläutert.

Spezifität und Organselektivität

Medizinische Zielsetzungen fordern in der Regel neue Arzneimittel mit bekanntem Wirkungsmechanismus, jedoch mit geringeren Nebenwirkungen als die jeweils verfügbaren Arzneimittel. Nebenwirkungen können entweder

1. auf dem gleichen Wirkungsmechanismus beruhen wie die Hauptwirkung (z.B. Herzfrequenzsteigerung als Nebenwirkung der Bronchialerweiterung bei β-Sympathomimetika) oder
2. durch einen anderen Wirkungsmechanismus ausgelöst werden als die Hauptwirkung (z.B. membrandepressive Eigenschaften der adrenergen β-Rezeptorenblocker)

Eine Trennung der Nebenwirkungen von den Hauptwirkungen kann gegebenenfalls durch erhöhte „Spezifität" (ad 2) oder durch verbesserte „Organselektivität" (1 und 2) neuer Substanzen erreicht werden.

Von „*Spezifität*" des biologischen Effekts eines Pharmakons wird im allgemeinen dann gesprochen, wenn dieser durch eine hochspezialisierte Pharmakon-Rezeptor-Interaktion ausgelöst wird (vgl. S. 2ff.). *Atropin* ist demnach ein spezifischer Hemmstoff der Muscarin-Rezeptoren des cholinergen Nervensystems ohne Wirkung auf andere cholinerge Strukturen (cholinerge Ganglien oder motorische Endplatte). Muskelrelaxantien wären hingegen als spezifische cholinerge Hemmstoffe der motorischen Endplatte zu bezeichnen, denn sie zeigen nur eine geringe Wirkung auf die Muscarin-Rezeptoren bzw. auf die cholinergen Ganglien. Atropin zeigt jedoch bezüglich der Hemmung muscarinartiger Wirkungen keine „Organselektivität", da es die Muscarin-Rezeptoren der einzelnen Organe, z.B. am Herzen, im Magen-Darm-Trakt oder an den Drüsenorganen, gleichartig hemmt.

Als „*unspezifisch*" wirksame Pharmaka werden Wirkstoffe bezeichnet, deren Wirkungen nicht auf spezielle Rezeptor-Interaktionen zurückzuführen sind, wie z.B. die Lokalanästhetika: Diese hemmen nicht nur die Erregbarkeit der Nervenfasern, sondern wirken auch an anderen erregbaren Strukturen (z.B. Erregungsleitungssystem des Herzens) erregungshemmend.

Als typisches Beispiel einer Substanzgruppe, in der Substanzen mit unterschiedlicher Spezifität und unterschiedlicher Organselektivität vorkommen, gelten die *β-Rezeptorenblocker*. Die *spezifische* Wirkung dieser Verbindungen ist die kompetitive Hemmung der Interaktion von

Katecholaminen mit β-adrenergen Rezeptoren. Diese Hemmwirkung ist stereospezifisch an die (−)-Form gebunden, die (+)-Form ist wesentlich schwächer wirksam. Beide Stereoisomeren besitzen jedoch aufgrund ihrer chemischen Analogie zu den Lokalanästhetika zusätzlich eine unspezifische Affinität zu erregbaren Strukturen („membrandepressive" Wirkung auf Nerven, Herz, glatte Muskulatur, ZNS). Diese unspezifische Wirkung der β-Rezeptorenblocker ist nicht mehr stereospezifisch. Definitionsgemäß ist ein β-Rezeptorenblocker umso spezifischer, je größer der Abstand zwischen β-rezeptorenblockierender Wirkung und unspezifischer Membranwirkung ist. *Organselektivität* liegt bei einem β-Rezeptorenblocker dann vor, wenn er die β-Rezeptoren verschiedener Organe unterschiedlich stark blockiert. So spricht man z.B. von einem „kardioselektiven" β-Rezeptorenblocker, wenn durch ihn die $β_1$-Rezeptoren des Herzens stärker blockiert werden als die $β_2$-Rezeptoren der Blutgefäße oder der Bronchialmuskulatur.

Bei der profilierenden Untersuchung neuer Wirksubstanzen erscheint es wesentlich, nicht nur dann auf Spezifität und Organselektivität einer Wirkung zu achten, wenn dies von der Medizinischen Zielsetzung ausdrücklich gefordert wird. Vielmehr sollte man stets auf das *Verhältnis* von *Haupt- zu Nebenwirkungen* achten, um auch eine unerwartete Spezifität oder Selektivität einer Substanz nicht zu übersehen. Solche Beobachtungen können sogar rückwirkend zur Definition neuer Rezeptorentypen führen. Dies läßt sich am Beispiel der β-Sympathomimetika belegen. Die Beobachtung von Lands[19], daß β-Rezeptoren von Bronchialmuskulatur und Herzmuskel durch Sympathomimetika unterschiedlich stark beeinflußt werden können und die daraus abgeleitete Definition von adrenergen $β_1$- und $β_2$-Rezeptoren, wurde durch die Synthese weitgehend $β_2$-selektiver Bronchodilatatoren vom Typ Salbutamol und Fenoterol bestätigt[20,21]. Als Beispiel für den Nachweis solcher unterschiedlicher Rezeptorenwirkungen sind in Abb. 76 die Dosis-Wirkungs-Beziehungen für Salbutamol relativ zu der nichtselektiven Verbindung Isoprenalin dargestellt. Während Salbutamol am Bronchus die gleiche Maximalwirkung wie Isoprenalin hervorbringt, also eine relative intrinsische Aktivität von 1,0 besitzt, ist diese am Herzen nur ca. 0,3. Darüber hinaus ist am Herzen auch die Affinität (reziproke halbmaximale Sättigungsdosis der Rezeptoren) geringer. Diese unterschiedlich starke Rezeptorenerregung läßt sich mit einem partiell antagonistischen Effekt von Salbutamol auf die $β_1$-Rezeptoren des Herzens erklären[22,23].

2.2.5.1.2 Begleitwirkungen, Therapeutische Breite

Ein häufiges Kriterium für den therapeutischen Fortschritt durch eine neue Wirksubstanz ist die Frage, ob unerwünschte Begleitwirkungen in geringerem Ausmaß vorhanden sind als bei Standardsubstanzen mit gleicher Hauptwirkung. Als Maß für die *therapeutische Sicherheit* eines Pharmakons wird dessen „therapeutische *Breite*" betrachtet. Diese wird pharmakologisch als Dosisabstand zwischen der erwünschten Hauptwirkung und unerwünschter, evtl. toxischer Begleitwirkungen quanti-

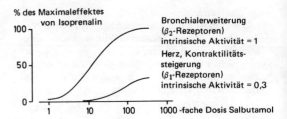

Abb. 76. Schematische Darstellung der $β_2$-Selektivität von Salbutamol. Die Bronchialwirkung von Salbutamol ist mit derjenigen von Isoprenalin als Standardsubstanz vergleichbar. Beide Verbindungen haben ungefähr gleiche Maximaleffekte (intrinsische Aktivität) an der Bronchialmuskulatur (adrenerge $β_2$-Rezeptoren). Am Herzen (adrenerge $β_1$-Rezeptoren) zeigt Salbutamol hingegen nur ein Drittel des durch Isoprenalin zu erzeugenden Effektes (intrinsische Aktivität = 0,3) und darüber hinaus auch eine geringere Affinität, erkennbar an einer nach rechts verschobenen Wirkungskurve
(Nach Wagner et al.[24])

fiziert. Am häufigsten wird die therapeutische Breite eines Wirkstoffes durch den Quotienten

$$\frac{ED_{50} \text{ (unerwünschter Effekt)}}{ED_{50} \text{ (therapeutischer Effekt)}}$$

ED_{50} = effektive Dosis zur Erreichung des halbmaximalen Effektes bzw. zur Erreichung einer Wirkung bei 50% eines Kollektivs

ausgedrückt. Je größer dieser Quotient ist, desto größer ist die therapeutische Sicherheit des Wirkstoffes.
Die Problematik der *Bestimmung* der therapeutischen Breite sei am Beispiel des β-Sympathomimetikums *Isoprenalin* anhand eines hypothetischen Schemas dargestellt (Abb. 77):

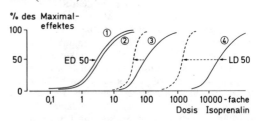

Abb. 77. Halblogarithmische schematische Darstellung verschiedener pharmakologischer Wirkungen von Isoprenalin zur Bestimmung der therapeutischen Breite
① Bronchialerweiterung (therapeutisch erwünscht)
② Herzfrequenzsteigerung (unerwünschte Begleitwirkung)
③ ST-Streckensenkung im Elektrokardiogramm (Ischämie als Zeichen der toxischen Wirkung)
④ Tödliches Kammerflimmern (Letalitätskurve)
Erwünschte und unerwünschte Wirkungen verlaufen im gleichen Dosierungsbereich. Oberhalb der Dosis, die einen 90%igen Effekt auslöst, treten toxische Effekte auf. Durch künstliche Verengerung der Herzkranzgefäße nimmt die Empfindlichkeit des Herzmuskels gegenüber O_2-Mangel (Ischämie) überproportional zu, erkennbar an einer veränderten Steilheit der Dosis-Wirkungs-Kurve. Gleiches gilt auch für die Letalitätskurve: Aufgrund der unterschiedlichen Steigungen wird die therapeutische Breite zunehmend geringer
(Modifiziert nach Moran et al.[25])

Neben der erwünschten bronchospasmolytischen Wirkung auf die $β_2$-Rezeptoren der glatten Bronchialmuskulatur erregt Isoprenalin vor allem die β_1-Rezeptoren des Herzens. Am Herzen kommt es zu einem unerwünschten Anstieg der Herzfrequenz und zur Steigerung der Herzkraft, beides verbunden mit einem entsprechenden Anstieg des O_2-Bedarfes des Herzens. Bei sehr hohen Dosen kann es wegen der Ausbildung ektopischer Reize am Herzen zu tödlichem Kammerflimmern kommen. Werden nun die erwünschten und die unerwünschten Wirkungen von Isoprenalin dosisabhängig in einem halblogarithmischen System dargestellt, so läßt sich aus dem Verlauf der Dosis-Wirkungs-Kurven folgendes ableiten (Abb. 77):

1. Die erwünschte Bronchialerweiterung (1) verläuft im gleichen Dosierungsbereich wie die unerwünschte Steigerung der Herzfrequenz (2)
2. Im Bereich eines nahezu vollständigen therapeutischen Effekts beginnen die ersten toxischen Begleitwirkungen, die sich als ischämische Senkung der ST-Strecke des EKG erkennen lassen (3)

Die weitere Dosissteigerung bewirkt nur eine geringe Zunahme des therapeutischen Effekts (1), aber ein steiles Ansteigen der Toxizität (es sei daran erinnert, daß im mittleren Bereich einer sigmoidalen Dosis-Wirkungs-Kurve der pharmakologische Effekt stärker zunimmt, als im oberen Anteil der Kurve). Um diese einzelnen Wirkungen von Isoprenalin zu quantifizieren, kann jeweils die halbmaximal wirksame Dosis (ED_{50}) von (1), (2), (3) oder (4) als Kenngröße benutzt werden. Zur Bestimmung der therapeutischen Breite kann nun die ED_{50} von (1) (therapeutischer Effekt) zu einer der ED_{50} der unerwünschten Effekte in Beziehung gebracht werden. Daß dieses Verfahren jedoch unbefriedigend ist, ergibt sich aus der folgenden Betrachtung: Durch eine künstliche Verengung der Herzkranzgefäße könnte die Durchblutungsfähigkeit des Herzmuskels eingeschränkt werden, womit eine Coronarsklerose imitiert würde. Dies hätte aber zur Folge, daß bei zu hohem Sauerstoffbedarf des Herzmuskels, im Bereich einer submaximalen Dosis von Isoprenalin, eine kompensatorische Erweiterung der Kranzgefäße nicht mehr möglich wäre. Toxische und letale Effekte würden dann im Vergleich zu intakten Kranzgefäßen stärker auftreten. Hierdurch würde nicht nur die Lage der Kurven (3) und (4) nach links verschoben, sondern auch deren Steilheit verändert. Aus dem Vergleich der Kurven des therapeutischen Effektes (1) mit denen der unerwünschten Effekte (3) und (4) ergibt sich dann, daß der Sicherheitsabstand mit steigender Dosierung immer kleiner wird, da die Dosis-Wirkungs-Kurven nicht mehr parallel verlaufen. Aus diesem Beispiel läßt sich erkennen, daß die Definition der therapeutischen Breite anhand des Quotienten

$$\frac{ED_{50} \text{ (toxischer Effekt)}}{ED_{50} \text{ (therapeutischer Effekt)}}$$

nur eine Teilinformation darstellt, weil die Steilheiten der jeweiligen Kurvenverläufe unberücksichtigt bleiben. Um dieses Kriterium in die Beurteilung der therapeutischen Breite mit einzubeziehen, bedient man sich des *„therapeutischen Quotienten"*, der die jeweiligen Dosen des Anfangsteils der Toxizitätskurve (z.B. 5%) mit dem Endteil der therapeutisch erwünschten Wirkung (z.B. 95%) in Beziehung setzt:

$$\text{Therapeutischer Quotient} = \frac{ED_5 \text{ (toxischer Effekt)}}{ED_{95} \text{ (therapeutischer Effekt)}}$$

Bei der Definition der *Letalität* (4) würde man einen noch schärferen Maßstab anlegen müssen, im Idealfalle den Quotienten

$$\frac{ED_0 \text{ (letaler Effekt)}}{ED_{100} \text{ (therapeutischer Effekt)}}$$

Dieser Quotient stellt jedoch nur eine fiktive Größe dar, da die Extrembereiche von Dosis-Wirkungs-Kurven mit den größten Meßungenauigkeiten belastet sind (vgl. [26]).
Die Ermittlung des therapeutischen Index ist im Tierversuch natürlich nur dann sinnvoll, wenn die experimentellen Versuchsbedingungen auf die Situation am Menschen einigermaßen übertragbar sind. Ferner ist dieses Maß je nach Wirkstoffgruppe unterschiedlich groß und läßt sich niemals absolut, sondern nur in Relation zu Standardverbindungen als Wertmaßstab für neue Wirksubstanzen verwenden.

2.2.5.1.3 Wechselwirkungen mit anderen Pharmaka

Ursache einer Wechselwirkung zwischen Pharmaka kann eine gegenseitige Beeinflussung der Pharmakokinetik, eine pharmakodynamische Interferenz auf der Ebene physiologischer Regulationsmechanismen oder auf der Rezeptorebene, oder aber eine physikalisch-chemische Reaktion der Pharmaka miteinander sein. Die Wechselwirkungen äußern sich in der Regel in einer Veränderung der Wirkungsstärke bzw. *Wirkungsgröße* eines der Pharmaka bzw. einer Arzneimittelkombination, bezogen auf die Summe der Wirkungen der Einzelbestandteile. Wesentlich seltener können darüberhinaus die *Wirkungsqualitäten* beeinflußt werden.
Je nachdem, wie sich die Wirkungsgröße einer Arzneimittelkombination zu der Summe der Wirkungsgrößen zweier Einzelbestandteile verhält, unterscheidet man zwischen verschiedenen Formen von Wechselwirkungen: Wirken beide Pharmaka in der gleichen Richtung und entspricht die Gesamtwirkung der Kombination genau der Summe der Wirkungen der beiden Komponenten, so spricht man von *„additivem Synergismus"* (= *„Addition"*). Ist die Wirkungsgröße der Kombination größer als die Summe der Einzelwirkungen, so spricht man von *„überadditivem Synergismus"* (= *„Potenzierung"*). Ergibt sich hingegen aus dem Zusammenwirken zweier Pharmaka eine geringere Gesamtwirkung, als sie der Summe der Wirkungen zweier gleichartig wirkender Pharmaka entspräche, oder wird die Wirkung des einen Pharmakons durch das andere (nicht gleichartig wirkende) Pharmakon abgeschwächt, so liegt ein *„Antagonismus"* vor.
Die Einplanung der Untersuchung der Wechselwirkung neuer Substanzen mit anderen Pharmaka bereits während der profilierenden Untersuchungen ist nur notwendig, wenn entweder mit Hilfe einer neuen Arzneimittelkombination eine Medizinische Zielsetzung realisiert werden soll, oder wenn die Überlegenheit einer Neuentwicklung darin bestehen soll, daß sie unerwünschte Wechselwirkun-

gen nicht aufweist, die bei einem entsprechenden Vorbild auftreten. Ist eine Medizinische Zielsetzung nicht ausgesprochen an Arzneimittelwechselwirkungen orientiert, so erfolgt eine Untersuchung in dieser Hinsicht meist erst bei der vertieften Untersuchung einer Entwicklungssubstanz oder sogar erst nach dem Wirkungsnachweis beim Menschen. Dabei hängt es von dem Indikationsgebiet der neuen Substanz ab, gegenüber welchen Substanzklassen eine Untersuchung erfolgen soll. Grundsätzlich kommen natürlich Pharmaka in Frage, die bei der Indikation der neuen Substanz häufig zusätzlich angewandt werden. So erscheinen z.B. bei einem neuen Antidiabeticum Wechselwirkungen mit Antikoagulantien, Antihypertensiva oder lipidsenkenden Pharmaka interessant.

Die *Überprüfung* möglicher unerwünschter Wechselwirkungen erscheint umso wichtiger, je längerfristig die Indikationsstellung einer neuen Verbindung sein soll. Andererseits sind, soweit als möglich, gewisse Interferenzen auch dann abzuklären, wenn die Indikationsstellung nur für kurze Behandlungsperioden geplant ist. Ein bekanntes Beispiel ist die Interferenz von Barbituraten mit Antikoagulantien und anderen häufig angewandten Arzneimitteln[27]. Allgemein ist auf mögliche Interferenz neuer Pharmaka mit weit verbreiteten Arzneimitteln, wie z.B. Analgetika, Spasmolytika oder Antacida zu achten. Zu den pharmakokinetischen Wechselwirkungen, die bei einem neuen Pharmakon untersucht werden müssen, zählt auch die mögliche Beeinflussung der Resorption der Substanz durch Nahrungsaufnahme, wobei gegebenenfalls auch die Art der Nahrung von wesentlicher Bedeutung sein kann. Drastische Beispiele von Wirkungsverlust sind z.B. auf dem Gebiet der Antibiotika beschrieben worden[28].

2.2.5.2 Pharmakokinetische Charakterisierung

Die Pharmakokinetik untersucht den zeitlichen Verlauf von Menge und Konzentration eines Pharmakons und seiner Metabolite im Organismus. Ziel der pharmakokinetischen Charakterisierung einer neuen Wirksubstanz in der präklinischen Phase ist es, aus Tierversuchen Vorhersagen über den zeitlichen Wirkungsverlauf der Substanz und somit eine rationale Dosierung beim Menschen zu ermöglichen. Die Problematik der Relevanz solcher Vorhersagen ergibt sich einerseits aus möglichen Speziesunterschieden (vgl. S. 108), andererseits daraus, welche pharmakokinetischen Parameter zur Charakterisierung herangezogen werden. Die Pharmakokinetik eines Pharmakons ist beurteilbar entweder

1. *direkt durch analytische Bestimmung* der Konzentrationsverläufe von Pharmakon und Metaboliten in verschiedenen Kompartimenten des Organismus oder
2. *indirekt* durch Beobachtung des Wirkungsverlaufes, also mit Hilfe *pharmakodynamischer* Kriterien

Nur eine Kombination beider Methoden ermöglicht eine Zuordnung von Pharmakon- oder Metabolitenkonzentrationsverläufen in einzelnen Kompartimenten zu biologischen Wirkungen und damit eine optimale Verwertbarkeit der pharmakokinetischen Daten eines Pharmakons. Dies wird aus einer Gegenüberstellung der beiden Methoden deutlich:

Analytische Bestimmung:
Ihr *Vorteil* ist, daß die Teilvorgänge der Pharmakokinetik eines Pharmakons (Resorption, Verteilung, Biotransformation und Ausscheidung, vgl. S. 39ff.) im Tierversuch in den verschiedensten Kompartimenten des Organismus quantitativ erfaßt werden können. Die *Nachteile* sind folgende: Der Wirkungsverlauf nach Applikation eines Pharmakons ist nur vom Konzentrationsverlauf des Wirkstoffes (Pharmakon oder/und aktiver Metabolit) im Kompartiment „Wirkort" („Biophase", S. 46) abhängig. Der tatsächliche Wirkort aber ist selten erreichbar.

Eine direkte Messung der Wirkstoffkonzentration am Wirkort ist folglich in der Regel kaum möglich. Die analytische Bestimmung der Pharmakokinetik muß sich daher darauf beschränken, *Wirkstoffkonzentrationen in anderen Kompartimenten* (z.B. im Blut) zu messen. Ein Rückschluß von gemessenen Blutspiegeln auf Wirkstoffkonzentrationen am Wirkort ist aber nur dann gültig, wenn zwischen der Wirkstoffkonzentration im untersuchten Kompartiment und am Wirkort ein konstantes Gleichgewicht („steady state") besteht. Zusammenhänge zwischen Daten der „systemischen Verfügbarkeit" (Wirkstoff im großen Kreislauf) und der „biologischen Verfügbarkeit" (Wirkstoff am Wirkort) können daher praktisch nur durch parallele Messung von Blutspiegeln und von Wirkungsverläufen (pharmakodynamische Messungen) nachgewiesen werden. Darüberhinaus ist die Analogie eines analytisch gemessenen Konzentrationsverlaufes mit dem Wirkungsverlauf nach Applikation eines Pharmakons erst dann schlüssig, wenn nachgewiesen wurde, daß die analytisch bestimmte Fraktion mit dem tatsächlichen Wirkstoff (Pharmakon oder/und Metabolit) übereinstimmt. Der dafür notwendige spezifische Nachweis von Wirksubstanz und Metaboliten erfordert unter Umständen einen extrem hohen Aufwand.

Pharmakodynamische Bestimmung:
Als *Vorteil* ergibt sich: Die Bestimmung des Zeitverlaufes der Wirkungsintensität eines Pharmakons kommt im Prinzip dem wichtigsten Ziel jeder pharmakokinetischen Untersuchung, nämlich der Abschätzung der Wirkstoffkonzentration am Wirkort selbst, wesentlich näher als jede noch so aufwendige analytische Bestimmung von Konzentrationsverläufen irgendwo im Organismus. Wesentlichster *Nachteil* dieser Methode ist, daß der meßbare Bereich des Parameters „biologische Wirkung" meist wesentlich enger ist als der Bereich analytischer Bestimmungsmethoden. Der Zeitverlauf der Wirkung erfaßt daher nur einen Bruchteil der gesamten Zeit-Konzentrations-Kurve des Wirkstoffes am Wirkort.

Die Problematik der indirekten Beurteilung der Pharmakokinetik aus Zeit-Wirkungs-Kurven wird auf S. 105 näher besprochen. Weitere zu berücksichtigende Kriterien sind wesentlich:

1. Die klinische Relevanz der pharmakodynamischen Meßgröße ist von Bedeutung, da eine evtl. unspezifi-

sche Meßgröße einen anderen Wirkungsverlauf haben könnte als die gewünschte Wirkung
2. Im Tierversuch sind häufig biologische Effekte nur am narkotisierten Tier meßbar. Eine mögliche Beeinflussung der Pharmakokinetik einer Substanz durch die Narkose muß in diesen Fällen berücksichtigt werden
3. „Negative Ergebnisse" (z.B. schlechte Wirksamkeit nach oraler Gabe, kurze Wirkungsdauer) können nicht eindeutig auf *eine* Ursache zurückgeführt werden: Die geringe Wirksamkeit einer Substanz nach oraler Gabe ist beispielsweise kein eindeutiger Hinweis auf eine schlechte Resorption, da die geringe Wirksamkeit auch durch eine Inaktivierung der Wirksubstanz bei der ersten Leberpassage hervorgerufen worden sein könnte.

Für die profilierende Untersuchung der pharmakokinetischen Charakteristika neuer Wirksubstanzen steht aus kapazitiven Gründen deren Beurteilung anhand von Zeit-Wirkungs-Kurven im Vordergrund. Trotz der erwähnten Nachteile ist es in der Regel durchaus möglich, auf diese Art entsprechend dem Grundprinzip der profilierenden Untersuchungen solche Wirksubstanzen auszuscheiden, die mit Sicherheit nicht den pharmakokinetischen Anforderungen der Medizinischen Zielsetzung entsprechen. Dies um so mehr, als in der Medizinischen Zielsetzung die Auswahlkriterien meist in bezug auf eine Vergleichssubstanz mit ähnlicher Wirkung relativiert werden (z.B. langsamerer Wirkungseintritt, längere Wirkungsdauer, besserer Wirkungsgrad bei oraler Gabe). Nur solche Substanzen, die neben den pharmakodynamischen Kriterien auch bei den vergleichenden Zeit-Wirkungs-Analysen den pharmakokinetischen Auswahlkriterien entsprechen, werden im Verlauf der Entwicklung zur „Klinikreife" mit analytischen Methoden auf ihre Pharmakokinetik untersucht (vgl. S. 148).

2.2.5.2.1 Zeit-Wirkungs-Kurven

Der zeitliche Verlauf der Konzentration eines Wirkstoffes am Wirkort und damit auch der Wirkungsverlauf resultiert aus der Kinetik der Teilvorgänge, die für „*Invasion*" und „*Evasion*" des Wirkstoffes zu bzw. von dem *Wirkort* verantwortlich sind. Folgen z.B. „Invasion" und „Evasion" einer einfachen Exponentialfunktion, so ergibt sich am Wirkort eine Zeit-Konzentrations-Kurve, die einer *Bateman-Funktion"* entspricht (s. Abb. 78).
Abb. 79, S. 106, zeigt, wie nach einmaliger Applikation einer die Maximalwirkung erreichenden Dosis eines Pharmakons die Bestimmung der Zeit-Wirkungs-Kurve nur einen Teil der Zeit-Konzentrations-Kurve des Wirkstoffes (Pharmakon oder/und aktiver Metabolit) erfaßt, nämlich den Bereich der „*Wirkungsgröße*" (4) als Integral der Wirkungsstärke über die Wirkungsdauer. Mit Hilfe des Parameters „biologische Wirkung" können somit nur die Größen Wirkungseintritt (1), Wirkungsstärke und Wirkungsdauer (2), und damit die Wirkungsgröße (4) gemessen werden. Nicht meßbar ist die zur Erreichung verschiedener Wirkungsstärken notwendige Wirkstoffkonzentration am Wirkort sowie die Verweildauer

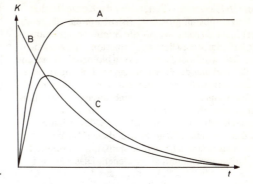

Abb. 78. Schematischer Konzentrationsverlauf eines Wirkstoffes am Wirkort. „Bateman-Funktion" (C) als Resultat der Invasions- und Evasionskinetik
t: Zeit nach Applikation des Pharmakons
K: Konzentration des Wirkstoffes
A: Konzentrationsverlauf bei „Invasion" I. Ordnung und fehlender „Evasion"
B: Konzentrationsverlauf bei „Evasion" I. Ordnung und fehlender „Invasion"
C: resultierender tatsächlicher Konzentrationsverlauf
(Modifiziert nach Dost, 1968[29])

des Wirkstoffes nach Ende der meßbaren Wirkung (5). Diese Verweildauer kann allerdings bei wiederholter Substanzgabe anhand seiner evtl. beobachteten Wirkungsverstärkung bei der folgenden Gabe abgeschätzt werden (Wirkstoff-Kumulation). Wird eine Dosis appliziert, mit der die für die Maximalwirkung bzw. die maximal meßbare Wirkung erforderliche Wirkstoffkonzentration überschreitet („Überdosis"), so ist auch der diese Schwelle überschreitende Teil der Zeit-Konzentrations-Kurve mit biologischen Parametern nicht erfaßbar.
Ein wesentliches Kriterium jeder Medizinischen Zielsetzung ist die *Wirkungsdauer*. Die ersten Hinweise auf die Wirkungsdauer einer neuen Substanz werden in der Praxis meist aus einem Akutversuch erhalten. Bei Substanzen, die zur systemischen Anwendung gelangen sollen, werden Unsicherheiten der Resorbierbarkeit durch parenterale Applikation ausgeschlossen. Ein Vergleich der Wirkungsdauer zweier Substanzen mit gleichem Wirkungsmechanismus erfolgt meist mit äquieffektiven Dosen bezüglich des Maximaleffektes. Dadurch fällt die „Überdosierung" einer Substanz über den meßbaren Bereich als Ursache für eine längere Wirkung dieser Substanz weg. Als mögliche *Ursachen* für die *längere Wirkung* bleiben übrig Unterschiede in:

1. sämtlichen pharmakokinetischen Eigenschaften, die den Zeitverlauf der Wirkstoffkonzentration im großen Kreislauf beeinflussen, d.h. Eigenschaften bezüglich Verteilung, Biotransformation und Ausscheidung (vgl. S. 39ff.)
2. der spezifischen „Invasions"- oder/und „Evasions"-Kinetik des jeweiligen Wirkstoffes in bezug auf den Wirkort (z.B. geringere Verteilungsgeschwindigkeit („Invasion") in Richtung Wirkort)

Als *Maßstab* für die Wirkungsdauer wird bei analytischen pharmakokinetischen Messungen in der Regel die

„Plasma-Halbwertzeit" (Zeit, in der die Konzentration eines Wirkstoffes im großen Kreislauf um die Hälfte abnimmt) herangezogen, womit die Summe der Eliminations-Charakteristika (Biotransformation und Ausscheidung) erfaßt wird. Bei der indirekten biologischen Bestimmung der Wirkungsdauer (einmalige i.v.-Injektion) kann nicht eindeutig unterschieden werden, ob die längere Wirkungsdauer einer Substanz auf eine verlangsamte Elimination zurückzuführen ist oder auf einen langsameren Wirkungseintritt, der bei einmaliger i.v.-Injektion bedingt, daß eine relativ zum erforderlichen Wirkspiegel höhere Dosis verabreicht werden muß, um ein vergleichbares Wirkungsmaximum zu erreichen. Dies wäre beispielsweise der Fall bei Substanzen, aus denen der Wirkstoff erst langsam durch Biotransformation entsteht, oder bei Wirksubstanzen mit langsamer Verteilungsgeschwindigkeit in Richtung Wirkort.

Die Beurteilung der Wirkungsdauer einer Substanz nach einmaliger i.v.-Injektion wird besonders erschwert in folgender Situation: Gelangt eine Substanz nach Applikation rasch an den Wirkort und wird erst nach Auftreten der Wirkung vom Kreislauf in weitere Kompartimente umverteilt, dann kommt es zu einer relativ raschen Beendigung der Wirkung. Erfolgt nun diese *„Umverteilung"* der Substanz in Gewebe mit einer hohen Speicherkapazität und bedingt die Summe dieser Speicher ein großes Verteilungsvolumen der Substanz, dann besitzt die Substanz bei i.v.-Injektion zwar eine kurze Wirkungsdauer, aber eine lange Verweildauer im Körper. Diese lange Verweildauer als Ausdruck einer langsamen Eliminationsgeschwindigkeit kann mit Hilfe des Parameters „biologische Wirkung" meist nur nach wiederholter oder langsamer Applikation (z.B. i.v.-Infusion) festgestellt werden, wenn ein Verteilungsgleichgewicht („steady state") erreicht wurde. Eine Messung der biologischen Halbwertszeit in der terminalen Phase des steady state nach einmaliger i.v.-Injektion ist nur dann möglich, wenn dieser Zustand so frühzeitig erreicht wird, daß der Wirkungsabfall vor Unterschreiten der minimal meßbaren Wirkung bereits dem terminalen Blutspiegelabfall entspricht. Diese Bedingung beeinflußt die Auswahl von Testmodellen für die Beurteilung der Eliminationsgeschwindigkeit von Wirkstoffen anhand des Parameters „biologische Wirkung". Je mehr bei einem Testmodell die meßbare Zeit-Wirkungs-Kurve (Wirkungsgröße) die Zeit-Konzentrations-Kurve des Wirkstoffes am Wirkort abdeckt (vgl. Abb. 79), um so eher wird die Bedingung erfüllt werden können.

Das primäre Ziel der pharmakokinetischen Charakterisierung neuer Wirksubstanzen ist die Feststellung einer *geeigneten Dosierung* zum Erreichen bzw. Konstanthalten bestimmter Wirkungen (Einzeldosis bzw. Initialdosis, Erhaltungsdosis und Dosierungsintervall). Dieses Ziel könnte bei entsprechendem experimentellen Aufwand anhand des Parameters „biologische Wirkung" durchaus erreicht werden. Die für die Charakterisierung neuer Substanzen wesentliche Frage, ob evtl. toxische Metabolite im Organismus kumulieren, könnte anhand der biologischen Wirkung erst durch die aufwendige Langzeittoxizität (vgl. S. 146) geklärt werden. Für diese Fragestellung ist daher die möglichst frühzeitige Unter-

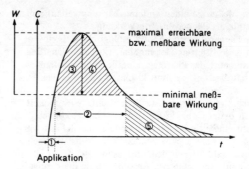

Abb. 79. Konzentrationsverlauf eines Wirkstoffes am Wirkort.
Abszisse: Zeit nach Applikation des Pharmakons (t)
Ordinate: Konzentration des Wirkstoffes am Wirkort (C) bzw. Wirkungsstärke (W)
① Zeit bis zum Wirkungseintritt
② Wirkungsdauer
③ maximal gemessene Wirkungsstärke
④ Wirkungsgröße
⑤ Verweildauer nach Wirkungsende
(nach Kurz, in Forth et al.[18])

suchung der Pharmakokinetik neuer Wirksubstanzen mit Hilfe analytischer Methoden besonders wichtig.

Wirkung nach verschiedenen Applikationsarten

Jede Medizinische Zielsetzung definiert, in welcher Art ein gesuchtes Arzneimittel verabreicht werden soll. Der Großteil der Arzneimittel soll systemisch angewandt werden, entsprechende Neuentwicklungen werden deshalb bei orientierenden Untersuchungen am Ganztier sinnvollerweise intravenös appliziert. Erst in der Folge ergibt sich meistens die Frage nach der biologischen Verfügbarkeit neue Wirksubstanzen bei anderen Applikationsarten, insbesondere bei intramuskulärer und oraler Applikation.
Die beste Möglichkeit, mit Hilfe des Parameters „biologische Wirkung" die Verfügbarkeit einer Wirksubstanz bei verschiedenen Applikationsarten zu vergleichen, bietet ein *Vergleich* der Flächen unter Zeit-Wirkungs-Kurven (*Wirkungsgrößen*). Vergleicht man z.B. die Wirkungsgrößen einer Substanz nach i.v.-Applikation und nach oraler Gabe, so kann nach dem Prinzip der korrespondierenden Fläche von Dost[29] ein „oraler Wirkungsgrad" berechnet werden. Die Gültigkeit des Flächenvergleiches wird um so größer sein, je mehr bei einem Testmodell die meßbare Wirkungsgröße die Zeit-Konzentrations-Kurve des Wirkstoffes am Wirkort abdeckt (vgl. Abb. 79). Es erscheint daher günstig, bei Substanzen mit *langsamem Wirkungseintritt* nach oraler Gabe nicht die gleichen Dosen für i.v.- und orale Applikation zu verwenden, da sonst nach oraler Gabe durch das relativ niedrige Wirkungsmaximum die Relation der meßbaren Wirkungsgröße zur nicht meßbaren bioverfügbaren Wirkstoffmenge relativ klein wäre. Dies würde zu einer Verfälschung der Beurteilung des „oralen Wirkungsgrades" führen. Gültigere Resultate können erzielt werden, wenn die orale Dosis derart erhöht wird, daß etwa der gleiche Maximaleffekt erzielt wird wie nach i.v.-Applikation.

Als experimentelle Voraussetzung für die Abschätzung der biologischen Verfügbarkeit einer Wirksubstanz nach oraler Gabe mit Hilfe von Zeit-Wirkungs-Kurven ist ein Testmodell zu erstellen, bei dem am wachen Tier die Substanz oral verabreicht werden kann und danach eine pharmakologische Wirkung über mehrere Stunden gemessen werden kann (am wachen oder narkotisierten Tier). In vielen Fällen wird es schwierig sein, ein Modell zu finden, welches diese Bedingungen erfüllt und gleichzeitig noch der Forderung der profilierenden Untersuchungen nach möglichst geringem Aufwand entspricht. Häufig werden daher als Kompromiß zur annähernden Abschätzung des „oralen Wirkungsgrades" bei den profilierenden Untersuchungen folgende Verfahren angewandt:

1. Vergleich der oralen mit der i.v.-Wirkung nur zu einzelnen Zeitpunkten
2. Vergleich des Abstands der Dosen, die zur Erreichung einer definierten Wirkung einerseits nach i.v.-, andererseits nach oraler Applikation notwendig sind (dazu zählt auch der Vergleich der akuten letalen Dosen)
3. wenn die Substanzwirkung nur am narkotisierten Tier gemessen werden kann und individuelle Kontrollwerte vor Substanzapplikation nötig sind, bietet eine intraduodenale Applikation die Möglichkeit, zumindest die enterale Resorption und eine evtl. Inaktivierung in der Darmwand oder bei der ersten Leberpassage abzuschätzen

Die Interpretation von Unterschieden zwischen verschiedenen Substanzen bei „Einpunkt-Dosenvergleichen" (siehe 1., 2.) als Folge von Unterschieden in der Verfügbarkeit erscheint äußerst problematisch. Als Beispiel hierfür sei der Vergleich zweier Substanzen mit Hilfe des Quotienten LD_{50} p.o./LD_{50} i.v. genannt, wenn eine der Substanzen durch Aktivierungsprozesse zwar einen langsameren Wirkungseintritt nach intravenöser Injektion besitzt als die andere, der Wirkungseintritt nach oraler Gabe jedoch bei beiden Substanzen gleich rasch ist. Selbst wenn beide Substanzen die gleiche orale Verfügbarkeit aufweisen, ist in diesem Fall dennoch der Quotient LD_{50} p.o./LD_{50} i.v. bei der Substanz mit langsamerem Wirkungseintritt nach i.v.-Injektion geringer, da bei dieser Substanz zur Erzielung der gleichen Maximalwirkung eine relativ höhere i.v.-Dosis notwendig ist. Der niedrigere Quotient LD_{50} p.o./LD_{50} i.v. täuscht daher in diesem Fall eine bessere „orale Verfügbarkeit" nur vor.

Trotz der aufgezeigten Problematik kann die biologische Verfügbarkeit von Wirksubstanzen nach verschiedenen Applikationsarten mit Hilfe des Parameters „biologische Wirkung" zumindest näherungsweise mit geringerem experimentellem Aufwand festgestellt werden als mit analytischen Methoden. Mit analytischen Methoden sind nämlich vergleichbare Aussagen erst nach Bestimmung der Metabolite und der Feststellung des tatsächlichen Wirkstoffes möglich. Solche sehr aufwendigen Untersuchungen werden in der Regel erst bei einer zur „Entwicklungssubstanz" gereiften Verbindung durchgeführt (vgl. S. 148).

2.2.6 Die Übertragbarkeit tierexperimenteller Befunde auf die Situation am Menschen

Die Ergebnisse biologischer Experimente sollen Voraussagen über die Wirkungsweise chemischer Verbindungen bei verschiedenen Spezies in den verschiedensten Situationen ermöglichen. Im Idealfall sollte eine Übertragung tierexperimenteller Befunde auf die Situation am kranken Menschen möglich sein, d.h. die Befunde sollten „klinisch relevant" sein. Beim Menschen, vor allem im erkrankten Zustand, gehen jedoch viele Faktoren in die Wirkung eines Pharmakons ein, die höchstens im Tierexperiment, nicht aber am Kranken, überschaubar und kontrollierbar sind. Jede Anwendung eines Pharmakons am Menschen ist daher im Prinzip immer ein Einzelexperiment mit nahezu unendlich vielen Variablen. Je umfangreicher die tierexperimentellen Untersuchungen über die Einflüsse möglicher Variablen auf die biologischen Effekte einer Substanz sind, desto größer wird die klinische Relevanz der Aussagen der Tierversuche. Bei der Entwicklung eines neuen Arzneimittels kann naturgemäß in den ersten Entwicklungsphasen nur ein relativ geringer Teil dieser Variablen experimentell berücksichtigt werden. Um so wichtiger ist es, in einzelnen Versuchsserien diese Variablen zu definieren und konstant zu halten. Nur dann ist es möglich, unerwartete Substanzwirkungen bei später folgenden vertieften Untersuchungen durch bestimmte Variationen in der Versuchsanordnung zu erklären. Die Notwendigkeit der exakten Definition einer pharmakologischen Versuchsanordnung bezieht sich einerseits auf das verwendete Versuchstier (siehe unten), andererseits auf das verwendete Testsystem (S. 110).

In den folgenden Kapiteln wird die Problematik der Übertragbarkeit tierexperimenteller Befunde auf die Situation am Menschen hervorgehoben. Bewußt werden vorwiegend „negative" Beispiele gebracht, die eine Übertragbarkeit tierexperimenteller Befunde als nicht gegeben erscheinen lassen. Es darf jedoch nicht übersehen werden, daß es in der Praxis durchaus möglich ist, einen großen Teil der am Menschen bekannten Pharmakon-Effekte im Tierversuch zu reproduzieren. Das bedeutet, daß bei neuen Verbindungen insbesondere solche Effekte, die von bereits klinisch verwendeten Vergleichssubstanzen bekannt sind, mit ziemlich großer Sicherheit anhand von Tierversuchen für den Menschen vorhergesagt werden können. Natürlich kann nicht mit einem einzigen Tiermodell das gesamte „Wirkungsmuster" einer neuen Substanz aufgeklärt werden, da bei jedem einzelnen Modell nur ein oder wenige genau definierten Effekte mit entsprechender klinischer Relevanz nachgewiesen werden können. Es muß daher versucht werden, mit Hilfe verschiedenartiger Modelle das „Wirkungsmuster" einer neuen Substanz mosaikartig aus Einzelwirkungen zusammenzusetzen (vgl. S. 93 und S. 112).

2.2.6.1 Der Einfluß der Versuchstiere auf die Versuchsergebnisse

Nach Klupp[30] sind von seiten der Versuchstiere die wesentlichsten „Störfaktoren" für die Aussagen der Pharmakologie:

1. die Streuung zwischen Tieren des gleichen Stammes
2. Einflüsse von Umweltfaktoren
3. Stammes- und Speziesunterschiede

2.2.6.1.1 Die Streuung zwischen Tieren des gleichen Stammes

Unterschiedliche pharmakologische Ergebnisse mit Tieren des gleichen Stammes können durch Unterschiede in Alter, Gewicht, Geschlecht oder Gesundheitszustand bedingt sein. Darüber hinaus ist bei Konstanthaltung aller dieser Faktoren mit einer individuellen Streuung von Tier zu Tier zu rechnen. Diese *„biologische Streuung"* wird durch die Planung von Versuchen an größeren Kollektiven und eine statistische Bewertung der Versuchsergebnisse berücksichtigt.

Unterschiede in Alter und Gewicht führen insbesondere zu einer unterschiedlichen Pharmakokinetik von Wirksubstanzen. Einerseits kann es zu einer unterschiedlichen Verteilung von Substanzen kommen (unterschiedliche Relation der Verteilungsräume zueinander, unterschiedliche Durchlässigkeit der Blut-Liquor-Schranke), andererseits können Unterschiede in der Biotransformation von Substanzen auftreten. Unterschiede in der Biotransformation von Wirksubstanzen, bedingt durch eine unterschiedliche Ausbildung einzelner Enzymsysteme, sind auch gelegentlich für geschlechtsspezifische Wirkungsunterschiede verantwortlich. So werden z.B. Barbiturate von weiblichen Ratten rascher entgiftet und Acetylsalicylsäure schneller esteratisch gespalten als von männlichen Ratten. Unterschiede im Gesundheitszustand der Versuchstiere können einerseits zu Unterschieden der Biotransformation und Ausscheidung von Substanzen führen, andererseits aber auch zu unterschiedlichen Substanzwirkungen, etwa durch Veränderungen im Elektrolythaushalt: Ein erhöhter $K^\oplus$-Spiegel führt z.B. zu einer erhöhten Toxizität membrandepressiver Antiarrhythmika.

2.2.6.1.2 Einflüsse von Umweltfaktoren auf die Versuchsergebnisse

Für eine genaue Reproduzierbarkeit pharmakologischer Ergebnisse ist es häufig nicht ausreichend, Spezies- und Stammesunterschiede durch Auswahl eines bestimmten Inzuchtstammes auszuschließen und die oben genannten tierspezifischen Faktoren konstant zu halten. Denn es können auch die Umweltbedingungen der Versuchstiere einen wesentlichen Einfluß auf die pharmakologischen Ergebnisse ausüben. Durch Konditionierung von Versuchstieren auf bestimmte Lebensbedingungen lassen sich sogar Versuchsbedingungen erzeugen, die als experimentelles Modellsystem nutzbar gemacht werden können[31]. So läßt sich durch Futterreduktion das Lebensalter von Ratten entscheidend verlängern. Gleichzeitig reduziert sich der Eintritt von degenerativen Veränderungen, z.B. Nierensklerose, Arthritis und Tumorhäufigkeit. Entgegengesetzte Effekte lassen sich bei besonders fetthaltiger Diät beobachten. Die Bedeutung der Temperatur für die Empfindlichkeit von Versuchstieren innerhalb eines Tierstammes fällt besonders bei Toxizitätsbestimmungen auf. So wird *Ethanol* oder *Morphin* bei der *Ratte* bei niedriger Temperatur (8–18 °C) wesentlich besser toleriert als bei Außentemperaturen von 34–36 °C. Das Umgekehrte gilt für die Verträglichkeit von *Pentobarbital*.

Der Lebensraum spielt offensichtlich für die Verträglichkeit von zentral wirksamen Pharmaka eine wesentliche Rolle: Isoliert gehaltene Ratten starben bei bestimmten Raumtemperaturen schon bei 1/10 derjenigen Dosis von Amphetamin, an der Ratten starben, die in Gruppen von 10 Tieren gehalten wurden. Störfaktoren wie Feuchtigkeit, Lärm und Licht erhöhen z.B. die Mortalität nach Morphingabe ganz beträchtlich. Unterschiedliche pharmakologische Ergebnisse können außerdem durch biologische Schwankungen infolge des Tages-Nacht-Rhythmus oder des jahreszeitlichen Rhythmus bedingt sein.

2.2.6.1.3 Spezies- und Stammesunterschiede

Speziesunterschiede stellen die wesentlichste Beschränkung für die Übertragbarkeit pharmakologischer Befunde von Tier zu Tier und von Tier zu Mensch dar. Innerhalb einzelner Tierspezies wird die Übertragbarkeit außerdem gelegentlich durch Stammesunterschiede begrenzt, die z.B. auf genetisch bedingten Enzymdefekten beruhen können. Überspitzt ließe sich sogar behaupten, daß pharmakologische Versuchsergebnisse weniger von der Art des Pharmakons abhängen als von der Auswahl der verwendeten Versuchstiere. Übersichten zu diesem Thema[32-36] liefern Material für solche Thesen. Ein Beispiel zeigt (Abb. 80), daß die Empfindlichkeit verschiedener Versuchstiere gegenüber dem Muskelrelaxans Tubocurarin in der Reihenfolge Huhn, Katze, Hund, Mensch, Kaninchen, Affe, Hase, Maus und Ratte zunimmt, während sie bei Decamethonium in etwa gleicher Reihenfolge abnimmt[37]. Die unterschiedliche Körpergröße der Versuchstiere kann hierfür allein nicht als Erklärung herangezogen werden.

Besonders wichtig ist die Auswahl der Tierspezies bei der Testung von Pharmaka mit geringer therapeutischer Breite, wenn pharmakokinetische Faktoren einen entscheidenden Einfluß auf die Verträglichkeit gewinnen. Eines der wichtigsten Beispiele dafür ist wohl die *Testung von Herzglycosiden*. Bei in vivo-„Titration" der LD_{100}, unter gleichartigen Versuchsbedingungen mittels Infusion über 1–2 Std., reagieren Katzen $\sim$ 3fach empfindlicher als Meerschweinchen, wenn die LD_{100} in mg/kg ausgedrückt wird[38]. Die Bemessung der Toxizität auf der Basis des Körpergewichtes verschiedener Spezies ist allerdings weit weniger geeignet als die Umrechnung auf der Basis der Körperoberfläche[39]: Wie aus Tab. 25 abzulesen ist, beträgt der Umrechnungsfaktor von einem 400 g schweren Meerschweinchen auf eine 2000 g schwere Katze pro Körperoberfläche nur 2,4, während sich die Körpergewichte um den Faktor 5 unterscheiden. Die 3fach höhere Glycosid-Empfindlichkeit von Katzen relativiert sich hierbei auf allenfalls 1,5. Aus der Tabelle ergibt sich weiterhin, daß die Umrechnung der Ergebnisse aus Versuchen an 2 kg schweren Katzen auf einen 70 kg schweren Menschen nicht mit dem Faktor $\frac{70}{2}$ = 35 erfolgen sollte, sondern mit dem Umrechnungsfaktor 13,0. Weitere Beispiele werden z.B. von Neubert[36] für Cytostatika zitiert.

Unterschiede in der Wirksamkeit einzelner *Enzymsyste-*

Tab. 25: Relative Körperoberfläche verschiedener Spezies zur Schätzung von Äquivalenzdosen (nach Paget und Barnes, 1964[39]). Die effektiven Einzeldosen werden jeweils mit dem für die betreffende Spezies angegebenen Faktor multipliziert

	20 g Maus	200 g Ratte	400 g Meerschweinchen	1,5 kg Kaninchen	2,0 kg Katze	4,0 kg Affe	12,0 kg Hund	70,0 kg Mensch
20 g Maus	1,0	7,0	12,25	27,8	29,7	64,1	124,2	387,9
200 g Ratte	0,14	1,0	1,74	3,9	4,2	9,2	17,8	56,0
400 g Meerschweinchen	0,08	0,57	1,0	2,25	2,4	5,2	10,2	31,5
1,5 kg Kaninchen	0,04	0,25	0,44	1,0	1,08	2,4	4,5	14,2
2,0 kg Katze	0,03	0,23	0,41	0,92	1,0	2,2	4,1	13,0
4,0 kg Affe	0,016	0,11	0,19	0,42	0,45	1,0	1,9	6,1
12,0 kg Hund	0,008	0,06	0,10	0,22	0,24	0,52	1,0	3,1
70,0 kg Mensch	0,0026	0,018	0,031	0,07	0,076	0,16	0,32	1,0

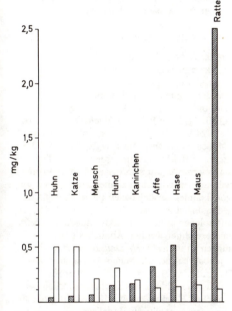

Abb. 80. Speziesunterschiede in der Empfindlichkeit gegenüber der muskelrelaxierenden Wirkung von Tubocurarin (□) und Decamethonium (■) (nach E. Zaimis[37])
Angegeben sind die Dosen für 90–100% Paralyse. Verglichen mit der Ratte sind z.B. Katze oder Mensch gegenüber Decamethonium ungefähr 50fach höher empfindlich

me bei verschiedenen Tierarten bzw. -stämmen sind häufig die Ursache für die mangelnde Übertragbarkeit tierexperimenteller Daten auf die Situation am Menschen. Hiervon besonders betroffen sind z.B. Untersuchungen über die Pharmakokinetik und/oder die Toxikologie von Arzneimitteln, die in größerem Ausmaße enzymatisch inaktiviert oder gegebenenfalls aktiviert werden. Die Problematik soll hier nur an wenigen Beispielen angedeutet werden[40]:
Hexobarbital wird von der Maus ca. 20mal schneller metabolisiert als vom Menschen, *Antipyrin* sogar 60mal schneller. Als Ursache hierfür sind unterschiedliche Aktivitäten mikrosomaler Leberenzyme anzusehen. *Phenylbutazon* und *Oxyphenbutazon* werden von vielen Laboratoriumstieren innerhalb von Stunden metabolisiert;

beim Menschen dauert es Tage. Neben quantitativen Unterschieden bezüglich der enzymatischen Umwandlung von Pharmaka gibt es auch qualitative Unterschiede zwischen einzelnen Tierarten: So können Katzen beispielsweise phenolische Verbindungen nicht in die wasserlöslicheren Glucuronide umwandeln. Hunde können primäre Amine nicht acetylieren.
Wie stark artspezifische Unterschiede bei der Pharmakokinetik von *Herzglycosiden* sind, läßt sich aus folgendem ersehen[41,42]: Es zeigte sich, daß das Abbauschema von *Digitoxin* (Abspaltung der Desoxyzucker, Hydroxylierung, Epimerisierung, Paarung mit Glucuronsäure) von der Ratte auf den Menschen nur qualitativ übertragbar ist. Bedeutsame quantitative Unterschiede ergaben sich nämlich bei der Eliminationsart: Bei der Ratte wurden innerhalb von 8 Tagen 10% renal und 60% über die Fäces ausgeschieden, beim Menschen waren es 20% renal und nur 10% fäkal.
Außer Unterschieden in der Wirksamkeit von Enzymsystemen können auch andere physiologische bzw. *pathophysiologische* Speziesdifferenzen zu unterschiedlichen pharmakologischen Ergebnissen bei verschiedenen Tierspezies führen. So stößt z.B. die Prüfung der Wirksamkeit von *Antiarrhythmika* auf Schwierigkeiten, da die Ursachen von Rhythmusstörungen bei verschiedenen Spezies völlig verschieden sein können. Unabhängig oder zusammen mit den vegetativen Regulatoren Vagus und Sympathikus kommen als Ursache für Arrhythmien Störungen im Bereich der Erregungsbildung, -leitung, Kontraktilität und Rückwirkungen von seiten des peripheren Kreislaufsystems in Betracht. Hinzu kommt, daß die üblichen Laboratoriumstiere sich aufgrund ihrer unterschiedlichen Herzgröße bezüglich der Flimmerneigung unterscheiden: Ratten, Meerschweinchen, Kaninchen und Katzen haben relativ kleine Herzen, die naturgemäß zu spontaner Entflimmerung neigen. Beim Hund hingegen besteht wegen seiner Herzgröße die Möglichkeit zu andauerndem Herzflimmern. Insofern spiegelt der Hund die pathophysiologischen Verhältnisse am Menschen sehr gut wider. Wesentliche Unterschiede zwischen Katze und Hund bestehen auch bezüglich der vegetativen Ausgangslage der beiden Spezies. Katzen sind ausgesprochen sympathotone Tiere[43], während bei Hunden in Ruhe der Vagus-Tonus überwiegt. Diese Tatsache ist bei der Austestung und Bewertung von Antiarrhythmika zu berück-

sichtigen. Als Kompromiß aus den oben angeführten Voraussetzungen und der Forderung nach einer rationellen Testung wurden für die Testung von Antiarrhythmika die auf S. 97 genannten Versuchsmodelle vorgeschlagen[16].

Speziesdifferenzen können auch *in vitro* zutagetreten. Wie in Untersuchungen an isolierten Arterien und Venen der Lunge von Kaninchen, Schaf, Schwein und Mensch nachgewiesen wurde[44], war die Stimulierbarkeit der verschiedenen Gefäßmuskeln auf Gaben von *Noradrenalin* und *Acetylcholin* höchst unterschiedlich (Tab. 26): Die Arterien vom Kaninchen reagierten auf Noradrenalin ähnlich wie menschliche Präparate; Schafs- und Schweine-Arterien waren hingegen 4—10fach unempfindlicher. Die Erregbarkeit der Venen auf Noradrenalin war nur beim Schwein extrem auffällig: Schweinevenen waren völlig unerregbar gegenüber Noradrenalin. Stimulierung mittels Acetylcholin führte hingegen zu Ergebnissen, die bei keiner der untersuchten Spezies mit den Befunden an den menschlichen Gefäßpräparaten übereinstimmten. Dieses Beispiel zeigt, daß Rückschlüsse aus *in-vitro*-Befunden von verschiedenen Spezies auf die Situation am Menschen offensichtlich mindestens ebenso problematisch sein können, wie die Übertragbarkeit von Untersuchungen am Ganztier.

Tab. 26: Speziesunterschiede in der Ansprechbarkeit isolierter Lungengefäße auf Noradrenalin (NA) und Acetylcholin (Ach) nach Joiner et al., 1975[44]
PA = Pulmonalarterie
PV = Pulmonalvene
Aus den ED_{50}-Werten ist ersichtlich, daß Kaninchenarterien ähnlich auf NA reagieren wie menschliche Präparate. Bezüglich Ach ergab sich hingegen bei keiner untersuchten Spezies eine Ähnlichkeit mit Human-Präparaten.

Spezies		ED_{50}, µmol/l	
		NA	Ach
Kaninchen	PA	0,51 ± 0,08	1,74 ± 0,58
	PV	0,43 ± 0,07	2,06 ± 0,40
Schaf	PA	2,02 ± 0,29	kein Effekt
	PV	0,34 ± 0,03	0,06 ± 0,02
Schwein	PA	5,12 ± 0,95	kein Effekt
	PV	kein Effekt	kein Effekt
Mensch	PA	0,42 ± 0,10	0,45 ± 0,05
	PV	0,87 ± 0,12	zweigipflig

Die in diesem Abschnitt ausgewählten „negativen" Beispiele zeigen zwar, daß Speziesunterschiede die Übertragbarkeit tierexperimenteller Ergebnisse auf den Menschen einschränken können. Im allgemeinen fällt jedoch folgendes auf: Es wird die *Übertragbarkeit* von Ergebnissen von Spezies zu Spezies in der Regel eher in *quantitativer* Hinsicht eingeschränkt als in qualitativer. Das bedeutet, daß aufgrund tierexperimenteller Ergebnisse die Wirkungsrichtung einer neuen Verbindung am Menschen mit relativ großer Sicherheit vorhergesagt werden kann, während Vorhersagen über Wirkungsstärke und Pharmakokinetik der Verbindung mit größeren Unsicherheiten behaftet sind.

2.2.6.2 Beziehungen zwischen biologischem Testsystem, pharmakologischer Aussagekraft und klinischer Relevanz

Im Tierversuch ergibt sich aufgrund der Gesetzmäßigkeiten der Kombinatorik eine fast unübersehbare Vielfalt von möglichen Versuchsbedingungen. Betrachtet man zum Beispiel die verschiedenen Testsysteme, die zur Aufklärung von Herz- und Kreislaufwirkungen herangezogen werden können, so wird dies verständlich (vgl. Tab. 24, S. 95). Auf Seite 95 wurde bereits auf die prinzipiellen Unterschiede der einzelnen Testsysteme bezüglich

1. der Art des Testobjektes und
2. des zu messenden Substanzeffektes hingewiesen

In Abhängigkeit von der Medizinischen Fragestellung wird die „klinische Relevanz" tierpharmakologischer Befunde durch Variationen bei Testsystemen in bezug auf diese beiden Eigenschaften wesentlich beeinflußt.

2.2.6.2.1 Die Art des Testobjektes

Welche grundsätzlichen Überlegungen bei der Auswahl eines Testobjektes in bezug auf pharmakologische Aussagekraft einerseits und klinische Relevanz andererseits angestellt werden können, läßt sich am Beispiel der Prüfung von Verbindungen mit Wirkung auf *Herz-Kreislauf* darstellen (Tab. 24, S. 95): Durch *biochemische Modellsysteme* (Tab. 24A, S. 95) läßt sich sowohl die Kontraktilität des Myocards als auch die Erregbarkeit des adrenergen Rezeptor-Effektor-Systems isoliert darstellen und untersuchen. Hiermit ergibt sich der eindeutige Vorteil, beide Anteile der funktionellen Einheit Herzmuskel unabhängig voneinander verschiedenen pharmakologischen Versuchsbedingungen auszusetzen. Die pharmakologische Aussagekraft solcher isolierter Funktionseinheiten kann als maximal bezeichnet werden. Ähnliches gilt für die Untersuchungen an *isolierten Herzmuskelfasern* (Tab. 24B, S. 95). Da jedoch bei der klinischen Anwendung *in vivo* nie eine Teilstruktur des Herzens isoliert betroffen werden kann, sind Rückschlüsse aus solchen Modellen bezüglich der klinischen Relevanz als wenig aussichtsreich anzusehen. Die oben angeführten Modellsysteme sind darüberhinaus aufgrund ihres erheblichen experimentellen Aufwandes am ehesten zur Aufklärung von Wirkungsmechanismen geeignet bzw. für spezielle Fragestellungen der weiteren Profilierung von Verbindungen.

Isolierte Gesamtherz-Präparate (Tab. 24C, S. 95) haben neben ihrer relativen technischen Einfachheit die günstige Eigenschaft, daß die natürlichen Verhältnisse einigermaßen relevant wiedergegeben werden können, darüberhinaus bestimmte Herzanteile sogar getrennt betrachtet werden können: Am Langendorff-Herz lassen sich beispielsweise nicht nur Kontraktilität und elektrische Erregbarkeit (EKG) messen, sondern auch biochemische Parameter, z.B. die O_2-Ausschöpfung der Coronararterien. Wesentliche Variationen solcher *in-vitro*-Präparationen beziehen sich beispielsweise auf die Art der Nährmedien sowie auf Einflüsse der vegetativen Nervenendigungen. Die pharmakologische Aussagekraft von solchen *in-vitro*-Systemen ist wegen ihrer Anpassungsfähigkeit relativ groß.

Es ist einleuchtend, daß Untersuchungen am *Ganztier*

die natürlichen Verhältnisse am ehesten simulieren (Tab. 24E, S. 95). Allerdings wächst gleichzeitig auch die Anzahl von äußeren Einflußgrößen, die eine Aussage bezüglich der Lokalisation des Angriffspunktes von Pharmaka erheblich erschweren können. So ist es bisher nicht möglich, pharmakologisch bedingte Inotropieänderungen des Herzmuskels isoliert zu bestimmen, weil das periphere Gefäßsystem auf die Kontraktion des Herzmuskels direkt und über Gegenregulationen zurückwirkt. Hinzu kommen die zentralnervös gesteuerten Regulationsmechanismen des Kreislaufzentrums, die pharmakologische Effekte modifizieren. Werden solche Einflüsse durch *Narkose* ausgeschaltet, so können erhebliche Unterschiede in den Versuchsergebnissen gegenüber wachen Versuchstieren auftreten[45].

Eine weitere experimentelle Möglichkeit besteht darin, *in-vitro-* und *in-vivo-*Untersuchungen in Form von *Parabioseversuchen* zu kombinieren (Tab. 24D, S. 95). Dabei wird das Blut von behandelten Spendertieren zur Perfusion isolierter Organe benutzt. Dadurch werden dem isolierten Organ physiologischere Bedingungen angeboten als bei einem künstlichen Nährmedium. Die klinische Relevanz des Untersuchungsmodells wird dadurch verbessert. Es liegt auf der Hand, daß ein solches Untersuchungsmodell einen großen technischen Aufwand erfordert.

Wurden auf den Seiten 108–110 vorwiegend „negative" Beispiele angeführt, welche die klinische Relevanz tierpharmakologischer Ergebnisse eher unsicher erscheinen ließen, so sei hier ein „*positives*" *Beispiel* erwähnt: Am Beispiel der Wirkungen von *Neuroleptika* läßt sich zeigen, daß sogar isolierte biologische Modellsysteme auch für relativ komplexe Wirkungen im Bereich des Zentralnervensystems eine hohe klinische Aussagefähigkeit besitzen können. Es wurde gezeigt[46] (Abb. 81), daß die stereospezifische Bindung von (^{3}H)-Dopamin bzw. (^{3}H)-Haloperidol an Gehirnschnitten des Striatums von Ratten durch verschiedene Neuroleptika in der gleichen Reihenfolge der Substanzen und im gleichen Ausmaß zunehmend gehemmt wird, wie die neuroleptische Potenz der Pharmaka zunimmt, gemessen an der mittleren täglichen Erhaltungsdosis in der Klinik. Eine analoge erweiterte Studie[47] zeigt (Tab. 27), daß die Hemmung der Bindung von (^{3}H)-Haloperidol an Hirnhomogenate des Kalbs durch andere Neuroleptika im nanomolaren Dosierungsbereich erfolgt, und daß die Hemmkonstanten der Neuroleptika nicht nur hochsignifikant korrelieren mit den betreffenden klinisch angewendeten Dosierungen, sondern auch mit pharmakologisch anerkannten Tiermodellen (Hemmung von Apomorphin- und Amphetamin-Stereotypien bzw. von Apomorphin-Emesis). Die Hemmung der Bindung von (^{3}H)-Dopamin zeigte hingegen

Tab. 27: *In-vitro-*Modell zur Messung der Hemmung der neuroleptischen Potenz von Pharmaka (nach Creese et al.[47]) Als Parameter dient die Hemmung von Neuroleptika gegenüber der Bindung von (^{3}H)-Haloperidol und (^{3}H)-Dopamin an Homogenate von Kalbsgehirn. Die Hemmkonzentrationen der Neuroleptika korrelieren signifikant mit den mittleren klinischen Tagesdosen (E) sowie mit anderen pharmakologischen Testmodellen *in vivo* [Antagonismus gegenüber der Wirkung von Apomorphin (B, C) und Amphetamin (D)]

	A Hemmung der (^{3}H)-Haloperidol-Bindung, K_i (nMol/l)	B Hemmung der Apomorphin-Stereotypie, Ratte, ED_{50} (µMol/kg)	C Schutz gegen apomorphin-induzierte Emesis, Hund ED_{50} (µMol/kg)	D Hemmung der Amphetamin-Stereotypie, Ratte, ED_{50} (µMol/kg)	E Mittlere klinische tägliche Dosis (µMol/kg)	F Hemmung der (^{3}H)-Dopamin-Bindung, K_i (nMol/l)
Spiroperidol	0,25± 0,02	0,177	0,0006	0,051	0,058	1400± 190
Benperidol	0,33± 0,02	0,118	0,0012	0,071	0,060	4100± 540
Clofluperol	0,50± 0,03	0,198		0,117	0,077	360± 20
(+)-Butaclamol	0,55± 0,09		0,095		2,14	70± 10
Fluspirilen	0,60± 0,13				0,066	1400± 220
Pimozid	0,80± 0,07	0,370	0,024	0,242	0,108	4100±1140
Trifluperidol	0,95± 0,19	0,067	0,016	0,056	0,096	740± 20
Droperidol	1,0 ± 0,10	0,185	0,003	0,095		880± 80
α-Flupenthixol	1,1 ± 0,22	0,867		0,650	0,099	180± 30
Fluphenazin	1,2 ± 0,12	0,255	0,012	0,196	0,168	180± 30
Bromoperidol	1,4 ± 0,15	0,324	0,038	0,126	0,153	600± 90
cis-Thiothixen	1,4 ± 0,11	1,42		0,803	0,393	540± 140
Haloperidol	1,5 ± 0,14	0,532	0,050	0,101	0,152	650± 90
Moperone	1,9 ± 0,26	0,638	0,050	0,059	0,802	1200± 160
Triflupromazin	2,1 ± 0,12	4,62	0,50	0,746	4,59	530± 80
Triflouperazin	2,1 ± 0,34	1,14	0,08	0,520	0,297	740± 80
Fluanison	3,8 ± 0,80	6,17	0,40	0,757	3,44	800± 180
Penfluridol	5,6 ± 1,40				0,466	1600± 310
Azaperon	10,0 ± 0,6	27,4		9,16		1700± 290
Chlorpromazin	10,3 ± 0,2	18,3	2,0	3,09	12,0	900± 200
Thioridazin	14,0 ± 0,2				12,6	1780± 332
Pipamperon	31,3 ± 5,2	635	3,5	11,1	11,1	4900± 500
Promazin	71,5 ± 3,2	>250	60	99,6	33,3	7100±1640
Clozapin	100 ± 6				24,6	1890± 340
Promethazin	238 ±32					12000±3600
Korrelation mit (^{3}H)-Haloperidol-Bindung		$r = 0,94$ $P < 0,001$	$r = 0,93$ $P < 0,001$	$r = 0,92$ $P < 0,001$	$r = 0,87$ $P < 0,001$	$r = 0,58$ $P < 0,01$
Korrelation mit (^{3}H)-Dopamin-Bindung		$r = 0,46$ $P < 0,05$	$r = 0,22$ $P > 0,05$	$r = 0,41$ $P > 0,05$	$r = 0,27$ $P > 0,05$	

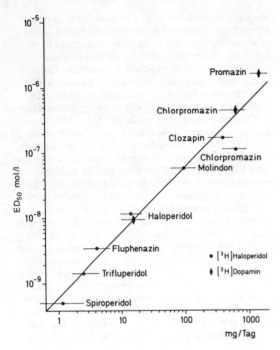

Abb. 81. *In-vitro*-Modell zur Darstellung der neuroleptischen Potenz von Psychopharmaka (nach Seeman et al.[46])
Die ED_{50}-Werte der Neuroleptika, welche die Bindung von (^{3}H)-Haloperidol (●) oder (^{3}H)-Dopamin (♦) an Gehirnschnitten von Ratten hemmen, korrelieren sehr eng mit den jeweiligen mittleren klinischen Dosierungen zur antipsychotischen Therapie

eine wesentlich weniger straffe Korrelation (vgl. Tab. 27, S. 111).

2.2.6.2.2 Der gemessene Substanzeffekt

Eine wesentliche Einschränkung für die „direkte" Übertragbarkeit der meisten tierpharmakologischen Befunde auf die Situation am kranken Menschen liegt in der Verwendung von Testsystemen, bei denen entweder

1. als Substanzeffekt die Veränderung eines physiologischen Zustandes gemessen wird (z.B. Blutdruck, Kontraktilität, Herzrhythmus), oder
2. durch die Testsubstanzen ein experimentell pathologischer Zustand „geheilt" wird, dessen Symptomatik zwar beim Menschen zu heilenden Erkrankung entspricht (z.B. Hypertonie, Herzinsuffizienz, Arrhythmie), dessen pathophysiologische Grundlage jedoch keineswegs mit derjenigen der Erkrankung beim Menschen übereinstimmt. Dazu kommt, daß, insbesondere in den ersten Entwicklungsphasen, am Tier meist akute Pharmakonwirkungen beurteilt werden, während beim Menschen sehr oft chronische Krankheitszustände geheilt werden sollen (vgl. S. 96).

Diese Problematik kann am ehesten gelöst werden durch die *vergleichende Testung* solcher Pharmaka, deren Wirkung sowohl beim kranken Menschen als auch im Tier-

experiment bereits hinreichend abgeklärt sind (vgl. S. 93 und S. 113). Analogieschlüsse, die sich auf die Kenntnis der Wirkungen solcher Vergleichssubstanzen stützen, erlauben eine relativ sichere „indirekte" Übertragung der tierexperimentellen Befunde mit neuen Wirksubstanzen auf die Situation am kranken Menschen.

Mit fortschreitenden Kenntnissen der Ätiologie und Pathophysiologie der menschlichen Erkrankungen ist damit zu rechnen, daß in zunehmendem Maße Tiermodelle mit größerer „direkter" klinischer Relevanz erstellt werden können. Derzeit ist z.B. bei Infektionskrankheiten eine Testung an kranken Tieren mit relativ großer klinischer Relevanz möglich. Gewisse Fortschritte wurden z.B. bei der Medizinischen Zielsetzung *„Antihypertonika"* erzielt. Aufgrund von Vorstellungen über die Hypertonie beim Menschen konnten im Tierexperiment hypertensive Zustände geschaffen werden, mit denen eine wesentlich größere Anzahl von antihypertensiven Wirkstoffgruppen erfaßt werden kann als bei normotensiver Ausgangslage der Versuchstiere. So wurden beispielsweise Ratten gezüchtet, die einen überwiegend genetisch determinierten Hochdruck aufweisen. Auch durch exogene Faktoren, wie $Na^{\oplus}$-reiche Diät, $K^{\oplus}$-Restriktion oder Gabe von Mineralcorticoiden ließen sich bei Ratten Modelle zur Testung von Antihypertensiva schaffen[48]. Wesentlich ist hierbei der Gesichtspunkt, daß übliche Antihypertensiva, wie z.B. Thiazid-Diuretika, bei normotensiven Ratten praktisch unwirksam sind, während sie z.B. bei Corticoid-Hochdruck eine ausgeprägte Blutdrucksenkung bewirken[49]. Ferner ist die Wirkungsstärke einiger bekannter Antihypertensiva, wie z.B. von Hydralazin, Reserpin und Diazoxid, bei experimentell hypertensiven Ratten erheblich höher als bei Normaltieren.

Je unklarer die Vorstellungen über Ätiologie und Pathophysiologie einer Erkrankung beim Menschen noch sind, desto indirekter sind die Untersuchungsmethoden für entsprechend wirksame Pharmaka. Solche Methoden beruhen allein auf der Erfahrung, daß im Tierversuch bestimmte reproduzierbare Effekte ausgelöst werden können, deren Verhinderung als repräsentativ für bestimmte Pharmakongruppen angesehen werden. Im besonderen Maße werden solche Krankheitsmodelle z.B. noch für Psychopharmaka angewandt[15]. So kann z.B. mit Tremorin, einem Cholinomimetikum, neben Tremor auch Hypothermie, Analgesie und Depression ausgelöst werden. Gegenüber Tremorin lassen sich daher neben Antiparkinsonmitteln auch zentralnervös wirksame Verbindungen mit antidepressiver Wirkungsweise austesten.

2.2.6.3 Konsequenzen für die Planung der biologischen Testung

Wie bereits erwähnt, ist es angesichts der großen Zahl von Variablen, durch welche tierexperimentelle Befunde beeinflußt werden können, bei der Neuentwicklung eines Arzneimittels nicht möglich, vor der Erstanwendung einer Wirksubstanz am Menschen die Einflüsse *sämtlicher* denkbarer Kombinationen der Variablen auf die biologische Wirkung einer neuen Substanz im Tierversuch vorzutesten. Detaillierte Untersuchungen von Wirkungsunterschieden, die z.B. aufgrund von Unterschieden in Alter, Geschlecht oder durch die zirkadiane Rhythmik bei verschiedenen Tierspezies auftreten könnten, sind außerdem in der präklinischen Phase meist unnötig. Gerade der Einfluß solcher Variablen auf die biologische Wirkung von Pharmaka unterliegt nämlich besonders großen Speziesunterschieden, weshalb hier eine entsprechende Vorhersage für den Menschen aufgrund von Tierversuchen besonders problematisch erscheint. Solche Untersuchungen werden am Tier meist erst später durchgeführt, wenn evtl. klinisch beobachtete Wirkungsunterschiede erklärt werden sollen. Ausnahmen stellen natürlich die Testprogramme für Pharmaka dar, die bei spezifischen Patientengruppen angewendet werden sollen, wie z.B. Geriatrica oder Hormonpräparate. Substanzwirkungen werden durch Speziesunterschiede und andere, auf S. 108 genannte Faktoren vorwiegend in ihrer *Quantität* und weniger bzw. nur sekundär in ihrer Qualität beeinflußt. Dadurch ergibt sich häufig die Möglichkeit, mit relativ einfachen Mitteln eine Übertragung von tierexperimentellen Befunden auf den Menschen vorzunehmen. Dies gilt dann am ehesten, wenn beobachtete Wirkungsunterschiede einer Substanz bei verschiedenen Spezies lediglich auf Unterschieden im zeitlichen Verlauf der Pharmakokinetik beruhen, hingegen die zur Erreichung einer bestimmten Wirkung nötigen Plasmaspiegel der Substanz bei allen Tieren und unter den verschiedensten Versuchsbedingungen ähnlich sind*. Bei einer solchen Substanz ist eine rationale Dosierung am Menschen bereits nach orientierenden pharmakokinetischen Untersuchungen am Menschen möglich.

Die große Bedeutung der Einbeziehung von *Vergleichssubstanzen* in die biologische Testung ergibt sich einerseits aus der häufigen Orientierung von Medizinischen Zielsetzungen an bekannten Pharmaka, andererseits aus der Notwendigkeit, die „klinische Relevanz" von Testsystemen mit Hilfe der Vergleichssubstanzen zu überprüfen (vgl. S. 112). Eine gewisse Gefahr besteht in der Verwendung von Testsystemen, deren klinische Relevanz nur indirekt, also z.B. anhand von typischen *Nebenwirkungen* von bekannten Vergleichssubstanzen gezeigt werden kann, ohne daß direkte Zusammenhänge des Modells mit der Pathophysiologie der zu behandelnden Erkrankungen gegeben sind: Diese Gefahr liegt darin, daß mit derartigen Modellen primär nur Substanzen erfaßt werden, die nicht nur die erwünschten biologischen Eigenschaften der Vergleichssubstanz besitzen, sondern auch die aus der Sicht der Medizinischen Zielsetzung unerwünschten Begleitwirkungen. Bei der Planung eines Testprogrammes muß daher sorgfältig überprüft werden, ob die bekannten Testmodelle überhaupt erlauben, den in der Medizinischen Zielsetzung definierten *therapeutischen Fortschritt* bei neuen Substanzen festzustellen. Ergeben sich diesbezügliche Zweifel, so muß versucht werden, mit Hilfe des neuesten Wissensstandes in der Pathophysiologie der zu behandelnden Erkrankung neue, geeignetere Testmodelle zu entwickeln. Erscheint aufgrund theoretischer Überlegungen ein neu entwickeltes Testmodell als „klinisch relevanter" als ein altes, ohne daß dies mit bekannten Substanzen nachprüfbar wäre, dann ist natürlich die Übertragung von Versuchsergebnissen mit neuen Substanzen an diesem Modell mit einer großen Irrtumswahrscheinlichkeit belastet. Allerdings ergibt sich auch eine große Chance, einen echten therapeutischen Fortschritt zu erzielen.

2.3 Auffinden und Optimieren von Wirkstrukturen
V. Austel, E. Kutter

2.3.1 Problemstellung

Das Ziel der präklinischen Forschung ist es, Wirkstoffe bereitzustellen. Hierbei sind zwei wesentliche Gesichtspunkte zu berücksichtigen:

1. Die betreffenden Wirkstoffe sollen in den Tiermodellen ein originelles, der Medizinischen Zielsetzung möglichst nahekommendes Wirkprofil zeigen. Die Wahrscheinlichkeit, daß sich die tierexperimentellen Befunde auf den Menschen übertragen lassen, muß hoch sein. Diese Wahrscheinlichkeit wird wesentlich von der klinischen Relevanz der Testmodelle mitbestimmt (s. S. 92)
2. Der zur Bereitstellung benötigte Zeitaufwand ist möglichst gering zu halten

Das Ausmaß, in dem die erste Forderung erfüllbar ist, hängt hauptsächlich von der Relevanz der biologischen Modelle ab, d.h. von der Übertragbarkeit symptomatischer Veränderungen im Modell auf die Situation des Patienten. Dagegen wird der Zeitbedarf für das Auffinden eines neuen Wirkstoffes von mehreren Faktoren bestimmt, die sich in drei Gruppen gliedern lassen.

Anforderungen der Medizinischen Zielsetzung

Je höher die Anforderungen an neue Arzneimittel hinsichtlich Wirksamkeit und Sicherheit sind, umso schwerer und zeitaufwendiger gestalten sich die Forschungsarbeiten.

Verlangt die Medizinische Zielsetzung beispielsweise lediglich ein beliebiges β-Sympathomimetikum, so läßt sich dies mit relativ geringem Zeitaufwand finden. Dagegen wird man längere Zeit brauchen, um eine zusätzliche Forderung nach Selektivität (β_1 oder β_2) zu erfüllen. Dem entspricht die historische Entwicklung beispielsweise auf dem Gebiet der Broncholytika, auf dem zunächst nur das nicht selektive β-Mimetikum Isoproterenol zur Verfügung stand, während selektive β_2-Mimetika erst später bereitgestellt werden konnten. Würde eine Forderung nach β_1-Selektivität noch verschärft um die Bedingungen Blutdruck- und Herzfrequenzneutralität, so ist eine solche Medizinische Zielsetzung nach heutigem Wissen kaum zu verwirklichen. Der Zeitaufwand für die Entwicklung des geforderten Wirkstoffes würde außerordentlich groß werden.

---
* Die Wahrscheinlichkeit, daß auch beim Menschen die Wirkung mit dem gleichen Plasmaspiegel erzielt werden kann, ist dann relativ groß.

Qualität der verfügbaren biologischen Modelle

Hierzu zählen:

1. *Kapazität*, d.h. die Anzahl der Substanzen, die in einem bestimmten Zeitraum geprüft werden können
2. *Selektionsfähigkeit*, d.h. die Schärfe, mit der stark wirksame Substanzen von schwachen und unwirksamen getrennt werden können

Je höher also Kapazität, Selektionsfähigkeit und klinische Relevanz der Modelle sind, umso zielsicherer und damit rascher kann ein neuer Wirkstoff gefunden werden.

Vorgehen des Arzneimittelchemikers

Das Vorgehen des Arzneimittelchemikers beeinflußt zwei für den Zeitaufwand einer Wirkstoffentwicklung maßgebliche Faktoren:

1. Die Anzahl der in einem gewissen Zeitintervall bereitgestellten Testsubstanzen
2. Die Anzahl der Testsubstanzen, die bis zum Auffinden einer neuen Wirksubstanz zu synthetisieren und pharmakologisch zu prüfen sind

Je weniger solcher Testsubstanzen benötigt werden und je weniger Zeit ihre Bereitstellung erfordert, umso früher ist mit einem Forschungserfolg zu rechnen.

Ziel aller an der Suche nach neuen Wirkstoffen beteiligten Disziplinen muß es sein, durch ihre Zusammenarbeit untereinander und ihr Vorgehen im eigenen Bereich einen *optimalen Kompromiß* zwischen dem Anspruch der Medizinischen Zielsetzung und dem Zeitaufwand zu ihrer Realisierung anzustreben.

Welchen Beitrag kann der Arzneimittelchemiker im Rahmen seines Vorgehens zu einer konsequenten Arzneimittel-Entwicklung leisten? Läßt sich auf dem Gebiet der Medizinischen Chemie zielorientiertes Handeln (im Hinblick auf eine angestrebte Wirkung) überhaupt realisieren, und wenn ja, wie muß dieses gestaltet sein?

Die Aufgabe der vorliegenden Abhandlung ist es, vom heutigen Stand der Medizinischen Chemie aus eine Antwort auf diese Fragen zu finden.

2.3.2 Verfahrensweisen der Medizinischen Chemie

2.3.2.1 Historische Entwicklung*

Der Kampf gegen Krankheiten ist so alt, wie die Menschheit selbst. Schon seit mehreren tausend Jahren haben sich die Menschen hierbei der Hilfe von Heilmitteln bedient. Zur Gewinnung solcher Heilmittel wurden im wesentlichen drei Verfahren herangezogen:

1. Suche nach *Heilpflanzen* und wirksamen *Mineralien*
   Dieses Verfahren wurde bereits in der alten chinesischen und ägyptischen Kultur praktiziert. Mehr oder weniger zufällige Beobachtungen über Heilerfolge mit diesen Naturprodukten wurden gesammelt und praktisch verwertet
2. Gewinnung von *Wirkstoffen* aus Pflanzenextrakten
   Paracelsus vertrat als erster die Idee, daß nicht die Pflanze selbst, sondern eine in ihr enthaltene Quinta essentia – wir würden heute von Inhaltsstoffen sprechen – für die heilende Wirkung verantwortlich sei. Durch die Fortschritte auf dem Gebiet der chemischen Analytik und der Trennung von Stoffgemischen wurde es gegen Ende des 18. Jahrhunderts möglich, reine Wirkstoffe aus Extrakten von Heilpflanzen zu erhalten (Morphin 1805/1806, Atropin 1833, Chinin 1823). Das Verfahren, neue Heilmittel über Extraktion aus pflanzlichem und tierischem Material zu gewinnen, ist auch heute noch aktuell. Wir verdanken ihm insbesondere direkt oder indirekt die gesamte Substanzklasse der Antibiotika. Eine zielgerichtete Entwicklung von Wirksubstanzen ist hiermit jedoch nicht verbunden.
3. *Arzneimittelentwicklung* auf der Basis chemischer Synthesemöglichkeiten
   Als man im 19. Jahrhundert erkannte, daß organische Verbindungen synthetisch zugänglich sind (Wöhler 1828), setzte auf dem Gebiet der organischen Chemie eine stürmische Entwicklung ein, die zu einer Fülle synthetisch organischer Verbindungen führte. Ihre klinische und pharmakologische Prüfung zeigte, daß auch nicht natürlich vorkommende organische Verbindungen wertvolle Heilmittel darstellen können. Daraus entwickelte sich ein neues und auch heute noch in großem Umfang durchgeführtes Verfahren zur Gewinnung neuer Wirkstoffe. Hierbei stellt der Chemiker organische Verbindungen nach Maßgabe der ihm zur Verfügung stehenden Ausgangsmaterialien und experimentellen Techniken dar. Eine anschließende pharmakologische und klinische Prüfung entscheidet über Wert oder Unwert der betreffenden Substanzen.

Die meisten der heute gebräuchlichen Arzneimittel wurden auf diesem Wege entwickelt, u.a. sei an so weitverbreitete Stoffe wie Phenacetin, Aminophenazon, Barbiturate und Benzodiazepine erinnert. Trotz dieser großartigen Erfolge sollte nicht übersehen werden, daß auch dieses Verfahren ausschließlich auf den Zufall vertraut.

Es ist eine notwendige Folge zufallsorientierten Vorgehens, daß nur relativ wenige der ursprünglich synthetisierten Verbindungen ihren Weg bis zum Einsatz als Arzneimittel vollenden. Zur Zeit gelingt dies schätzungsweise nur einer aus etwa 6000–10000 Substanzen. Dieses Verhältnis wird sich in Zukunft weiter verschlechtern, nicht zuletzt wegen der ständig steigenden Anforderungen, die neue Substanzen hinsichtlich ihrer therapeutischen Qualitäten erfüllen müssen. Der Arzneimittelchemiker muß sich daher fragen, ob ein ausschließlich zufallsorientiertes Vorgehen noch vertretbar ist. Könnte man den Einfluß des Zufalls nicht vermindern? Gibt es in der Medizinischen Chemie Möglichkeiten, gezielt vorzugehen? Die Entwicklung der Arzneimittelforschung, insbesondere während der vergangenen 10–15 Jahre, zeigt eindeutig, daß eine systematische, auf ein vorgegebenes medizinisches Ziel ausgerichtete Wirkstoffsuche nicht nur denkbar, sondern auch bis zu einem gewissen Grade praktizierbar ist. Der Schlüssel hierzu liegt in einer Kombination von chemisch orientierter Arbeitsweise und biologischen Konzepten.

Diese Art des Vorgehens wird ermöglicht durch wachsende Kenntnisse

1. der biochemischen Grundlagen der Arzneimittelwirkung und
2. der Beziehungen zwischen Strukturmerkmalen chemischer Verbindungen und ihrer biologischen Wirkung (Struktur-Wirkungs-Beziehungen)

---

* Kurze Übersicht s. Lit. [50,51]

2.3.2.2 Moderne Strategie der Wirkstoffgewinnung

2.3.2.2.1 Stufen der Wirkstoffgewinnung

Erste Voraussetzung für ein rationelles Vorgehen bei der Wirkstoffgewinnung ist die Erkenntnis, daß der Arzneimittelchemiker zur Lösung der ihm gestellten Aufgabe drei Arbeitsgänge durchzuführen hat.

1. *Strukturplanung*
   Unter Strukturplanung versteht man die Konzipierung der chemischen Struktur derjenigen Verbindungen, die synthetisiert und pharmakologisch getestet werden sollen. Diese Verbindungen bilden zusammen einen Strukturplan.
   Strukturplanung kann unter rein chemisch-synthetischen Gesichtspunkten durchgeführt werden. Sie ist dann, bezogen auf das Therapieziel, ausschließlich zufallsorientiert. Strukturplanung kann aber auch auf dieses Ziel ausgerichtet sein, indem hierfür relevante biologische Gesichtspunkte zumindest mit berücksichtigt werden.
2. *Syntheseplanung*
   Unter Syntheseplanung versteht man die Konzipierung von Synthesewegen, die zu den Verbindungen des Strukturplanes führen. Ein geeigneter Syntheseplan muß die betreffende Substanz möglichst rasch und in hoher Reinheit bei hinreichender Ausbeute zugänglich machen.
3. *Realisierung*
   In diesem Arbeitsgang werden Syntheseplan und damit auch Strukturplan in die Praxis umgesetzt. Experimentelles Geschick und praktische Syntheseerfahrung sind hier wesentliche Elemente einer rationellen Durchführung.

Die spezifischen Belange der Arzneimittelentwicklung kommen nur in der Strukturplanung zum Tragen. Die beiden anderen Arbeitsgänge spielen sich hier nach denselben Richtlinien ab, wie in allen anderen Bereichen der Chemie. Deshalb soll im vorliegenden Zusammenhang nur die Strukturplanung abgehandelt werden. Bezüglich Syntheseplanung und Realisierung sei auf einschlägige Fachliteratur verwiesen (z.B. Lit. [52-58]).
Die *Strukturplanung* gliedert sich in zwei Phasen:

1. Auffinden wirksamer Substanzen (Leitsubstanzen, Vorbilder)
2. Entwicklung brauchbarer Wirkstoffe aus den Leitsubstanzen (Leitstrukturoptimierung, Vorbildoptimierung)

In der ersten Phase werden Verbindungen gesucht, die im Hinblick auf die medizinische Zielsetzung interessante Anhaltspunkte zur Weiterentwicklung aufweisen. Diese wirksamen Verbindungen – im folgenden als Leitsubstanzen bezeichnet – sind nicht immer bereits brauchbare Wirkstoffe. Auf alle Fälle entsprechen ihre biologischen Eigenschaften nur selten der medizinischen Zielsetzung. Immer dann, wenn eine Diskrepanz zwischen den Anforderungen der Medizin und der pharmakologischen Qualität einer Leitsubstanz auftritt, geht man zur zweiten Phase der Leitstrukturoptimierung über. Im Idealfall entspringt dieser Phase ein neuer Wirkstoff, dessen Wirkprofil in den biologischen Modellen eine Verwertbarkeit am Patienten im Sinne des angestrebten medizinischen Ziels erhoffen läßt.

2.3.2.2.2 Auffinden wirksamer Substanzen

Leitsubstanzen können auf zwei prinzipiell verschiedenen Wegen gewonnen werden.

1. Durch Rückgriff auf bekannte Wirkstoffe
2. durch Neuentwicklung
   Die hierbei angestrebten wirksamen Verbindungen unterscheiden sich strukturell erheblich von den in der betreffenden Indikation bereits bekannten Wirksubstanzen.

Die beiden Methoden sollen im folgenden erläutert und ihre Vorzüge und Risiken diskutiert werden.

2.3.2.2.2.1 Rückgriff auf bekannte Wirkstoffe

Bekannte Wirkstoffe entstammen

1. der belebten Natur, wobei zwischen
   a) körpereigenen, d.h. im menschlichen Organismus vorkommenden, und
   b) nicht körpereigenen
   Substanzen unterschieden werden kann
2. der unbelebten Natur, in erster Linie also dem Gebiet der synthetischen Chemie

Die therapeutische Brauchbarkeit der einzelnen Leitsubstanzen kann hierbei mehr oder weniger gesichert sein. Man kann hier folgende Unterscheidung treffen:

1. Verbindungen mit klinisch gesicherter Wirkung
   Hierunter fallen zunächst alle in der vorgegebenen Indikation therapeutisch eingesetzten Wirkstoffe. Hinzu kommen Substanzen, deren Wirksamkeit zufällig während des klinischen Einsatzes auf anderen Indikationsgebieten festgestellt wurde
2. Verbindungen mit lediglich tierexperimentell ermittelter Wirkung

Anhand der folgenden Beispiele von bekannten Leitsubstanzen und ihren Quellen soll die oben durchgeführte Klassifizierung veranschaulicht werden.

Körpereigene Naturstoffe

Hier ist insbesondere das *Noradrenalin* (**1**) zu erwähnen, das als Leitsubstanz für die Entwicklung vieler Sympathomimetika und Sympatholytika gedient hat.

HO—⟨benzene⟩—CH—CH$_2$—NH$_2$
       |
       OH

1

Noradrenalin (α- und β-Sympathomimetikum)

Noradrenalin stimuliert die adrenergen α- und β-Rezeptoren. Durch geringfügige Abwandlungen der Struktur gelang es, die α-sympathomimetische Komponente größtenteils zu beseitigen (*Isoproterenol*, **2**). Weitere Strukturvariationen führten zu dem deutlich selektiveren β_2-Stimulator *Salbutamol* (3), der nur wenig cardiale Nebenwirkungen zeigt und sich daher besonders als Antiasthmatikum eignet.

2

Isoproterenol (vorwiegend β-sympathomimetisch)

3

Salbutamol (vorwiegend β_2-sympathomimetisch)

Auf dem Gebiet der Kontrazeptiva wurden sowohl beim Gestagen- als auch beim Estrogen-Anteil praktisch verwertbare Wirkstoffe aus körpereigenen Leitsubstanzen entwickelt. So erweist sich das körpereigene Hormon *Progesteron* (4) als kurz und schwach wirksam.

4

Progesteron (kurz und schwach wirksam)

Das hieraus entwickelte *d-Norgestrel* (5) ist dagegen auch peroral langanhaltend und stark progestativ wirksam. Ähnliche Unterschiede bestehen zwischen dem natürlichen *17-β-Estradiol* (6) und dem synthetischen *17-α-Ethinylestradiol* (7).

5

d-Norgestrel (langanhaltend und stark wirksam)

6

17-β-Estradiol (kurz und schwach wirksam)

7

17α-Ethinylestradiol (langanhaltend und stark wirksam)

Nicht körpereigene Naturstoffe

Das in den Blättern südamerikanischer Erythroxylon-Arten vorkommende *Cocain* (8) wurde zum Vorbild für die Entwicklung weniger toxischer und nicht suchterregender Lokalanästhetika (z.B. *Procain*, 9).

8

Cocain (toxisch, suchterregend)

9

Procain (geringe Toxizität, nicht suchterregend)

Insbesondere entspringen die therapeutisch intensiv eingesetzten halbsynthetischen Verbindungen vom Typ der Herzglycoside sowie der Penicilline und anderer Antibiotika nicht körpereigenen Naturprodukten.
Aus dem natürlichen Glycosid *Digoxin* (10a) wurden so beispielsweise α-*Acetyldigoxin* (10b) und β-*Methyldigoxin* (10c) mit dem Ziel entwickelt, eine möglichst zuverlässige Bioverfügbarkeit bei peroraler Gabe zu erreichen.

10

Digoxin: $R^1 = R^2 = H$
α-Acetyldigoxin: $R^1 = H$; $R^2 = COCH_3$
β-Methyldigoxin: $R^1 = CH_3$; $R^2 = H$

Bei den *Penicillinen* erweist sich das ursprünglich isolierte Penicillin G (11) als instabil gegenüber Magensäure, so daß es bei oraler Gabe inaktiviert wird. Zudem wirkt es nicht auf gramnegative Bakterien. Resistent sind auch solche grampositiven Bakterien, die das Penicillin mittels eines Enzyms, Penicillinase, zerstören können. Ausgehend von dieser Leitsubstanz wurden durch Strukturabwandlungen magensäurestabile und damit oral wirksame Penicilline geschaffen, die darüber hinaus von Penicillinase nicht mehr abgebaut werden können (*Flucloxacillin*, 12), oder auch gegen gramnegative Bakterien wirksam sind (*Ampicillin*, 13).

11

Penicillin G (magensäureempfindlich, wird von Penicillinase abgebaut, wirkt nur gegen grampositive Bakterien)

12

Flucloxacillin (stabil gegen Magensäure und Penicillinase)

13

Ampicillin (stabil gegen Magensäure, wirksam gegen gramnegative Bakterien)

Synthetische Produkte

Als Beispiel für die Gewinnung von Wirkstoffen unter Optimierung klinisch bewährter synthetisch gewonnener Leitsubstanzen seien *Tranquilizer* vom 1,4-Benzodiazepin-Typ und antidiabetisch wirksame Sulfonylharnstoffe aufgeführt.
So konnte die Wirkungsstärke des *Chlordiazepoxids* (**14**) durch Strukturvariationen erhöht (*Diazepam*, **15** bzw. das Wirkungsprofil verändert werden *Oxazepam*, **16**)[59].

14
Chlordiazepoxid

15   **16**
Diazepam   Oxazepam

Tolbutamid (**17**) diente als Leitsubstanz der modernen Sulfonylharnstoffe der sogenannten zweiten Generation, wie z.B. *Glibenclamid* (**18**) und *Gliquidon* (**19**).

17
Tolbutamid

18
Glibenclamid (stark wirksam)

19

Gliquidon (stark wirksam, besonderer Ausscheidungsmodus[60])

Tolbutamid selbst verdankt seine Existenz einer anderen synthetischen Leitsubstanz, nämlich dem *Carbutamid* (**20**). Dieses war als 4-Aminobenzolsulfonsäure-Derivat mit dem Ziel, neue antibakterielle Substanzen zu finden, synthetisiert worden. Bei der klinischen Anwendung fiel seine blutzuckersenkende Nebenwirkung auf[61]. So wurde Carbutamid zur Leitsubstanz für die Indikation Blutzuckersenkung. Durch Strukturvariationen (Ersatz der 4-ständigen Amino-Gruppe durch andere Reste) gelang es, die in der neuen Indikation störende antibakterielle Wirkung zu beseitigen.

20

Carbutamid (antimikrobiell, blutzuckersenkende Nebenwirkung)

Das Gebiet der Sulfonamide liefert noch ein weiteres Beispiel dafür, wie eine klinisch eingesetzte synthetische Verbindung aufgrund einer Nebenwirkung zur Leitsubstanz in einer anderen Indikation wurde. Bei der Behandlung von Patienten mit dekompensierter Herzinsuffizienz mit dem Bakteriostatikum *Sulfanilamid* (**21**) wurde eine Ausschwemmung der Ödeme beobachtet[62]. Der diuretische Effekt ist auf die Hemmung der Carboanhydrase durch Sulfanilamid zurückzuführen. Daraufhin wurde die Substanz umfangreichen Molekülvariationen mit dem Ziel maximaler Carboanhydrase-Hemmung unterworfen, die schließlich zu dem therapeutisch eingesetzten *Acetazolamid* (**22**) führten.

21

Sulfanilamid (antimikrobiell, mit diuretischer Nebenwirkung)

22

Acetazolamid (Natriuretikum, auch Kalium- oder Bicarbonat-Ionen, nicht aber Chlorid-Ionen werden ausgeschieden)

Die Nachteile dieses Arzneimittels lagen insbesondere darin begründet, daß neben Natrium- auch Kalium-Ionen und bei den Anionen Bicarbonat ($HCO_3^{\ominus}$), nicht aber Chlorid in verstärktem Maße ausgeschieden wurden. Da diese Effekte eine Folge der Carboanhydrase-Hemmung sind, wurde durch weitere Molekülvariationen versucht, diesen Wirkungsmechanismus zu unterdrücken, ohne dabei die diuretischen Eigenschaften zu verlieren. Im *Hydrochlorothiazid* (**23**), das nur noch 1/1000 der Carboanhydrase-Hemmung des Acetazolamids aufweist, wurde dieses Ziel praktisch erreicht. Unbefriedigend gelöst blieb das Problem der Kalium-Ausscheidung, das schließlich durch neue, weitergehende Strukturabänderungen überwunden werden konnte (*Furosemid*, 24; *Bumetanid*, 25).

23

Hydrochlorothiazid (Saluretikum, immer noch merkliche Kalium-Ausscheidung)

24
Furosemid

25
Bumetanid

(Saluretika ohne erhöhte Kalium-Ausscheidung)

Weitere Beispiele für klinisch eingesetzte Substanzen, deren Nebenwirkungen sie zu Leitsubstanzen für andere Indikationen werden ließ, finden sich in einem kürzlich erschienenen Übersichtsartikel[63].

Der Rückgriff auf bekannte Wirksubstanzen bietet folgende Vorteile:

1. Zum Auffinden der Leitsubstanz ist kein synthetischer Aufwand erforderlich. Dies gilt unabhängig von der Herkunft der betreffenden Leitsubstanz. Speziell für Leitsubstanzen, deren Wirkung klinisch belegt ist gilt, daß
2. die Übertragbarkeit tierexperimenteller Befunde auf den Menschen in der Regel gewährleistet ist

In welchem Umfang ist diese Methode anwendbar und welche Risiken müssen hierbei in Kauf genommen werden?

Bevor man sich entschließt, eine medizinische Zielsetzung über eine Strukturoptimierung auf der Basis bekannter Leitsubstanzen zu verifizieren, sollte deren *Optimierungsgrad* sorgfältig abgewogen werden. Die Medizinische Zielsetzung stellt an einen neuen Wirkstoff stets deutlich höhere Anforderungen, als sie der gewählte Standard-Wirkstoff erfüllt (s. S. 87). Die *Auswahl* einer bekannten *Leitsubstanz* ist daher nur dann sinnvoll, wenn deren Optimierungsgrad nicht bereits sehr hoch liegt. Ein hoher Optimierungsgrad kann insbesondere dann unterstellt werden, wenn die Leitsubstanz durch hohen Forschungsaufwand aus einem bereits verhältnismäßig gut brauchbaren Vorgänger entwickelt wurde. Dasselbe gilt, wenn bereits viel vergebliche Mühe in eine weitere Verbesserung der Leitsubstanz gesteckt worden ist. In solchen Fällen muß man davon ausgehen, daß das medizinische Ziel über Molekülvariationen an der betreffenden Leitsubstanz nicht erreichbar ist.

Ein Beispiel für diesen Sachverhalt liegt auf dem Gebiet der *Herzglycoside* vor. Jahrzehntelangen Bemühungen zum Trotz konnte die therapeutische Breite der Herzglycoside nicht erhöht werden. Es erscheint daher besonders risikoreich, neue Kardiotonika mit größerer therapeutischer Breite durch Strukturvariationen an bekannten Herzglycosiden anzustreben.

Der Rückgriff auf bekannte Wirkstoffe als Leitsubstanzen ist überdies auf solche Indikationen beschränkt, in denen bereits eine medikamentöse Therapie oder zumindest eine größere pharmakologische Erfahrung existiert.

2.3.2.2.2.2 Entwicklung neuer Leitsubstanzen

In der Tat bewirkt der gegenwärtige rasche Fortschritt auf dem Gebiet der Medizin, insbesondere der medikamentösen Therapie, daß ein Rückgriff auf bekannte Leitsubstanzen zunehmend geringere Aussichten auf Verwirklichung einer medizinischen Zielsetzung bietet bzw. überhaupt nicht möglich ist. Hierfür sind drei Ursachen verantwortlich:

1. Bisher entwickelte Wirkstoffe eines bestimmten chemischen Strukturtyps erweisen sich trotz deutlicher Mängel kaum mehr verbesserungsfähig (z.B. therapeutische Breite der Herzglykoside)
2. Neue Erkenntnisse über bestimmte Krankheitsbilder erfordern neue Wege der medikamentösen Therapie
3. Neue Krankheitsbilder sind aufgetreten, für die geeignete Möglichkeiten der medikamentösen Therapie erst gefunden werden müssen

Prinzipiell können strukturell neue Leitsubstanzen auf zwei verschiedenen Wegen gesucht werden:

1. durch ungezielte Suche (Allgemeines Screening)
2. durch systematische Suche

Das Allgemeine Screening

Im Allgemeinen Screening werden Substanzen, deren Strukturplanung nicht unter indikationsspezifischen Struktur-Wirkungs-Beziehungen erfolgte, in biologischen Modellen getestet. Der Zeitaufwand, der zur Auffindung einer neuen Leitsubstanz auf diesem Wege erforderlich ist, hängt im wesentlichen von zwei Faktoren ab:

1. Der Zahl der in einem bestimmten Zeitintervall synthetisierten Verbindungen
2. dem Verschiedenheitsgrad dieser Verbindungen

Bei der erfahrungsgemäß geringen Trefferchance eines ungezielten Vorgehens ist es klar, daß die Erfolgsaussichten mit der Anzahl der synthetisierten Substanzen steigen. Aus diesem Grunde ist bei der Strukturplanung besonders auf gute synthetische Zugänglichkeit der betreffenden Verbindungen zu achten.

Der zweite Faktor ergibt sich aus einem Grundprinzip der Strukturplanung. Dieses besagt, daß chemisch ähnlich gebaute Verbindungen mit größerer Wahrscheinlichkeit ähnliche biologische Eigenschaften besitzen als strukturell stärker verschiedene Substanzen. Anders ausgedrückt: Ein naher Strukturverwandter einer wirksamen Substanz ist wahrscheinlich ähnlich wirksam, ebenso wie ein Strukturverwandter einer unwirksamen Substanz sich häufig als ebenfalls unwirksam erweist. Die Erfolgsaussichten des Screenings wachsen daher auch mit zunehmender struktureller Verschiedenheit der getesteten Substanzen. Der Nutzen des Allgemeinen Screenings besteht darin, daß die in den getesteten Strukturen enthaltene Information hinsichtlich biologischer Wirkung mehr oder weniger vollständig ausgeschöpft werden kann.

Systematische Suche nach neuen Leitsubstanzen

Formal bietet sich als Alternative zum Allgemeinen Screening die systematische Suche nach neuen Leitsubstanzen an. Ob und inwieweit ein solches Vorgehen auch von praktischer Bedeutung sein kann, hängt von der Klärung zweier Fragen ab:

1. Können neue Leitsubstanzen überhaupt systematisch gesucht werden?
2. Führt eine solche Suche tatsächlich schneller zum Ziel als das Allgemeine Screening?

Eine Systematik, die es gestattet, allein aus (z.B. durch die Medizinische Zielsetzung) vorgegebenen biologischen Eigenschaften, die zugehörigen chemischen Strukturen auch nur annähernd irrtumsfrei vorauszubestimmen, gibt es nicht und wird es auch auf längere Sicht nicht geben.

Die Basis für jede Suche nach neuen Leitsubstanzen wird daher auch in Zukunft der Ideenreichtum (*Kreativität*) des Arzneimittelchemikers hinsichtlich der Erfindung neuer, potentiell wirksamer chemischer Strukturen bleiben. Hohe Kreativität allein garantiert jedoch noch nicht, daß ein gestecktes Ziel auch in rationeller Weise verfolgt wird. Vielmehr ist hierfür die Anwendung einer geeigneten Systematik erforderlich.

Systematische Suche nach neuen Leitsubstanzen bedeutet daher die Ausrichtung des Ideenpotentials des Arzneimittelchemikers auf das medizinische Ziel mit Hilfe einer systematisch angelegten Strategie.

Im folgenden wird eine solche *Strategie* beschrieben. Sie zeichnet sich aus durch eine wechselweise Abfolge von schöpferischen (Entwurf von Strukturen) und systematischen Schritten (Auswahl).

Der Gesamtprozeß gliedert sich in drei Phasen:

1. Ausscheiden all jener Verbindungen, die bereits aufgrund ihrer Struktur als ungeeignet zu erkennen sind
2. Aufstellen von Struktur-Wirkungs-Hypothesen auf der Basis molekularbiologischer Erkenntnisse (Festlegung von Strukturtypen, in deren Bereich neue Leitsubstanzen zu erwarten sind)
3. Suche nach Leitsubstanzen im Bereich eines festgelegten Strukturtyps

Das Prinzip des hier geschilderten Vorgehens beruht auf einer systematischen, schrittweisen Reduktion umfangreicher Mengen chemischer Verbindungen auf kleine Teilmengen. Die Elemente dieser Teilmengen werden synthetisiert und pharmakologisch getestet, sie bilden also den auf S. 115 definierten Strukturplan.

Phase 1: Ausscheidung primär ungeeigneter Verbindungen

Das Reservoir, dem alle vom Arzneimittelchemiker synthetisierten Testsubstanzen (und damit auch alle Leit- und Wirksubstanzen) entstammen, ist die (praktisch unendlich große) Menge aller seiner Phantasie zugänglichen Verbindungen. In Abb. 82 ist diese Menge durch den mit M bezeichneten Kreis symbolisiert.

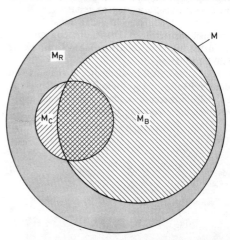

Abb. 82. Ausscheidung von Verbindungen, die therapeutisch prinzipiell nicht brauchbar sind

M = Gesamtmenge aller denkbaren chemischen Verbindungen

M_B = Menge aller Verbindungen, die aus verschiedenartigen biologischen Gründen unbrauchbar sind (hierzu zählen u.a. alle Verbindungen, deren molare Masse größer als ~ 1000 ist und die keine körpereigenen Substanzen darstellen) (▧)

M_C = Menge aller Verbindungen mit nicht ausreichender chemischer Stabilität (▨)

M_R = Restmenge: umfaßt alle potentiell therapeutisch brauchbaren Verbindungen (grau)

Die hierin enthaltenen wirksamen Verbindungen lassen sich in der Regel nicht schon aufgrund der chemischen Struktur, sondern erst durch das biologische Experiment herausfinden. Dagegen ist es ohne ein solches Experiment möglich, eine Vielzahl von Substanzen auszuscheiden, die mit sehr hoher Wahrscheinlichkeit entweder überhaupt als Wirkstoffe von Arzneimitteln unbrauchbar, oder aber im Hinblick auf das spezielle therapeutische Ziel ungeeignet sind.

Die *Unbrauchbarkeit* kann auf

1. chemischer Instabilität
2. unerwünschten pharmakodynamischen und pharmakokinetischen Eigenschaften

beruhen. Die Menge aller Verbindungen mit unzureichender *chemischer Stabilität* ist in Abb. 82 durch M_C, die Menge der unter biologischen Gesichtspunkten auszuscheidenden Substanzen durch M_B gekennzeichnet.

120 Strategie der Arzneimittelentwicklung

Als Basis für die Zuordnung zu diesen Mengen dienen

1. Struktur-Reaktivitäts-Beziehungen für die chemischen
2. Struktur-Wirkungs-Beziehungen* für die biologischen Eigenschaften

Eine Substanz ist prinzipiell nur dann für therapeutische Zwecke geeignet, wenn sie unter allen physikalischen und chemischen Bedingungen unverändert bleibt, denen sie im Laufe der galenischen Verarbeitung, der Lagerung und der Applikation ausgesetzt ist. Die theoretischen Kenntnisse und praktischen Erfahrungen, die wir heutzutage auf dem Gebiet der Chemie besitzen (Struktur-Reaktivitäts-Beziehungen) gestatten es, die Stabilität einer Verbindung recht genau anhand der Strukturformel abzuschätzen. Die Zuordnung zur Menge M_C ist daher mit einer relativ geringen Irrtumswahrscheinlichkeit behaftet.

Abb. 83 zeigt einige Strukturelemente, die chemischen Verbindungen häufig eine so hohe Reaktionsfähigkeit verleihen, daß sie, wenn überhaupt, nur für ganz spezielle medizinische Zwecke in Frage kommen.

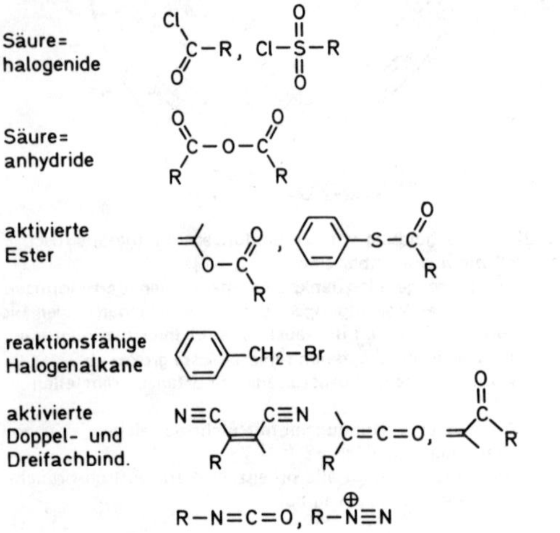

Abb. 83 Übersicht über einige chemisch sehr reaktionsfähige Strukturelemente

Es sind dies insbesondere nucleophil leicht angreifbare Gruppen, wie Säurehalogenide, Säureanhydride, aktivierte Ester, reaktionsfähige Halogenalkane, aktivierte Doppel- und Dreifachbindungen oder elektronenarme Heterocyclen, die an bestimmten aktivierten Positionen gute Austrittsgruppen (leaving groups) tragen.

Verbindungen, die zu Umlagerungen neigen, erweisen sich oft als thermisch labil bzw. nur über kurze Zeiträume beständig.

Im Gegensatz zu Struktur-Reaktivitäts-Beziehungen stehen unsere Kenntnisse über *Struktur-Wirkungs-Beziehungen* noch in den Anfängen. Aus diesem Grunde läßt sich die Menge M_B wesentlich weniger exakt erfassen, als die Menge M_C. Es ist jedoch damit zu rechnen, daß die gegenwärtigen Fortschritte auf dem Gebiet der Struktur-Wirkungs-Beziehungen uns in zunehmendem Maße in die Lage versetzen, die Menge M_B mit vernünftiger Sicherheit zu definieren, d.h. ohne biologisches Experiment allein anhand der Strukturformel entscheiden zu können, ob eine Substanz pharmakokinetische oder pharmakodynamische Eigenschaften besitzt, die ihre Anwendung in einer vorgegebenen Indikation prinzipiell ausschließen. Unsere heutigen Erkenntnisse reichen bereits für eine zwar sehr unvollkommene, aber doch schon nützliche Abgrenzung der Menge M_B aus (vgl. S. 32ff., 42ff., 58ff., 65ff. sowie Lit. [64]).

Zur Menge M_B gehören insbesondere alle Substanzen mit molaren Massen um und größer als 1000, soweit es sich nicht um körpereigene Verbindungen handelt. Diese Zuordnung folgt aus einer qualitativen Struktur-Wirkungs-Beziehung, wonach bei solchen Substanzen unabhängig von ihrer chemischen Struktur mit dem Auftreten allergischer Reaktionen gerechnet werden muß[65].

In Abb. 82 (S. 119) bilden M_B und M_C eine ziemlich große Schnittmenge*. Dadurch soll die Erfahrung zum Ausdruck kommen, daß chemisch sehr reaktionsfähige Verbindungen in der Regel auch toxische Eigenschaften besitzen (vgl. S. 32ff.).

Die beiden Teilmengen M_B und M_C enthalten keine therapeutisch brauchbaren Verbindungen. Eine Synthese und pharmakologische Testung entsprechender Substanzen lohnt sich daher im allgemeinen nicht. Daraus folgt, daß die Verbindungen der Teilmengen M_B und M_C nicht in Strukturpläne aufgenommen werden sollten. Dies gilt übrigens auch für die Strukturplanung im Rahmen des Allgemeinen Screenings.

In dieser ersten Phase wird also die Gesamtmenge M aller denkbaren Verbindungen auf die Restmenge M_R reduziert. Sie umfaßt all diejenigen Substanzen, denen man therapeutische Brauchbarkeit nicht von vornherein absprechen kann, und bildet somit das *Operationsfeld* für Phase 2.

Phase 2: Aufstellen von Struktur-Wirkungs-Hypothesen

In der Restmenge M_R befindet sich eine mehr oder weniger große Anzahl von Verbindungen, die an den Tier-

---

* Hier bezieht sich der Begriff „Wirkung" auf die unerwünschten pharmakodynamischen und pharmakokinetischen Eigenschaften

* Die Schnittmenge von M_B und M_C setzt sich aus all jenen Verbindungen zusammen, die sowohl Elemente von M_B als auch M_C sind.

modellen eine im Hinblick auf die medizinische Zielsetzung interessante Wirkung zeigen. Diese Verbindungen bilden die Teilmenge W (Abb. 84). Zwischen ihren Strukturen und ihrer Wirkung bestehen gesetzmäßige Zusammenhänge (Struktur-Wirkungs-Beziehungen), deren Kenntnis zu neuen Leitsubstanzen, möglicherweise auch direkt zu neuen Wirkstoffen führen würde. Leider sind uns diese Zusammenhänge in der Regel verborgen, so daß wir die Elemente von W auf empirischem Wege bestimmen müssen.

Aus der Erfahrung wissen wir, daß die Substanzen, die auf dem Gebiet einer bestimmten Indikation medizinisch eingesetzt werden, im allgemeinen nur relativ wenigen Strukturtypen angehören. Die Menge der Verbindungen, die einem bestimmten Strukturtyp zugeordnet werden kann, ist eine Teilmenge von M_R und soll durch T symbolisiert werden. Existieren mehrere wirksame Strukturtypen, so werden die zugehörigen Teilmengen durch Indizes (T_1, T_2 ...) unterschieden.

Die Abb. 84 soll dies am Beispiel antibakteriell wirksamer Substanzen veranschaulichen. Die Teilmengen T repräsentieren die folgenden Substanztypen: *β-Lactame* (alle Verbindungen von M_R, die als Strukturelement eine β-Lactam-Gruppe [26] tragen) bilden die Menge T_1, *4-Aminobenzolsulfonamide* (27) die Menge T_2 und *2-Acylamino-1-phenylpropan-1,3-diole* (28) die Menge T_3.

Selten sind alle Verbindungen eines Strukturtyps wirk-

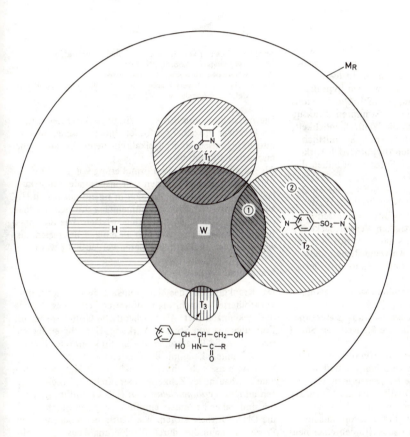

Abb. 84. Verschiedene Strukturtypen, in deren Bereich antibakterielle Wirkungen auftreten

M_R = Restmenge (s. Abb. 82, S. 119)
W = Menge aller antibakteriell wirksamen Substanzen
T_1 = Menge aller β-Lactame (wirksam z.B. Penicilline, Cephalosporine) (▨)
T_2 = Menge aller Benzolsulfonamide (wirksam 4-Aminobenzolsulfonamide) (▦)
T_3 = Menge aller 2-Acylamino-1-phenylpropan-1,3-diole (wirksam z.B. Chloramphenicol) (▥)
H = Menge aller Verbindungen, die einem weiteren Substanztyp angehören, der aufgrund einer Struktur-Wirkungs-Hypothese potentiell antibakteriell wirksam sein soll (▬)

① = $H_2N-\langle\rangle-SO_2-NH_2$ (wirksam, daher Element der Schnittmenge von W und T_2)

② = $(H_3C)_2N-\langle\rangle-SO_2-NH_2$ (unwirksam, daher kein Element der Schnittmenge von W und T_2)

sam, d.h. die Menge T ist keine Teilmenge von W, doch bildet sie mit ihr eine nicht leere Schnittmenge*. Beispielsweise gehören auch 4-Dialkylaminobenzolsulfonamide, wie die Verbindung 27a, zur Menge T_2, ohne antibakteriell wirksam zu sein. Daher sind diese Verbindungen keine Elemente der Schnittmenge von W und T_2.

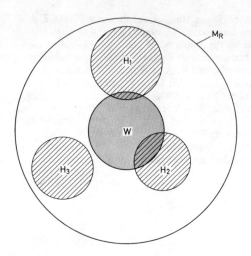

Abb. 85. Qualität von Struktur-Wirkungs-Hypothesen
M_R = Restmenge (s. Abb. 82, S. 119)
W = Menge der wirksamen Verbindungen
H_1, H_2, H_3 = durch verschiedene Struktur-Wirkungs-Hypothesen definierte Mengen von Verbindungen

Die Aufgabe der 2. Phase besteht nun darin, Teilmengen H von M_R zu definieren, die eine nicht leere Schnittmenge mit W bilden. Hierzu werden hypothetische Struktur-Wirkungs-Beziehungen (*Struktur-Wirkungs-Hypothesen*) postuliert, die einen bestimmten Strukturtyp festlegen, in dessen Bereich die Wahrscheinlichkeit, wirksame Substanzen zu finden, überdurchschnittlich groß sein soll. Die einem solchen (hypothetisch wirksamen) Strukturtyp zugehörigen Substanzen bilden die Teilmenge H (Abb. 84, S. 121).
Die Brauchbarkeit solcher Hypothesen (d.h. die Mächtigkeit** der Schnittmenge mit W im Verhältnis zur Mächtigkeit der Menge H) läßt sich nur empirisch-produktiv, also anhand ihrer praktischen Verwertbarkeit überprüfen. Als Maß für die Qualität einer Struktur-Wirkungs-Hypothese kann der Aufwand dienen, den die Bereitstellung einer neuen Leitsubstanz erforderte. Daher können Struktur-Wirkungs-Hypothesen erst nach Synthese und Testung vieler Verbindungen einigermaßen zutreffend bewertet werden.
Abb. 85 zeigt einige durch Struktur-Wirkungs-Hypothesen verschiedener Qualität definierte Mengen von Substanzen.
Die der Menge H_3 zugrundeliegende Hypothese ist unbrauchbar (leere Schnittmenge zwischen H_3 und W). Die H_1 zugeordnete Hypothese ist zwar prinzipiell brauchbar, aber von geringer Qualität, da die Menge H_1 eine im Verhältnis zu ihrer Mächtigkeit recht kleine Schnittmenge mit W bildet. Als Folge davon muß mit einem großen Zeitaufwand für das Auffinden einer neuen Leitsubstanz gerechnet werden. Die Struktur-Wirkungs-Hypothese, die H_2 definiert, ist hingegen sehr wertvoll (günstiges Verhältnis zwischen der Mächtigkeit der Schnittmenge und der Größe von H_2).

Die Aufstellung von Struktur-Wirkungs-Hypothesen ist ein kreativer Prozeß. Er erfordert biochemische, medizinische, organisch- und physikalisch-chemische sowie pharmazeutische Kenntnisse.
Als Ausgangsbasis für die Formulierung von Struktur-Wirkungs-Hypothesen eignen sich insbesondere molekular-biologische Prozesse, die sich in irgend einen – u.U. auch hypothetischen – Zusammenhang mit dem zu therapierenden Krankheitsbild bringen lassen. Wie dies praktisch geschehen kann, soll nun an einigen Beispielen aus verschiedenen Indikationsgebieten verdeutlicht werden.

Malignomtherapie

Das Krankheitsbild des Malignoms ist durch rasche, unkontrollierte Vermehrung bestimmter Zellen des Organismus gekennzeichnet. Als biochemische Grundlage für die Formulierung von Struktur-Wirkungs-Hypothesen bieten sich daher alle Prozesse an, die in direktem oder indirektem Zusammenhang mit der Zellteilung stehen.
So müssen die sich schnell vermehrenden Malignomzellen zum Aufbau neuer Zellkerne überdurchschnittliche Mengen an *Desoxyribonucleinsäuren* (DNA) synthetisieren. Sie sind daher besonders empfindlich gegen Stoffe, die die DNA-Synthese stören. Wie häufig bei biochemischen Prozessen, kann dies durch Blockierung eines oder mehrerer der beteiligten Enzyme geschehen. Erfahrungsgemäß eigenen sich hierfür insbesondere Substanzen, die demselben Strukturtyp angehören, wie die natürlichen Metabolite. Als solche kommen im Falle der DNA-Synthese vor allem Pyrimidin- und Purin-Basen in Betracht.
Aus diesen molekularbiologischen Erfahrungen lassen sich die beiden folgenden Struktur-Wirkungs-Hypothesen ableiten:

1. Substanzen vom Strukturtyp der Pyrimidine (**29**)
2. Substanzen vom Strukturtyp der Purine (**30**) besitzen

---

* Leere Mengen enthalten kein, nicht leere Mengen mindestens ein Element. Mengen, die keine wirksamen Verbindungen enthalten, bilden daher mit W nur leere Schnittmengen.

** Eine Menge ist umso mächtiger, je mehr Elemente sie enthält.

eine besonders hohe Wahrscheinlichkeit, in die DNA-Synthese einzugreifen* und damit auch auf dem Gebiet der Malignomtherapie wirksam zu sein.

29 **30**

31
a X = OH
b X = NH$_2$

32 **33**

Die Biosynthese der Purinbasen *Hypoxanthin* (**31a**), *Adenin* (**31b**), *Guanin* (**32**) und der Pyrimidinbase *Thymin* (**33**) erfordert Tetrahydrofolsäure (**34**) als Coenzym. *Tetrahydrofolsäure* entsteht ihrerseits in der Zelle aus *Dihydrofolsäure* (**35**), mit Hilfe des Enzyms Dihydrofolsäure-Reduktase. Auch eine Blockierung dieses Enzyms sollte sich für die Malignomtherapie ausnützen lassen. Als Hemmstoffe kommen primär wieder Strukturverwandte der Di- oder Tetrahydrofolsäure in Betracht.

34

35

* Auf der Basis dieser Hypothese wurde insbesondere von Hitchings eine Reihe wertvoller Wirksubstanzen entwickelt.

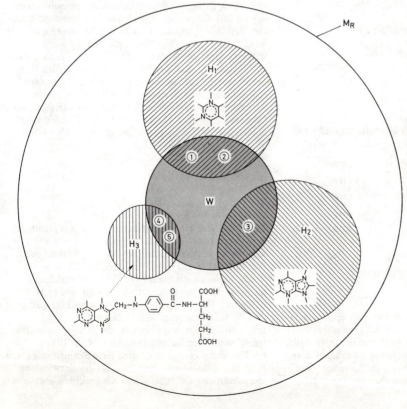

Abb. 86. Verschiedene aus Struktur-Wirkungs-Hypothesen abgeleitete Strukturtypen mit den durch sie definierten Mengen chemischer Verbindungen (H_1, H_2, H_3). Alle drei besitzen nicht leere Schnittmengen mit der Menge der gegen Malignome wirksamen Substanzen (W). Die Zahlen symbolisieren Elemente der Schnittmengen
① Fluoruracil
② Ftorafur
③ Mercaptopurin
④ Aminopterin
⑤ Methotrexat

3. Wir gelangen damit zu einer weiteren Struktur-Wirkungs-Hypothese: Verbindungen vom Strukturtyp der Di- und Tetrahydrofolsäure (allgemeine Formel 36) sollten ein aussichtsreiches Gebiet für die Suche nach Malignomtherapeutika darstellen.

36

Die drei Struktur-Wirkungs-Hypothesen definieren also bestimmte Strukturtypen. Jeder Strukturtyp umfaßt eine mehr oder weniger große Menge chemischer Verbindungen. In Abb. 86, S. 123, werden diese Mengen durch die Kreise H_1, H_2, H_3 (für die erste, zweite, dritte Hypothese) symbolisiert. Sie alle besitzen nicht leere Schnittmengen mit der Menge der wirksamen Verbindungen W.

Als Malignomtherapeutika bedeutsame Elemente dieser Schnittmengen sind beispielsweise *5-Fluoruracil* (37) und *Ftorafur* (38) aus H_1 (Pyrimidin-Typ),

37   **38**

Mercaptopurin (39) aus H_2 (Purin-Typ)

39

sowie *Aminopterin* (40a) und *Methotrexat* (40b) aus H_3 (Di- und Tetrahydrofolsäure-Typ).

40
a R=H
b R=CH$_3$

Chemotherapie

Di- bzw. *Tetrahydrofolsäure* stellen auch einen biochemischen Ansatzpunkt im Bereich der Chemotherapeutika dar. Im Gegensatz zu Säugetieren, die ihren Bedarf an Dihydrofolsäure aus der Nahrung aufnehmen können, müssen die meisten pathogenen Bakterien diese Verbindung selbst synthetisieren[66].

Strukturverwandte einzelner Bausteine der Dihydrofolsäure könnten nun dazu dienen, diese Synthese zu blokkieren. Einer dieser Bausteine ist die *4-Aminobenzoesäure* (41).

41

Als Struktur-Wirkungs-Hypothese für potentiell antibakteriell wirksame Stoffe ergibt sich damit, daß diese im Strukturtyp der 4-Aminobenzoesäure-Analoga gesucht werden sollten. Als solche Analoga kommen beispielsweise alle Verbindungen in Betracht, die dem Strukturtyp der *4-Aminobenzolsulfonamide* (27) angehören.

27

Wir wissen heute, daß dieser Substanztyp viele wirksame Verbindungen enthält. Er ist in Abb. 84, S. 121, durch die Menge T_2 symbolisiert.
In Abb. 84 wurde die Menge H noch nicht näher definiert. Wir können dies nachholen, indem wir wieder auf die Dihydrofolsäure zurückgreifen. Ähnlich wie die Malignom-Zellen müssen auch die Bakterien Di- zu Tetrahydrofolsäure reduzieren, ein Prozeß, der wie oben gezeigt, durch Strukturanaloge dieser beiden Säuren blockiert werden kann. Im Falle der Malignom-Therapeutika hatten wir den Strukturtyp sehr stark spezifiziert, indem nur relativ geringe Strukturvariationen vorgesehen wurden (s. 36). Dementsprechend war die zugehörige Menge von Verbindungen auch verhältnismäßig klein (s. Abb. 86, S. 123, H_3). Im vorliegenden Falle soll die Struktur-Wirkungs-Hypothese etwas weiter gefaßt werden, indem wir postulieren, daß der Bereich der potentiellen Dihydrofolsäure-Reduktasehemmer alle Verbindungen umfassen soll, die einen Pyrimidin-Kern enthalten, der in 5-Stellung einen beliebigen lipophilen Rest (R_{Lip}) trägt (allgemeine Formel 42). Die diesem Strukturtyp angehörenden Substanzen bilden die Menge H in Abb. 84, S. 121.

42

Es ist klar, daß ein so allgemeiner Strukturtyp eine größere Anzahl von Verbindungen umfaßt als etwa der wesentlich speziellere Strukturtyp 36. Dies kommt auch in den Abb. 84, S. 121, und Abb. 86, S. 123, zum Ausdruck, in denen die Menge H_3 (Abb. 86) durch einen kleineren Kreis symbolisiert wird als die Menge H (Abb. 84). (Der Vollständigkeit halber sei hinzugefügt, daß H_3 eine Teilmenge von H darstellt.)
Die Schnittmenge von H mit W, der Menge der antibateriell wirksamen Substanzen (Abb. 84, S. 121) ist, wie die Erfahrung gezeigt hat, keine leere Schnittmenge, d.h. H ist eine brauchbare Hypothese für die Entwicklung antibakterieller Leitsubstanzen. Als praktisch angewandte

Verbindungen sind hier insbesondere *Pyrimethamin* (**43**)[67] und *Trimethoprim* (**44**)[68] zu erwähnen.

43   **44**

Der eingerahmte Teil stellt jeweils R_{Lip} dar.

Gichtmittel

Mitunter kann es von großer Bedeutung sein, ob eine Struktur-Wirkungs-Hypothese eng (kleine zugehörige Menge H) oder weit (große zugehörige Menge H) gefaßt wird. Als Illustration hierzu möge ein Beispiel aus dem Bereich der Gichtmittel dienen.

Das Krankheitsbild der Gicht kommt dadurch zustande, daß in den Gelenken *Harnsäure* (**45**) abgelagert wird, die ihrerseits aus *Xanthin* (**46**) mittels des Enzyms Xanthinoxidase gebildet wird. Daher sollte die Gicht durch *Xanthinoxidase-Hemmer* bekämpft werden können.

45   **46**

Unter Berücksichtigung der Erfahrung, daß Hemmstoffe den natürlichen Substraten häufig strukturell ähnlich sind, lassen sich auch in diesem Falle aus einem biochemischen Prozeß, der im Zusammenhang mit der Erkrankung steht, Struktur-Wirkungs-Hypothesen ableiten. Naheliegend wäre es, Leitsubstanzen für neue Gichtmittel im Bereich der *Purine* (1,3,4,6-Tetraazaindene, **47**) zu suchen.

47   **48**, Inden

Wir können diese Hypothese aber auch weiter fassen, indem wir als besonders aussichtsreichen Strukturtyp Tetraazaindene allgemein definieren. Hierunter fallen dann auch Substanztypen, die 1,2,5,7- (**49**), 1,2,3,4- (**50**), 1,3,4,7- (**51**) oder andere Tetraazainden-Grundgerüste besitzen.

49   **50**   **51**

In Abb. 87 ist die durch die erste Hypothese (Purine, 1,3,4,6-Tetraazaindene) gegebene Menge von Verbindungen durch H_1, die durch die allgemeine zweite Hypothese (Tetraazaindene generell) definierte Menge von

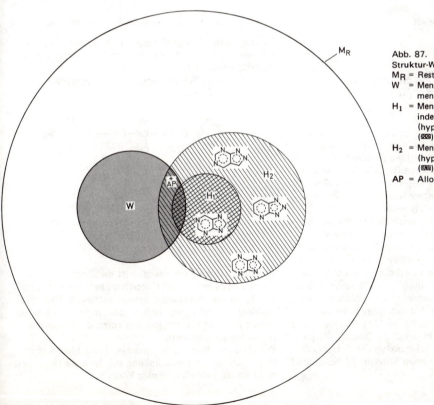

Abb. 87. Eng und weit gefaßte Struktur-Wirkungs-Hypothesen
M_R = Restmenge (s. Abb. 82, S. 119)
W = Menge aller gegen Gicht wirksamen Substanzen
H_1 = Menge aller 1,3,4,6-Tetraazaindene (Purine) (hypothetische Gichtmittel)
H_2 = Menge aller Tetraazaindene (hypothetische Gichtmittel)
AP = Allopurinol (**52**)

Substanzen durch H_2 symbolisiert (H_1 ist eine Teilmenge von H_2!).

W, hier die Menge der Gichtmittel, bildet mit H_2 eine größere Schnittmenge als mit H_1. Es ist daher möglich, daß interessante Leitsubstanzen bei Verwendung der enger gefaßten Hypothese nicht erkannt werden, da sie außerhalb der Schnittmenge von H_1 und W liegen. Erst nach Erweiterung der Struktur-Wirkungs-Hypothese (H_2) gelingt es, diese Substanzen zu entdecken.
Als praktisches Beispiel für diesen Sachverhalt sei das *Allopurinol* (**52**)[69] angeführt, das als 1,2,5,7-Tetraazainden-Derivat kein Element der Menge H_1, wohl aber der Menge H_2 ist.

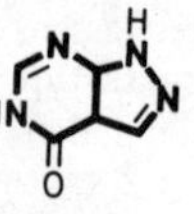

52

Therapie ischämischer Herzkrankheiten

Mit Hilfe biologischer Konzepte wurde auch die Gruppe der *β-Rezeptorenblocker* als Mittel zur Therapie ischämischer Herzkrankheiten entwickelt[70]. Den Ausgangspunkt bildeten Überlegungen, wonach unter physischer und psychischer Belastung vermehrt Catecholamine (*Noradrenalin*, **1**, und *Adrenalin*, **53**) ausgeschüttet werden.

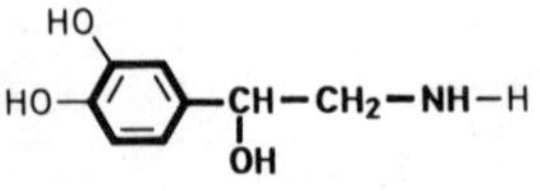

1

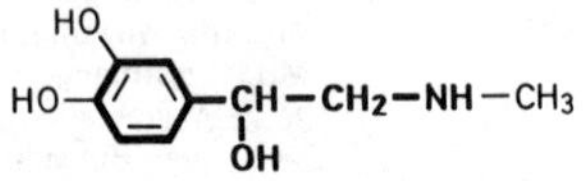

53

Diese Substanzen stimulieren die cardialen β-Rezeptoren und induzieren damit in Patienten mit ischämischer Herzkrankheit einen stark erhöhten Sauerstoff-Verbrauch des Herzmuskels sowie lebensgefährliche Arrhythmien. Eine selektive Blockierung dieser Rezeptoren müßte den Patienten vor diesen unangenehmen Folgen eines überhöhten Catecholamin-Spiegels schützen.
Ebenso wie Enzyme häufig durch Substanzen desaktiviert werden, die den natürlichen Metaboliten ähneln, so lassen sich auch Rezeptoren durch Strukturverwandte der natürlichen Agonisten blockieren. Unter diesen Gesichtspunkten wurden die natürlichen Catecholamine strukturellen Variationen unterzogen, die schließlich zu den gewünschten β-Rezeptorenblockern führten.
In der Mengendarstellung läßt sich diese Entwicklung wie folgt beschreiben (Abb. 88, S. 127): In einer ersten Struktur-Wirkungs-Hypothese soll der Bereich der potentiellen β-Blocker auf den Substanztyp der *2-Amino-1-phenylethanole* der allgemeinen Struktur **54** beschränkt bleiben.

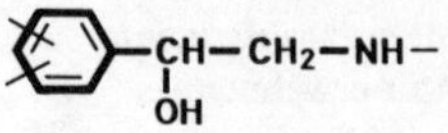

54

Damit wird die Menge H_1 definiert, die mit der Menge W der β-Rezeptorenblocker eine nicht leere Schnittmenge bildet. Der β-Blocker *Dichlorisoproterenol* (**55**) ist beispielsweise ein Element dieser Schnittmenge.

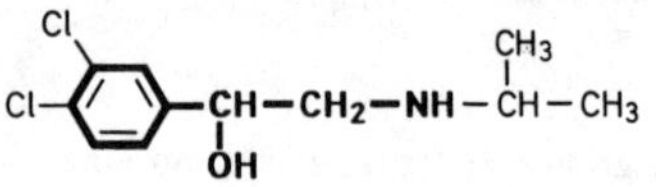

55

Statt dieser ersten, eng gefaßten kann auch eine wesentlich erweiterte Struktur-Wirkungs-Hypothese gewählt werden, indem als potentielle β-Blocker beispielsweise all jene Verbindungen gelten sollen, die sowohl eine 2-Aminoethanol-Gruppierung der Formel **56**, als auch ein aromatisches Ringsystem (also nicht nur einen Benzol-Ring) besitzen, die miteinander jedoch nicht direkt verknüpft zu sein brauchen. In allgemeiner Form läßt sich der so definierte Strukturtyp etwa durch das Formelbild **57** darstellen.

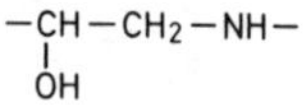

56 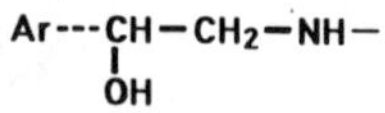   **57**

(Ar = beliebiges aromatisches System)

Die zugehörige Menge chemischer Verbindungen (H_2) schließt H_1 mit ein, bildet aber mit W eine wesentlich größere Schnittmenge.
Elemente dieser Schnittmenge sind u.a. *Practolol* (**58**) und *Propranolol* (**59**).

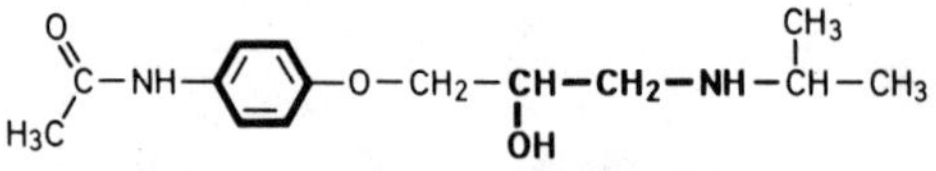

58

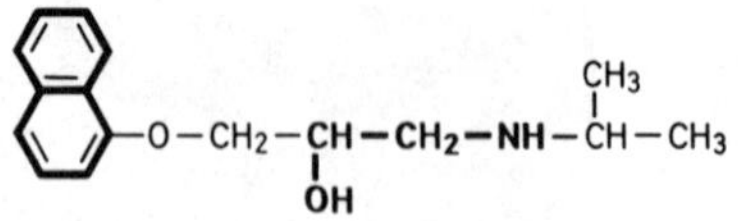

59

In diesen beiden Verbindungen ist die 2-Aminoethanol-Gruppe nicht mehr direkt, sondern über eine $-O-CH_2-$ Brücke an das aromatische System gebunden. Beim Propranolol handelt es sich zudem nicht mehr um einen einfachen Phenyl-Ring, sondern um einen kondensierten Aromaten (Naphthalin).
Practolol und Propranolol sind also keine Elemente von H_1, so daß sie bei Beschränkung auf die erste Hypothese nicht hätten gefunden werden können.

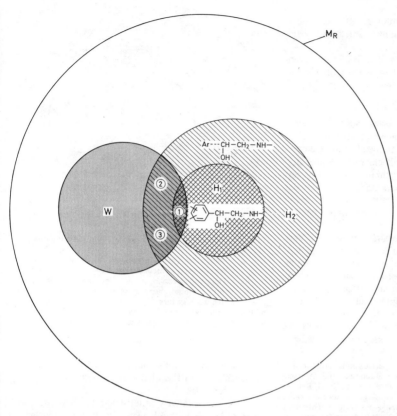

Abb. 88. Eng und weit gefaßte Struktur-Wirkungs-Hypothesen
M_R = Restmenge (s. Abb. 82, S. 119)
W = Menge der β-Rezeptorenblocker
H_1 = Menge der Verbindungen, die durch die eng gefaßte Struktur-Wirkungs-Hypothese definiert wird (Strukturtyp **54**) (▩)
H_2 = Menge der Verbindungen, die durch die weiter gefaßte Struktur-Wirkungs-Hypothese definiert wird (Strukturtyp **57**) (▩)
① = Dichlorisoproterenol (**55**)
② = Practolol (**58**)
③ = Propranolol (**59**)

Das Beispiel des Gichtmittels *Allopurinol* und der β-Rezeptorenblocker wirft eine entscheidende Frage auf: Welche Art von Struktur-Wirkungs-Hypothesen eignet sich für die Suche nach neuen Leitsubstanzen am besten?
Die Verwendung eng gefaßter Hypothesen hat den Vorteil, daß die Zahl der zu synthetisierenden und pharmakologisch zu testenden Verbindungen relativ niedrig gehalten werden kann (zugehörige Menge H relativ klein). Um die Möglichkeiten einer weitgefaßten Hypothese auszuschöpfen, müssen dagegen erheblich mehr Substanzen untersucht werden (zugehörige Menge H relativ umfangreich). Dafür erhöhen sich die Chancen, originelle und therapeutisch besonders interessante Verbindungen zu entdecken.
Patentrezepte zur Lösung dieses Konflikts gibt es nicht. Vielmehr muß der Arzneimittelchemiker aufgrund seiner Erfahrung und eines gewissen Fingerspitzengefühls in jedem Einzelfall einen goldenen Mittelweg finden. Die oben erwähnten Beispiele sprechen jedoch dafür, daß dieser im allgemeinen mehr auf der Seite der weit gefaßten Struktur-Wirkungs-Hypothesen liegt.

Phase 3: Suche nach neuen Leitsubstanzen

In der Phase 2 wurden mit Hilfe von Struktur-Wirkungs-Hypothesen bestimmte Strukturtypen und zugehörige Mengen chemischer Verbindungen definiert, in deren Bereich sich neue Leitsubstanzen befinden könnten. Dabei wissen wir aber zunächst weder, ob diese Hypothesen wirklich brauchbar sind (leere oder nicht leere Schnittmengen zwischen H und W, S. Abb. 85, S. 122), noch welche konkreten Verbindungen des betreffenden Strukturtyps als Leitsubstanzen in Frage kommen (d.h. Elemente der Schnittmengen zwischen H und W sind). Eine über jeden Zweifel erhabene Antwort auf diese Frage wäre durch Synthese und Testung aller dem jeweiligen Strukturtyp angehörenden Verbindungen (aller Elemente der Menge H) zu erhalten.
Ein solches Vorgehen erweist sich indes als utopisch, da selbst sehr eng gefaßte Struktur-Wirkungs-Hypothesen in der Regel Mengen H definieren, denen mehrere tausend Verbindungen angehören.
So möge eine Struktur-Wirkungs-Hypothese als wirksamen Strukturtyp *Indole* der allgemeinen Formel **60** festlegen.

60

Daraus ergeben sich sechs Positionen (Stellung 2–7), an denen Strukturvariationen vorgenommen werden können. Diese sollen darüber hinaus auf nur fünf einfache Atome bzw. Gruppen beschränkt werden (z.B.: H, Cl, CH_3, OCH_3, $COOCH_3$). Bereits diese unrealistisch stark einschränkenden Rahmenbedingungen ergeben eine Menge von Verbindungen mit $5^6 = 15625$ Elementen. Es ist also sinnlos, die Suche nach neuen Leitsubstanzen auf diesem Wege vorzunehmen.

Andererseits gilt es zu bedenken, daß das Risiko, eventuelle Leitsubstanzen zu übersehen, umso größer ist, je weniger Verbindungen aus der Menge H untersucht werden.

Die *Problemstellung* lautet also:
Wie können wir das Risiko, wirksame Substanzen zu übersehen, gering halten, ohne einen unvertretbar hohen Material- und Zeitaufwand zu treiben? Anders ausgedrückt: Wie erreichen wir es, mit einem Minimum an experimentellem Einsatz ein Maximum an Information zu erhalten? Diese soll sich einerseits auf den Wert der jeweiligen Struktur-Wirkungs-Hypothese, zum anderen auf die spezielle Struktur neuer Leitsubstanzen beziehen.

Das Problem, *zuverlässige Informationen* über das Verhalten einer großen Anzahl von Individuen (Elemente einer Menge) zu erhalten, ohne diese alle einzeln untersuchen zu können, tritt auch in ganz anderen Bereichen als der Arzneimittelentwicklung auf. Es sei hier insbesondere an das Gebiet der Qualitätskontrolle oder der Demoskopie erinnert. In beiden Bereichen wurden bestimmte systematische Vorgehensweisen entwickelt, die das genannte Problem im allgemeinen recht zufriedenstellend bewältigen.

Wie verfährt beispielsweise ein Meinungsforschungsinstitut, das das Wahlverhalten der Bevölkerung der Bundesrepublik Deutschland vorhersagen soll? Es ist klar, daß dies nicht durch Befragung jedes einzelnen wahlberechtigten Bürgers geschehen kann. Vielmehr werden aus der großen Menge der Wahlberechtigten einige (relativ wenige) Personen ausgewählt. Diese Personen unterscheiden sich in Geschlecht und Alter, gehören verschiedenen Berufsgruppen an und leben in verschiedenen Orten oder Gegenden. Sie bilden dadurch einen repräsentativen Querschnitt der wahlberechtigten Bevölkerung.

Das hier geschilderte Verfahren beruht also auf der Untersuchung von Stichproben. Diese werden so gewählt, daß sie untereinander möglichst verschiedenartig sind.

Kann dieses Vorgehen auf die Suche nach Leitsubstanzen übertragen werden? Wie sind die Stichproben zu wählen?

Als *Stichproben* dienen einzelne Verbindungen der Menge H, die synthetisiert und pharmakologisch getestet werden.

Nach einer häufig bestätigten Erfahrung zeigen chemisch ähnlich gebaute Verbindungen auch ähnliches biologisches Verhalten. Wir können also, ohne große Fehler zu begehen, annehmen, daß sehr nahe Strukturverwandte einer Stichprobe ähnliche Wirkungen an den jeweiligen Tiermodellen hervorrufen werden. Erweist sich eine Stichprobe als unwirksam, so werden höchstwahrscheinlich auch ihre strukturellen Nachbarn unwirksam sein. Erhalten wir dagegen ein positives Testergebnis, so können wir mit einiger Berechtigung annehmen, daß diejenigen Verbindungen, die ganz ähnliche strukturelle Voraussetzungen erfüllen, ebenfalls wirksam sein werden.

Die zu untersuchende Menge H zerfällt also in Teilmengen untereinander besonders ähnlicher Verbindungen mit jeweils ähnlicher Wirkung (s. Abb. 89).

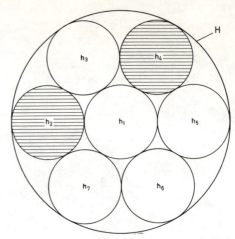

Abb. 89. Wirksame und unwirksame Teilmengen innerhalb der Menge H

H = Menge der Verbindungen, die durch eine Struktur-Wirkungs-Hypothese definiert ist.

h_1–h_7 = Teilmengen von H, die Verbindungen enthalten, die untereinander chemisch sehr ähnlich gebaut sind und sich auch in ihrer Wirkung am Tiermodell ähneln

h_2 und h_4 sind Mengen wirksamer,

h_1, h_3, h_5, h_6 und h_7 unwirksamer Verbindungen

Die Anzahl dieser Teilmengen ist erheblich geringer als die Anzahl der in H enthaltenen Einzelverbindungen. Theoretisch wäre also nur je eine Stichprobe aus jeder dieser Teilmengen zu synthetisieren, um herauszufinden, ob H wirksame Verbindungen enthält und wenn ja, welche speziellen Strukturmerkmale diese besitzen müssen. Unglücklicherweise gibt es kein Verfahren, Anzahl und Mächtigkeit dieser Teilmengen allgemeingültig festzulegen.

Die *Aussagekraft* und die Verläßlichkeit des Stichprobenverfahrens bleiben trotzdem weitgehend erhalten, wenn man, ähnlich wie bei der Meinungsumfrage, dafür sorgt, daß die einzelnen Stichproben untereinander strukturell möglichst verschieden sind. Dadurch wird der gesamte Bereich der Menge H gleichmäßig mit einem Netz von Stichproben überzogen. Sofern auch deren Gesamtzahl ausreichend groß gewählt wird (je nach Mächtigkeit der Menge H zwischen 10 und 40), so sollten sich neue Leitsubstanzen in der Regel finden lassen. Gelingt dies trotzdem nicht, so ist damit zu rechnen, daß H keine wirksamen Verbindungen enthält (eine leere Schnittmenge mit W bildet).

Wie läßt sich aber Ähnlichkeit bzw. Verschiedenheit chemischer Verbindungen beurteilen bzw. feststellen, wie gleichmäßig das Netz der Stichproben geknüpft ist?

Meistens geschieht dies subjektiv auf der Basis organisch-chemischer und medizinisch-chemischer Erfahrungen.

Mit Hilfe von *Strukturparametern* lassen sich chemische Verbindungen aber auch in objektiver Weise auf gegenseitige Ähnlichkeit hin untersuchen (s. S. 83). Sofern nicht mehr als zwei Strukturparameter zu berücksichtigen sind, wird die gleichmäßige Verteilung eines Stichprobensatzes besonders vorteilhaft auf graphischem Wege überprüft.

Das folgende (stark vereinfachte) Beispiel soll das soeben geschilderte Vorgehen noch einmal verdeutlichen. Die Struktur-Wirkungs-Hypothese, die die Menge H definiert, postulierte den allgemeinen Strukturtyp **61** als potentiell wirksam:

R—⬡—⬡

61

R kann irgendeinen der in Tab. 28 in der ersten Spalte aufgeführten 34 Reste darstellen. Die Menge H umfaßt demnach 34 verschiedene Verbindungen.

Tab. 28: Auswahl von Stichproben aus einer Menge chemischer Verbindungen der allgemeinen Formel **61**

mögliche Reste R	Stichprobensatz A	Stichprobensatz B
H	H	H
F	F	CH_3
Cl	Cl	$i\text{-}C_3H_7$
Br	Br	CF_3
J	CH_3	OH
CH_3	$i\text{-}C_3H_7$	$O\text{-}i\text{-}C_3H_7$
C_2H_5	CF_3	NH_2
C_4H_9	OCH_3	$N(CH_3)_2$
$i\text{-}C_3H_7$	$O\text{-}i\text{-}C_3H_7$	NO_2
CF_3	SCH_3	CN
OH	NH_2	SO_2CH_3
OCH_3		
OC_2H_5		
$O\text{-}i\text{-}C_3H_7$		
OC_6H_5		
SH		
SCH_3		
SC_2H_5		
SC_6H_5		
NH_2		
$NHCH_3$		
NHC_2H_5		
$N(CH_3)_2$		
$N(C_2H_5)_2$		
$NHCOCH_3$		
$COCH_3$		
COOH		
$COOCH_3$		
$CONH_2$		
NO_2		
CN		
SO_2NH_2		
$SOCH_3$		
SO_2CH_3		

Ob sich in dieser Menge H Leitsubstanzen (wirksame Verbindungen) befinden, soll auf dem Wege einer Stichprobenauswahl festgestellt werden. Hierbei mögen zwei Stichprobensätze (A und B, s. Tab. 28) zur Diskussion stehen. Die Qualität dieser Sätze soll an der Gleichmäßigkeit der Stichprobenverteilung gemessen werden. Als *Beurteilungsgrundlage* mögen die elektronischen (dargestellt durch den Strukturparameter σ_p) und lipophilen Eigenschaften (dargestellt durch den Hansch-Lipophilieparameter π, siehe bezüglich der Parameter den Abschnitt über Struktur-Wirkungs-Beziehungen) des Substituenten R dienen.

Die Verbindungen der Menge H lassen sich nun als Punkte in einem aus den Parametern π und σ_p gebildeten Koordinatensystem (zweidimensionaler Parameterraum, s. hierzu S. 83) eintragen. Beschränken wir uns auf die Darstellung der beiden Stichprobensätze, so gelangen wir zu Abb. 90a für den Satz A und Abb. 90b für den Satz B.

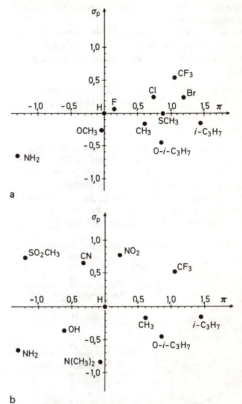

Abb. 90. Stichprobensatz aus einem Bereich p-substituierter Benzol-Derivate in einer aus Lipophilie (π) und elektronischen Eigenschaften (σ_p) gebildeten Parameterebene (zweidimensionaler Parameterraum) (π-Werte aus Lit.[71], σ_p-Werte aus Lit.[72]).

a) Die Stichproben sind unzweckmäßig, weil nicht gleichmäßig verteilt

b) Gleichmäßigere und daher vorteilhaftere Verteilung der Stichproben

In Abb. 90a drängen sich die Stichproben um die positive π-Achse, während weite Bereiche, insbesondere im 2. und 3. Quadranten, völlig unberücksichtigt bleiben. Der Stichprobensatz B (Abb. 90b) ist dagegen einigermaßen gleichmäßig über den gesamten Parameterraum verteilt und gibt deshalb ein repräsentatives Bild der Menge H. Die Aussagen, die mittels dieses Satzes über das biologische Verhalten der in H zusammengefaßten Verbindungen gewonnen werden, sind daher zuverlässiger.

Größtmögliche strukturelle Verschiedenheit der als Stichproben ausgewählten Verbindungen ist jedoch nur eine der Bedingungen, die ein rationelles Vorgehen bei der Suche nach neuen Leitsubstanzen erfüllen muß. Vielmehr ist stets auch der Zeit- und eventuell Materialaufwand zu berücksichtigen, den die Synthese dieser Verbindungen erfordert (Synthetisierbarkeit)[73].

Die *Synthetisierbarkeit* einer chemischen Verbindung ist im allgemeinen recht gut aufgrund theoretischer organisch-chemischer Kenntnisse und praktischer Erfahrungen abzuschätzen.

Um also ein möglichst *günstiges Informations-Aufwand-Verhältnis* zu erreichen, müssen bei der Auswahl von Stichproben zwei Kriterien besonders berücksichtigt werden:

1. Die strukturelle Verschiedenheit der Stichproben bzw. ihre gleichmäßige Verteilung über die zu untersuchende Menge von Verbindungen (H)
2. die Synthetisierbarkeit der Stichproben

In vielen Fällen verlaufen diese beiden Kriterien gegensinnig. Ein Stichprobensatz mit idealer Gleichverteilung bereitet erhebliche synthetische Schwierigkeiten, während sich aus leicht synthetisierbaren Verbindungen häufig nur Sätze zusammenstellen lassen, die hinsichtlich Gleichverteilung vieles zu wünschen übrig lassen[73].

Der Arzneimittelchemiker ist daher gezwungen, in jedem Einzelfall einen möglichst optimalen Kompromiß zwischen den beiden Forderungen zu suchen.

In Abb. 91 ist das *Vorgehen* zur Auffindung neuer Leitsubstanzen in schematischer Weise zusammenfassend dargestellt. Der Verfahrensablauf ist entsprechend den beiden Möglichkeiten, Allgemeines Screening und systematische Suche mit Hilfe von Struktur-Wirkungs-Hypothesen, in zwei senkrecht angeordnete Zweige aufgegliedert. Die Gesichtspunkte, die in die einzelnen Verfahrensschritte einfließen, werden in den begleitenden Kästchen aufgeführt. Aus der Abbildung wird das Grundprinzip der geschilderten Strategie ersichtlich: Durch eine Abfolge von Entscheidungsschritten auf der Basis von rational begründbaren Wahrscheinlichkeitsabschätzungen wird eine zunächst praktisch unendlich große Menge chemischer Verbindungen auf einen leicht handhabaren Satz von wenigen Einzelsubstanzen reduziert. Diese besitzen im allgemeinen eine wesentlich höhere Wahrscheinlichkeit, in den Testmodellen zu wirken und damit neue Leitsubstanzen zu liefern, als Verbindungen, die in unsystematischer Weise, d.h. willkürlich zur Synthese und pharmakologischen Testung ausgewählt werden.

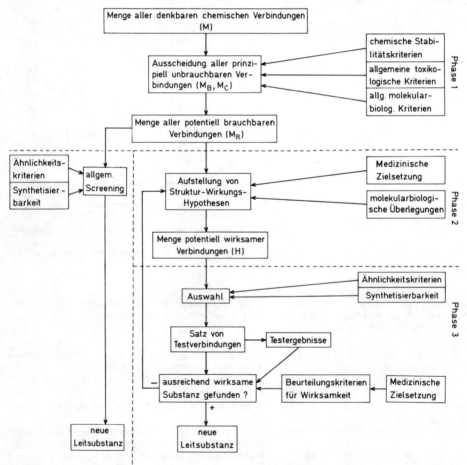

Abb. 91. Schematische Übersicht über die Gewinnung neuer Leitsubstanzen; am rechten bzw. linken Rand sind die in den einzelnen Verfahrensschritten einfließenden Gesichtspunkte angegeben.

2.3.2.2.3 Entwicklung von Wirksubstanzen aus Leitsubstanzen

2.3.2.2.3.1 Allgemeines

Von Ausnahmefällen abgesehen, entsprechen Leitsubstanzen nicht den Anforderungen der Medizinischen Zielsetzung. Als Ursachen für solche Abweichungen kommen beispielsweise zu geringe Wirkungsstärke oder -dauer, unerwünschte Nebenwirkungen und unzuverlässige Resorption in Betracht. Erfahrungsgemäß können solche Unzulänglichkeiten häufig durch mehr oder weniger weitgehende Variation der chemischen Struktur der Leitsubstanz überwunden werden (*Strukturoptimierung*).

Wie müssen strukturelle Änderungen beschaffen sein, die die Wirkungsdauer verlängern, die gleichzeitig noch die Resorption verbessern oder andere ungünstige Eigenschaften ohne Einbuße der Wirkung beseitigen?

Wie im Falle der Suche nach Leitsubstanzen können solche Informationen nur auf empirischem Wege gewonnen werden. Dies geschieht mit Hilfe verschiedener Sätze von Testverbindungen. Die Zusammensetzung der Testsätze kann dem Zufall überlassen oder aber systematisch geplant werden. Ein günstiges Informations-Aufwand-Verhältnis läßt sich jedoch nur auf dem letzteren Wege erreichen.

2.3.2.2.3.2 Systematische Leitstrukturoptimierung

Es ist selbstverständlich, daß im Rahmen der Leitstrukturoptimierung nur therapeutisch brauchbare Verbindungen interessieren. Daher brauchen auch hier nur solche Substanzen berücksichtigt zu werden, die Elemente der Restmenge M_R (s. Abb. 82, S. 119) sind.

Essentielle und nichtessentielle Strukturelemente

Die Struktur einer chemischen Verbindung setzt sich formal aus einzelnen chemischen Gruppen (Strukturelemente, Substrukturen) zusammen. Im Falle einer biologisch aktiven Substanz (z.B. einer Leitsubstanz) sind etliche dieser Strukturelemente nur unter weitgehendem Wirkungsverlust gegen andere austauschbar. Diese Strukturelemente bilden in ihrer Gesamtheit die essentielle Teilstruktur (essentielles Strukturelement)[74].

Beispielsweise läßt sich das Diuretikum *Chlorothiazid* (**62**) entsprechend Abb. 92, Zeile 2, (willkürlich) in acht Strukturelemente zerlegen. Fünf von ihnen (Abb. 92, Zeile 3) können ohne deutliche Abnahme der diuretischen Wirkung (bzw. Änderung des Wirkmechanismus) nicht ersetzt werden. Sie bilden also die essentielle Teilstruktur der Diuretika vom Thiazid-Typ. Die restlichen drei Strukturelemente (Cl, N=CH, H) sind dagegen mehr oder weniger weitgehend variierbar, ohne daß hiermit zwangsläufig auch starke Wirkungseinbußen verbunden wären.

So läßt sich Chlor durch CF_3 (*Flumethazid*, **64**), N=CH durch eine einfache NH_2-Gruppe (*Chloraminophenamid*, **65**) und H durch Methyl (*Methyclothiazid*, **66**) unter Erhalt der Wirkung ersetzen.

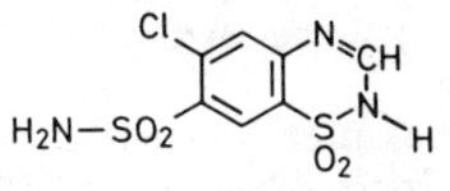

62

Aufgliederung von **62** in einzelne Strukturelemente:

H_2N, SO_2, Cl, , N=CH, SO_2, N, H

für die diuretische Wirkung unabdingbare Strukturelemente:

H_2N, SO_2, , SO_2, N

essentielle Teilstruktur:

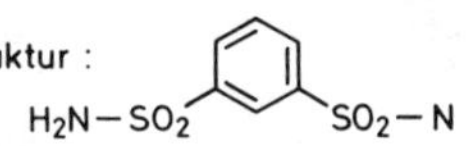

63

Abb. 92. Für die diuretische Wirkung essentielle und nicht essentielle Strukturelemente der Diuretika vom Thiazid-Typ

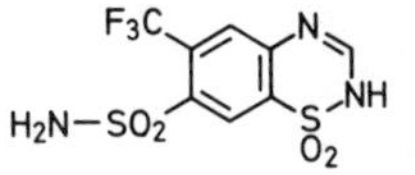

64

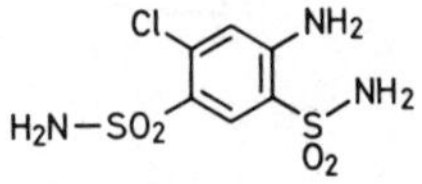

65

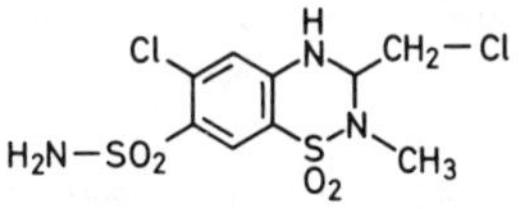

66

Die essentielle Teilstruktur wird im allgemeinen durch die unabdingbaren Strukturelemente allein noch nicht ausreichend beschrieben. Vielmehr erweist sich auch deren gegenseitige Verknüpfung als maßgeblicher Faktor. Im Beispiel des Chlorothiazids müssen diese Strukturelemente wie in Abb. 92, Formelbild **63**, miteinander verbunden sein, um die essentielle Teilstruktur der Diuretika vom Thiazidtyp zu bilden[75].

Die *essentielle Teilstruktur* ist also durch folgende *Kriterien* definiert:

1. Vorhandensein bestimmter chemischer Strukturelemente
2. deren strukturelle Anordnung

Die Erfüllung dieser Kriterien ist eine notwendige (aber

nicht hinreichende) Voraussetzung für die Wirksamkeit einer Verbindung.
Essentielle Teilstrukturen können sehr einfach, aber auch sehr kompliziert gebaut sein. Die Skala reicht vom einfachen quartären Ammoniumion (67) bei den Ganglienblockern[76] bis zum komplizierten Ringsystem mit genauer Festlegung der räumlichen Verknüpfungsart der Komponenten und der Stellung der Substituenten (68) bei den Herzglycosiden[77] (s. Abb. 93).

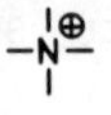

67

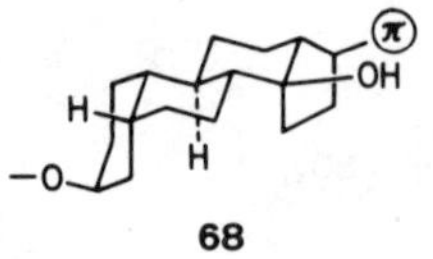

68 (Ⓟ = elektronenarmes π-Elektronen-System)

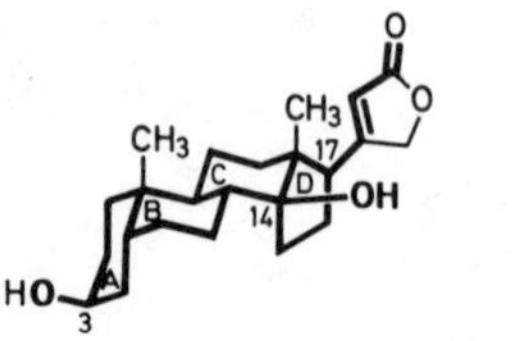

Digitoxigenin

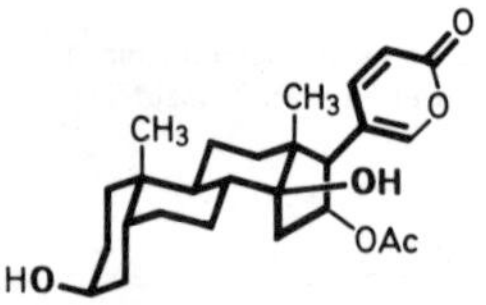

Bufotalin

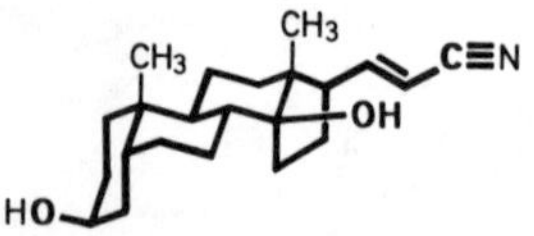

AQ - A 196 (Aglycon)

Abb. 93. Herzwirksame Steroide mit verschiedenartigen tronenarmen π-Systemen (Ⓟ) in 17-Stellung
Die essentielle Teilstruktur ist jeweils stark ausgezogen:
Folgende sterischen Bedingungen müssen erfüllt sein
1) Verknüpfung der Ringe: A/B cis, B/C trans, C/D cis
2) Stellung der Substituenten: O (3)
                                  Ⓟ (17) jeweils β-ständig
(Eine ausführliche und kritische Diskussion der essentiellen Teilstruktur der Herzglycoside findet sich in Lit. [78])

An diesem letzten Beispiel erkennen wir, daß eine essentielle Teilstruktur auch allgemeiner formulierte Strukturelemente enthalten kann. So muß die 17-β-Stellung des Steroid-Gerüsts direkt an ein elektronenarmes π-Elektronen-System (π-System) gebunden sein. Hierbei spielt die spezielle Form des π-Systems nur eine sekundäre Rolle. Wird jedoch das π-System durch ein gesättigtes System ersetzt oder ist es nicht mehr direkt mit der 17-β-Stellung verbunden, so sind die für die essentielle Teilstruktur geltenden Kriterien nicht mehr erfüllt. Die betreffenden Verbindungen sind dementsprechend erheblich schwächer wirksam.

In ähnlicher Weise läßt sich auch die essentielle Teilstruktur der antibakteriell wirksamen *Sulfonamide* durch gleichzeitige Verwendung konkreter und allgemeiner Strukturelemente wiedergeben (69)[79]. Hierbei bedeutet X eine −HC=CH− oder eine ihr sterisch und elektronisch

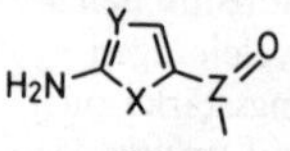

69

gleichwertige Gruppe. In ähnlicher Weise stehen im allgemeinen Formulierungen Y und Z=O für =CH− bzw. −SO$_2$− und ihnen sterisch und elektronisch verwandte Gruppen. Die Definition einer essentiellen Teilstruktur mit Hilfe verallgemeinerter Strukturelemente empfiehlt sich immer dann, wenn die spezielle chemische Struktur dieser Gruppen zwar variiert werden kann, ihre chemischen oder physikalisch-chemischen Eigenschaften aber konstant gehalten werden müssen.
Alle Verbindungen, in denen die essentielle Teilstruktur vorkommt, lassen sich in der Menge E zusammenfassen.

E ist eine Teilmenge von M$_R$ (prinzipiell therapeutisch unbrauchbare Substanzen bleiben bei jedem Optimierungsproblem außer Betracht, s.o.) und bildet mit der Menge W der wirksamen Verbindungen eine nicht leere Schnittmenge S (Abb. 94).

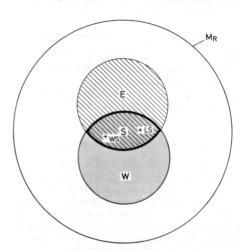

Abb. 94. Die essentielle Teilstruktur in der Mengendarstellung
M$_R$ = Restmenge (s. Abb. 82, S. 119)
W = Menge der wirksamen Verbindungen
E = Menge der Verbindungen, die die essentielle Teilstruktur enthalten (▨)
S = Menge der Verbindungen, die die essentielle Teilstruktur enthalten und wirksam sind (Schnittmenge von E und W) stark umrandet
LS = Leitsubstanz
WS = neue Wirksubstanz

E ist im allgemeinen keine Teilmenge von W, da erfahrungsgemäß nicht alle Substanzen, die eine bestimmte essentielle Teilstruktur enthalten, auch eine entsprechende Wirkung besitzen.

Auf der Basis der Abb. 94 läßt sich das Ziel der *Leitstrukturoptimierung* wie folgt formulieren:
Gesucht wird ein Element der Schnittmenge S, dessen Verhalten in den Testmodellen mit den Anforderungen der Medizinischen Zielsetzung im Einklang steht. Dieses Element stellt den neuen Wirkstoff dar.

Hieraus leiten sich die drei Stufen einer systematischen Leitstrukturoptimierung ab.

1. Bestimmung der essentiellen Teilstruktur bzw. der zugehörigen Menge E
2. Bestimmung der Schnittmenge S (Spielraum für Strukturvariationen)
3. Suche nach einem neuen Wirkstoff in der Menge S

Bestimmung der essentiellen Teilstruktur

Wie am Beispiel des *Chlorothiazids* ausgeführt, kann jede Leitsubstanz in verschiedene Strukturelemente zerlegt werden. Durch entsprechende Sätze von Testverbindungen läßt sich dann ermitteln, welche dieser Strukturelemente unabdingbar für die Wirkung sind, und in welcher Weise sie sich zur essentiellen Teilstruktur zusammenfügen. Das Prinzip dieses Vorgehens ist auf S. 78 näher erläutert.

Insbesondere bei größeren Molekülen führt dieses Verfahren zu einem erheblichen experimentellen Aufwand. Ist dieser Aufwand gerechtfertigt oder sind andere Wege der Bestimmung der essentiellen Teilstruktur denkbar? Bedarf es tatsächlich einer genauen Kenntnis der essentiellen Teilstruktur oder genügt bereits eine mehr oder weniger grobe Näherung? Eine angenäherte essentielle Teilstruktur könnte dann vielleicht sogar ohne experimentellen Aufwand formuliert werden.

So zeigt die Erfahrung, daß Strukturelemente, die starke physikalisch-chemische Wechselwirkungen mit anderen Molekülen eingehen können, häufig Bestandteile der essentiellen Teilstruktur sind. Hier sei an den positiv geladenen Stickstoff der Ganglienblocker erinnert, der starke elektrostatische Kräfte ausübt. Das elektronenarme konjugierte π-System der Herzglycoside geht leicht Charge-Transfer-Wechselwirkungen ein, während die Sulfonyl- und Amino-Gruppen im Chlorothiazid z.B. als Wasserstoffbrücken-Acceptoren bzw. -Donatoren fungieren können. Unter Einbeziehung solcher polarer Gruppen läßt sich fast immer eine hypothetische essentielle Teilstruktur formulieren, die sich für die praktischen Bedürfnisse der Leitstrukturoptimierung eignet. Auch biochemische Erkenntnisse und Überlegungen können, ähnlich wie im Falle der Struktur-Wirkungs-Hypothesen, zur Formulierung von hypothetischen essentiellen Teilstrukturen herangezogen werden.

Im Fall des Chlorothiazids (62) hätte eine hypothetische essentielle Teilstruktur beispielsweise die durch Formelbild **70** wiedergegebene Form annehmen können.

$$H_2N-SO_2-\text{(Ar)}-N=C-N$$

70

Eine *hypothetische* essentielle Teilstruktur definiert ebenfalls eine Menge von Verbindungen (E') (Abb. 95). Die Menge E' ist in der Regel nicht identisch mit der durch die wirkliche essentielle Teilstruktur definierten

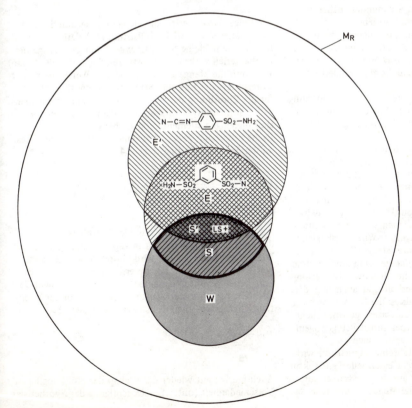

Abb. 95. Wirkliche und hypothetische essentielle Teilstruktur
M_R = Restmenge (s. Abb. 82, S. 119)
W = Menge aller Diuretika, die chloruretisch wirken
E = Menge aller Verbindungen, die das Strukturelement 63 (wirkliche essentielle Teilstruktur der Diuretika vom Chlorothiazid-Typ) enthalten (▨)
E' = Menge aller Verbindungen, die das Strukturelement **70** (hypothetische essentielle Teilstruktur) enthalten (▨)
S = Schnittmenge von E und W (stark umrandet)
S' = Schnittmenge von E' und W (punktiert umrandet)
LS = Leitsubstanz Chlorothiazid

Menge E, bildet aber mit dieser eine meist größere Schnittmenge. Die Leitsubstanz ist ein Element dieser Schnittmenge. E' bildet ferner eine nicht leere Schnittmenge S' mit der Menge W der wirksamen Substanzen (mindestens die Leitsubstanz ist ein Element von S'). Abb. 95, S. 133, stellt diesen Sachverhalt noch einmal bildlich am Beispiel des Chlorothiazids dar.

Bestimmung des Spielraumes für Strukturvariationen (Bestimmung der Schnittmenge S)

Um eine vorgegebene essentielle Teilstruktur herum lassen sich im allgemeinen sehr viele strukturelle Variationen durchführen. Die Menge E (oder E') ist daher so umfangreich, daß sich eine Bestimmung der Schnittmenge S über Synthese und Testung aller Elemente von E (bzw. E') von selbst verbietet.

Dieselbe Schwierigkeit tauchte bereits im Verlauf der Suche nach einer neuen Leitsubstanz auf (s. S. 127). Hierbei ging es um die Klärung der Frage, ob eine bestimmte Menge H von Verbindungen mit der Menge W eine nicht leere Schnittmenge bildet.

Als Lösung bot sich die stichprobenartige Auswahl einzelner Verbindungen aus der Menge H an, wobei es nur notwendig war, eine einzige wirksame Verbindung zu finden, die dann die neue Leitsubstanz darstellte. Die Schnittmenge zwischen H und W brauchte zu diesem Zweck nicht explizit bestimmt zu werden. Im vorliegenden Fall dagegen muß einerseits eine mehr oder weniger große Anzahl wirksamer Substanzen gefunden und andererseits die Schnittmenge S zumindest näherungsweise definiert werden. Es sind also jene strukturellen Voraussetzungen zu ermitteln, unter denen eine bestimmte Substanz der Menge S zuzuordnen ist.

Kann das genannte Verfahren trotzdem auch hier angewendet oder muß es gegebenenfalls abgewandelt oder ergänzt werden?

Prinzipiell läßt es sich mit Erfolg auch zur Bestimmung der Schnittmenge S heranziehen. Ein Unterschied besteht lediglich in bezug auf die Auswertung der Testergebnisse.

Aus der Menge E (bzw. E') werden also wiederum mehrere Verbindungen *stichprobenartig* zur Synthese und pharmakologischen Testung ausgewählt (Satz von Testverbindungen). Die Testergebnisse werden nun nicht einfach wie im Fall der Suche nach einer neuen Leitsubstanz unter dem Gesichtspunkt „wirksam–unwirksam" ausgewertet. Vielmehr dienen sie hier als Grundlage für die Aufstellung von Struktur-Wirkungs-Beziehungen, die ihrerseits die gesuchte Menge S definieren. Diese Struktur-Wirkungs-Beziehungen sind umso vertrauenswürdiger, je weniger sich die einzelnen Testverbindungen strukturell ähneln. Deshalb gilt auch hier der bereits früher dargelegte Grundsatz der Strukturplanung, daß die Verbindungen jedes Testsatzes größtmögliche strukturelle Verschiedenheit (bei möglichst geringem synthetischem Aufwand) aufweisen sollen.

Den meisten Optimierungsverfahren liegt nicht die wirkliche, sondern eine hypothetische essentielle Teilstruktur zugrunde. Daher erhalten wir aus den Testsätzen nur die *Zuordnungskriterien* für die Menge S', die dann das Reservoir für die weiteren Optimierungsschritte darstellt.

Nun ist die Wahrscheinlichkeit, eine neue Wirksubstanz zu finden, umso größer, je mächtiger die Schnittmenge S bzw. S' ist. Hieraus erwächst dem Verfahren mit hypothetischen essentiellen Teilstrukturen ein gewisses Risiko, indem S' im allgemeinen weniger mächtig als S ist. Der Unterschied zwischen diesen Mengen wird vom Grad der Übereinstimmung der hypothetischen mit der wirklichen essentiellen Teilstruktur bestimmt.

Betrachten wir als Beispiel wieder die antibakteriell wirksamen *Sulfonamide*, von denen uns als Leitsubstanz das *Sulfapyrimidin* (71) dienen möge.

$H_2N-\langle\rangle-SO_2-NH-\langle N \atop N\rangle$

71

Wir stellen uns vor, daß wir die wirkliche essentielle Teilstruktur nicht kennen und formulieren eine hypothetische essentielle Teilstruktur der Formel 72. Diese unterscheidet sich erheblich von der wirklichen essentiellen Teilstruktur, die hier der Einfachheit halber abweichend von 69 in der einschränkenden speziellen Formel 73 wiedergegeben ist.

$-SO_2-NH-\langle N \atop N\rangle$ $H_2N-\langle\rangle-SO_2-$

72   73

Als Folge davon besitzt die Menge E', die durch die hypothetische essentielle Teilstruktur 72 definiert wird, nur eine sehr kleine Schnittmenge S' mit der Menge der antibakteriell wirksamen Substanzen W (s. Abb. 96, S. 135). Wird nun die Menge E' in der üblichen Weise untersucht, so resultiert die folgende Struktur-Wirkungs-Beziehung für die Zuordnung der Elemente von E' zur Schnittmenge S': antibakteriell wirksam und damit S' zugehörig, sind diejenigen Elemente von E', bei denen die hypothetische *essentielle Teilstruktur* einen *4-Aminophenyl*-Rest an der *Sulfonyl*-Gruppe trägt (74).

$H_2N-\langle\rangle-SO_2-NH-\langle N \atop N\rangle$

74

An dieser Stelle läßt sich nun die Hypothese bezüglich der essentiellen Teilstruktur in verhältnismäßig einfacher Weise überprüfen. Hierzu wird ein relativ kleiner Satz von Testverbindungen konzipiert, der die neu hinzugekommene Strukturelemente, hier also das Element 75, konstant hält und statt dessen Variationen in der hypothetischen essentiellen Teilstruktur aufweist.

$H_2N-\langle\rangle-$

75

Auch hierbei gilt wieder das Prinzip der größtmöglichen Verschiedenheit (unter Berücksichtigung der Synthetisier-

Auffinden und Optimieren von Wirksubstanzen   135

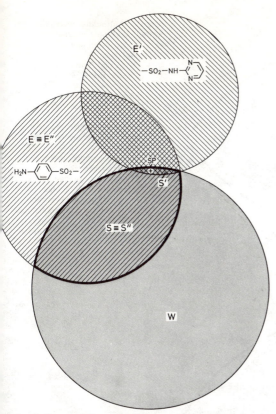

Abb. 96. Korrektur einer wenig relevanten hypothetischen essentiellen Teilstruktur
W = Menge der antibakteriell wirksamen Verbindungen
E = Menge der Verbindungen, die die wirkliche essentielle Teilstruktur **73** der antibakteriellen Substanzen vom „Sulfonamid-Typ" enthalten
E' = Menge der Verbindungen, die die hypothetische essentielle Teilstruktur **72** enthalten
S = Menge der antibakteriellen Verbindungen vom „Sulfonamid-Typ", wie sie sich aus der wahren essentiellen Teilstruktur ergibt
S' = Menge der antibakteriellen Verbindungen vom „Sulfonamid-Typ", wie sich aus der wirklichen essentiellen Teillen Teilstruktur ergibt
E'' = Menge der Verbindungen, die die korrigierte essentielle Teilstruktur enthalten (hier identisch mit E)
S'' = Menge der antibakteriell wirksamen Verbindungen, die die korrigierte essentielle Teilstruktur enthalten (hier identisch mit S)
SP = Sulfapyrimidin (Leitsubstanz)

barkeit). Ein solcher Satz von Testverbindungen könnte beispielsweise aus den Substanzen **76a–f** bestehen.

Im biologischen Test erweisen sich **76a,c,d** und **f** als wirksam, während **76b** und **e** unwirksam sind. Aus den Testergebnissen leiten wir eine Struktur-Wirkungs-Beziehung ab, die eine neue, der wirklichen meist ähnlichere, korrigierte hypothetische essentielle Teilstruktur liefert. Im vorliegenden Fall würde sich ergeben, daß für eine antibakterielle Wirkung die Teilstruktur **73** entscheidend ist, die bereits mit der wirklichen essentiellen Teilstruktur übereinstimmt.
Die *korrigierte hypothetische* essentielle Teilstruktur definiert eine weitere Menge E'' (im Beispiel identisch mit E), deren Schnittmenge S'' im allgemeinen schon weit weniger stark von der gesuchten Schnittmenge S (hier sind S und S'' identisch) abweicht.
Wie das Beispiel zeigt, eignen sich selbst wenig *relevante hypothetische* essentielle Teilstrukturen zur (angenäherten) Bestimmung der Schnittmenge S, wenn das folgende zweistufige Vorgehen eingeschlagen wird:

1. Bestimmung der Schnittmenge S'
   d.h. der strukturellen Voraussetzungen, die erfüllt sein müssen, damit eine Verbindung, die die hypothetische essentielle Teilstruktur enthält, auch tatsächlich wirksam ist
2. Veränderung der hypothetischen essentiellen Teilstruktur unter Beibehaltung der übrigen Einordnungskriterien für die Menge S'

Suche nach einem neuen Wirkstoff

Mit der (exakten oder angenäherten) Definition der Menge S wurde die Basis für die eigentliche Suche nach einem neuen Wirkstoff gelegt.
Innerhalb der Menge S existieren verschiedene Teilmengen, die jeweils solche Verbindungen enthalten, die bestimmten *pharmakokinetischen* und *pharmakodynamischen Wirkungskriterien* genügen. Hierzu zählen Wirkungsstärke und -dauer, orale Resorbierbarkeit, Spezifität der Wirkung, Art und Ausmaß unerwünschter Nebenwirkungen, Biotransformationen u.a. In Abb. 97, S. 136, sind die Schnittmenge S und die Teilmengen der oral gut resorbierbaren (s_1), der stark wirksamen (s_2) und der lang anhaltend wirksamen (s_3) Verbindungen wiedergegeben. Soll eine neue Wirksubstanz (WS) alle drei Kriterien erfüllen, so muß sie ein Element der gemeinsamen Schnittmenge Z (in Abb. 97 stark umrandet) dieser drei Teilmengen sein. Diese Schnittmenge ist daher die Zielmenge des Optimierungsverfahrens.
Zur Illustration dieses Sachverhaltes sei ein Beispiel aus der Reihe der broncholytisch wirksamen Sympathomimetika herangezogen (Abb. 98, S. 136). Aus der Medizini-

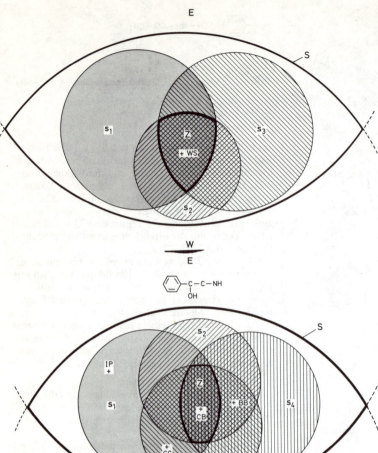

Abb. 97 Auffindung neuer Wirkstoffe (3 Wirksamkeitskriterien)
W = Menge der wirksamen Verbindungen
E = Menge der Verbindungen, die die essentielle Teilstruktur enthalten
S = Menge der wirksamen Verbindungen, die die essentielle Teilstruktur enthalten
s_1 = Menge der oral gut resorbierbaren, wirksamen Verbindungen (grau)
s_2 = Menge der stark wirksamen Verbindungen (▨)
s_3 = Menge der lang anhaltend wirksamen Verbindungen (▧)
Z = Menge der oral gut resorbierbaren stark und lang anhaltend wirksamen Verbindungen (Zielmenge des Optimierungsverfahrens) (stark umrandet)
WS = neue Wirksubstanz

Abb. 98. Auffinden eines neuen Broncholytikums (4 Wirksamkeitskriterien)
W = Menge der broncholytisch wirksamen Substanzen
E = Menge der Verbindungen, die die essentielle Teilstruktur 2-Amino-1-phenylethanol (77) enthalten

77

S = Menge der broncholytisch wirksamen 2-Amino-1-phenylethanole
s_1 = Menge der stark wirksamen Verbindungen (grau)
s_2 = Menge der Verbindungen mit hoher β_2-Selektivität (▨)
s_3 = Menge der länger und lang wirksamen Verbindungen (▧)
s_4 = Menge der oral gut wirksamen Verbindungen (▥)
Z = Menge der stark, lang anhaltend und β_2-selektiv und oral gut wirksamen Verbindungen (Zielmenge) (stark umrandet)
IP = Isoproterenol (2)
CC = Verbindung 78
BB = Verbindung 79
CB = Clenbuterol (80)

hohe Wirkungsstärke ($\in s_1$)*
nicht β_2-selektiv ($\notin s_2$)*
sehr kurz wirksam ($\notin s_3$)
keine orale Wirkung ($\notin s_4$)

2

hohe Wirkungsstärke ($\in s_1$)
nicht β_2-selektiv ($\notin s_2$)
lange Wirkungsdauer ($\in s_3$)
geringe orale Wirkung ($\notin s_4$)

78

geringe Wirkungsstärke ($\notin s_1$)
hohe β_2-Selektivität ($\in s_2$)
lange Wirkungsdauer ($\in s_3$)
gute orale Wirkung ($\in s_4$)

79

hohe Wirkungsstärke ($\in s_1$)
hohe β_2-Selektivität ($\in s_2$)
lange Wirkungsdauer ($\in s_3$)
sehr gute orale Wirkung ($\in s_4$)

80

* $\in s_1$ bedeutet: Die Verbindung ist Element der Menge s_1
$\notin s_2$ bedeutet: Die Verbindung ist kein Element der Menge s_2

schen Zielsetzung mögen sich hierbei die folgenden Anforderungen an eine Wirksubstanz ergeben:

1. hohe Wirkungsstärke (s_1)
2. hohe Selektivität für β_2-Rezeptoren (s_2)
3. lange Wirkungsdauer (s_3)
4. gute orale Wirksamkeit (s_4)

Als wirksamer Strukturtyp sei das Gebiet der *2-Amino-1-phenylethanole* gewählt, so daß die Menge E durch die essentielle Teilstruktur 77 definiert wird. Die Schnittmenge S umfaßt alle 2-Amino-1-phenylethanole, die eine broncholytische Wirkung besitzen. Stark wirksam ist jedoch nur ein Bruchteil von ihnen, der die Teilmenge s_1 bildet. Desgleichen vereinigen sich alle hoch β_2-selektiv wirksamen 2-Amino-1-phenylethanole in s_2, alle langanhaltend wirksamen in s_3 und alle gut oral wirksamen Verbindungen dieses Typs in s_4. Beispielsweise ist *Isoproterenol* (IP, 2) aufgrund seiner starken Wirkung ein Element der Teilmenge s_1. Das 2-Amino-1-phenylethanol 78 (CC) verbindet starke Wirksamkeit mit langer Wirkungsdauer[80a], ist also ein Element sowohl von s_1 als auch s_3 und damit auch der Schnittmenge dieser beiden Teilmengen. Die Verbindung 79 (BB) erweist sich als nur schwach wirksam und gehört daher nicht zu den Elementen der Teilmenge s_1. Da diese Substanz jedoch β_2-selektiv und langanhaltend sowie auch nach oraler Gabe gut wirkt[80b], gehört sie den drei entsprechenden Teilmengen (s_2, s_3, s_4) gleichzeitig an und ist somit ein Element von deren gemeinsamer Schnittmenge. *Clenbuterol* (80, CB) schließlich ist stark und langanhaltend, β_2-selektiv und auch oral gut wirksam[80c], so daß es ein Element der gemeinsamen Schnittmenge aller vier Teilmengen ist. Da diese Schnittmenge aufgrund der Medizinischen Zielsetzung der Zielmenge des Optimierungsverfahrens entspricht, stellt Clenbuterol einen neuen Wirkstoff dar. Welche Elemente der Menge S bilden die Zielmenge Z und wie können sie gefunden werden?

Am idealsten wäre dieses Problem zu lösen, wenn die strukturellen Voraussetzungen für eine Zuordnung zur Menge Z bekannt wären, d.h. wenn es gelänge, Z zu definieren. Prinzipiell sollte dies auf empirischem Wege mit Hilfe von Struktur-Wirkungs-Beziehungen gelingen. Dabei werden zunächst die strukturellen Zuordnungskriterien für jede einzelne der Teilmengen (s_1, s_2 usw.) gesondert bestimmt. Alle Verbindungen, deren chemische Struktur bzw. physikalisch-chemische Eigenschaften den Einordnungskriterien aller Teilmengen gleichzeitig entsprechen, sind Elemente der Menge Z und damit neue Wirksubstanzen. Die strukturellen Voraussetzungen für die Zuordnung zur Menge Z folgen unmittelbar aus den strukturellen Einordnungskriterien für die einzelnen Teilmengen (s_1, s_2 usw.) von S.

Auf welche Weise lassen sich solche *Einordnungsbedingungen* ermitteln?

Hier bietet sich das bereits zur Bestimmung der Schnittmenge S benutzte Verfahren an (s. S. 134). Aus S wird *stichprobenartig* eine bestimmte Anzahl von Verbindungen ausgewählt, wobei es wiederum darauf ankommt, möglichst große strukturelle Verschiedenheit bei vertretbarem Syntheseaufwand zu erzielen. Nach Synthese und Testung wird versucht, Beziehungen zwischen der Struktur dieser Substanzen und jedem der biologischen Beurteilungskriterien (Wirkungsstärke, Wirkungsdauer, Wirkungsspezifität, orale Wirksamkeit usw.) abzuleiten. Diese Struktur-Wirkungs-Beziehungen definieren die zugehörigen Teilmengen (s_1, s_2 usw.) von S und liefern somit die gesuchten strukturellen Einordnungskriterien. Als praktisches Beispiel mögen wiederum Sympathomimetika dienen, wobei der Einfachheit halber nur ein biologisches Beurteilungskriterium, die Selektivität für β- gegenüber α-sympathischen Rezeptoren herangezogen werden soll (Abb. 99, S. 138). Aus der Untersuchung zahlreicher 2-Amino-1-phenylethanole ergibt sich, daß die β-Selektivität mit der Sperrigkeit des Alkyl-Substituenten an der Amino-Gruppe zunimmt[81]. Hieraus folgt als strukturelles Einordnungskriterium für die Menge der β-selektiv wirksamen 2-Amino-1-phenylethanole (s_β) die Sperrigkeit des Alkyl-Restes am Stickstoff, die bei den Elementen von s_β groß sein muß (allg. Formel 81).

81

Noradrenalin (1, unsubstituierte Amino-Gruppe) und *Adrenalin* (53, nur mit Methyl substituierte Amino-Gruppe) erfüllen diese Bedingungen nicht, sind also keine Elemente der Menge s_β. *Isoproterenol* (2), dessen Amino-Gruppe einen sperrigen Isopropyl-Rest trägt, entspricht dagegen dem strukturellen Einordnungskriterium für die Teilmenge s_β (ist Element von s_β):

1, Noradrenalin

53, Adrenalin

2, Isoproterenol

Mit Hilfe von Beziehungen zwischen der chemischen Struktur und der Ausprägung bestimmter Wirkungsmerkmale (hier β-Selektivität) gelingt es also, eine umfangreiche Menge (S) auf die kleine Menge Z (in Abb. 99 Z=s_β) der (hinsichtlich der Medizinischen Zielsetzung) interessanten Verbindungen zu reduzieren. Gegenüber einem ungezielten Vorgehen kann dadurch eine unter Umständen erhebliche Einsparung an Zeit und Kosten erreicht werden.

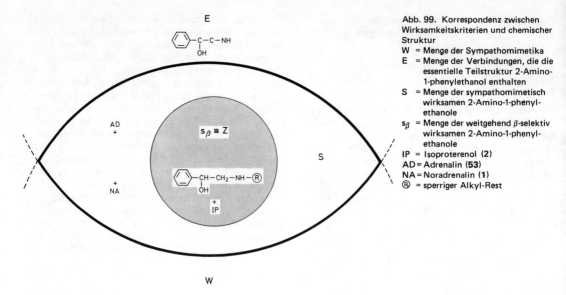

Abb. 99. Korrespondenz zwischen Wirksamkeitskriterien und chemischer Struktur
W = Menge der Sympathomimetika
E = Menge der Verbindungen, die die essentielle Teilstruktur 2-Amino-1-phenylethanol enthalten
S = Menge der sympathomimetisch wirksamen 2-Amino-1-phenyl-ethanole
s_β = Menge der weitgehend β-selektiv wirksamen 2-Amino-1-phenyl-ethanole
IP = Isoproterenol (2)
AD = Adrenalin (53)
NA = Noradrenalin (1)
Ⓡ = sperriger Alkyl-Rest

Leider erweist sich die Zielmenge Z öfters als leer, d.h. in dem Bereich der Mengen E bzw. S existieren keine Verbindungen, deren biologische Eigenschaften mit den Vorstellungen der medizinischen Zielsetzung übereinstimmen. Auch in dieser Situation zeigt sich das oben beschriebene Verfahren einem ungezielten Vorgehen überlegen. Mit Hilfe der Struktur-Wirkungs-Beziehungen, die für die einzelnen Teilmengen gelten, läßt sich bereits mit relativ geringem Syntheseaufwand verhältnismäßig sicher abschätzen, ob die Zielmenge Z tatsächlich leer ist. Ein ähnliches Maß an Sicherheit wäre bei ungezieltem Vorgehen nur zu erreichen durch weitgehende Ausschöpfung der Menge S. Es liegt auf der Hand, daß hierzu ein unverhältnismäßig höherer experimenteller Aufwand sowohl im Bereich der Chemie als auch im Bereich der Biologie erforderlich ist.

Abb. 100 stellt den *Weg von der Leitsubstanz zum Wirkstoff*, wie er sich aus dem geschilderten systematischen Verfahren ergibt, noch einmal in anschaulicher Form dar.

Die Suche nach neuen Leit- und Wirksubstanzen läßt sich also durch Einführung molekularbiologischer Konzepte und systematische Anwendung von Struktur-Wirkungs-Beziehungen erheblich rationeller gestalten. Natürlich ist auch dieses Vorgehen mit mannigfachen Unsicherheiten behaftet und birgt deshalb immer noch ein erhebliches Risiko in sich. Die Fortschritte auf dem Gebiet der Molekularbiologie und in der Technik der Auswertung experimenteller Ergebnisse lassen jedoch eine zunehmende Effizienz dieses Verfahrens erwarten.

Das *Risiko* eines zufallsorientierten Vorgehens verbleibt dagegen auf seiner ohnehin beachtlichen Höhe. Bei steigenden Anforderungen der Medizinischen Zielsetzungen wird daher die Suche nach neuen Wirkstoffen nur dann noch hinreichende Erfolgsaussichten versprechen, wenn sie in gezielter und vor allem systematischer Weise durchgeführt wird.

Abb. 100. Schematische Darstellung einer Leitstrukturoptimierung
Die linke Kolonne gibt den Ablauf des Optimierungsverfahrens wieder, die rechte Kolonne bezieht sich auf die Gesichtspunkte und Hilfsmittel, die für die einzelnen Schritte von Bedeutung sind

Auffinden und Optimieren von Wirksubstanzen 139

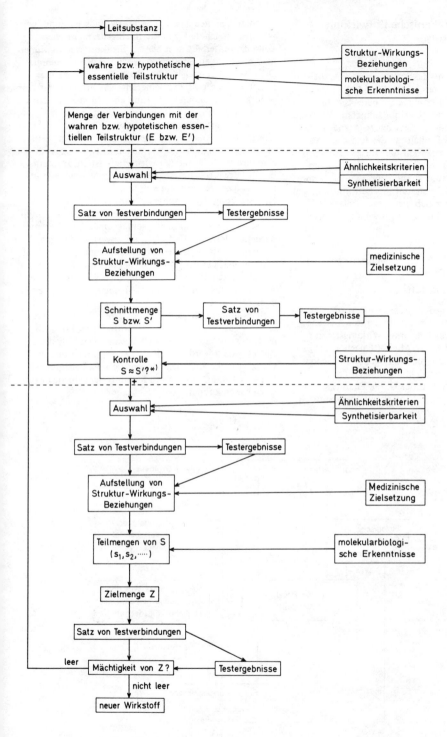

* Diese Kontrolle entfällt, wenn die Optimierung in Kenntnis der wirklichen essentiellen Teilstruktur durchgeführt wurde

2.4 Auswahl und präklinische Entwicklung eines neuen Arzneistoffes

G. Ohnacker

Für den präklinischen Entwicklungsgang eines Arzneistoffes haben sich in den letzten Jahren Grundschemata (s. Falttafel bei S. 146/147) ergeben. Sie berücksichtigen alle Untersuchungen, die in der Regel unabdingbare Voraussetzung für die Erstanwendung eines neuen Arzneistoffes am Menschen sind. Die Einhaltung des logischen Ablaufs eines solchen Schemas soll den zügigen Entwicklungsgang gewährleisten. Eine ausreichende Zahl von Entscheidungspunkten und zusammenfassenden Besprechungen gibt genügend Spielraum für die Einfügung von zusätzlichen Spezialuntersuchungen, wenn diese sich im Verlauf einer Entwicklung als notwendig erweisen sollten.

2.4.1 Auswahl einer Entwicklungssubstanz aus den bereitgestellten Wirkstoffen

2.4.1.1 Herkunft der Wirkstoffe

Der Entwicklungsgang neuer Arzneistoffe wird zu Anfang von deren Herkunft beeinflußt. Ist der Ausgangspunkt ein Naturstoff mit bekannter Wirkungsrichtung, führen die Wege B und C der Abb. 101 nach seiner Isolierung und Identifizierung in der Regel relativ schnell zu nur einem einzigen entwicklungsfähigen Produkt. Demgegenüber ist das Verfahren D, die Pharmasynthese eines strukturell neuen Einzelstoffes mit therapeutisch ausnutzbarer, neuartiger oder überlegener Wirkung, der weit risikoreichere Weg. Mit Intelligenz und hohem Zeitaufwand erhält man bei der Strukturvariation innerhalb einer neuen Substanzklasse in der Regel mehrere Derivate mit vergleichbaren pharmakologischen Eigenschaften. Damit ist zwar einerseits das Problem der Auswahl gegeben, andererseits kann aber beim Scheitern der zuerst ausgewählten Entwicklungssubstanz auf geeignete Nachfolger mit teilweise bekanntem Wirkungsprofil zurückgegriffen werden. Das kann vorteilhaft sein, denn die Bearbeitung der meisten neuen Entwicklungssubstanzen wird im Frühstadium wieder eingestellt, weil entweder die Erwartungen nicht erfüllt oder unerwünschte Nebenwirkungen erkannt wurden.

Es wäre deshalb ein sinnloser Verbrauch wertvoller Entwicklungskapazität, wollte man alle potentiellen Kandidaten eines Entwicklungsprojektes zunächst neben- oder nacheinander allen Prüfungen unterwerfen, die einer Erstanwendung am Menschen vorausgehen müssen, um erst dann, wenn alle Ergebnisse vorliegen, zu entscheiden, ob die biologischen Profile der einzelnen Wirkstoffe ihre Anwendbarkeit am Menschen erlauben, einschränken oder verbieten.

Weit rationeller ist es, die *aussichtsreichste* Substanz aus einem Pool potentieller Arzneistoffe durch kritische Vergleiche bestimmter Merkmale auszuwählen. Für diese Entscheidung werden biologische, chemische und auch wirtschaftliche Kriterien herangezogen (s. Falttafel bei S. 146/147), die von Fall zu Fall unterschiedliche Prioritäten haben können.

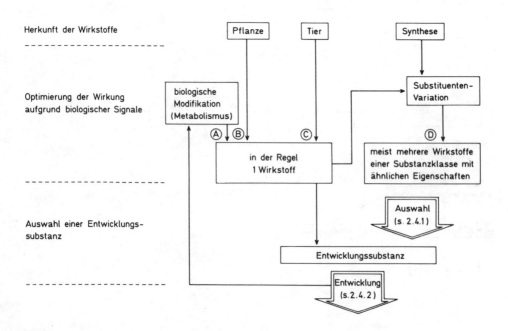

Abb. 101. Schematische Darstellung von Herkunft und Auswahl neuer Wirkstoffe

2.4.1.2 Biologische Auswahlkriterien

2.4.1.2.1 Wirkungsprofil

Das biologische Wirkungsprofil einer Substanz umfaßt alle ihre bekannten, im Experiment meßbaren biologischen, insbesondere pharmakodynamischen Wirkungen. Der Vergleich der Wirkungsprofile mehrerer Substanzen der gleichen Wirkungsrichtung erlaubt im allgemeinen die Aufstellung einer Rangfolge im Hinblick auf die Medizinische Zielsetzung. Dabei dürfen aber die Hauptwirkungen nicht isoliert betrachtet werden. Die Akzente können sich verschieben, wenn die Substanzen breiter untersucht und auch ihre Nebenwirkungen in die Betrachtung einbezogen werden. Auch der Stellenwert des Einzelergebnisses im Gesamtprofil ist immer im Hinblick auf die medizinische Zielsetzung zu ermitteln. Dabei sind die Ergebnisse einzelner Versuchsanordnungen insbesondere dann schwer zu beurteilen,

1. wenn die Übertragbarkeit auf das biologische Geschehen beim Menschen nicht gesichert ist (s. S. 96 u. 110)
2. wenn von der Prüfsubstanz im pharmakodynamischen Modell physiologische Zustände beeinflußt werden und Rückschlüsse auf ein pathologisches Geschehen zu ziehen sind (z.B. Beeinflussung des Blutdrucks am normotonen Tier)

Die Beurteilung des gesamten Profils wird erschwert

1. wenn das zu behandelnde Krankheitsbild bekannt ist, die biologischen Modelle das Krankheitsgeschehen aber nicht exakt widerspiegeln (z.B. Polyarthritis)
2. wenn für den potentiellen Wirkstoff Unterschiede in der Metabolisierungsrate und/oder dem Metabolitenmuster zwischen den verschiedenen Versuchstierarten, an denen die Ergebnisse gewonnen wurden, bestehen

Trotz aller dieser Probleme bieten die am Tier und *in vitro* erarbeiteten biologischen Wirkungsprofile in erster Näherung hinreichende Auswahlkriterien, wenn aus den vorhandenen Daten die wahrscheinliche Indikation, die voraussichtliche Wirkungsstärke sowie die möglichen Nebenwirkungen und Kontraindikationen ableitbar sind. Es werden aber häufig Fragen offen bleiben, die heute noch nicht mit biologischen Experimenten beantwortet werden können. Deshalb gehören neben präzisen Auswahlkriterien, die sich an einer wohldurchdachten Zielsetzung orientieren müssen, auch Erfahrung, Fingerspitzengefühl und nicht zuletzt auch Glück dazu, um aus mehreren Verbindungen diejenige auszuwählen, von der erwartet werden kann, daß sie am Menschen in der gleichen Richtung und mit der gleichen Intensität wirkt wie im Modellversuch am Tier.

2.4.1.2.2 Übertragbarkeit der Tierversuche auf den Menschen (s. S. 96 u. 110)

Eines der größten Probleme für die Arzneimittelforschung ist es, daß die meisten der beim Menschen zu behandelnden Krankheiten bei den Versuchstieren entweder gar nicht oder in einer anderen Form oder mit einer anderen Genese als beim Menschen vorkommen. Deshalb entspricht das, was am Tier im biologischen Experiment beobachtet wird, dem Geschehen beim Menschen immer nur mehr oder minder angenähert. Will man sich für die Vorhersage der möglichen Übertragbarkeit von Ergebnissen aus Tierversuchen auf den Menschen nicht allein auf die Erfahrung verlassen, können Hinweise Bedeutung erlangen, die aus der Herkunft der tierexperimentellen Daten resultieren. Vorteilhaft ist die Einteilung in 3 grundsätzliche Wege zur Gewinnung tierexperimenteller Daten[82].

Die *direkte Methode* versucht mit der neuen Substanz am Tier Wirkungen hervorzurufen, die dem beim Menschen angestrebten Effekt gleich oder ähnlich sind (z.B. Hemmung der Magensaftproduktion). In einigen Fällen ist es auch möglich, beim Tier einen der menschlichen Krankheit oder Störung annähernd entsprechenden pathologischen Zustand experimentell herbeizuführen (z.B. Hochdruck bei Ratten) und die Aktivität des neuen Wirkstoffes gegen diese Anomalie zu beobachten. Naturgemäß sind solche Versuche aussagekräftiger als die Messung der Beeinflussung rein physiologischer Parameter. Aber auch Ergebnisse, die mit der direkten Methode erhalten wurden, können nicht ohne weiteres auf den Menschen übertragen werden. Die Ursachen für mögliche Fehlschlüsse werden erkennbar, wenn man bedenkt, daß die direkte Methode lediglich Auskunft darüber geben kann, ob ein Wirkstoff im betreffenden Versuch einen Effekt zeigt oder nicht. Über das Zustandekommen der Wirkung wird jedoch noch nichts ausgesagt. Wenn aber abgeschätzt werden soll, ob eine Substanz auch am Menschen den gewünschten Effekt zeigen wird, hat z.B. die Aussage, daß sie den Blutdruck an der Hochdruckratte senkt, allein wenig Wert. Es muß auch bekannt sein, ob die Senkung z.B. durch Blockierung adrenergischer Neuronen (ungünstig, Risiko unangenehmer Nebenwirkungen) oder durch Blockade zentraler Effekte (größere Chance für die Weiterentwicklung) zustandekommt.

Die *indirekte Methode* untersucht die Beeinflussung biophysikalischer (z.B. EKG) und biochemischer (z.B. Fermentinduktion oder -hemmung) Parameter durch Pharmaka. Teste dieser Art können bei der Erforschung von Wirkungsmechanismen hilfreich sein, doch bedeutet die pharmakologische Beeinflussung eines indirekten Parameters noch nicht, daß die erhoffte Regulierung der pathophysiologischen Funktion beim Menschen auch in jedem Falle eintritt.

Eine dritte *vergleichende Methode* ist wichtig, wenn es gar kein experimentelles Modell für die Krankheit gibt, zu deren Behandlung ein Wirkstoff gesucht wird. Musterbeispiel hierfür sind psychische Störungen. Da es in manchen dieser Fälle nicht einmal klar definierte physiologische, biochemische oder biophysikalische Störungen gibt, wird der Pharmakologe das Wirkungsprofil der neuen Substanzen mit den Wirkungsprofilen bekannter Arzneimittel vergleichen müssen, um Vorhersagen zur Übertragbarkeit machen zu können.

In der Regel werden zur pharmakologischen Profilierung eines neuen Wirkstoffes alle drei Methoden herangezogen. Die Wahrscheinlichkeit, daß die am Tier gewonnenen Ergebnisse auf den Menschen übertragbar sind, nimmt von der direkten über die indirekte zur vergleichenden Methode hin ab.

2.4.1.2.3 Kriterien für die Auswahl

Die Auswahl einer Entwicklungssubstanz aufgrund ihres vermutlich auf den Menschen übertragbaren biologischen

Wirkungsprofils orientiert sich an Kriterien, die das Spektrum aller Einzelergebnisse aus den biologischen Testen berücksichtigen[82]. Wenn eine *dosisabhängige und reproduzierbare biologische Wirkung im Tierversuch*, womöglich an mehreren Spezies, gefunden wurde, kann der gleiche Effekt auch aller Voraussicht nach beim Menschen erwartet werden. Die Chance wächst nur bedingt, wenn die Ergebnisse an „höheren Tieren" (Katze, Hund, Affe) erhalten wurden. Der Metabolismus einer bestimmten Substanz kann bei diesen Tieren durchaus anders verlaufen als beim Menschen. In der Tat beruht die Unsicherheit bei den Voraussagen zur Übertragbarkeit von Arzneimittelwirkungen auf den Menschen sehr häufig auf den speziesbedingten Unterschieden im Metabolismus der Wirkstoffe.

Die *Selektivität der Wirkung* (s. S. 101) ist ein weiteres Kriterium. Ein Arzneimittel soll möglichst gezielt wirken, und im Dosisbereich, der die gewünschte Aktivität gewährleistet, sollen keine unerwünschten Nebenwirkungen auftreten. Die Werte der im Tierversuch ermittelten akuten Toxizitäten und der „therapeutische Index", $LD_{50}:ED_{50}$, geben nur eine erste Orientierung. Aussagekräftiger ist das Verhältnis zwischen der wirksamen und derjenigen Dosis, bei der unerwünschte Reaktionen beobachtet werden. Außerdem kann durch Abwägen des therapeutischen Wertes einer neuen Substanz gegen ihre potentiellen Risiken ein „Vorteil-zu-Risiko-Verhältnis" abgeleitet werden. Bei seiner Ermittlung ist auch die Schwere der zu behandelnden Krankheit sowie die Verfügbarkeit und der Wert (Sicherheit, Zuverlässigkeit) bereits vorhandener Arzneimittel zu berücksichtigen.

Auch die *gewichtsbezogene Wirkungsstärke* wird die Auswahl beeinflussen. Sie kann in bestimmten Fällen Hinweise für die Selektivität der Wirkung geben. Außerdem werden die Ausscheidungsfunktionen um so weniger belastet, je kleiner die verabreichte Wirkstoffmenge ist.

Die *absolute Wirksamkeit* ist für den erzielbaren Maximaleffekt von Bedeutung (als Beispiel seien die unterschiedliche Hemmkonzentration verschiedener Antibiotika und die unterschiedlichen Dosierungen der Sulfonylharnstoffe der 1. und 2. Generation angeführt).

Die *Wirkungsdauer* muß ebenfalls als Auswahlkriterium herangezogen werden. Es hängt vom Ziel der Therapie ab, ob eine lang anhaltende oder eine kurze Wirkung vorteilhaft ist. Z.B. wird heute bei empfängnisverhütenden Mitteln mehrwöchige Aktivität nach einmaliger Applikation angestrebt. Ein Diuretikum sollte jedoch, um die Nachtruhe nicht zu stören, maximal nur 8 bis 10 Stunden wirksam sein.

Die *orale Wirksamkeit* ist von großem Vorteil für viele Pharmaka mit systemischer Wirkung.

Pharmakokinetik und Metabolismus werden in diesem frühen Stadium der Arzneimittel-Entwicklung nur selten als Auswahlkriterium herangezogen. Der Aufwand zur Ermittlung pharmakokinetischer Parameter oder zur Aufklärung der Spezies-Unterschiede beim Metabolismus ist meist erst vertretbar, wenn sich das Interesse endgültig auf ein bestimmtes Entwicklungsprodukt konzentriert hat.

2.4.1.3 Chemische Auswahlkriterien

2.4.1.3.1 Stabilität und Reinheit

Vertiefte Pharmakologie und Toxikologie werden in aller Regel mit analytisch charakterisierter Substanz durchgeführt, die einem Standard entspricht, der bei allen Substanznachlieferungen für spätere Prüfungen nicht unterschritten werden darf.

Der Standard wird im allgemeinen definiert

1. mit Angaben über Art und Menge der Nebenprodukte
2. mit Angaben zur Kristallinität und Teilchengröße
3. mit IR-, UV-, NMR- und MS-Spektren
4. mit Angaben über die Löslichkeit
5. mit Angaben zur Stabilität der Substanz in verschiedenen Lösungsmitteln, beim Erhitzen, bei Lichteinwirkungen sowie in wäßriger Lösung in verschiedenen pH-Bereichen und bei verschiedenen Temperaturen
6. mit Angaben über Nachweismethoden und -grenzen für die Substanz und ihre Nebenprodukte
7. mit Angaben über eventuell erforderliche Vorsichtsmaßnahmen beim Umgang mit der Substanz, z.B. hinsichtlich Brennbarkeit und insbesondere physiologischer Wirkungen (z.B. Sensibilisierung).

Inwieweit die Ergebnisse der Reinheits- und Stabilitätsprüfungen die weitere Entwicklung beeinflussen, muß von Fall zu Fall entschieden werden. Z.B. sind die Anforderungen an einen Naturstoff mit Proteincharakter verschieden von denen, die an ein Syntheseprodukt gestellt werden müssen; und bei einem halbsynthetischen Steroid sind mehr Nebenprodukte tolerierbar, als bei einem einfachen Derivat der Salicylsäure. Eine hinreichende Stabilität der Entwicklungssubstanz muß bei allen jenen Zubereitungsformen gewährleistet sein, die für eine beabsichtigte Therapie sinnvoll und notwendig sind. Dabei gibt es auch Möglichkeiten, die Stabilität einer Reinsubstanz durch geschickte galenische Rezeptur zu verbessern.

Die *Reinheit* eines Syntheseproduktes ist häufig vom Syntheseweg und von der Reinheit der benutzten Ausgangsmaterialien abhängig. In der Regel ist zu fordern, daß die Menge der Nebenprodukte nicht mehr als 1% beträgt. Art und Menge der Verunreinigungen – und damit der Standard – können sich im Verlauf einer Entwicklung ändern, z.B. wenn der Syntheseweg geändert werden muß oder wenn sich die Qualität der Ausgangsmaterialien ändert. Ob und in welchem Umfang dann einzelne biologische, insbesondere toxikologische Untersuchungen wiederholt werden müssen, wird unter Berücksichtigung der jeweiligen Situation und gegebenenfalls im Einvernehmen mit staatlichen Stellen entschieden.

2.4.1.3.2 Herstellbarkeit

Die Untersuchung einer chemischen Verbindung auf ihre pharmakodynamischen Eigenschaften beginnt in der Regel mit einer kleinen Menge Substanz, die im Laboratorium synthetisch hergestellt oder aus natürlichem Material isoliert und gereinigt wurde. Bei dieser Laborherstellung werden häufig noch recht unrationelle Methoden angewandt, z.B. Analogieverfahren ohne eingehende Anpassung an das spezielle Syntheseprodukt. Ohne Rücksicht auf eine mögliche Optimierung wird zunächst das

Ziel verfolgt, die neue Verbindung möglichst rasch zur ersten Prüfung ihrer pharmakodynamischen und toxikologischen Eigenschaften in die Hand zu bekommen. Wenn aber mehrere Wirkstoffe zur Auswahl für die weitere Entwicklung zur Klinikreife heranstehen, muß auch ihre Herstellbarkeit als Auswahlkriterium herangezogen werden. Dann wird geprüft,

1. ob die Qualität des Produktes (Art, Anzahl, Eigenschaften und prozentualer Anteil der Nebenprodukte) den Anforderungen an ein Arzneimittel entspricht
2. ob im Bedarfsfall eine Optimierung der Synthese, eventuell auch durch Änderung des Syntheseweges, möglich ist
3. ob der vorgesehene Syntheseweg im Hinblick auf die Vorschriften der Unfallverhütung und des Umweltschutzes beschritten werden kann
4. ob die voraussehbaren Herstellungskosten tragbar sind

Die Beantwortung dieser Fragen soll in erster Linie die Risiken aufzeigen, die sich bei der weiteren chemischen Entwicklung des Wirkstoffes ergeben könnten. Inwieweit die Antworten die weitere Bearbeitung einer Substanz limitieren, ist vom Indikationsgebiet, der Konkurrenzsituation und den voraussichtlich möglichen Verfahrensverbesserungen abhängig und muß von Fall zu Fall entschieden werden. Feste Regeln gibt es nicht.

2.4.1.4 Wirtschaftliche Auswahlkriterien

Die Mehrzahl der neuen und wertvollen Wirkstoffe wird heute in der Pharma-Industrie erfunden und zum fertigen Arzneimittel entwickelt[83]. Nahezu alle Pharma-Erfindungen kommen aus Staaten mit einem wirksamen und sinnvollen gesetzlichen *Patentschutz*. Dies ist leicht erklärbar: Jedes Unternehmen muß die Resultate seiner Forschung für eine gewisse Zeit allein verwerten können, wenn die Forschungsaufwendungen wieder verdient und für neue Aufgaben eingesetzt werden sollen. Wirksamer Patentschutz ist deshalb als Anreiz für Investitionen in Neuentwicklungen unerläßlich, denn mit einem Patent garantiert der jeweilige Staat dem Patentinhaber während einer bestimmten Patentlaufzeit das alleinige Nutzungsrecht für die geschützte Erfindung. Die Patentlaufzeiten sind in den einzelnen Ländern verschieden. Sie liegen zwischen 12 und 20 Jahren und werden zumeist vom Tage der Anmeldung an gerechnet. Nun dauert heute die Entwicklung eines Arzneimittels im Mittel 8–10 Jahre und steigende Anforderungen an die Nachweise seiner Nützlichkeit und relativen Sicherheit werden diesen Zeitraum noch verlängern. Damit wächst nicht nur die Zeitspanne zwischen der Entdeckung eines neuen Wirkstoffes und der Möglichkeit, die Erfindung kommerziell verwerten zu können. Zwangsläufig sind damit auch erhöhte Forschungskosten und ein ständig steigendes unternehmerisches Risiko verbunden.

Im Rahmen der Arzneimittelforschung wird der Patentschutz zumeist 1–2 Jahre nach der Entdeckung einer neuen wirksamen Substanz oder Substanzklasse beantragt. Bis zur Einführung, d.h. bis zum Beginn der Kommerzialisierung des neuen Mittels ist oft schon ein Drittel oder gar die Hälfte der Patentlaufzeit verstrichen. Damit ist – gemessen an den Gegebenheiten bei anderen Industriezweigen – die Restlaufzeit stark verkürzt und die Möglichkeit, hohe Forschungsaufwendungen vom Markt honoriert zu bekommen, wesentlich reduziert. Das ist aber nicht die einzige, dem Patentschutz der Arzneimittel anhaftende Besonderheit.

Die meisten Arzneimittel sind synthetische, chemische Produkte. Als solche sind sie dem Patentschutz auf vier Wegen zugänglich:

1. als neuer Wirkstoff (*Stoffschutz*)
2. über das zu ihrer Herstellung verwendete Verfahren (*Verfahrensschutz*)
3. als das den Wirkstoff enthaltende Arzneimittel (*Mittelschutz*)
4. in Form einer bestimmten Anwendung des Wirkstoffes (*Anwendungsschutz*)

Es variiert von Land zu Land, welche dieser Schutzmöglichkeiten gegeben sind. Nur in den wichtigsten Industriestaaten sind Wirkstoffe als solche patentfähig, in allen anderen Ländern nur Verfahren zu ihrer Herstellung. Daneben gibt es auch Länder, wie z.B. Brasilien, in denen Arzneimittel überhaupt nicht patentiert werden können. Die Patentierbarkeit von Arzneimitteln ist also gegenüber der Schutzmöglichkeit für andere Produkte sehr wesentlich eingeschränkt, obgleich die Pharma-Industrie für Forschung und Entwicklung im Vergleich zu anderen Industriezweigen außerordentlich hohe Vorleistungen erbringen muß. Insofern wäre sie in besonderem Maße auf den Patentschutz ihrer Erzeugnisse angewiesen. Tatsächlich aber ist dieser Schutz oft wesentlich geringer als derjenige für andere Industrie-Erzeugnisse, die gleichfalls dem Schutz und der Erhaltung der menschlichen Gesundheit dienen, wie zum Beispiel automatische Sicherheitsgurte oder Aufbereitungsanlagen für Trinkwasser. Die *Entwicklung* eines Wirkstoffes wird aber in der Regel nur dann begonnen, wenn zum Zeitpunkt dieser Entscheidung seine Patentfähigkeit, das heißt die Neuheit des Wirkstoffes oder seiner Anwendung auf einem bestimmten Indikationsgebiet oder einer speziellen Anwendungsform gegeben ist.

Zur Ermittlung des Standes der Technik und zur Klärung der Frage, ob die eigene Entwicklung tatsächlich neu ist, stehen der Arzneimittelforschung seit einigen Jahren maschinell abfragbare Speicher der Zeitschriften- und Patentliteratur zur Verfügung[84]. Ihr Aufbau und Unterhalt ist zwar außerordentlich aufwendig, ihre Recherchierprogramme machen es aber möglich, den Neuheitsnachweis für eine Erfindung in kurzer Zeit mit hinreichender Sicherheit zu führen.

Es ist Aufgabe der Patentabteilungen forschender Pharma-Unternehmen, für die eigenen Wirkstoffe möglichst frühzeitig ausreichenden Patentschutz zu erwirken. Die Auswahl zwischen Stoffschutz, Verfahrensschutz, Anwendungspatenten oder ihrer Kombination wird dabei bestimmt

1. vom Stande der Technik
2. von der Konkurrenzsituation
3. von der Patentgesetzgebung in denjenigen Ländern, in denen das zukünftige Produkt vertrieben werden soll

Trotz umfangreicher Recherchen in großen Datenspeichern kann sich im Verlauf einer Entwicklung zeigen, daß an anderen Stellen gleiche oder ähnliche Projekte mit früherem Patentschutz bearbeitet werden. Dieses nicht zu unterschätzende Risiko kann auch noch in weit fortgeschrittenem Stadium die eigene wirtschaftliche Nutzung der Entwicklung in Frage stellen.

2.4.1.5 Rangfolge der Auswahlkriterien

Bei genauer Betrachtung aller Auswahlkriterien wird deutlich, daß ihnen keine Rangfolge zugeordnet werden kann, die für alle Entwicklungssubstanzen gleichermaßen gilt. Das Ausmaß des zu erwartenden therapeutischen Fortschritts zusammen mit der Gewährung geeigneter Schutzrechte zur ausreichenden wirtschaftlichen Nutzung wird jedoch in aller Regel für die Aufnahme der Entwicklung eines neuen Wirkstoffes zum Arzneimittel ausschlaggebend sein.

2.4.2 Voraussetzungen für die Anwendung eines neuen Wirkstoffes am Menschen

Es liegt auf der Hand, daß die Erprobung eines neuen Wirkstoffes am Menschen nicht zu verantworten ist, solange lediglich die Ergebnisse einiger pharmakologischer oder mikrobiologischer Tierversuche vorliegen und nur die Werte akuter Toxizitäten an ein oder zwei Tierarten bekannt sind. Der Auswahl des zu entwickelnden Wirkstoffes aus dem von der Forschung bereitgestellten Angebot folgt deshalb eine Phase vertiefter Untersuchungen, während der die mit

Pharmasynthese	Biochemie
Pharmakologie	Galenik
Toxikologie	Analytik

befaßten Forschungseinheiten experimentell abklären, ob für die ausgewählten Substanzen die notwendigen Voraussetzungen für eine Erstanwendung am Menschen erbracht werden können. Ziel dieser Untersuchungen ist es, soviel Sicherheit zu gewinnen, daß der neue Wirkstoff im ersten Schritt der Phase I der klinischen Prüfung (s. S. 159) zunächst an einer kleinen Zahl gesunder Probanden auf Verträglichkeit getestet werden kann. Ergeben sich keine Beanstandungen, wird die Phase I (klinische Pharmakologie) der klinischen Prüfung fortgesetzt. Gleichlaufend und auch noch später während den Phasen II (s. S. 160) und III (s. S. 162) der klinischen Prüfung sind weitere pharmakologische, biochemische, toxikologische, chemische und galenische Untersuchungen erforderlich, um

1. zu prüfen, ob die Voraussetzungen für mehrfache Applikation oder längerfristige Anwendung am Menschen gegeben sind
2. vertiefte Erkenntnisse über die Pharmakodynamik und Pharmakokinetik zu gewinnen
3. die endgültigen pharmazeutischen Anwendungsformen galenisch zu entwickeln und ihre Stabilität sowie die Bioverfügbarkeit des Wirkstoffes zu optimieren
4. das Herstellungsverfahren für den Wirkstoff vom Laboransatz über den Technikumsmaßstab bis zur Produktionsreife zu entwickeln

Die Falttafel bei S. 146/147 zeigt alle Aufgaben, die in der Regel von den einzelnen Forschungseinheiten während der präklinischen Entwicklung eines Wirkstoffes zum Arzneimittel zu bearbeiten sind. Ihr zeitliches Neben- und Nacheinander wird durch Entscheidungen gelenkt, für die als Entscheidungshilfe die Resultate vorgegebener Einzeluntersuchungen rechtzeitig bereitgestellt werden müssen.

Um die Mittel für Forschung und Entwicklung *rationell* einzusetzen, wird einerseits so geplant, daß im Zuge eines Projektes innerhalb der einzelnen Entwicklungsabschnitte (Auswahl der Entwicklungssubstanz, Präklinik I und Präklinik II) Untersuchungen nur in dem Umfang durchgeführt werden, der für die nächste Entscheidung gerade erforderlich ist. Andererseits zwingt aber das ungünstige Verhältnis zwischen Entwicklungszeit und Restlaufzeit des Patentschutzes (s. S. 143) zu Kompromissen, insbesondere bei den Langzeittoxizitäten (s. S. 146). Dort wird häufig mit einer 13-Wochen-Toxizität begonnen, obwohl für eine einmalige oder wiederholte einmalige Anwendung am Menschen in der Regel eine Vierwochen-Toxizität an zwei Tierarten ausreichen würde. Dieses Vorgehen spart Zeit, weil die Toxizitätsprüfung nicht erneut angesetzt werden muß, wenn die Substanzentwicklung über die einmalige Anwendung am Menschen hinausgeht. Vor allem ist damit aber auch der unmittelbare Übergang von der klinischen Pharmakologie zur klinischen Erprobung möglich und die wünschenswerte Kontinuität der Entwicklung gewährleistet.

2.4.2.1 Substanzproduktion

Die Entwicklung eines Arzneimittels zieht sich über Jahre hin. Der *Substanzbedarf* für die einzelnen Prüfungen ist am Anfang nicht absehbar, so daß in mehr oder minder großen Zeitabständen mehrere absolut gleichwertige Substanz-Chargen bereitzustellen sind. Diese müssen einem analytischen Standard entsprechen, damit vermieden wird, daß sich mit wechselndem Gehalt an Haupt- und Nebenprodukten in den verschiedenen Herstellungsansätzen die therapeutische Aktivität der Entwicklungssubstanz ändert oder unerwünschte Nebenwirkungen auftreten.
Es ist in der Regel nicht Aufgabe des forschenden Pharma-Synthetikers, die Verfahren zur Herstellung seiner Substanzen zu optimieren. Er liefert lediglich eine *Synthesevorschrift* im Labormaßstab an diejenigen Stellen, die sich dann mit der Bereitstellung größerer Substanzmengen für die Prüfungsphase und mit der *Verfahrensoptimierung* zu befassen haben.
Aus Gründen der Zeitersparnis werden für die Herstellung größerer Erstmengen vielfach noch komplizierte Laborverfahren ohne Überarbeitung eingesetzt, da die meisten potentiellen Arzneistoffe in den frühen Entwicklungsphasen scheitern. Die zeitlich aufwendige, häufig schwierige und teuere Ausarbeitung einfacher und rentabler Synthesewege wird in der Regel erst dann in Angriff genommen, wenn mehr Sicherheit darüber besteht, daß ein Entwicklungsprodukt die Erwartungen mit hoher Wahrscheinlichkeit erfüllen wird. Mit der Umsetzung der Technikum-Synthese in den *Produktionsmaßstab* wird deshalb in der Regel erst während der Phasen II oder III der klinischen Prüfung begonnen. Das endgültige Herstellungsverfahren muß spätestens für die Registrierungsunterlagen bereitgestellt werden.
Dieses endgültige Verfahren soll technisch einwandfrei und gut reproduzierbar sein. Die in der Fertigware zwangs-

läufig enthaltenen und nicht mehr abtrennbaren Nebenprodukte müssen bekannt sein, ihr Anteil darf im einzelnen nur in sehr geringen Grenzen schwanken. Daneben soll das Verfahren noch einige andere Bedingungen erfüllen, die nicht die Qualität des Endproduktes betreffen. Im besonderen soll gewährleistet sein, daß die Risiken der einzelnen Verfahrensschritte gering sind, und zwar sowohl hinsichtlich der möglichen Unfallgefahr als auch im Hinblick auf die Belastung der Umwelt. Hochtoxische Ausgangsmaterialien, Zwischenstufen oder Nebenprodukte sollten, wo immer es möglich ist, vermieden werden. Zur Erfüllung dieser Forderungen müssen auch Umwege im Herstellungsverfahren in Kauf genommen werden. Für das *endgültige Verfahren* müssen auch die physiologischen Wirkungen der Vor- und Zwischenprodukte abgeklärt sein, damit die mit der Herstellung Beschäftigten vor schädlichen Einwirkungen durch die im Verlauf des Verfahrens auftretenden Stoffe mit geeigneten Maßnahmen geschützt werden können.

2.4.2.2 Pharmakologie

2.4.2.2.1 Vertiefte Pharmakologie

Nach dem Screening und der Auswahl einer Entwicklungssubstanz ist es Aufgabe der Pharmakologie, durch erweiterte Prüfungen das Wirkungsbild der Verbindung an verschiedenen Organen und Tierarten näher zu definieren. Diese vertiefte Pharmakologie (s. S. 99) umfaßt außerordentlich aufwendige Untersuchungen, die aber notwendig sind, um nach Möglichkeit alle Störfaktoren, die sich bei Tierversuchen ergeben können, auszuschalten. Alle Prüfungsergebnisse zusammen ergeben ein Wirkungsspektrum, bei dessen Vergleich mit den Wirkungsspektren bekannter Pharmaka die Vor- oder Nachteile des neuen Arzneimittels im Hinblick auf die Medizinische Zielsetzung erkennbar werden.

2.4.2.2.2 Pharmakologisches Exposé

Die Erstanwendung eines neuen Wirkstoffes am Menschen setzt eine zusammengefaßte Beschreibung aller Untersuchungen voraus, mit denen die erwünschte Aktivität und die Nebenwirkungen des potentiellen Arzneistoffes am Tier gefunden wurden und die zum Vorschlag seiner Prüfung am Menschen in einer bestimmten Indikation geführt haben. Mit Hilfe eines derartigen Exposés kann der prüfende Mediziner

1. das Risiko der Erstanwendung am Menschen abschätzen
2. alle zu diesem Zeitpunkt bekannten pharmakologischen Beobachtungen zur Überprüfung ihrer Übertragbarkeit auf den Menschen heranziehen
3. das am Tier gefundene Verhältnis der Vorteile zu den Risiken bei der Dosisfindung berücksichtigen

Das Exposé für eine Einzelsubstanz hat gewöhnlich zwei Teile. Der erste Abschnitt beschreibt die *pharmakologische Hauptwirkung*, die zur Auswahl der Substanz und zur Empfehlung ihrer Erprobung bei einer bestimmten Indikation geführt hat. Diese Hauptwirkung muß in zahlreichen Versuchen unter breiter Veränderung der experimentellen Bedingungen und für große Dosisbereiche nachgewiesen werden. Die quantifizierten Ergebnisse (Dosis/Wirkungskurven, Halbwertszeiten, ED_{50} usw.) müssen statistisch gesichert und literaturbekannte bzw. eingeführte Wirkstoffe sollen für Vergleichsuntersuchungen herangezogen sein. Der Nachweis mehr oder minder großer Übereinstimmungen mit erprobten Substanzen soll es ermöglichen, die Vor- und Nachteile des Entwicklungsproduktes gegenüber eingeführten Substanzen sowie den Grad seiner Originalität abzuschätzen.

Vom zweiten Teil des Exposés werden zusätzlich die *allgemeinen pharmakologischen Eigenschaften* erfaßt. Dabei wird insbesondere auf die Beschreibung der möglicherweise unerwünschten Sekundär-Effekte eingegangen. Die Einwirkungen der Prüfsubstanz auf alle „großen Systeme" des Organismus, das zentrale Nervensystem, das cardiovasculäre System, das vegetative Nervensystem, die Nierenfunktion, das respiratorische System und das digestive System, sind zu beschreiben. Kinetische Betrachtungen der pharmakologischen Wirkungen nach einmaliger oder mehrmaliger Gabe sind wünschenswert. Es soll auch gezeigt werden, ob sich Wirkungsart und -stärke nach mehrmaliger Verabfolgung der gleichen Dosis ändern. Der theoretisch mögliche Umfang der hier nur kurz skizzierten Untersuchungsprogramme läßt erkennen, daß eine vollständige pharmakologische Studie in einem realistischen Zeitraum vermutlich überhaupt nicht erstellt werden kann. Außerdem wird es bei aller Genauigkeit und Breite der Tierversuche immer wieder zu überraschenden Ergebnissen bei der Erprobung am Menschen kommen, sowohl hinsichtlich der Hauptwirkung als auch im Hinblick auf die Nebeneffekte. Das mag auch der Grund dafür sein, daß die behördlichen Anforderungen an die Registrierungsunterlagen aus der Pharmakologie weit weniger präzisiert sind[85], als es z.B. für die Dokumente der toxikologischen oder pharmakokinetischen Untersuchungen der Fall ist. Das pharmakologische Exposé wird immer ein Kompromiß zwischen idealer Vollständigkeit und den für die Medizinische Zielsetzung und die untersuchte Substanzklasse notwendigen Untersuchungen sein. Es muß aber sicher nachweisen, daß es für den neuen Arzneistoff ein annehmbares Verhältnis der Vorteile zu den Risiken gibt, und daß er anderen Produkten überlegen ist. Der formale Nachweis der therapeutischen Wirkung muß erbracht werden, und es muß erkennbar sein, daß die am Tier gefundene Wirkdosis dort auch keine unerwünschten Nebenwirkungen hervorgerufen hat.

Abweichungen von den oben genannten Anforderungen an die pharmakologische Beschreibung einer Entwicklungssubstanz ergeben sich bei Kombinationspräparaten und Substanzen für die topische Anwendung.

Für eine *Kombination* soll nachgewiesen werden[85], daß sie

1. entweder wirksamer ist als die Einzelprodukte
2. und/oder neue Eigenschaften hat, die bei den Einzelsubstanzen nicht beobachtet werden können
3. und/oder die Sicherheit bei der Anwendung mindestens eines der beteiligten Wirkstoffe vergrößert
4. und/oder die Suchtgefahr eines unentbehrlichen Wirkstoffes verringert

Enthält die Kombination Arzneistoffe, die bis dahin

nicht therapeutisch verwendet wurden, muß außerdem mit jeder dieser Substanzen eine normale *Einzelsubstanz-Studie* durchgeführt werden.

Bei Arzneistoffen, die topisch angewendet werden sollen, muß die Wirksamkeit, Verträglichkeit und Nebenwirkungsfreiheit am Ort der Anwendung bestätigt werden. Eingehende Versuche zur Resorption und zur Erkennung einer möglicherweise daraus resultierenden systemischen Wirkung sind ebenfalls erforderlich. Da keine Tierhaut der menschlichen Epidermis entspricht, ergeben sich hier besondere Probleme bezüglich der Übertragbarkeit der Ergebnisse aus Tierversuchen auf den Menschen.

Die pharmakologischen Untersuchungen sollen es ermöglichen, die Wirkungsrichtung einer neuen Substanz zu bestimmen, eine Anfangsdosis für die Wirkungsprüfung am Menschen zu empfehlen und die aus den Tierversuchen zu erwartenden Nebenwirkungen zu erkennen. Trotz aller Exaktheit, mit der die Experimente durchgeführt werden, sollten die Ergebnisse insgesamt nicht überbewertet werden. Denn das Wirkungsprofil und die therapeutischen Vorteile eines neuen Arzneimittels können selbstverständlich erst nach seiner Prüfung am Menschen exakt definiert werden.

Mit einem vorläufigen pharmakologischen Exposé für die Entscheidung zur *Aufnahme der Präklinik II* (s. Falttafel bei S. 146/147) wird ein Entwicklungsstadium abgeschlossen, das in der Regel durch Kurzzeitversuche gekennzeichnet ist. Langzeitversuche können das Wirkungsbild abwandeln und beim Übergang auf weitere Tierspezies, deren Metabolitenmuster demjenigen des Menschen besser entspricht als das der anfangs herangezogenen Arten, können sich außerdem die Verhältnisse von Haupt- zu Nebenwirkungen ändern. Deshalb begleiten pharmakologische Untersuchungen alle Entwicklungsabschnitte einer Substanz.

Das endgültige pharmakologische Exposé wird erst am Ende der klinischen Prüfungen für die Registrierungsunterlagen erstellt.

2.4.2.3 Toxikologie und Experimentelle Pathologie

Wir können nicht erwarten, daß wirksame Arzneistoffe völlig frei von Nebenwirkungen sind. Infolgedessen sollen toxikologische Untersuchungen nicht etwa die Harmlosigkeit eines Wirkstoffes demonstrieren. Sie sollen vielmehr seine Risiken aufzeigen, damit diese überschaubar und gegebenenfalls beherrschbar werden.

Die toxikologischen Studien müssen klären, ob eine pharmakodynamisch wirksame Dosis eines Wirkstoffes oder einer Wirkstoffkombination bei Daueranwendung ohne Schaden vertragen wird und wie weit diese Dosis bis zum Auftreten erster Schäden gesteigert werden kann. Sie sollen auch gewährleisten, daß die neuen Wirkstoffe im therapeutischen Dosis-Bereich frei von gefährlichen Nebenwirkungen sind, die keine Beziehung zum therapeutischen Effekt haben.

Auch die Erarbeitung des toxikologischen Profils[86] eines neuen Wirkstoffes läuft dem Fortgang seiner Entwicklung parallel (s. Falttafel bei S. 146/147). Zu diesem Profil, dessen Art und Umfang besondere Richtlinien[87-91] regulieren, gehören

die akute Toxizität
die subakute Toxizität
die Langzeittoxizität
die Reproduktionstoxizität

und, wenn die chemische Struktur oder das biologische Profil den Verdacht auf Mutagenität oder Cancerogenese begründen

die Prüfung auf mutagene Wirkung
die Prüfung auf cancerogene Wirkung

2.4.2.3.1 Akute Toxizität

Die toxikologischen Untersuchungen beginnen mit der akuten Toxizität an *mehreren Tierspezies* (mindestens 2 Nager und 1 Nichtnager). Während einer *Beobachtungszeit* von 14 Tagen sollen dabei statistisch gesicherte Bereiche der LD_{50} für eine einzige oder für einige in kurzen Abständen verabreichte Dosen bestimmt werden. Dabei wird der Einfluß des Wirkstoffes auf wichtige Funktionen wie Fortbewegung, Verhalten und Atmung beobachtet und insbesondere die Entstehung von Symptomen, wie z.B. Krämpfen oder Erbrechen. Aus solchen Anzeichen lassen sich Hinweise über die Todesursache gewinnen. Zusätzliche Obduktion und histologische Untersuchungen können weitere Informationen liefern. Die Applikation auf verschiedenen Wegen liefert darüber hinaus Aufschlüsse über den Verlauf und den Grad der Resorption.

2.4.2.3.2 Langzeittoxizitäten

Die Langzeittoxizitäten sollen Informationen über die potentielle Toxizität einer Entwicklungssubstanz bei längerer Anwendung liefern. Der *therapeutische Grenzbereich* bei den getesteten Spezies ist zu ermitteln. Ferner soll erkannt werden, welche Organe betroffen sind und ob bei der Langzeitanwendung reversible oder irreversible Schäden auftreten. Geprüft wird in der Regel an *zwei Tierarten*, einem Nager und einem Nichtnager. Liegen aus pharmakologischen oder biochemischen Untersuchungen Anhaltspunkte dafür vor, daß bei bestimmten Spezies mit hoher Wahrscheinlichkeit eine der menschlichen ähnlichen Reaktion auf die Prüfsubstanz zu erwarten ist, so sind diese Tierarten zu wählen. In der Regel wird mit drei Dosisbereichen geprüft, die aus den pharmakologischen und toxikologischen Aktivitäten der Testsubstanz abgeleitet werden sollen. Bei der höchsten Dosis sollen toxische Wirkungen zu beobachten sein (z.B. hämatologische, biochemische oder anatomische Veränderungen), die Mehrzahl der Versuchstiere soll jedoch überleben. Die Minimaldosis soll derjenigen Dosis nahekommen, die bei der gewählten Tierart den gewünschten therapeutischen Effekt ohne nachteilige Nebenwirkungen hervorruft.

Die Dauer der Langzeittoxizität richtet sich nach der Dauer der beabsichtigten Therapie. In Tab. 29 sind die in den FDA-Papers von Mai 1968[92] geforderten Fristen zusammengestellt. Diese Normen sollten jedoch nicht kritiklos und formal übernommen, sondern vielmehr als Entscheidungshilfen betrachtet werden[93]. Während der Dauer einer Langzeittoxikologie werden die Tierkollektive auf Veränderungen der äußeren Erscheinung und des

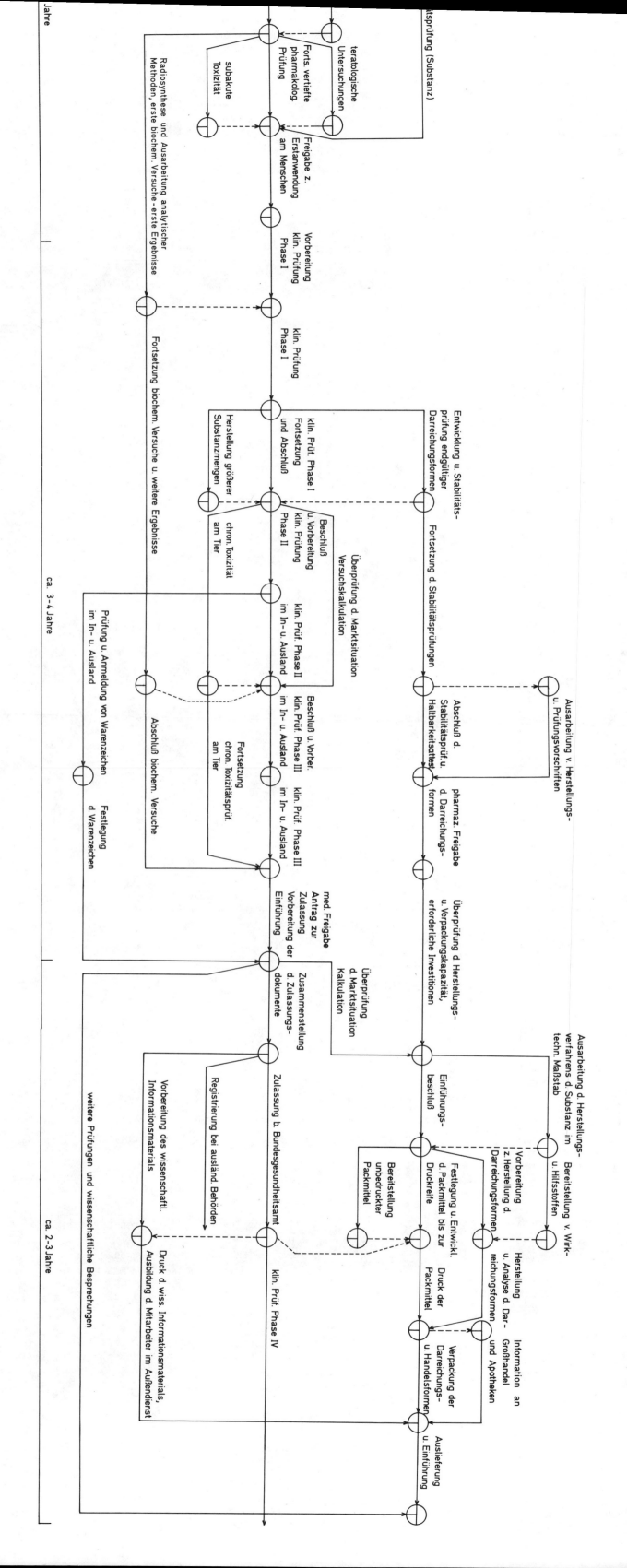

Tab. 29: Synopsis der Dauer toxikologischer Langzeitversuche am Tier in USA (nach Kleinsorge[93])

Applikationsarten bzw. Präparate	Dauer der Behandlung/Mensch	Klinische Erprobung, Phasen	Tierspezies Nager	Tierspezies Nichtnager	Dauer der Behandlung pro Tier
oral oder parenteral	einige Tage	I, II, III, NDA	x	x	2 Wochen
	bis zu 2 Wochen	I	x	x	2 Wochen
		II	x	x	bis zu 4 Wochen
		III, NDA	x	x	bis zu 3 Monaten
	bis zu 3 Monaten	I, II	x	x	4 Wochen
		III	x	x	3 Monate
		NDA	x	x	bis zu 6 Monaten
	6 Monate bis unbegrenzt	I, II	x	x	3 Monate
		III	x	x	6 Monate oder länger
		NDA	x	x	12 Monate Nichtnager, 18 Monate Nager
Kombinationspräparate		I			
		II, III, NDA	x	x	bis zu 3 Monaten
Kontrazeptiva Östrogene Progesteron	bis zu 10 Tagen	I	Ratten	Hunde, Affen	90 Tage
	50 Patienten 3 Menstruationszyklen	II	Ratten	Hunde, Affen	1 Jahr
		III	Ratten	Hunde, Affen	2 Jahre, Beginn einer 7-Jahres-Studie Hund und 10-Jahres-Studie Affe
		NDA			Keine weitere Prüfung. Bericht über gegenwärtigen Stand des Hunde- und Affenversuches

Verhaltens beobachtet. Ferner sind Futter- und Wasserverbrauch sowie die Gewichtsveränderungen während des ganzen Versuches laufend zu protokollieren. Hämatologie, klinische Chemie und Harnanalyse sind regelmäßig durchzuführen. Die Gewebe aller eingegangenen und getöteten Tiere sind auf pathologische Veränderungen zu untersuchen. Die Bestimmung der Organgewichte ist zur Feststellung endokriner Wirkungen der Prüfsubstanz nützlich. Histopathologische Untersuchungen vervollständigen die toxikologischen Studien. Alle ungeklärten Beobachtungen sollten weiterverfolgt werden. Hierbei können elektronenmikroskopische, molekularbiologische, histochemische oder autoradiographische Verfahren von Nutzen sein. Alle zahlenmäßig erfaßbaren Ergebnisse der Langzeittoxizitäten sind statistisch zu sichern.

Im Verlauf der Entwicklung eines neuen Arzneistoffes werden in der Regel Langzeittoxizitäten zunächst in dem Umfang durchgeführt, der eine Erstanwendung am Menschen im Rahmen der Verträglichkeits- und ersten Prüfung auf Wirksamkeit gestattet. Während dieser ersten Humanprüfung werden auch biochemische Studien durchgeführt, die Aussagen zur Pharmakokinetik und zum Metabolismus des potentiellen Arzneistoffes am Menschen erlauben. Mit ihrer Hilfe ist es möglich, für weitere Langzeitstudien, die in aller Regel parallel mit den Phasen II und III der klinischen Prüfungen durchgeführt werden, eine Tierart auszuwählen, bei der Metabolismus und Pharmakokinetik der Prüfsubstanz den Verhältnissen beim Menschen am ähnlichsten sind.

2.4.2.3.3 Reproduktionstoxikologie[89b]

Die Reproduktionstoxikologie soll die Effekte der Entwicklungssubstanz auf Muttertier und Keim in Betracht ziehen. Außerdem ist zu beachten, daß die beobachteten Effekte nicht nur von der Substanz und der Dosis abhängig sind, sondern auch vom Zeitpunkt der Applikation während der Gravidität. Es wird in 3 Segmenten geprüft:

Segment I Prüfung auf männliche und weibliche Fertilität durch Prüfung der Keimzell-Entwicklung, der Blastogenese und der Implantation. Mit der Substanzapplikation wird bereits vor der Verpaarung begonnen. Sie wird über die Implantation hinaus bis zum Ende des ersten Trimesters fortgeführt. Ein Teil der Muttertiere wird ungefähr in der Mitte der Gravidität getötet und untersucht. Die Nachkommenschaft (F1) der übrigen wird aufgezogen, auf Verhaltensänderungen untersucht und erneut verpaart. Die resultierenden Nachkommen (F2) werden 3 Wochen nach der Geburt getötet und untersucht

Segment II Prüfung der Teratogenität im engeren Sinne, d.h. Prüfung der Wirkung der Substanzapplikation auf die Embryogenese = Keimentwicklung. Die Substanzapplikation beginnt mit der Implantation und wird während der gesamten Keimentwicklung bis zur Ausbildung der Körpergrundgestalt fortgeführt. Die Muttertiere werden wenige Tage vor der Geburt getötet und die Keime untersucht

Segment III Prüfung der peri- und postnatalen Toxizität. Es wird die Reifung der Keime im Uterus und während der Laktationsperiode untersucht. Die Applikation beginnt nach Ausbildung der Körpergrundgestalt und wird während der gesamten Laktationsperiode fortgeführt. Die Jungtiere (F1) werden normal geworfen, ein Teil wird am Ende der Laktationsperiode getötet und untersucht. Die übrigen werden aufgezogen, auf Verhaltensänderungen geprüft und erneut verpaart. Die resultierenden Nachkommen (F2) werden 3 Wochen nach der Geburt getötet und untersucht

2.4.2.3.4 Prüfung auf mutagene Wirkung[90]

Die Mutagenese ist ein Veränderung des genetischen Materials. Sie kann Chromosomen oder Gene betreffen und sowohl in Körperzellen als auch in Keimzellen auftreten. Zu den potentiell mutagenen Substanzen gehören nicht nur die Medikamente, sondern unsere gesamte „chemische Umwelt". Zur Prüfung auf mutagene Wirkung reichen einfache Teste an Mikroorganismen und Blutzellen nicht aus, weil deren Aussagekraft problematisch ist[94a, 94b]. Sie werden aber ausgewertet, weil es bis heute noch keine besseren Methoden gibt. Darüber hinaus sind Untersuchungen auf Chromosomen-Anomalien und dominante Letalgene erforderlich.

2.4.2.3.5 Prüfung auf cancerogene Wirkung[91]

Mögliche cancerogene Eigenschaften einer Substanz lassen sich nur in mehrjährigen Versuchen ermitteln. Diese werden immer dann eingeleitet, wenn es nach der für alle Arzneimittel unerläßlichen Beurteilung des cancerogenen Risikos für den Menschen erforderlich ist. Bei diesen Prüfungen ist zu berücksichtigen, daß bei allen Tieren ebenso wie auch beim Menschen im hohen Lebensalter Spontantumoren entstehen können, deren Art und Häufigkeit von Spezies zu Spezies und darüber hinaus von Tierstamm zu Tierstamm variieren.

2.4.2.3.6 Übertragbarkeit der Tiertoxikologie auf den Menschen

Ebenso wie die Wirkungsprüfungen geben auch die toxikologischen Untersuchungen am Tier in der Regel Hinweise für das wirkliche Geschehen am Menschen. Tab. 30 zeigt den heutigen Stand der Vorhersehbarkeit von Nebenwirkungen beim Menschen aus den Ergebnissen von Tierversuchen[95]. Toxikologische Befunde beenden sehr oft die Weiterentwicklung fortschrittlich erscheinender Wirkstoffe. Infolge der Unsicherheit bei der Übertragbarkeit toxikologischer Befunde ist jedoch in diesem Stadium der Entwicklung das Risiko besonders groß, daß jahrelanger Forschungsaufwand durch Fehlurteile, die im berechtigten Sicherheitsbedürfnis begründet sind, zunichte gemacht wird.

Tab. 30: Vorhersehbarkeit von Nebenwirkungen beim Menschen aus Tierversuchen (nach Henschler[95])

Nebenwirkungen	Häufigkeit	Vorhersehbar aus Tierversuchen
1. Primär-toxische Reaktionen		
a) Hauptwirkung verstärkt		
verminderte Exkretion	+	sicher
genetisch bedingter Enzymmangel	+	selten
Enzymhemmung d. andere Pharmaka	++	wahrscheinlich
Konkurrenz am Enzym	+	wahrscheinlich
Konkurrenz um Proteinbindung	++	sicher
b) Neue Nebenwirkungen		
durch Muttersubstanz	++	meist
durch Metaboliten	+	selten
2. Sekundär-toxische Reaktionen	++	meist
3. Immunologische bzw. allergische Reaktionen	+++	nur ausnahmsweise (z.B. Hautsensibil.)
4. Sucht, Gewöhnung	++	z. Teil
5. Cancerogene Wirkung	(+)	unsicher
6. Teratogene Wirkung	(+)	selten
7. Mutagene Wirkung	?	sehr unsicher

2.4.2.4 Biochemie

Im Zuge der Entwicklung eines Arzneimittels ist nicht nur sein Einfluß auf den Organismus im Sinne kurativer und toxischer Effekte zu untersuchen. Für die Beurteilung seiner Brauchbarkeit als Heilmittel sind auch Kenntnisse über sein Verhalten während der Passage durch den Organismus wichtig. Einerseits unterliegt der Wirkstoff dabei in Abhängigkeit von der Zeit substanz- und artspezifischen Resorptions- und Verteilungsphänomenen, denen die natürliche Entgiftung und Ausscheidung parallel läuft oder folgt. Andererseits können auch Stoffwechselmechanismen, die der Aufrechterhaltung normaler Lebensfunktionen dienen, vom Wirkstoff selbst oder von seinen Metaboliten gestört werden. Beide Vorgänge, sowohl die Einwirkung des Organismus auf den Arzneistoff als auch der Einfluß des Wirkstoffes auf den intermediären Stoffwechsel werden mit biochemischen Methoden untersucht (s. S. 39).

2.4.2.4.1 Pharmakokinetik

Zur Bestimmung von

$$\left.\begin{array}{l}\text{Absorption}\\\text{Distribution}\\\text{Metabolismus}\\\text{Exkretion}\end{array}\right\} = \text{ADME}$$

eines neuen Wirkstoffes im Organismus bedarf es der quantitativen Analyse der Ausgangssubstanz und ihrer Metaboliten über die Zeit in den verschiedenen Körperkompartimenten. Die mathematische Berechnung aller Konzentrationsverläufe führt dann zur exakten Beschreibung der Pharmakokinetik[96,97]. Diese kann ihrerseits unter anderem Aufschlüsse über die Beziehungen zwischen Blut- bzw. Gewebsspiegeln und klinischer Wirkung geben oder Hinweise für die Optimierung von galenischen Zubereitungsformen im Hinblick auf die Bioverfügbarkeit (vgl. S. 158) der darin verarbeiteten Arzneistoffe (s. S. 152).

ADME-Untersuchungen einer Substanz an verschiedenen Tierarten und am Menschen sind außerdem noch erforderlich, um eine Tierspezies herauszufinden, bei der Metabolismus und Pharmakokinetik des neuen Arzneistoffes den Befunden am Menschen möglichst ähnlich sind. Diese Spezies wird sich am besten für Langzeittoxizitäten eignen.

Die ADME für einen neuen Wirkstoff beginnt mit Tierexperimenten bereits vor der Erstanwendung am Menschen (s. Falttafel bei S. 146/147). Die Klärung spezieller Fragestellungen kann aber noch während der gesamten Entwicklungszeit notwendig sein. In der Regel werden die ADME-Untersuchungen nach folgendem Plan durchgeführt:

1. Ausarbeitung einer Radiosynthese-Vorschrift und Herstellung von radioaktiv markiertem Wirkstoff
2. Ausarbeitung von chemischen bzw. biologischen Nachweismethoden für die (nicht-radioaktive) Muttersubstanz in biologischen Proben.

Untersuchungen mit radioaktiv markierten Wirkstoffen sind in aller Regel auf Tierversuche beschränkt. Die Ausarbeitung anderer Bestimmungsmethoden, deren Empfindlichkeit derjenigen des Nachweises radioaktiv markierter Substanz nahekommen kann, ist daher ein notwendiger Schritt auf dem Wege zur Aufklärung von Pharmakokinetik und Metabolismus einer Entwicklungssubstanz. Die Ausarbeitung solcher Methoden kann schwierig und langwierig sein. Sie muß daher frühzeitig begonnen werden.

3. Grundpharmakokinetik an der Ratte. Hierzu gehören

Blutspiegel	Metabolitenmuster in Plasma und Urin (evtl. Kot)
Gewebespiegel	
Ausscheidungsbilanzen	
Galle-Elimination und enterohepatischer Kreislauf	Ganztierautoradiographie (evtl. Placentabarriere)

Es werden Kurven der Gesamtradioaktivität in Blut, Urin und Kot erstellt, die Auskunft über Halbwertszeiten geben können. Durch Trennung der Aktivität (z.B. durch Dünnschicht-Chromatographie) erhält man Metabolitenmuster, die aber noch nicht in allen Teilen zugeordnet werden können

4. Pharmakokinetischer Vergleich bei subakut vorbehandelten und unbehandelten Tieren, z.B. Ratte, Hund, Affe, gekoppelt mit der subakuten Toxizität
5. Speziesvergleich bei anderen Tierspezies (außer Ratte), z.B. Kaninchen, Hund, Affe etc. Dazu gehören

Blut- und Plasmaspiegel	Metabolitenmuster in Plasma und Urin (evtl. Kot)
Ausscheidungsbilanzen	
Galle-Elimination (Kaninchen)	

6. Humanpharmakokinetik bei Gesunden mit

Blut- und Plasmaspiegel	Metabolitenmuster in Plasma und Urin (evtl. Stuhl)
Ausscheidungsbilanzen	

7. Strukturaufklärung der Hauptmetaboliten (unabhängig von der Spezies). Hauptmetaboliten haben mindestens etwa 5% Anteil am Metabolitenmuster
8. Pharmakokinetik spezieller Fragestellungen, z.B.

Bioverfügbarkeit galenischer Formulierungen
Humanpharmakokinetik bei Patienten
Drug-Interaction, z.B. bei Kombinationen
Multiple Applikation beim Menschen
Enzyminduktion bei multipler Applikation
Serviceuntersuchungen für interne Stellen, Kliniken etc.

Mit fortschreitender Entwicklung eines neuen Arzneistoffes (vgl. Falttafel bei S. 146/147) werden auch die biochemischen Versuche immer aufwendiger und die Beschlüsse zur Durchführung einzelner ADME-Stufen orientieren sich zunehmend auch an den aktuellen Chancen der einzelnen Entwicklung.

2.4.2.5 Beeinflussung des intermediären Stoffwechsels

Viele Fremdstoffe, die einem Organismus zugeführt werden, beeinflussen den intermediären Stoffwechsel (IMS). Kenntnisse über solche Einflüsse können unter Umständen auch Aussagen zum Wirkungsmechanismus eines Pharmakons erlauben. Art und Umfang der IMS-Untersuchungen müssen für jedes Entwicklungsprodukt neu festgelegt werden. Sie orientieren sich am pharmakologischen Profil der Wirksubstanz und an den Ergebnissen der toxikologischen Prüfungen. Infrage kommen unter anderem Bestimmungen von Blutzucker, Insulin und Glucagon, Untersuchung der Gluconeogenese, Katecholamin-Bestimmungen im Gewebe (Herz/Gehirn), Prüfung auf MAO-Hemmung.

2.4.2.6 Galenik

Die Galenik hat als Wissenschaft von der Herstellung der Zubereitungsformen wesentlichen Anteil an der Arzneimittelentwicklung.

Ihr Name geht zurück auf den Leibarzt des Kaisers Marcus Aurelius, Claudius Galenus. Er beschrieb im 2. Jh. n. Chr. die zeitgenössischen medizinischen Kenntnisse und dabei auch das damalige Wissen über die Herstellung von Arzneimitteln. Seit damals gilt die These, daß ein Wirkstoff allein noch kein Heilmittel ist.

Heute muß jede neue Zubereitungsform gut verträglich und stabil sein, eine optimale Freigabecharakteristik haben, der Anwendungsweise gerecht werden und den Wünschen des Verbrauchers entsprechen. Mit den modernen Verfahren der pharmazeutischen Technologie können Arzneimittelformen entwickelt werden, deren Gestaltung auch von äußeren Einflüssen bestimmt sein kann, die vom Verbraucherwunsch bis zur gesetzlichen Vorschrift reichen (Abb. 102, S. 150). Diese Forderungen werden Zug um Zug mit dem Fortschritt der Entwicklung einer Wirksubstanz erfüllt, so daß zum Zeitpunkt ihrer Einführung als Arzneimittel stabile Handelsformen bereitstehen, die eine optimale Aktivitätsentfaltung der Wirkstoffe garantieren und die auch den Wünschen der Verbraucher entsprechen.

Während der *galenischen Entwicklung* fallen zahlreiche *Probleme* an, die nur durch sinnvolles Zusammenfügen der Erkenntnisse aus mehreren Wissenschaftszweigen zu lösen sind. Im wesentlichen werden dabei chemische, physikalische und für die biologische Stabilität auch mikrobiologische Untersuchungsmethoden herangezogen. Mit ihnen bestimmt die Galenik das Verhalten von Gemischen aus Wirk- und Hilfsstoffen

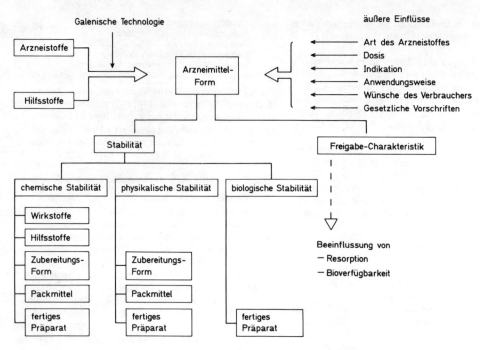

Abb. 102. Anforderungen an die galenische Entwicklung der Zubereitungsformen eines Arzneimittels

1. während der Mischung
2. bei der Weiterverarbeitung bis zur gewünschten Arzneimittelform
3. im fertigen Arzneimittel
4. während der Lagerung als Zwischenprodukt oder Handelsprodukt unter wechselnden klimatischen Bedingungen und in Abhängigkeit von der Zeit

Die Ergebnisse dieser Untersuchungen erlauben Aussagen und Vorhersagen sowohl im Hinblick auf die Stabilität der Zubereitungsformen als auch bezüglich der Freigabe der Wirkstoffe aus ihren Zubereitungen (Freigabecharakteristik) und ihrer Bioverfügbarkeit.

2.4.2.6.1 Stabilität der Zubereitungsformen[98]

Bei Arzneimitteln wird mit Lagerzeiten von 2—5 Jahren gerechnet. Während dieser Frist dürfen sich u.a. Wirkstoffgehalt, physikalische Beschaffenheit, Geschmack und Freigabecharakteristik nur in tolerierbaren Grenzen ändern. Ein neues Arzneimittel kann nur dann eingeführt werden, wenn die chemische, physikalische und biologische Stabilität ausreichend gesichert ist.
In der Regel gelingt es, *Instabilitäten*, die sich während der Entwicklung zeigen, durch geschickte Rezepturänderungen entweder ganz zu beseitigen oder doch bis auf ein tolerables Maß zu vermindern. Wenn ein Entwicklungsprodukt diese Forderung nicht erfüllt und auch mit einer Änderung der Zusammensetzung die Haltbarkeit nicht ausreichend verbessert werden kann, muß das fertige Präparat mit entsprechenden Warnhinweisen bzw. *Haltbarkeitsfristen* gekennzeichnet werden. Die chemische Stabilität eines Wirkstoffes kann durch viele Ursachen gestört werden. Chemische Veränderungen, z.B. durch

Hydrolyse (z.B. Herzglycoside)
Razemisierung (z.B. Hyoscyamin)
Isomerisierung (z.B. Mutterkornalkaloide)
Oxidation (z.B. Adrenalin)
Peroxidation (z.B. Ether u. etherische Öle, ungesättigte Fettsäuren)
Polymerisation (z.B. Formaldehyd)
Reaktion mit Schwermetallen (z.B. Salicylsäure, Phenole)

unterliegen dem Massenwirkungsgesetz und folgen den Prinzipien der Reaktionskinetik. In den Vielstoffgemischen der galenischen Rezepturen sind die Aktivierungsenergien durch katalytische Einflüsse häufig herabgesetzt, so daß Reaktionen der Inhaltsstoffe untereinander erleichtert sind.
Nun ist eine einfache Mischung nur in sehr seltenen Fällen schon ein brauchbares Arzneimittel. Dieses entsteht erst durch die weitere Verarbeitung zur fertigen Form. Dabei werden oft Stadien erhöhter Temperatur durchlaufen (z.B. beim Tablettenpressen oder beim Zusammenschmelzen von Salben), die Ursache für unerwünschte Reaktionen der Wirk- und Hilfsstoffe untereinander sein können. Als weiterer potentieller Reaktionspartner kommt noch das Verpackungsmaterial hinzu. Tuben oder Aerosoldosen können zum Beispiel Schwermetalle abgeben, die unerwünschte chemische Reaktionen katalysieren; Kunststoffe neigen zur Abgabe von Weichmachern, die als niedermolekulare Stoffe auch schon in geringer Konzentration den Wirkstoffgehalt durch chemische Veränderungen herabsetzen können. Das Konzept für eine Rezeptur muß deshalb nicht nur die Stabilität der Wirkstoffe berücksichtigen, sondern auch das Verhalten aller Hilfsstoffe per se und zusätzlich die Eigenschaften der vorgesehenen Packmittel.

Vorhersagen über die Haltbarkeit basieren weitgehend auf Empirie. Erst exakte Stabilitätsuntersuchungen über längere Zeiträume mit Variation der Lagerbedingungen schaffen Klarheit über das tatsächliche Stabilitätsverhalten.
Die *physikalische Stabilität* einer Arzneimittelform bestimmt man z.B. mit Untersuchungen über

die Konstanz der Kristallform
die Abreibfestigkeit und Zerfallsgeschwindigkeit von Tabletten
die Lösegeschwindigkeit von Drageehüllen
die Haltbarkeit von Emulsionen
die Viskosität von Salben
das Schmelzverhalten und die Festigkeit von Suppositorien
die Konstanz des Geschmacks in Aerosoldosen
die Stabilität aller Verpackungselemente

Die physikalischen Eigenschaften beeinflussen sowohl die äußere Form und Haltbarkeit eines Arzneimittels als auch seine Freigabecharakteristik und damit die Bioverfügbarkeit der Wirkstoffe. Sie müssen während der üblichen Lagerzeiten und temperaturunabhängig den Ausgangswerten in engen Grenzen entsprechen.
Viele Stoffe, insbesondere die Hilfsstoffe für galenische Rezepturen, sind ausgezeichnete Nährböden für Bakterien. Deshalb muß während der üblichen Lagerzeiten auch die *biologische Stabilität* von Arzneimitteln gewährleistet sein. *Steril-Präparate* zur parenteralen Anwendung, zum chirurgischen Verbrauch und zur Instillation in den Augenbindehautsack müssen „keimfrei", alle anderen Arzneimittel sollen frei von pathogenen Keimen sein[99,100]. Andernfalls besteht die Gefahr, daß die biologische Stabilität der Arzneimittel schon während der üblichen Lagerzeiten durch Bakterienwachstum gefährdet wird. Um die Forderungen zu erfüllen, sind Steril-Präparate zur parenteralen Anwendung, zum chirurgischen Gebrauch und zur Instillation in den Augenbindehautsack entsprechend den Vorschriften der Pharmakopoe zu sterilisieren. Bei allen anderen Arzneimitteln, die nicht steril sein müssen, ist eine medizinisch vertretbare *Höchst-Keimzahl* festgelegt. Dabei ist zu berücksichtigen, daß Arzneimittel von bestimmten Keimarten, wie zum Beispiel Salmonellen, Shigellen, pathogenen Escherichia-coli-Stämmen, Streptococcus pyogenes, Staphylococcus aureus und Pseudomonas aeruginosa frei sein müssen. In Tab. 31[101] sind die Forderungen im einzelnen zusammengestellt. Während der Produktion der Zubereitungen muß eine sachgerechte Herstellpraxis (Good Manufacturing Practices[100]) dafür sorgen, daß die von der WHO in der „Quality Control of Drugs" festgelegten[102] Limits eingehalten werden[99]. Das ist häufig mit Schwierigkeiten verbunden, weil die üblichen Konservierungsmethoden, wie Zusatz von Konservierungsmitteln, Bestrahlung mit UV-Licht oder Erhitzen, nicht universell anwendbar sind. Konservierung durch geeignete Zusätze ist zwar möglich, häufig aber nicht einfach. Schon die Festlegung der optimalen Konzentration der Konservierungsmittel ist nicht immer leicht, weil die Beifügung eines solchen weiteren Hilfsstoffes zur Rezeptur neue Stabilitäts- und Verträglichkeitsprobleme auszulösen vermag. Bestrahlungen mit UV-Licht oder Erhitzen zur Keimabtötung können unerwünschte Reaktionen der Wirkstoffe einleiten.

Tab. 31: Übersicht über die Arzneizubereitungen entsprechend den mikrobiologischen Reinheitsanforderungen[101]

Kategorie	Produkte	Anforderungen
1	Injektionspräparate	Sterilität nach den Bedingungen der Pharmakopoe
2	Ophthalmika und Arzneizubereitungen, bestimmt zur Anwendung in normalerweise keimfreien Körperhöhlen, sowie bei Verbrennungen und schweren Ulzera	Abwesenheit von vermehrungsfähigen Keimen in 1 g oder 1 ml
3	Arzneizubereitungen zur lokalen Anwendung, z.B. für die verletzte Haut, für die Nase, für Rachen, Ohr usw. (Arzneimittel mit erhöhtem Risiko)	Limits: 10^2 Keime/g oder ml, darunter keine Enterobacteriaceae, kein Pseudomonas aeruginosa, kein Staphylococcus aureus
4	Andere Arzneizubereitungen	Limits für Bakterien: 10^3 Bakterien/g oder ml, Abwesenheit von Enterobacteriaceae in 1 g oder 1 ml, Abwesenheit von Pseudomonas aeruginosa in 1 g oder 1 ml, Abwesenheit von Staphylococcus aureus in 1 g oder 1 ml Limits für Schimmelpilze und Hefen: 10^2 Keime/g oder ml

Zur Vermeidung von Kontaminationen ist es daher am sichersten, bereits bei der Herstellung vorbeugend für Keimfreiheit zu sorgen. Hieraus ergeben sich für die Gewährleistung *mikrobiologischer Arzneimittelsicherheit* u.a. folgende *Regeln:*

1. alle Ausgangsmaterialien und Geräte zur Herstellung einer Arznei müssen so keimarm wie möglich sein
2. alle Arbeiten müssen ohne zeitliche Unterbrechung vom Ansatz bis zur endgültigen Verpackung durchgeführt werden
3. jede mikrobielle Kontamination während des Herstellungsprozesses ist peinlichst zu vermeiden
4. sämtliche Zwischenstufen der Arzneizubereitung, die Sterilisierung und das Endprodukt sowie Gerät, Räume und Personal sind in unregelmäßigen Abständen immer wieder auf mikrobielle Verunreinigungen zu überprüfen

2.4.2.6.2 Freigabecharakteristik

Zwei identische Rezepturen verschiedener Hersteller, für die exakte Dosierung, analytische Reinheit und ausreichende Stabilität garantiert werden, können dennoch in der Wirksamkeit erheblich variieren. Die Ursachen für die unterschiedliche Freigabe eines Arzneistoffes aus seinen Zubereitungsformen sind sowohl in bestimmten Eigenschaften der Arznei- und Hilfsstoffe als auch im Herstellungsverfahren einer Zubereitungsform zu suchen. In Tab. 32 sind die wesentlichen Einflußgrößen zusammengestellt. Durch ihre Variation sind dem Galeniker Mittel und Wege zur Steuerung der Freigabecharakteristik und damit zu optimalen Rezepturen für neue Wirkstoffe gegeben.

152   Strategie der Arzneimittelentwicklung

Tab. 32: Wesentliche Einflußgrößen zur Steuerung der Freigabe von Arzneistoffen aus galenischen Zubereitungen

Einflußgröße	Beeinflußter Vorgang
Physikalischer Zustand der Arzneistoffe	
z.B. Kristallform	Lösungsgeschwindigkeit
z.B. Teilchengröße und -oberfläche	
Art der Hilfsstoffe	
z.B. Sprengmittel	Zerfallsgeschwindigkeit von Tabletten
z.B. Adsorption des Wirkstoffes an einem Hilfsstoff	Verzögerte Freigabe; erwünscht bei Depotformen
z.B. Emulgatoren (bei Salben und Cremes)	Penetration der Arzneistoffe in die Haut
Pharmazeutische Herstellungsverfahren	
z.B. Granulationsverfahren für die Tablettenherstellung	Abgabegeschwindigkeit der Arzneistoffe aus den Zubereitungsformen
z.B. Tabletten- und Drageeüberzüge	

2.4.2.6.3 Bioverfügbarkeit

Mit dem Terminus Bioverfügbarkeit bezeichnet man denjenigen Anteil der applizierten Dosis eines Arzneimittels, der in den Kreislauf gelangt und die gewünschte therapeutische Wirkung ausübt. Nach i.v.-Gabe beträgt er im allgemeinen 100%, nach peroraler Gabe werden selten Werte über 90% gefunden. Die Bestimmung erfolgt mit pharmakokinetischen Methoden. Hierzu gehört der Nachweis des Wirkstoffes bzw. eines oder mehrerer seiner Metaboliten im Plasma, Serum, Gesamtblut oder Harn. Viele Arzneimittel sind in sehr kleinen Konzentrationen wirksam, zu ihrer Bestimmung müssen deshalb hochempfindliche Methoden ausgearbeitet werden (s. S. 153).

Da die *Wirkungsintensität* und *-dauer* eines Medikamentes in hohem Maße von seiner mengenmäßigen und zeitlichen Verteilung im Organismus abhängig ist (s. Kap. 2.2), beeinflussen folgende Vorgänge, stark vereinfacht, die *Passage* einer Substanz durch den Organismus:

1. Wirkstoff-Freisetzung aus der Zubereitungsform
2. Resorption des Wirkstoffes
3. Verteilung in den verschiedenen Körperkompartimenten
4. Metabolismus
5. Ausscheidung

Die ersten beiden Schritte, *Freisetzung* und *Resorption*, können in begrenztem Umfang durch Änderungen der galenischen Zubereitungsform beeinflußt werden. Ziel solcher Versuche zur Auffindung der optimalen Rezeptur ist es, am Wirkungsort eine therapeutisch optimale Substanzkonzentration für den erforderlichen Zeitraum zur Verfügung zu stellen. Eine höhere Dosis vermag zwar die Wirkungsdauer zu verlängern, sie führt aber häufig zu unerwünschten Nebenwirkungen. Bei Unterdosierungen hingegen wird die therapeutische Grenzkonzentration nicht erreicht und eine meßbare Wirkung bleibt aus. Je kleiner der therapeutische Dosisbereich eines Arzneimittels ist, um so schwerwiegender können die Folgen veränderter Wirkstoff-Freigabe aus der For-

mulierung sein und um so schwieriger wird die Ausarbeitung einer optimalen, stabilen Rezeptur.

2.4.2.7 Analytik

Arzneimittelforschung ist nicht denkbar ohne ständig begleitende Analytik. Im allerersten Stadium eines Projektes, der Bereitstellung eines Pools potentieller Wirkstoffe (s. Falttafel bei S. 146/147) unterstützen analytische Verfahren die Identifizierung von Haupt- und Nebenprodukten nach der Synthese neuer Substanzen oder ihrer Isolierung aus natürlichem Material. Diese Phase endet mit der analytischen Charakterisierung eines „Laborstandards". *Prüfungen* zur *Stabilität* des Wirkstoffes (s. S. 142) sind der nächste Schritt, dem dann die Unterstützung der Galenik durch die Analytik bei den Haltbarkeitsprüfungen für Versuchsrezepturen und endgültige Zubereitungsformen folgt (s. S. 150). Daraus resultieren Analysenvorschriften, mit denen Toleranzgrenzen für die Qualitätskontrolle festgesetzt werden. Qualitative und quantitative Aussagen zur Freigabecharakteristik (s. S. 151), zur Bioverfügbarkeit (s. S. 39), zur Biotransformation (s. S. 55) und zur klinischen Chemie eines Entwicklungsproduktes sind ebenfalls nur mit den Ergebnissen analytischer Bestimmungsmethoden möglich. Häufig müssen sie speziell für den einzelnen Wirkstoff oder seine Metaboliten ausgearbeitet werden. Neben diesen Aufgaben, welche die Entwicklung eines Wirkstoffes begleiten, kontrollieren analytische Verfahren später den Herstellungsprozeß und die Stabilität eines Arzneimittels.

Mit dem Fortschritt der analytischen Wissenschaft und der Apparate-Technik steigt ständig die Empfindlichkeit der Analysenmethoden. Damit werden dem Analytiker immer wieder neue und immer noch wirksamere Mittel in die Hand gegeben, um

1. die Reinheit einer Substanz oder eines Präparates am Beginn eines Stabilitätstestes zu bestimmen
2. den Grad des Reinheitsverlustes nach äußeren Einwirkungen zu definieren
3. analytische Standards festzulegen
4. die Verteilung der Arzneistoffe im Organismus und ihre Biotransformation zu verfolgen

Die hohe Spezifität der neuen analytischen Techniken zwingt allerdings auch dazu, bei der Ausarbeitung von Analysenvorschriften die Bestimmungsmethoden und die Toleranzgrenzen für Nebenprodukte in Abhängigkeit vom benutzten Herstellungsverfahren festzulegen. Ein analytisches Verfahren kann nämlich durchaus geeignet, aber auch gänzlich ungeeignet zur Bestimmung sehr geringer Mengen einer Verunreinigung sein, je nachdem, auf welchem Weg der zu analysierende Stoff synthetisiert wurde. Dies sei am Beispiel der Herstellung von *Bethanidinesulphat* (2) erläutert[103]. Bei dem Verfahren kann unter bestimmten Bedingungen überschüssiges Methylamin (1) mit 2 zu Benzylamin (3) und Trimethylguanidin-Sulfat (4) reagieren:

Um die Anwesenheit der Verunreinigungen 1, 3 und 4 im Bethanidinesulphat zu begrenzen, fordert die Britische Pharmakopoeia 1968 zwei spezielle Nachweise. Nun gibt es aber mindestens sieben patentierte Verfahren zur Herstellung von 2. Darunter sind auch solche, bei denen kein Methylamin verwendet wird und deren Endprodukt den Anforderungen der British Pharmakopoeia durchaus entspricht, allerdings nur bezüglich der Verunreinigungen 2, 3 und 4. Sie können aber andere Nebenprodukte enthalten, die von den Nachweismethoden der Pharmakopoeia nicht erfaßt werden.
Die neuen hochempfindlichen Analysenverfahren kommen insbesondere den biochemischen Studien zur Verteilung und zur Biotransformation (s. S. 55) zugute. In den Gewebs- oder Serumproben müssen Substanzmengen erfaßbar sein, die im Gammabereich oder darunter liegen. Außerdem müssen die Analysenverfahren so spezifisch sein, daß tatsächlich nur die gewünschten Substanzen erfaßt werden. Strukturell ähnliche Verbindungen dürfen das Ergebnis nicht verfälschen. Hier leistet die Kombination von Gaschromatographie und Massenspektrometrie Bedeutendes. Tab. 33 gibt eine Zusammenstellung der Nachweisempfindlichkeiten, die mit den verschiedenen analytischen Methoden erreicht werden können.

Tab. 33: Vergleich der verschiedenen Verfahren zur Bestimmung von Wirkstoffen im biologischen Material

Methode[1]	Nachweis-Bereich (g/ml)	Nachweisspezifität[2] gegenüber Fremdsubst.	gegenüber Metaboliten	Entwicklungszeit für Routine-Methode
HPLC	$10^{-5} - 10^{-7}$	++	+++	2 Monate
GC	$10^{-7} - 10^{-10}$	+++	+++	2–6 Monate
GC-MS	$10^{-8} - 10^{-12}$	++++	++++	2–6 Monate
RIA	$10^{-8} - 10^{-12}$	++++	+	6–18 Monate
Nachweis radioaktiv markierter Substanzen	10^{-15}	++++	+	–

[1] HPLC = High performance liquid chromatography; GC = Gaschromatographie; GC-MS = Kombination von GC und Massenspektrometrie; RIA = Radio-Immuno-Assay
[2] + = geringe Spezifität; ++ = mittlere Spezifität; +++ = hohe Spezifität; ++++ = spezifisch

2.4.3. Wichtige technische Hilfsmittel für die präklinische Entwicklung von Arzneimitteln

2.4.3.1 Computer-Technologie

Die moderne präklinische Arzneimittelforschung und Entwicklung sind nicht denkbar ohne die Umsetzung, Auswertung, Übertragung und Speicherung vielfältiger und umfangreicher Information. Hierzu gehören vor allem

1. die Trend-Berechnungen für Struktur/Wirkungsbeziehungen
2. die Laborautomation
3. die rechnerische Auswertung und statistische Sicherung der Versuchsergebnisse
4. die Dokumentation zum Wiederauffinden sowohl der publizierten und unpublizierten Daten aus dem eigenen Forschungs- und Entwicklungsbereich
5. als auch von Informationen aus der wissenschaftlichen Literatur und aus Patenten

Das notwendige Rüstzeug zur Erfüllung aller dieser Forderungen liefert die Computer-Technologie[104]. Der Einsatz der EDV für die Arzneimittelforschung und -Entwicklung ist abhängig von der Aufgabenstellung und den technischen Möglichkeiten.
Bei der Verarbeitung von Versuchsergebnissen geht die Entwicklung zur „intelligenten Versuchsanordnung" mit weitgehender Real-Time-Verarbeitung. Eine Versuchsanordnung ist um so intelligenter, je mehr von den Teilaufgaben

Zuordnung der Daten
Plausibilitätskontrollen
Vorverdichtung (z.B. Mittelwertsberechnungen)
Auswertung

am Arbeitsplatz maschinell erledigt werden können, gegebenenfalls von einem Computer, der in die Versuchsapparatur integriert ist (Dedicated System).
Bei den Informations- und Dokumentationsaktivitäten geht der Trend zu interaktiven Methoden, die den Dialog des Benutzers mit dem System erlauben.

2.4.3.2 Informations- und Dokumentations-Aktivitäten

Zweckentsprechende Dokumentation und bequem abrufbare Speicher-Inhalte sind Voraussetzungen für die Bewältigung der internen und externen Informationen zu den einzelnen Entwicklungsprojekten.
Für die Aufstellung und den Vergleich von Wirkungsprofilen sind Dokumentations-Retrieval-Systeme, mit denen die chemischen Formeln und die biologischen Eigenschaften aller Testsubstanzen einer Forschungseinheit verarbeitet werden können, unerläßlich. Zu den Testsubstanzen gehören nicht nur die neu synthetisierten oder isolierten Wirkstoffe, sondern auch alle literaturbekannten und/oder in die Therapie eingeführten Substanzen, die zum Vergleich oder zur Standardisierung herangezogen wurden.
Es gibt noch weitere Gründe für die Nützlichkeit spezieller Dokumentationssysteme zur Arzneimittelforschung. Die Entwicklung neuer biologisch aktiver Substanzen vom Konzept zu ihrer Synthese bis zur Einführung als Arzneimittel dauert heute im Mittel 8–10 Jahre. Wäh-

rend dieser langen Zeit arbeiten Wissenschaftler vieler Fachrichtungen gleichzeitig oder nacheinander an zahlreichen erfolgversprechenden Substanzgruppen. Mit dem Fortschreiten eines Projektes wächst die Zahl der Befunde, die beurteilt werden müssen. Dabei sind Einzelaussagen häufig erst dann verwertbar, wenn sie durch andere, ähnliche Ergebnisse bestätigt werden. Sehr viele Resultate, die zu einer Substanz synchron oder in längeren Zeitabständen eintreffen, sind also immer wieder mit anderen Einzelwerten oder auch mit den Wirkungsprofilen anderer Substanzen zu vergleichen.

Deshalb ist die Arzneimittelforschung an leistungsfähigen Dokumentations-Retrieval-Systemen interessiert, die chemische Strukturformeln mit den Ergebnissen ihrer biologischen Prüfungen zusammenführen. Erfassungsbreite und Erfassungstiefe sollten sich den Bedürfnissen der jeweiligen Forschungseinheit sehr genau anpassen lassen. Die Datenerfassung sollte rationalisiert, zum Teil sogar an den Ort der Datenentstehung verlagert werden, und die Form der Recherchenausgabe muß sich speziellen Fragestellungen angleichen können.

Eine Forschungsdokumentation, die chemische Formeln in einem topologischen System speichert und sie mit den Ergebnissen ihrer biologischen Prüfungen zusammenführt[105], vermag auch die häufig auftauchende Frage zu beantworten, ob in neuen Verbindungen oder Substanzklassen pharmakophore Teilstrukturen enthalten sind. Damit können Hinweise für Umfang und Richtung der Strukturplanung neuer Wirkstoffe (s. S. 113) gegeben werden.

2.5 Von der Wirksubstanz zum Arzneimittel
H. Ried

2.5.1 Vorbemerkung

Die therapeutische Brauchbarkeit einer neuen Wirksubstanz als Arzneimittel kann sich — bei aller Wertigkeit des Tierexperiments — erst bei der Anwendung am Patienten erweisen. Die klinische Prüfung ist daher unabdingbarer und letztlich entscheidender Teil der Arzneimittelentwicklung. Sie ist mit Risiken verbunden, die durch sorgfältige und umfassende tierexperimentelle Studien wohl vermindert, aber nicht völlig ausgeräumt werden können[106]. Dennoch kommt es gerade in den *frühen Phasen* der klinischen Prüfung so gut wie nie zu ernsthaften Zwischenfällen[107,108]. Die ersten Anwendungen am Menschen werden an gesunden Freiwilligen oder besonders sorgfältig ausgewählten Patienten von erfahrenen Prüfern durchgeführt. Die Anfangsdosis ist niedrig und wird langsam gesteigert, die Teilnehmer an der Prüfung werden fortlaufend überwacht, objektive und subjektive Wirkungen und Nebenwirkungen werden peinlich genau festgehalten, die Prüfungen bei ernsthafter, mit dem Ziel der Erprobung nicht mehr vereinbarer Belästigung der Probanden abgebrochen.

Warum wird dennoch — und gelegentlich recht leidenschaftlich — in der Öffentlichkeit über die klinische Erprobung neuer Arzneimittel am Menschen diskutiert?
„Die Einstellung zum Arzneimittel schwankt zwischen unkritischem Enthusiasmus über seinen Nutzen und unangebrachtem Pessimismus über sein Risiko", schreibt das British Medical Journal und bezieht die derzeit besonders kritische Einstellung unter anderem auf die erst spät entdeckten Nebenwirkungen des Betablockers Practolol[109]. Sicherlich haben die Zwischenfälle der letzten 15 Jahre nicht nur die Diskussion über die unmittelbar beteiligten Arzneimittel angeregt, sondern auch Zweifel an der Genauigkeit und Verläßlichkeit der (klinischen) Arzneimittelprüfung insgesamt geweckt. Diese Zwischenfälle haben vielfältige Regelungen der Arzneimittelentwicklung und der Arzneimittelprüfung ausgelöst, die in der Öffentlichkeit allerdings nur wenig bekannt sind. Auf kritisch wägende Übersichten aus amerikanischer[110] und deutscher Sicht[111] sei hingewiesen.

In der *Bundesrepublik* verlangte das *Arzneimittelgesetz* vom 16. Mai 1961 lediglich einen Bericht über Art und Umfang der pharmakologischen und ärztlichen Prüfung, ohne näher zu definieren, was dieser Bericht im einzelnen enthalten müsse. Dies wurde mit der Änderung des § 21 AMG im Jahr 1964 nachgeholt[112]. Genauere Regelungen erfolgten dann durch die Richtlinien der Deutschen Gesellschaft für Pharmakologie[113] und der Deutschen Gesellschaft für innere Medizin[114], bis schließlich am 11. Juni 1971 eine staatliche Richtlinie erlassen wurde[115]. Im neuen, ab 1. Januar 1978 geltenden Arzneimittelgesetz ist vorgesehen, den Standard unter anderem der vorklinischen und der klinischen Prüfung durch Arzneimittelprüfrichtlinien festzulegen, die vom Bundesministerium für Jugend, Familie und Gesundheit erlassen werden sollen.

Die klinische Prüfung kann beginnen, wenn die notwendigen präklinischen Untersuchungen durchgeführt sind, ihre Ergebnisse keine Bedenken gegen eine Erprobung am Menschen erkennen lassen und alle Daten beim Bundesgesundheitsamt in *Berlin* hinterlegt sind. Ein ähnliches Vorgehen ist in den *Vereinigten Staaten* erforderlich, doch müssen dort zusätzlich die Protokolle der geplanten klinischen Prüfungen vorgelegt werden. Die Behörde hat eine Einspruchsfrist von 30 Tagen, und erst nach deren Ablauf darf die klinische Prüfung beginnen. In *Großbritannien, Kanada* und einigen weiteren Ländern ist eine formelle Genehmigung der klinischen Prüfung durch die zuständige Behörde erforderlich. Wieder andere Länder überlassen den Zeitpunkt des Beginns der klinischen Prüfung dem Sachverstand und Ermessen der entwickelnden Institutionen, im Regelfalle also dem Pharmaunternehmen.

Es versteht sich von selbst, daß die Teilnehmer an einer (frühen) klinischen Prüfung über Art und Zweck der Prüfung ausführlich informiert werden müssen, damit sie entscheiden können, ob sie an der Prüfung teilnehmen wollen oder nicht. Für Versuche am Menschen sah bereits der Nürnberger Code von 1947 eine „freiwillige Zustimmung" vor. Sie wurde vor allem in den Vereinigten Staaten zum Begriff der „verständigen Einwilligung" (informed consent) weiterentwickelt, vielleicht deshalb, weil dort früher an Humanversuchen auch die Insassen von Gefängnissen beteiligt werden konnten, deren Zustimmung ja mit besonderer Strenge zu prüfen war.

Sie wird im *amerikanischen* Bundesanzeiger folgendermaßen definiert[116]:
„Verständige Einwilligung bedeutet die wissentliche Zustimmung eines Menschen oder seines gesetzlichen Vertreters aus einer Situation heraus, die ihm die freie Wahl erlaubt, ohne unbilligen Anreiz, ohne Anwendung von Gewalt, Betrug, Täuschung, Druck oder anderer Elemente des Zwangs. Die folgenden wichtigen Punkte machen eine Zustimmung zu einer verständigen *Einwilligung*:

1. Eine ausgewogene Darstellung der vorgesehenen Untersuchungen und ihrer Zwecke mit einem besonderen Hinweis auf Verfahren, die aus experimentellen Gründen angewendet werden
2. Eine Beschreibung der dabei voraussichtlich zu erwartenden Beschwerden und Risiken
3. Eine Beschreibung des voraussichtlich zu erwartenden Nutzens
4. Eine Erläuterung anderer möglicher Untersuchungen, soweit sie für den Probanden vorteilhaft wären (d.h., wenn sie an Stelle der an sich geplanten durchgeführt würden)
5. Das Angebot, alle die Prüfung betreffenden Fragen zu beantworten
6. Eine Belehrung darüber, daß der Proband jederzeit seine Zustimmung widerrufen und seine Teilnahme beenden kann, ohne daß ihm daraus Schaden erwächst."

Diese Formulierung wurde nicht speziell für die Prüfung von Arzneimitteln entwickelt, sondern für alle Untersuchungen am Menschen, für die ein Antrag auf (finanzielle) Unterstützung beim Gesundheits- und Sozialministerium der Vereinigten Staaten gestellt wird. In den verschiedenen Phasen der klinischen Prüfung (vgl. S. 156) kann diese Information variiert werden. So gehört zur Erstanwendung am Menschen in jedem Fall eine ausführliche Beschreibung des neuen Arzneimittels und seiner voraussichtlichen Wirkung am Menschen. Bei späteren kontrollierten Prüfungen muß diese Information so gehalten werden, daß sie das Prüfungsergebnis nicht beeinflußt. Der Proband (Patient) muß aber immer erfahren, welche Art Arzneimittel er erhalten soll. Bei Patienten ist darüber hinaus das Einverständnis vonnöten, gegebenenfalls mit einem Leerpräparat (Placebo) behandelt zu werden. Frauen im gebärfähigen Alter, Kinder und psychisch Kranke sollten (aus unterschiedlichen Gründen) an der ersten Phase der Erprobung eines neuen Arzneimittels nicht teilnehmen.
Streitpunkte in der *öffentlichen Diskussion* sind immer wieder die Form der Information und Zustimmung des Probanden (Patienten), die ethische Vertretbarkeit einer Placebo-Behandlung, die Erprobung von Arzneimitteln an Kindern und psychisch Kranken, die finanzielle Absicherung der Teilnehmer gegen mögliche Schäden und der Nachweis des Zusammenhangs zwischen der Arzneimittelerprobung und dem eingetretenen Schaden. Perfektionisten verlangen bereits Garantien des Auftraggebers zum Ersatz aller überhaupt im zeitlichen Zusammenhang mit der Arzneimittelerprobung entstehenden Schäden. Das würde bedeuten, daß ein Proband, der an der Erprobung eines Psychopharmakons teilnimmt und eingewilligt hat, während der Versuchsdauer keinen Alkohol zu sich zu nehmen, Schadensersatz für einen Verkehrsunfall erhält, den er nach dem – vertragswidrigen – Konsum einiger Gläser Bier verursacht. Ein so großes und vor allem unberechenbares Risiko würde die klinische Erforschung neuer Arzneimittel erheblich einschränken oder ganz zum Erliegen bringen.

Jede Arzneimittelprüfung ist ein wissenschaftliches Experiment und muß wie ein solches geplant werden. Der Schutz des Teilnehmers an einer solchen Prüfung ist durch eine sorgfältige tierexperimentelle Vorbereitung, die Auswahl des richtigen Prüfers und die angemessene Information des Probanden besser gewährleistet als durch staatlich verordneten Perfektionismus. Hier wie auf anderen Gebieten sind allzu weitgehende staatliche Eingriffe der Sache eher hinderlich als dienlich. Dies um so mehr, als sich in den vergangenen Jahren zahlreiche fachkundige Gremien mit diesen Problemen auseinandergesetzt und praktikable Lösungen vorgeschlagen haben. Dazu gehört vor allem die „*Deklaration von Helsinki*" des Weltärztebundes von 1964[117]. Sie wurde bei der Tagung des Weltärztebundes 1975 in Tokio überarbeitet und beschreibt im einzelnen die allgemeinen Grundsätze biomedizinischer Forschung am Menschen, die Anwendung neuer Verfahren zu diagnostischen und therapeutischen Zwecken (klinische Versuche) sowie experimentelle Untersuchungen (nicht klinische biomedizinische Forschung)[118]. Zur Verwendung freiwilliger Probanden für solche Untersuchungen gibt es unter anderem Empfehlungen vom Stuart-Harris-Committee, das der Verband der britischen Pharmaindustrie ins Leben rief[119]. Auswahl und Bezahlung der Probanden werden ebenso ausführlich beschrieben wie die Vorbereitung und Durchführung der Untersuchungen, die Verantwortung für etwaige Schädigungen und die Gefahr einer zu häufigen Teilnahme. In der kritischen Frage des Verschuldens vermag auch das Komitee keinen eindeutig definierten Weg zu gehen zwischen dem Nachweis durch den Probanden (unzumutbar vom Standpunkt des Probanden) und dem völligen Verzicht auf einen Nachweis (unzumutbar vom Standpunkt des Prüfungsleiters bzw. des Auftraggebers). Es empfiehlt eine Entschädigung: „... in any case where injury ... can fairly be ascribed to the administration, irrespectively to the legal position". Man wird das „fairly" wohl so deuten können, daß der Auftraggeber für Schäden einstehen sollte, deren Zusammenhang mit der Arzneimittelanwendung nicht ausgeschlossen werden kann, daß aber auch der Proband seinen Beitrag leisten muß, indem er sich an die Spielregeln, d.h. das vereinbarte Prüfungsprotokoll, hält.

Man kann daher feststellen, daß für die Vorbereitung und Durchführung der Erprobung neuer Arzneimittel am Menschen Richtlinien und Vorschläge vorhanden sind, die die Notwendigkeit der klinischen Forschung für die Weiterentwicklung unserer therapeutischen Möglichkeiten ebenso berücksichtigen wie die Interessen der Probanden und Patienten.

2.5.2 Definitionen

Die klinische Arzneimittelforschung arbeitet mit einer Reihe von Begriffen, die leider nicht immer einheitlich verwendet werden. Dies gilt besonders für die verschiedenen Phasen der klinischen Prüfung, für die Nebenwirkungen, für Wirkung und Wirksamkeit und für die neuerdings so aktuelle Bioverfügbarkeit.
Es ist daher erforderlich anzugeben, in welchem Sinne diese Begriffe hier verwendet werden sollen.

2.5.2.1 Die Phasen der klinischen Prüfung

Die klinische Prüfung wird gewöhnlich in vier Phasen eingeteilt. Am gebräuchlichsten ist die Definition der amerikanischen Arzneimittelbehörde, die folgenden Wortlaut hat[120]:

„**Phase I (Klinische Pharmakologie)** beinhaltet die erste Anwendung eines Arzneimittels am Menschen. Sie kann bei gesunden Freiwilligen erfolgen, um den Bereich der Verträglichkeit zu bestimmen, und wird gefolgt von der Anwendung steigender Dosen zur Beobachtung der Sicherheit und manchmal auch schon der Wirksamkeit bei Patienten. Bei manchen Arzneimitteln kann es angebracht sein, aus ethischen oder wissenschaftlichen Gründen die Erstanwendung an fachkundig ausgewählten Patienten durchzuführen. Soweit gesunde Freiwillige als erste das neue Arzneimittel erhalten, gelten die unmittelbar folgenden frühen Studien am Patienten auch noch als Teil der Phase I.
Die Anzahl der an der Phase I teilnehmenden Freiwilligen und Patienten wird natürlich von Arzneimittel zu Arzneimittel verschieden sein, wird aber im allgemeinen zwischen 20–50 Personen betragen, die das Arzneimittel erhalten. Untersuchungen der Kinetik und des Stoffwechsels eines Arzneimittels sind, unabhängig vom Zeitpunkt ihrer Durchführung, Teil der Phase I. Manche werden tatsächlich zu einem frühen Zeitpunkt durchgeführt, wie etwa Resorptionsuntersuchungen. Andere, z.B. Versuche zur Identifizierung der Metaboliten, mögen erst sehr viel später stattfinden.
Phase II (Untersuchung der Wirkung) umschließt die ersten kontrollierten Prüfungen zur Wirkung (Wirksamkeit) und Sicherheit. Normalerweise werden diese Prüfungen an einer begrenzten Zahl an engumschriebenen Erkrankungen leidender Patienten durchgeführt, die unter dauernder Beobachtung stehen (d.h. im Regelfall hospitalisierte Patienten). Diese Phase wird selten mehr als 100–200 Patienten umfassen, die das Arzneimittel erhalten, und zwar im Rahmen streng kontrollierter Prüfungsprotokolle.
Phase III (Breite klinische Prüfung der Wirkung und Verträglichkeit) beinhaltet die erweiterten kontrollierten Prüfungen ebenso wie unkontrollierte Prüfungen. Sie werden durchgeführt, nachdem die Wirkung (Wirksamkeit) im Prinzip nachgewiesen ist, und dienen der Gewinnung weiterer Daten und Aufschlüsse über Wirksamkeit, Sicherheit, Verträglichkeit und Art der Nebenwirkungen."
Für die **Phase IV** existiert keine eindeutige Definition. Zu ihr sollten alle Prüfungen zählen, die nach Erteilung der Zulassung eingeleitet werden, wenn das Arzneimittel der breiten Verschreibung durch die Ärzte zugänglich ist[121].
Die Phasen I und II werden manchmal noch in Ia) und b) sowie IIa) und b) unterteilt. Da beide Phasen zusammen die „frühe Phase" der klinischen Prüfung bilden, kommt man dazu zu „frühen frühen" und „frühen späten" Phasen, was nicht nur den Germanisten vergrault, sondern auch in der Sache nichts bringt. Auf diese weitere Unterteilung wird daher hier verzichtet werden.

2.5.2.2 Wirkung und Wirksamkeit

Unter *Wirkung* versteht man die Beeinflussung bestimmter Körperfunktionen durch ein Arzneimittel. Beispiele sind die Senkung des erhöhten Blutdrucks, die Hemmung der Magensaftsekretion, eine positive Inotropie, die Anregung der Diurese etc. *Wirksam* ist ein Arzneimittel dann, wenn es mittels seiner Wirkung das angestrebte therapeutische Ziel erreicht, zwar nicht in jedem einzelnen Fall, aber doch bei der Mehrheit einer definierbaren Gruppe von Patienten. Wirkung und Wirksamkeit fallen zusammen, wenn das therapeutische Ziel mit einer *akuten Wirkung* erreicht werden kann, wie z.B. durch Analgetika, Hypnotika, Laxantien, die hochdosierte Penicillingabe bei der Gonorrhoe, Nitroglycerin beim akuten Angina pectoris-Anfall, Betasympathikomimetika beim akuten Asthmaanfall. Schon hier wird deutlich, daß die *Beurteilung* der Wirksamkeit stark von der Definition des therapeutischen Ziels abhängt. Ist die Bekämpfung des akuten Asthmaanfalls das therapeutische Ziel, so ist die Wirksamkeit schnell nachgewiesen; geht es aber um das Asthma bronchiale als Ganzes, d.h. die Verhinderung des Fortschreitens der Erkrankung, die dauernde oder zumindest anhaltende Besserung der Dyspnoe, die Sekretverflüssigung und Sekretverminderung, die subjektive Besserung, die Verhinderung von Komplikationen wie Superinfektion und Cor pulmonale, so braucht es monate- bis jahrelange Prüfungen, um festzustellen, ob ein Medikament mit einer wohldefinierten Wirkung auch wirksam ist.

Es gibt verschiedene Gründe dafür, daß ein Medikament mit einer bestimmten Wirkung nicht (genügend) wirksam ist:

1. Die Wirkung läßt bei langfristiger Anwendung nach (Beispiel: Hochdrucktherapie). Dies kann sowohl am Medikament als auch am Fortschreiten der Erkrankung liegen
2. Die Wirkung ist für das angestrebte therapeutische Ziel nützlich, aber (allein) nicht ausreichend, z.B. Asthmatherapie mit Betamimetika, die außerdem noch Sekretolytika, intermittierend auch Antibiotika, Soleinhalationen, Nebennierenrindenhormone und andere Maßnahmen erfordern kann
3. Die Wirkung ist für das angestrebte therapeutische Ziel von untergeordneter Bedeutung

Letzteres ist vor allem bei der Behandlung *chronischer Erkrankungen* denkbar, deren Pathophysiologie im einzelnen nicht bekannt ist. Man ist dann gezwungen, mangels Besserem therapeutische Konzepte anzuwenden, die unvollkommen oder sogar falsch sein können. So mag die Behandlung der arteriellen Verschlußkrankheit mit gefäßerweiternden Mitteln dem Patienten Erleichterung bringen, die Krankheit heilen wird sie jedoch nicht. Die Regulierung des gestörten Kohlehydratstoffwechsels beim Diabetiker ist notwendig, doch bleibt der Patient Diabetiker. Diskutiert wird auch die Zweckmäßigkeit der langfristigen Prophylaxe mit cholesterin- und triglyceridsenkenden Substanzen sowie die Notwendigkeit der Behandlung des milden Hypertonus.

Die Wirksamkeit bei solchen Erkrankungen – d.h., über bloß subjektive Besserung hinaus die Progredienz der Erkrankung anzuhalten, Komplikationen zu verhindern, im Idealfall bestehende Veränderungen teilweise oder ganz zurückzubilden bzw. zu kompensieren – kann nur in prospektiven Studien festgestellt werden, die jahrelang an Hunderten bis Tausenden von Patienten durchgeführt werden. In den letzten Jahren und Jahrzehnten sind zahlreiche Anläufe zu solchen Studien unternommen worden. Schon seit langem kann als gesichert gelten, daß die erfolgreiche Behandlung der malignen Hypertonie lebensverlängernd wirkt. Andere Studien mit Antidiabetika und cholesterinsenkenden Substanzen haben Ergebnisse gebracht, die von Experten unterschiedlich gedeutet wurden und nicht eindeutig für oder gegen eine bestimmte Therapie sprechen. Diese Studien haben vor allem ihre eigene Problematik deutlich gemacht. Die Organisation solcher Studien erfordert Aufwendungen, die die Möglichkeiten eines einzelnen Auftraggebers meist überschreiten. Da ist zunächst die Auswahl geeigneter Patienten. Gewiß muß beispielsweise die Angina pectoris angesichts des progredienten Krankheitsverlaufs und der lebensbedrohlichen Komplikationen als behandlungsbedürftige und behandlungswürdige Erkrankung gelten. Es ist aber außerordentlich schwierig, eine genügend große Zahl von Patienten zu finden, die genügend häufig und einigermaßen konstant, d.h. drei- bis viermal pro Woche, Angina pectoris-Anfälle haben. Auf dieses Problem stieß die amerikanische Arzneimittelbehörde, als sie in ihrer großen Klassifizierungsaktion aller vor 1962, d.h. vor der Verschärfung der Arzneimittelgesetzgebung, eingeführten Präparate die sogenannten Koronardilatatoren als „möglicherweise wirksam" einstufte, gleichzeitig aber Zeit einräumte für die Durchführung von Studien zum Nachweis der Wirksamkeit. Allein die Diskussion über ein geeignetes Prüfprotokoll dauerte Jahre.

Manchmal weicht man für Langzeitstudien auf Gegenden aus, deren Bevölkerung, aus welchen Gründen auch immer, wenig mobil ist, bei der also die Ausfallquote auch bei jahrelang dauernden Studien verhältnismäßig gering gehalten werden kann (Osteuropa, Schottland, Puerto Rico). In Großbritannien (Medical Research Council) und in den Vereinigten Staaten werden seit einiger Zeit mehrjährige Studien an großen Patientenkollektiven von halbstaatlichen Institutionen oder mit staatlicher Unterstützung bzw. Finanzierung durchgeführt. Hierzu gehören vor allem das Coronary Drug Project und das University Group Diabetes Program. Die Ergebnisse dieser Studien haben eine heftige Diskussion unter den Experten und große Verwirrung unter den Laien ausgelöst. Die fachliche Diskussion kann hier nicht kommentiert werden. Die bewundernswerte Leistung der Organisatoren hat aber gleichzeitig die Grenzen der Möglichkeiten dieser Studien aufgedeckt. Wohl kann man zu Beginn einer solchen Studie einigermaßen ähnliche Patienten auf die verschiedenen Behandlungsgruppen nach dem Zufallsprinzip verteilen, aber niemand weiß, wie ähnlich sich diese Patienten nach einem, zwei oder gar fünf Jahren noch sein werden. Die Studien tun aber so – und müssen das auch tun –, als ob sich die Patienten während der ganzen Prüfungsdauer ähnlich bleiben – eben mit Ausnahme der medikamentösen Behandlung, so daß Unterschiede am Ende der Erprobung ausschließlich auf diese zurückzuführen sein sollten. Das aber würde bedeuten, daß ein Medikament alle in der Entwicklung der eigenen Persönlichkeit und in der Entwicklung der Umwelt entstehenden Unterschiede egalisieren und schlußendlich noch seine Eigenständigkeit und Unterschiedlichkeit von anderen Arzneimitteln und gegebenenfalls von Placebo beweisen kann – ein Anspruch, der nur schwer erfüllt werden kann. Auf der anderen Seite ist es ganz unmöglich, unterschiedliche Entwicklungen bei tausenden ursprünglich ähnlichen Patienten zu vermeiden oder wenigstens zu minimieren, so daß man sich ernsthaft die Frage stellen muß, ob derartige Studien und der mit ihnen verbundene Aufwand überhaupt sinnvoll sind. Es sieht so aus, als müßte man zumindest zur Zeit auf den naturwissenschaftlichen Wirksamkeitsnachweis für so manche Langzeittherapie verzichten. Ist das so schlimm? Perfektionismus ist nirgends gut in der Medizin, auch nicht in der Arzneimittelforschung. Man muß eben damit leben, daß von der Pathogenese so mancher Erkrankung bis heute nur ungefähre und ungenaue Vorstellungen bestehen. Man muß ebenso damit leben, daß der exakte Nachweis der Wirksamkeit für so manches Arzneimittel bis heute nicht möglich ist.

Franz Gross hat vor kurzem erklärt, der philologische Streit um die Begriffe „Wirkung" und „Wirksamkeit" sei müßig, gehe er doch am entscheidenden Punkt vorbei, daß nämlich keine unbewiesenen Behauptungen für ein Medikament aufgestellt werden dürfen[122]. Diese begrüßenswerte Forderung wird man aber gerade dann mit einer strengen Unterscheidung beider Begriffe besser erfüllen, wenn der Nachweis der Wirksamkeit billigerweise nicht verlangt werden kann. Eine Wirkung sollte sich eigentlich immer nachweisen lassen, und ebenso kann man angeben, ob sie an Mensch oder Tier, bei akuter oder chronischer Gabe, bei Gesunden oder Kranken, nach subjektiven oder objektiven Kriterien beobachtet wurde, wie lange sie dauerte und welche Dosis des Arzneimittels dafür notwendig war. Der therapierende Arzt wird dann wohl wissen, welchen Stellenwert gerade dieses Arzneimittel in seinem Therapieplan haben kann. Aussagen über Wirksamkeit allein aufgrund von Wirkungen und pathophysiologischen Überlegungen über deren Bedeutung sollten unterbleiben.

2.5.2.3 Nebenwirkungen

„Arzneimittelnebenwirkungen" ist ein ebenso häufig gebrauchter wie diffuser Begriff. Nebenwirkungen können leicht oder schwer sein, tolerabel oder intolerabel, subjektiv belästigend oder objektiv schädigend, identisch mit der (angestrebten) therapeutischen Wirkung oder indirekt von ihr ausgelöst, aus dem pharmakodynamischen Profil erklärbar oder nicht, häufig oder selten, dosisabhängig oder -unabhängig und manches andere mehr. Es ist nicht leicht, Ordnung in dieses Durcheinander zu bringen.

Zunächst ist zu prüfen, inwieweit mit einem Arzneimittel das gesteckte therapeutische Ziel tatsächlich erreicht oder nur näherungsweise verwirklicht wird, sodann welchen Stellenwert dieses therapeutische Ziel für den Betroffenen hat (und nicht – wie es häufig geschieht – für den Therapeuten!). Geht es um die Rettung des Lebens, so wird wohl jede noch so schwere Begleiterscheinung in Kauf genommen, wenn sie nur nicht selber das Leben unmittelbar bedroht. (Diese Auffassung wird im Zeitalter der fortschreitenden Technisierung der Medizin in Frage gestellt mit dem Hinweis, ein menschenwürdiges Sterben sei einem menschenunwürdigen Leben vorzuziehen.) Geht es um die Behandlung banaler Alltagsbeschwerden, sollten Begleiterscheinungen zumindest nicht lästiger sein als die zu behandelnden Symptome. Das Verhältnis Nutzen/Schaden (benefit/risk ratio) ist also wichtigstes Kriterium für den Einsatz eines Arzneimittels, korrekte Diagnose und Indikationsstellung natürlich vorausgesetzt. Hierbei spielt eine wichtige Rolle, wie sicher der therapeutische Erfolg vorausgesagt werden kann und wie vollständig das Spektrum möglicher Nebenwirkungen bekannt ist.

Eine Nebenwirkung kann identisch sein mit der Wirkung, um derentwillen das Arzneimittel therapeutisch eingesetzt wird: etwa die mitosehemmende Wirkung einiger in der Chemotherapie maligner Tumoren verwendeter Substanzen oder die bakteriostatische (bakterizide) Wirkung von Antibiotika. Sie kann indirekt ausgelöst werden durch die therapeutische (erwünschte) Wirkung wie die reflektorische Tachykardie bei gefäßerweiternden Mitteln. Sie kann ebenso Teil des pharmakologischen Profils einer Substanz sein wie die therapeutische Wirkung, so z.B. die bronchokonstriktorische Wirkung mancher Betablocker und die Schädigung der Magenschleimhaut durch Antiphlogistika. Sie kann an einer besonderen Neigung zur Sensibilisierung liegen (Penicillin), an einer besonderen Empfindlichkeit bestimmter Gewebe gegen die Substanz (Herzmuskel und Tricyklica) oder bei einmaliger oder andauernder Überdosierung unter typischen Bildern einer akuten oder chronischen Intoxikation auftreten. Sie kann banal und unerklärlich sein und – glücklicherweise sehr selten – auch unvorhersehbar, unerklärlich und schwer (vgl. S. 162f.).

Man könnte also Nebenwirkungen als Wirkungen definieren, die zum therapeutischen Ziel nichts beitragen, aber den Patienten subjektiv belästigen und/oder objektiv schädigen.

Relativ einfach und zuverlässig sind Nebenwirkungen zu beschreiben, die sich aus der Pharmakodynamik eines Arzneimittels ableiten lassen. So kann ein gefäßerweiterndes Mittel den Blutdruck senken und die Herzfrequenz erhöhen sowie Herzklopfen, Hitzeempfindung und Kopfschmerzen hervorrufen. Auch über die wahrscheinliche allergisierende Potenz kann man Voraussagen machen, z.B. nach dem Grad der Eiweißbindung eines Arzneimittels.

„Toxische Nebenwirkungen" (das sind zunächst einmal solche, die sich nicht aus der Pharmakodynamik erklären lassen) versucht man aus den auf S. 146f. beschriebenen tierexperimentellen Prüfungen zu erkennen, die teils vor, teils parallel zur Anwendung einer Substanz am Menschen durchgeführt werden. Man versucht dabei, die Organe oder Funktionen zu bestimmen, die bei akuter bzw. chronischer Überdosierung als erste geschädigt werden (Target organs – Zielorgane). Beispiele hierfür sind Leber und Nervensystem des Alkoholikers.

Diese Art toxikologischer Untersuchungen hat dazu geführt, daß man unter toxischen Wirkungen häufig besonders schwere Nebenwirkungen versteht, etwa eine Schädigung der blutbildenden Organe, der Niere oder des Herzmuskels. Das ist nicht richtig, denn auch Magenunverträglichkeit, Durchfall oder Verstopfung, Hauterscheinungen und andere mehr banale Symptome gehören zu den „toxischen" Wirkungen, soweit sie nicht aus der Pharmakodynamik des Arzneimittels erklärbar sind.

Schädigende Wirkungen eines Arzneimittels auf die Leibesfrucht und auf die Fertilität versucht man in teratologischen Prüfungen abzuklären (vgl. S. 147f.). Substanzen, die im therapienahen Dosisbereich Schädigungen verursachen, werden in aller Regel nicht weiterentwickelt. Man darf annehmen, daß potentiell teratogene Substanzen so rechtzeitig erkannt werden. Freilich bleibt auch hier ein – nach heutigen Kenntnissen geringes – Risiko, daß eine Substanz im Tierexperiment unauffällig ist, beim Menschen aber teratogen wirkt.

Noch ganz am Anfang stehen Untersuchungen einer möglichen mutagenen Wirkung von Arzneimitteln. Es ist unbekannt, ob überhaupt, und wenn ja, welche Bedeutung die mit den heutigen experimentellen Methoden erzielten Ergebnisse für den Menschen haben.

Schließlich ist zu erwähnen, daß pharmakodynamische Wirkungen, die therapeutisch irrelevant sind, aber weder belästigen noch schädigen, nicht als Nebenwirkungen bezeichnet werden. Das gilt etwa für die temperatursenkende Wirkung von Acetylsalicylsäure bei Patienten, die dieses Arzneimittel wegen Kopfschmerzen einnehmen.

2.5.2.4 Bioverfügbarkeit

„Bioverfügbarkeit bedeutet Geschwindigkeit und Umfang der Resorption und der Verfügbarkeit am Wirkungsort einer Wirksubstanz aus ihrer Darreichungsform. Sie wird üblicherweise angegeben als Konzentration der Wirksubstanz in Körperflüssigkeiten, durch die Ausscheidungsgeschwindigkeit der Wirksubstanz oder durch akute pharmakologische Wirkungen, die die Substanz hervorruft."[123]

Der Begriff der Bioverfügbarkeit wird in letzter Zeit immer häufiger verwendet, insbesondere, um auf mögliche Unterschiede zwischen Arzneimitteln hinzuweisen, die dieselbe Wirksubstanz enthalten. Da man die Arzneimittelkonzentration am Wirkungsort (im Gewebe) nur selten messen kann, wird die Bioverfügbarkeit oft als Blut- oder Serumspiegel angegeben. Das ist nur teilweise richtig. Ein Laxans, das vom Darm aus seine Wirkung entfaltet (Quellmittel, Kontaktlaxans), soll nur wenig oder gar nicht resorbiert werden. Dasselbe gilt für viele topische Zubereitungen, für intravaginal anzuwendende Mittel, für manche

Inhalationslösungen, kurzum für alle Arzneimittel, die direkt und nicht erst über den Kreislauf ihren Wirkungsort erreichen können. Sie haben geringe oder nicht nachweisbare Blutspiegel, was eine schlechte oder fehlende Bioverfügbarkeit bedeuten würde. Dies ist angesichts der nachweislich guten Wirkung dieser Mittel offenbar unsinnig. Die Bioverfügbarkeit kann zwar häufig, aber eben nicht immer als Konzentration der Wirksubstanz im Serum angegeben werden.

2.5.3 Klinische Pharmakologie (Phase I)

Sie wird gewöhnlich in die *Pharmakokinetik* und die *Pharmakodynamik* unterteilt. Dabei zeigt sich bereits, daß die einzelnen Phasen der klinischen Prüfung inhaltlich und chronologisch nicht streng voneinander getrennt sind, sondern daß es Übergänge und Überschneidungen gibt. Während die Pharmakodynamik tatsächlich vor Beginn der Phase II durchgeführt wird, erstreckt sich die Pharmakokinetik manchmal bis in die Phase III der klinischen Prüfung, ja sie beginnt unter Umständen erst, wenn die Phase II schon weit fortgeschritten ist. Unerläßlich ist in jedem Fall die Testung der *Verträglichkeit*. Die vermutliche Einzeldosis für den Menschen ergibt sich aus den pharmakologischen und toxikologischen Experimenten. Man beginnt mit einer niedriger angesetzten Dosis und steigert langsam bis zur vermutlichen Humandosis und über diese hinaus, bis subjektive und gegebenenfalls auch objektive Zeichen der Unverträglichkeit auftreten. Diese Verträglichkeitsuntersuchung wird zunächst an Gesunden durchgeführt.

Was sind Gesunde? Dazu führt die amerikanische Arzneimittelbehörde (FDA) in ihren allgemeinen Richtlinien für die klinische Prüfung von Arzneimitteln folgendes aus[124]:

„Nur wenige Menschen sind in vollem Sinn des Worts und in jeder Hinsicht ‚normal‘. Man sollte diesen Begriff daher zurückhaltend interpretieren und unter ihm Freiwillige verstehen, die keine solchen Abweichungen von der Norm aufweisen, welche die Beurteilung des Experimentes erschweren oder ein erhöhtes Risiko toxischer Wirkungen vermuten lassen. Patienten mit leichten, aber stabilen Erkrankungen sind oft für die erste Erprobung eines Arzneimittels gut geeignet, so z.B. Patienten mit leichtem, unkompliziertem Diabetes, Hochdruck oder Arthritis. Soweit geeignete Patienten mit der zu behandelnden Erkrankung zur Verfügung stehen, kann sogar die moralische Berechtigung der Verwendung ‚völlig normaler‘ Freiwilliger für frühe Arzneimittelprüfungen in Frage gestellt sein."

Tatsächlich läßt sich die Wirkung eines Arzneimittels im Kurzversuch an gesunden Probanden oft nicht nachweisen. Schon in der Phase I ist deshalb häufig die Einbeziehung Kranker in die Prüfung der *Pharmakodynamik* erforderlich.

Stellt die Pharmakodynamik fest, was das Arzneimittel mit dem Organismus macht, so beschäftigt sich die Pharmakokinetik mit den Einwirkungen des Organismus auf das Arzneimittel: Resorption, Blut- und Gewebsspiegel, Metabolisierung, Ausscheidung. Obwohl definitionsgemäß zur Phase I gehörig, kann die Untersuchung der *Pharmakokinetik* chronologisch irgendwann während der Phasen I, II oder III stattfinden. Oft steht während der Durchführung der Pharmakodynamik noch keine Methode zur Verfügung, die Substanz in Körperflüssigkeiten nachzuweisen. Manchmal ist ein solcher Nachweis in dieser Phase unnötig, da die Wirkung (die zumindest Rückschlüsse auf die Resorption und die Verweildauer im Organismus zuläßt, wenn auch nicht auf Metabolisierung und Ausscheidung) leicht nachgewiesen werden kann. In diesen Fällen ist es möglich, manchmal auch zweckmäßig, die Pharmakokinetik auf später zu verschieben.

Im Gegensatz dazu sollte die *Pharmakokinetik* von Substanzen, deren Wirkung sich bei kurzzeitiger Anwendung nicht nachweisen läßt, möglichst früh durchgeführt werden, um nicht viel Aufwand mit der Prüfung einer Substanz zu betreiben, die vielleicht schlecht oder unregelmäßig resorbiert wird. Fehlt eine „kalte" Nachweismethode, so bleibt nur die Anwendung radioaktiv markierter Substanz. Die Durchführung solcher Untersuchungen ist durch nationale und internationale Richtlinien geregelt, die sich besonders um den Schutz der teilnehmenden Probanden/Patienten kümmern (zulässige Strahlenbelastung bei einmaliger und wiederholter Gabe, maximale Strahlendosis pro Jahr, Häufigkeit der Teilnahme an derartigen Versuchen, Ausschlußkriterien, Art der Überwachung etc.).

In der Bundesrepublik Deutschland wird im zweiten Arzneimittelgesetz nur die Anwendung radioaktiv markierter Substanzen zu diagnostischen oder therapeutischen Zwecken behandelt. Vor kurzem wurde eine Verordnung erlassen, die auch die Anwendung im Rahmen pharmakokinetischer Untersuchungen regelt[125].

Die Aufklärung der Pharmakokinetik *am Menschen* ist wichtig für Vergleiche mit den Tierarten, bei denen die toxikologischen Untersuchungen durchgeführt wurden oder werden. Metabolisieren sie völlig anders als der Mensch, so wird die Übertragbarkeit der Ergebnisse fraglich. Es ist daher verständlich, daß viele Behörden wünschen, die Tiertoxikologie solle grundsätzlich an Spezies durchgeführt werden, die gleich oder ähnlich metabolisieren wie der Mensch. Die britische Behörde hat dazu spezielle biochemische Untersuchungen während der Tiertoxikologie vorgeschrieben. Toxikologische Untersuchungen kann man aber nur an Spezies durchführen, deren Verhalten und Reaktion auf längere Gefangenschaft bekannt ist. Dies trifft zu für Maus, Ratte, Hund und Affe, eingeschränkt auch für Katze und Kaninchen. Toxikologische Untersuchungen an anderen Tierarten scheitern daher schon daran, daß nichts bekannt ist über die Reaktion solcher Tiere auf das gruppenweise Halten in Gefangenschaft über lange Zeit. Da die Toxikologie nun grundsätzlich an zwei Spezies, davon ein Nichtnager, durchgeführt werden soll, nützt die Feststellung wenig, daß eine bestimmte Substanz beim Zebra ebenso metabolisiert wird wie beim Menschen – für die Toxikologie bleiben als Nichtnager doch nur Hund oder Affe. Glücklicherweise ist es selten, daß bei allen für die Toxikologie geeigneten Spezies untereinander und gegenüber dem Menschen gravierende Unterschiede in der Pharmakokinetik bestehen. Schlimmstenfalls muß eine eigene Toxikologie gemacht werden für einen Metaboliten, der beim Menschen auftritt, beim Versuchstier dagegen nicht. Die Pharmakokinetik ist jedoch nicht nur wichtig für die Beurteilung der Ergebnisse der *toxikologischen* Untersuchungen. Sie gibt Aufschluß über Umfang und Geschwindigkeit der Resorption, über Blut- und in beschränktem Umfang auch über Gewebsspiegel, über den zeitlichen Verlauf dieser Spiegel, über Metabolisierung zu noch aktiven oder schon inaktiven Metaboliten und über die Ausscheidung der Wirksubstanz und der wirksamen sowie unwirksamen Metaboliten. Sie erlaubt Rückschlüsse auf die *Bioverfügbarkeit*.

Prüfungen der Phase I werden nach einem strengen Prüfprotokoll durchgeführt, das zwischen Auftraggeber und Prüfer vereinbart wird. Basis ist die Pharmakodynamik beim Tier, die Rückschlüsse auf die wahrscheinlichen Wirkungen beim Menschen zuläßt. Dazu gehören ferner ordnungsgemäß durchgeführte Prüfungen der Arzneimittelsicherheit am Tier (toxikologische, teratologische, auch biochemische Untersuchungen, vgl. S. 146ff.). Wichtigstes *Ziel der Phase I* ist die Festlegung einer oder doch weniger Dosen, die verträglich und wirksam sind und in den kontrollierten Prüfungen der Phase II über längere Zeit angewendet werden können. Die Ausfallquote ist hoch und wird mit 50–90% aller in die Phase I hineingenommenen Substanzen angegeben. Sie hängt auch davon ab, wie hoch in den vorangegangenen Tierexperimenten die Kriterien für die Wirksamkeit angesetzt wurden. Dabei ist es durchaus legitim, auch Substanzen mit im Tierexperiment zweifelhafter Wirkung am Menschen zu prüfen, insbesondere bei geringer Relevanz der tierexperimentellen Modelle für den Menschen (chronische Bronchitis, Angina pectoris). Hauptgründe für die *Einstellung* der weiteren Entwicklung einer Substanz bereits in Phase I sind:

ungenügende Wirkung
ungünstiges Nutzen-/Risiko-Verhältnis (z.B. Tachykardie bei einem blutdrucksenkenden Mittel)
schlechte (lokale) Verträglichkeit (Magen/Darm, Haut etc.)

Humanpharmakologische Untersuchungen werden häufig in Zusammenarbeit mit einer Universitätsklinik durchgeführt. Es können ja nur dauernd überwachte gesunde Probanden oder Kranke in Prüfungen der Phase I einbezogen werden. Als gesunde Probanden wurden früher oft Studenten herangezogen. Dies hat in den letzten Jahren erheblich nachgelassen, wofür es eine Reihe von Gründen gibt. Zwar existieren die bereits geschilderten Modelle für die Information und den Schutz der Teilnehmer an solchen Prüfungen, doch erschwert die starke Emotionalisierung der Diskussion über Arzneimittel die Realisierung solcher Prüfungen oder führt zu übersteigerten und unerfüllbaren Forderungen. Große Arzneimittelfirmen als die wichtigsten Auftraggeber für klinische Prüfungen führen daher zunehmend solche Untersuchungen mit eigenem Personal in eigenen humanpharmakologischen Zentren oder in Zusammenarbeit mit einem benachbarten Krankenhaus aus. Dabei muß natürlich der Grundsatz der Freiwilligkeit besonders beachtet werden, der hier durch die Hoffnung auf dienstliche Vorteile bei Teilnahme oder die Furcht vor Nachteilen bei Nichtteilnahme verbogen werden könnte. Großangelegte Werbekampagnen zur Gewinnung von Freiwilligen sind daher nicht unbedingt ratsam, offene oder verklausulierte Angebote eines finanziellen oder Statusvorteils sind zu vermeiden, abgesehen von der Vergütung, die Probanden insbesondere für belästigende Manipulationen erhalten sollten, wie z.B. für Blutentnahmen, Magensonden etc. Man beschränkt sich daher vorzugsweise auf Mitarbeiter, bei denen von ihrer beruflichen Tätigkeit her Einsicht und besonderes Verständnis für Probleme der Arzneimittelentwicklung und Arzneimittelprüfung erwartet werden kann: Mitarbeiter der experimentellen Forschung, der klinischen Forschung, des Vertriebs. Information und Einschaltung des Betriebsrats und des (nicht mit klinischen Prüfungen befaßten) werksärztlichen Dienstes sind ebenso selbstverständlich wie die gründliche internistische Durchuntersuchung in einem Krankenhaus vor Aufnahme in den Kreis der Freiwilligen. Da die übliche Haftpflichtversicherung nur die therapeutische Anwendung von Arzneimitteln abdeckt, wird für alle Teilnehmer eine Unfallversicherung abgeschlossen. Eine allzu häufige Teilnahme an Arzneimittelerprobungen ist zu vermeiden; in Abhängigkeit vom Aufwand der einzelnen Erprobung sind drei bis vier Teilnahmen pro Jahr eine Richtzahl. Eine jährliche Nachuntersuchung der Probanden – unabhängig von der bei jeder Erprobung durchgeführten und auf deren Zweck zugeschnittenen Untersuchung – sollte vorgesehen werden.

Am Ende der Phase I sind also die für den Menschen verträglichen Dosen des neuen Arzneimittels bekannt, darüber hinaus auch die Art der Nebenwirkungen, die gegebenenfalls bereits innerhalb des Verträglichkeitsbereichs, insbesondere aber bei dessen Überschreiten auftreten. Meist gibt es auch Anhaltspunkte für die Wirkung der verträglichen Dosen des neuen Pharmakons. Sie werden in der anschließenden Phase II überprüft.

2.5.4 Die (kontrollierte) Prüfung der Wirkung und Wirksamkeit (Phase II)

Die Phase II dient der *Überprüfung der Wirkung* (Wirksamkeit) eines Arzneimittels in den aus den vorklinischen Untersuchungen erkannten Indikationen. Dazu können am Anfang der Phase II auch unkontrollierte und exploratorische Prüfungen stehen. Deren Ergebnisse müssen allerdings in kontrollierten Untersuchungen bestätigt werden[126].

Die Auffassungen über die *Kriterien* einer kontrollierten Prüfung sind recht verschieden. Im Zuge der Gesetzgebung über die amerikanische Arzneimittelbehörde hat sich sogar der Kongreß der Vereinigten Staaten von Amerika mit der Definition der kontrollierten klinischen Prüfung befassen müssen. Sie wurde damit zu einer der wenigen wissenschaftlichen Methoden, die der amerikanische Kongreß gesetzlich definiert hat[127].

Es heißt dort[128]:

„In den vergangenen Jahren wurden nachstehende Grundsätze entwickelt und von der wissenschaftlichen Welt als wesentliche Voraussetzungen für ordnungsgemäße und kontrollierte klinische Prüfungen akzeptiert. Sie stellen

die Basis dar für die Entscheidung, ob überzeugende Beweise („substantial evidence") vorliegen zur Bestätigung der Angaben über die Wirksamkeit neuer Arzneimittel und Antibiotika.
Der Prüfungsplan bzw. das Prüfungsprotokoll und der Bericht über die Ergebnisse der Wirkungsprüfung müssen folgendes enthalten:
a) Eine klare Aussage über das Ziel der Prüfung
b) Eine Methode zur Auswahl der Prüfungsteilnehmer, die
   α) hinreichend sicherstellt, daß sie für die Zwecke der Studie geeignet sind, die diagnostischen Kriterien des zu behandelnden oder diagnostizierten Zustands festlegt, wo angebracht, bestätigende Laboruntersuchungen vorsieht und bei prophylaktisch anzuwendenden Stoffen Hinweise erbringt, daß Empfänglichkeit und Exposition gegenüber dem Zustand besteht, dem vorgebeugt werden soll
   β) eine Zuteilung zu einzelnen Prüfungsgruppen unter Vermeidung von Ungleichheiten („bias") ermöglicht
   γ) die Vergleichbarkeit wichtiger Parameter zwischen Test- und Kontrollgruppen sicherstellt, wie z.B. Alter, Geschlecht, Schweregrad oder Dauer der Erkrankung, Verwendung von anderen als den zu erprobenden Arzneimitteln
c) Eine Erläuterung der Methoden der Beobachtung und Registrierung der Ergebnisse einschließlich der gemessenen Variablen, der Quantifizierung, der Beurteilung etwaiger subjektiver Reaktionen und aller Maßnahmen zur Vermeidung von Fehlbeurteilungen („bias") bei Teilnehmern und Prüfern
d) Einen Vergleich der Ergebnisse der Behandlung, oder der Diagnose mit einer Kontrolle, der eine quantitative Auswertung erlaubt. Die Art der Kontrolle ist genau zu beschreiben und ferner anzugeben, mittels welcher Maßnahmen Voreingenommenheiten („bias") beim Prüfer und beim Datenanalytiker ausgeschlossen wurden. Sofern es sich um eine „blinde" Prüfung handelt, sind Art und verwendete Methode anzugeben. Allgemein werden folgende vier Vergleichsverfahren anerkannt:
   α) keine Behandlung: Wenn die Wirkung objektiv gemessen werden kann und Placebo-Effekte keine Rolle spielen, können objektive Ergebnisse in vergleichbaren Gruppen behandelter und unbehandelter Patienten verglichen werden
   β) Placebo-Kontrolle: Vergleich der Ergebnisse nach Anwendung des neuen Arzneimittels mit denen nach Anwendung eines inaktiven, (äußerlich) dem neuen Arzneimittel möglichst ähnlichen Präparates
   γ) Vergleich gegen wirksame Arzneimittel: Wenn die vorgenannten Methoden wegen der Art der zu behandelnden Erkrankung dem Interesse des Patienten widersprechen würden, kann eine Kontrollgruppe zum Vergleich herangezogen werden, die eine als wirksam bekannte Therapie erhält
   δ) historische Kontrolle: Unter gewissen Umständen, etwa bei Erkrankungen mit hoher und vorhersagbarer Mortalität (akute Leukämie bei Kindern), bei Symptomen und Beschwerden vorhersagbarer Dauer und Schwere (Fieber bei bestimmten Infektionskrankheiten), oder — bei prophylaktischer Anwendung — wenn die Morbidität vorausgesagt werden kann, dürfen die Ergebnisse der Anwendung eines Arzneimittels auch quantitativ verglichen werden mit früheren Erfahrungen, wenn diese Erfahrungen sich aus dem natürlichen Ablauf der Erkrankung oder des Zustands an vergleichbaren Patienten oder Populationen hinreichend belegen lassen, die keine Behandlung oder eine als wirksam erkannte erhalten haben, sei sie nun therapeutisch, diagnostisch oder prophylaktisch
e) Eine Zusammenfassung der für die Analyse benützten Methoden und eine bewertende Beurteilung der aus der Prüfung abgeleiteten Daten, einschließlich etwa verwendeter geeigneter statistischer Methoden."

Durch Wahl des jeweils adäquaten Vergleichsverfahrens ist es also durchaus möglich, kontrollierte Studien durchzuführen, ohne dabei Patienten eine etwa notwendige Therapie vorzuenthalten und sie damit zu gefährden. Letzteres ist in der Bundesrepublik bei der Diskussion über das 2. Arzneimittelgesetz verschiedentlich behauptet worden, im wesentlichen auf der Basis einer zu engen Auslegung des Begriffs kontrollierte Prüfung[129]. Keinesfalls ist grundsätzlich die Anwendung eines Placebos erforderlich. Das Placebo ist zwar wichtig für die Unterscheidung zwischen echten Wirkungen eines Arzneimittels und psychologischen Auswirkungen der Behandlung als solcher, der Medikamenteneinnahme etc. Die Hineinnahme einer Standardtherapie und die Erstellung von Dosiswirkungskurven sowohl für die Standardtherapie als auch für das neue Arzneimittel kann durchaus ein klares Bild der Eigenschaften des neuen Arzneimittels liefern und das Placebo überflüssig machen[130].

Phase II-Prüfungen sollen unter *dauernder* ärztlicher Überwachung, d.h. eigentlich an hospitalisierten Patienten, durchgeführt werden. Die Prüfung der Wirkung soll auch zu weiteren Verträglichkeitsuntersuchungen benützt werden. Üblich ist nach einem Leerwert vor Beginn der Behandlung die Durchführung von Laboruntersuchungen alle 14 Tage (Standarduntersuchung von Blut, Urin und Leberfunktion, dazu Spezialuntersuchungen je nach Art der geprüften Substanz, z.B. Blutzucker und Harnsäure bei Thiaziden) für die Dauer von sechs Wochen mit einem erneuten Leerwert 14 Tage nach Absetzen des Medikaments, d.h. acht Wochen nach Beginn der Prüfung. Läuft die Wirkungsprüfung über längere Zeit, so werden natürlich auch die Verträglichkeitsuntersuchungen fortgesetzt.

Eine kontrollierte klinische Prüfung erfordert eine *sorgfältige Planung* sowie viel Mühe und Sorgfalt bei der Durchführung. Noch immer ist eine kontrollierte klinische Prüfung in den angelsächsischen Ländern leichter durchzuführen als in der Bundesrepublik Deutschland.

Es gibt noch immer zu wenig kompetente klinische Prüfer, die bereit sind, dem mühsamen und zeitraubenden Protokoll einer kontrollierten Studie peinlich genau zu folgen. (Es gibt allerdings auch viele viel zu komplizierte Protokolle.) Es gibt ferner zu wenig geeignete Prüfstätten, denn in den Universitätskliniken und Großstadtkrankenhäusern ist es wegen der Verweildauer schon schwierig, eine 4-Wochen-Prüfung durchzuführen, aber beinahe unmöglich, eine 6- oder 8-Wochen-Prüfung unterzubringen. Eher möglich ist das an Sanatorien, doch finden sich dort nicht immer für die Prüfung geeignete Patienten. Die Neuorganisation der deutschen Universitäten hat ebenfalls die Möglichkeiten für die klinische Prüfung nicht verbessert. Es sind viele Klein- und Kleinstabteilungen entstanden, an denen man oft mit Mühe und Not 10 Patienten für eine Prüfung zusammenbringt. Das aber ist oft zu wenig für ein sinnvolles und interpretierbares Ergebnis. Man muß dann auf *multicenter-trials* ausweichen, d.h. Prüfungen, die an mehreren Stellen nach identischem Protokoll durchgeführt werden. Derartige multizentrische Untersuchungen sollten nur unter folgenden *Voraussetzungen* durchgeführt werden[126]:

1. Die Prüfung folgt einem strengen Protokoll
2. Die Einhaltung des Protokolls durch die Prüfer wird genau überwacht
3. Prüfer und Auftraggeber treffen sich, um Interpretation und Erfordernisse des Protokolls abzustimmen
4. Alle Daten werden in gleicher (standardisierter) Weise gesammelt und berichtet

Die *Auswahl* der *Vergleichssubstanzen* wird von Indikation und Prüfungszweck bestimmt. Wünschenswert ist stets der Vergleich mit der besten bekannten Therapie. Die Einbeziehung eines Placebos ist bei zu erwartenden starken psychischen Einflüssen auf die Arzneimittelwirkung und auch dann empfehlenswert, wenn ein Arzneimittel neuartige Wirkungen hat. Es werden entweder verschiedene Gruppen gebildet, die jeweils eine zu prüfende Substanz erhalten (interindividueller Vergleich), oder die Patienten erhalten zunächst eine Substanz und wechseln später auf die andere (intraindividueller Vergleich). Alle Patienten müssen jede notwendige zusätzliche Therapie erhalten, die für die Behandlung ihres Leidens erforderlich ist und von der zu prüfenden Substanz nicht erwartet werden kann.

Oft muß man bereits im Laufe der Phase II auf ambulante Patienten ausweichen, weil – dank der therapeutischen Fortschritte der letzten Jahrzehnte – viel mehr Erkrankungen von niedergelassenen Ärzten behandelt werden und die Klinik nur noch selten erreichen. Das gilt z.B. für die Hypertonie und den Diabetes, auch wenn dort die Ersteinstellung meist noch in der Klinik erfolgt.

Am Ende der Phase II sind also die Wirkungen eines Arzneimittels und die zu ihrer Auslösung notwendigen *Dosen* bekannt. Je nach Indikation ist auch eine Aussage über die Wirksamkeit möglich. Die unterste eben noch wirkende und die oberste eben noch verträgliche Dosis sind ermittelt. Man weiß, in welchen Abständen die Substanz gegeben werden muß, um eine gleichmäßige Wirkung im gewünschten Zeitraum zu entfalten.

Man weiß, ob die Substanz bei wiederholter Gabe kumuliert oder ob im Gegenteil ihre Wirkung abnimmt. Es liegen konkrete Hinweise auf Art und Häufigkeit subjektiver und objektiver Nebenwirkungen vor. Vergleichsuntersuchungen lassen ein Urteil darüber zu, ob die neue Substanz besser ist als bekannte Therapeutika.

Das *Ende der Phase II* ist demnach der Zeitpunkt, zu dem endgültig über das Schicksal der neuen Substanz entschieden werden muß. Ist sie ein brauchbares Arzneimittel, oder sollte ihre Entwicklung eingestellt werden? Diese Entscheidung muß nach sorgfältiger Analyse des Nutzen-/Risiko-Verhältnisses der neuen Substanz und des ihrer Konkurrenten gefällt werden. Da die Arzneimittelentwicklung heute beinahe ausschließlich in der pharmazeutischen Industrie erfolgt, werden unter Umständen auch andere als medizinische Gründe berücksichtigt werden. So kann die Entwicklung eines an sich brauchbaren Arzneimittels eingestellt werden, weil es keinerlei Vorteile vor seinen Konkurrenten bietet.

Ist die Entscheidung positiv, so wird die Substanz in der Phase III auf ihre Zulassung als Arzneimittel vorbereitet.

2.5.5 Die breite klinische Prüfung (Phase III)

In der Phase III wird die klinische Erprobung an größeren Patientenzahlen und über längere Zeit fortgesetzt. Die Prüfungen sind meist unkontrolliert und werden an ambulanten Patienten durchgeführt. Es geht vor allem darum, die in der Phase II nachgewiesene Wirkung (Wirksamkeit) unter *Normalbedingungen* nachzuprüfen, d.h. bei Patienten, die zu Hause leben und verpflegt werden und gegebenenfalls ihrem Beruf nachgehen. Diese Prüfungsphase ist daher keineswegs unwichtig[122].

Phase II und Phase III gehen oft fließend ineinander über bzw. laufen eine Zeitlang nebeneinander her. Für die symptomatische Langzeittherapie (Hypertonie, Diabetes, Asthma bronchiale) müssen bereits im Laufe der Phase II ambulante Patienten verwendet werden, da eine Prüfung unter stationären Bedingungen wegen der Verweildauer der Patienten nur für kurze Zeit möglich ist. Es werden dann kontrollierte Studien durchgeführt (entsprechend Phase II), aber an vielen Patienten und über lange Zeit (entsprechend Phase III). Chronologisch fallen oft Prüfungen in die Phase III, die inhaltlich zu ganz anderen Phasen gehören: die Aufklärung der Struktur der Metaboliten (Phase I), die kontrollierte Wirkungsprüfung bei Kindern (Phase II), um nur zwei Beispiele zu nennen.

Neben Wirkung und Wirksamkeit ist auch die Nachprüfung von *Art und Häufigkeit* objektiver und subjektiver *Nebenwirkungen* ein wichtiges Ziel der Phase III. Eine in der Klinik beobachtete und für tolerabel gehaltene Magenunverträglichkeit kann sich beim berufstätigen Patienten viel störender bemerkbar machen. Dasselbe gilt für viele andere Symptome, wie etwa Sedation und orthostatische Hypotonie. Andererseits können aus der Klinik bekannte Nebenwirkungen in der Praxis an Bedeutung verlieren, beispielsweise eine leichte Verstopfung, die in der Klinik bei der täglichen Frage nach dem Stuhlgang sofort auffällt, vom ambulanten Patienten aber durchaus übersehen werden kann. Viele Nebenwirkungen lassen sich aus dem Tierexperiment zutreffend vorhersagen. Hinweise geben auch die Verträglichkeitsstudien der Phase II. Die *Häufigkeit* dieser *Nebenwirkungen* kann nur aus einer gemeinsamen Betrachtung der Ergebnisse der Phase II und III eruiert werden. Dabei ist zu bedenken, daß keineswegs alle im zeitlichen Zusammenhang mit einer Arzneimittelanwendung auftretenden subjektiven Mißempfindungen oder objektiven Veränderungen Nebenwirkungen dieses Arzneimittels sein müssen und sind. Sie können ebenso krankheitsbezogen sein oder zufällig auftreten. Wenn man als im FDA-Sinn Gesunder an einem beliebigen Tag eine Liste über auftretende Mißempfindungen führt, so finden sich am Ende des Tages als gängige „Arzneimittelnebenwirkungen" wie Müdigkeit, nervöse Spannungen, müde Beine, Kreuzschmerzen, Appetitlosigkeit etc. Die Gabe eines Placebos erzeugt zusätzliche „Nebenwirkungen", bringt aber andere zum Verschwinden, denn Placebos haben ja bei 30–40% der „Behandelten" eine therapeutische Wirkung, und zwar selbst bei recht schweren Erkrankungen wie Angina pectoris, postoperativen Schmerzen etc.[131]. Nebenwirkungen nach Placebo sind z.B. Kopfschmerzen, Übelkeit, Taubheitsgefühl, aber auch Schweißausbruch, Erbrechen, Hyperazidität etc. Die Nebenwirkungen sind interessanterweise oft identisch mit denen, die Arzt oder Patient von der in der Studie verwendeten aktiven Substanz kennen oder erwarten: Nervosität bei Stimulantien, Müdigkeit bei Tranquilizern etc. Sie sind auch bei Placebo dosisabhängig, d.h. zwei Kapseln Placebo verursachen mehr „Nebenwirkungen" als eine Kapsel. So ist eigentlich für die exakte Beurteilung der Nebenwirkungen der Placebo-Vergleich wichtiger als für die Beurteilung der Wirkung.

Mit einer sorgfältig und korrekt durchgeführten klinischen Prüfung läßt sich unter Hinzunahme der vorklinischen Untersuchungen das Spektrum der Nebenwirkungen eines Arzneimittels recht genau festlegen, unerwartete und für den Patienten schwerwiegende Nebenwirkungen können mit hoher Wahrscheinlichkeit auch für die spätere Anwendung nach der Einführung des Arzneimittels ausgeschlossen werden. Dies gilt nicht für Nebenwirkungen, deren Häufigkeit unter 1‰ liegt oder sich der des spontanen Auftretens in der Bevölkerung nähert. Auch eine unzureichende tierexperimentelle Vorprüfung kann dazu führen, daß (schwere) Nebenwirkungen erst bei der Anwendung am Menschen festgestellt werden. So wurden teratologische Untersuchungen erst nach Thalidomid entwickelt, und für den pulmonalen Hochdruck gibt es bis heute kein geeignetes Tiermodell.

Solche Ereignisse sind selten, für die Betroffenen aber deswegen nicht weniger tragisch. Mit der weiteren Entwicklung unserer Kenntnisse und Methoden werden sie immer seltener werden, aber niemals mit absoluter Sicherheit ausgeschlossen werden können. Es ist verständlich, daß arzneimittelbedingte Schäden in der Öffentlichkeit größere Aufmerksamkeit finden als mit Arzneimittel erzielte Therapieerfolge. Etwas ironisch ist festgestellt worden, die Öffentlichkeit fürchte heute mehr die möglichen toxischen Wirkungen von Arzneimitteln als die Verzögerung der Entwicklung neuer, dringlich benötigter Arzneimittel[108]. Zu dieser Verunsicherung haben sicherlich Angaben beigetragen, allein in den Vereinigten Staaten ereigneten sich jährlich 30000–140000 arzneimittelbedingte Todesfälle (vgl. S. 91). Man muß annehmen, daß die Unkenntnis von Art und Häufigkeit von Nebenwirkungen und ihrer Entstehung, die mangelnde Information über die Zuverlässigkeit, mit der sich Arzneimittelschäden ausschließen oder vorhersagen lassen, und die falsche Einschätzung des verbleibenden, nicht aufklärbaren Risikos die Arzneimitteldiskussion mehr belasten als Fragen der Wirksamkeit oder Unwirksamkeit. In dieser Situation sind wir wohl mehr in Gefahr, zu wenig Forschung zu treiben als zu viele Arzneimittel zu verbrauchen[132].

Nach Abschluß der ersten drei Phasen der klinischen Prüfung besteht eine klare Vorstellung von den therapeutischen Möglichkeiten der neuen Substanz, von ihrem Verhalten im Organismus und von den Nebenwirkungen, die bei ihrer Anwendung auftreten können. Das neue Arzneimittel kann den Behörden zur Zulassung vorgelegt werden.

2.5.6 Die Zulassung

In den meisten Ländern dürfen Arzneimittel erst nach Zulassung durch eine staatliche Behörde in den Handel gebracht werden. Sie dient der Überprüfung der Angaben zu Wirksamkeit und Sicherheit des neuen Arzneimittels. In manchen Ländern ist sie ein eher formaler Vorgang, in anderen eine sehr ins Detail gehende, oft jahrelang dauernde (wissenschaftliche) Prüfung. Ob eingehende oder weniger eingehende Prüfung – der Staat übernimmt mit der Zulassung keinerlei Verantwortung für die Wirksamkeit des Arzneimittels, für erwartete oder unerwartete Nebenwirkungen, für aus der Anwendung des Arzneimittels resultierende Schäden. Diese Verantwortung trägt immer der Hersteller bzw. der Vertreiber.

Zulassung bzw. Ablehnung eines neuen Arzneimittels hängen von der Qualität und Vollständigkeit der vorgelegten Unterlagen ab. Die Arzneimittelbehörde eines Landes steht selbstverständlich auch unter dem Einfluß der in diesem Lande bestehenden gesundheitspolitischen und gesellschaftspolitischen Situation. Er macht sich demgemäß auch in der Praxis der Zulassung neuer Arzneimittel bemerkbar. Ob dies sachlich gerechtfertigt ist oder nicht, läßt sich bei einer so stark weltanschaulich geprägten Frage kaum entscheiden.

Unnötig und ärgerlich ist dagegen der Partikularismus auf dem Gebiet der Arzneimittelzulassung. Große Länder wie die Vereinigten Staaten, Japan, Frankreich und Italien verlangen expressis verbis oder in der praktischen Handhabung die Durchführung bestimmter Untersuchungen im eigenen Land auch dann, wenn identische Daten bereits aus anderen Ländern vorliegen. Niemand hat bis heute plausibel erklären können, inwieweit mit diesem Verfahren die Arzneimittelsicherheit verbessert wird. Während auf anderen Gebieten übernationale Einrichtungen – wenn auch zögernd – sich entwickeln, herrscht auf dem Gebiet der Arzneimittel zunehmender Partikularismus und in seinem Gefolge sinnlose Verschwendung von Zeit, Geld und menschlicher Arbeitskraft.

Wie schwer es den einzelnen Ländern fällt, hier auf besondere nationale Bestimmungen zu verzichten, zeigt die mühsame, sich Jahre hinziehende Geburt einer gemeinsamen Zulassungsbehörde für die Beneluxländer. Wenn die staatliche Überprüfung von Arzneimittelwirksamkeit und Arzneimittelsicherheit Sinn haben soll, muß sie sich auf alle Präparate beziehen, die therapeutische Ansprüche erheben. Dabei stellen sich drei Probleme:

1. Die Zulassung neuer Präparate
2. Die nachträgliche Zulassung bereits eingeführter Präparate
3. Die regelmäßige Überprüfung bereits zugelassener Präparate

2.5.6.1 Die Zulassung neuer Arzneimittel

In den westlichen Ländern ist durch Gesetze und Richtlinien festgelegt, welche Unterlagen für die Zulassung vorgelegt werden müssen. Die in Deutschland seit dem 11. Juni 1971 geltende Regelung ist im großen und ganzen ausreichend und hat sich bewährt. Praktische Erfahrungen mit dem neuen Arzneimittelgesetz liegen zur Zeit der Niederschrift dieses Beitrags noch nicht vor. Gewiß können allgemeine Vorschriften nicht die Problematik des Einzelfalls berücksichtigen, doch läßt sich dies durch eine entsprechende Auslegungskompetenz des beamteten Prüfers der Unterlagen kompensieren. Der Anmelder muß in jedem Fall angeben, mit welchem therapeutischen Anspruch (Indikationen, Kontraindikationen, Dosierung, Nebenwirkung und Warnhinweise) er das neue Präparat vorstellen will und wie er diesen Anspruch mit den vorgelegten Unterlagen belegen kann. Dies zu überprüfen, ist dann Sache der Zulassungsbehörde, ebenso natürlich die Überprüfung der pharmazeutischen Unterlagen.

Die Zulassungsbehörde sollte dabei nicht einseitig den Standpunkt bestimmter medizinischer Schulen vertreten. So waren in den Vereinigten Staaten Betablocker jahrelang nicht für die Behandlung der Angina pectoris zugelassen und dürfen erst seit kurzem zur Therapie der Hypertonie verwendet werden, obwohl beide Indikationen außerhalb der USA beinahe allgemein und auch innerhalb der USA von vielen Experten für gerechtfertigt gehalten wurden. In Schweden ist es beinahe unmöglich geworden, ein Kombinationspräparat zu registrieren. Es gibt sicherlich viele fragwürdige Kombinationen, aber es gibt auch viele vernünftige. Man kann nicht daran vorbei, daß viele Patienten mehrere Arzneimittel zur Behandlung ihrer Krankheit brauchen und daß für sie Kombinationspräparate eine Erleichterung sein *können*. Sie sind außerdem billiger als die Summe ihrer Komponenten, und ihre wechselseitige Beeinflussung (drug interaction) ist untersucht – bei getrennter Verabreichung mehrerer Präparate ist das in der Regel nicht der Fall.

2.5.6.2 Die nachträgliche Zulassung bereits eingeführter Arzneimittel

In den vergangenen Jahrzehnten wurden Arzneimittel mit Unterlagen eingeführt, die man heute nicht mehr für ausreichend halten würde. Vor 20 Jahren wußte man noch nichts von Teratologie; die toxikologischen Untersuchungen waren rudimentär; Untersuchungen des Stoffwechsels von Arzneimitteln am Menschen wurden gerade begonnen. Die klinische Prüfung war noch recht unvollkommen, und sicherlich wurde damals so manches Medikament zugelassen, dessen therapeutischer Anspruch sich aus heutiger Sicht aus den damals vorgelegten Unterlagen nicht beweisen läßt. Hier entsteht das Problem, entsprechende Untersuchungen nachzuholen, gegebenenfalls auch therapeutische Ansprüche zu reduzieren. Das Naheliegende ist die erneute Zulassung der Alt-Präparate nach den neuen, strengeren Bestimmungen. Dies für jedes einzelne Präparat durchzuführen, übersteigt aber die Kapazität jeder Zulassungsbehörde. Hier bietet sich die Nachzulassung in therapeutischen Gruppen an, wie sie teilweise in den Vereinigten Staaten praktiziert wird und auch in der Bundesrepublik Deutschland vorgesehen ist. Expertengruppen definieren dabei aufgrund eigener Erfahrungen und aufgrund publizierter Ergebnisse den therapeutischen Anspruch gleichartiger Substanzen wie beispielsweise Betablocker, Saluretika, Sulfonylharnstoffe. Wer sich in seinen Aussagen über ein Arzneimittel auf den solcherart definierten therapeutischen Anspruch beschränkt, erhält ohne Vorlage weiterer Unterlagen die neue Zulassung. Wer besondere Wirkungen wie andere Indikationen, geringere Nebenwirkungen, kurz, über die Aussage der Experten hinausgehende Angaben machen will, muß für diese alle nach der Arzneimittelgesetzgebung notwendigen Unterlagen vorlegen, d.h., das Arzneimittel wird bezüglich der weitergehenden Angaben genauso behandelt wie ein ganz neues Arzneimittel.

Dies alles hat jedoch nur Sinn, wenn in die Nachzulassung alle Mittel einbezogen werden, die überhaupt therapeutische Ansprüche erheben. Wer nicht in der Lage ist, Wirkung bzw. Wirksamkeit im möglichen Umfang nachzuweisen, muß von speziellen therapeutischen Aussagen Abstand nehmen und sich mit allgemeinen Hinweisen zur Gesundheitspflege begnügen, wie sie bei Körperpflegemitteln, Kosmetika, Tees etc. üblich sind.

2.5.6.3 Die regelmäßige Überprüfung bereits zugelassener Arzneimittel

Die derzeit geltenden oder vorgesehenen Bestimmungen über die Zulassung neuer Arzneimittel entsprechen unserem heutigen Wissen über Wirkung (Wirksamkeit) und Sicherheit von Arzneimitteln. Dieses Wissen wird sich in den kommenden Jahren ebenso weiterentwickeln wie in den vergangenen. Zwar glauben wir, die Änderungen würden weniger schnell und weniger dramatisch eintreten als während der stürmischen Entwicklung der Pharmakotherapie der letzten Jahrzehnte, aber dieser Glaube kann falsch sein. Ob schnelle oder langsame Entwicklung: Wenn überhaupt Entwicklung da ist, muß sie auch für bereits zugelassene und eingeführte Arzneimittel von Bedeutung sein. Ähnlich wie beim Führerschein kommt es damit auch bei Arzneimitteln zur Überlegung, die Zulassung nicht mehr auf Lebenszeit, sondern für einen begrenzten Zeitraum zu erteilen. In einigen Ländern gibt es bereits Ansätze für eine periodische Überprüfung der zugelassenen Präparate. Kapazitäts- und Zweckmäßigkeitsgründe sprechen dabei gegen eine wiederholte Registrierung mit den vollen Anforderungen der Erstzulassung. Es ist sinnlos, akzeptable und akzeptierte tierexperimentelle und klinische Unterlagen erneut einzureichen und zu überprüfen. Auch den in den Vereinigten Staaten üblichen Jahresbericht über jedes eingeführte Arzneimittel (soweit es nicht als „old drug" gilt) ist als Fehlmeldung zu aufwendig, als Information über unerwartete Ereignisse (positiver oder negativer Art) aber zu langsam.

Man kann wohl davon ausgehen, daß der Hersteller positiven Entwicklungen (neue Indikationen, andere Dosierungen etc.) aus eigenem Interesse nachgeht und sie von sich aus der Behörde zur Prüfung und Zulassung vorlegt. Eine Meldepflicht scheint daher überflüssig.

In der Bundesrepublik Deutschland haben die Mitglieder des Bundesverbandes der Pharmazeutischen Industrie vereinbart, Nebenwirkungen im Rahmen des Möglichen vollständig zu erfassen und die Arzneimittelkommission der deutschen Ärzteschaft entsprechend zu informieren[133]. Das ab 1. Januar 1978 gültige zweite Arzneimittelgesetz verpflichtet das Bundesgesundheitsamt, alle Risiken im Zusammenhang mit einer Arzneimitteltherapie zentral zu erfassen.

Die übergroße Mehrzahl von Meldungen betrifft solche Nebenwirkungen, die bereits aus der vorklinischen und klinischen Prüfung des Arzneimittels bekannt sind und auf die in den wissenschaftlichen Informationen hingewiesen wird. Ungewöhnlichen Nebenwirkungen muß in jedem Einzelfall sorgfältig nachgegangen werden. Ist der Zusammenhang mit der Arzneimittelgabe erwiesen oder zu vermuten, muß nach Diskussion mit dem Bundesgesundheitsamt und gegebenenfalls Durchführung weiterer Prüfungen unter Umständen der therapeutische Anspruch geändert werden, meist im Sinne einer zusätzlichen Kontraindikation, eines Warnhinweises, einer Dosisbegrenzung etc. Dieser Vorgang ist nicht etwa in das Belieben des Herstellers gestellt, sondern läuft nach einem im Auftrag des Bundesministeriums für Jugend, Familie und Gesundheit erarbeiteten Stufenplan ab, der bei akut bedrohlichen Nebenwirkungen auch weitergehende Maßnahmen vorsieht wie sofortige Information der Fachkreise und der Öffentlichkeit, Zurückziehung des Arzneimittels aus dem Handel etc.[134].

Es sollte damit möglich sein, die wenigen Fällen rasch zu erfassen, in denen nach der Zulassung und Einführung eines Arzneimittels bisher noch unbekannte Nebenwirkungen auftreten, und entsprechende Konsequenzen zu ziehen.

Zwei Probleme sind damit noch nicht abgedeckt und bleiben offen:

1. Neue, für die Arzneimittelsicherheit besonders wichtige tierexperimentelle Techniken. Ein Beispiel hierfür ist die Untersuchung einer möglichen teratogenen Wirkung von Arzneimitteln, wie sie nach Thalidomid eingeführt wurde. Solche wesentlichen Neuerungen sind selten, und es ist für alle Hersteller zumutbar, in einem solchen Fall auch die bereits eingeführten Präparate mit der neuen Technik zu untersuchen.

Die Behörde sollte das Recht haben, derartige Untersuchungen zu verlangen

2. Spezielle Vorwürfe gegen einzelne Präparate oder Präparategruppen. Sie betreffen fast immer einen zu weit gehenden therapeutischen Anspruch und sollten eigentlich nach Nachzulassung der Alt-Präparate verschwinden oder doch sehr selten werden. Der Urheber solcher Vorwürfe sollte sie der Behörde mitteilen, die anhand der ihr vorliegenden Unterlagen deren Berechtigung prüfen kann. Gegebenenfalls sollte die Behörde den Hersteller auffordern, zu den Vorwürfen Stellung zu nehmen und – wo nötig – geeignete Unterlagen für deren Entkräftung vorzulegen

Eine Überprüfung aller registrierten Präparate in regelmäßigen Abständen ist dann unnötig und sollte unterbleiben.

2.5.7. Die klinische Prüfung nach der Zulassung (Phase IV)

Mit der Zulassung eines neuen Arzneimittels übernimmt die zuständige Behörde zwar keine Verantwortung für dessen Anwendung, doch bescheinigt sie ihm immerhin eine dem jeweiligen Stand der Wissenschaft entsprechende Prüfung in den vorgelegten Indikationen, den Nachweis von für diese Indikation relevanten Wirkungen und ein vertretbares Nutzen-/Risiko-Verhältnis.

Die wissenschaftliche Entwicklung und Betreuung des neuen Arzneimittels ist damit aber keineswegs abgeschlossen.

Neue Prüfungen können erforderlich werden, wenn der Standard für die Prüfung von Wirksamkeit, Sicherheit und Qualität von Arzneimitteln allgemein oder von bestimmten Arzneimittelgruppen sich ändert. Sie können sowohl aus der Sicht des Herstellers wünschenswert sein als auch von Behörden durch Änderung der Prüfrichtlinien, vom Staat durch Änderung der Gesetzgebung erzwungen werden. Die bereits erfolgte Bewährung eines Arzneimittels in der praktischen Anwendung wird nicht immer als Ersatz für eine nach neuen Erkenntnissen durchzuführende klinisch-experimentelle oder klinisch-therapeutische Prüfung akzeptiert werden können.

Keine noch so sorgfältige Prüfung kann alle Aspekte der Wirksamkeit eines Arzneimittels abklären, das zur (symptomatischen) Behandlung chronischer Erkrankungen bestimmt ist (vgl. hierzu S. 156f.). Dies kann nur in der aufmerksamen Beobachtung seiner Anwendung über Jahre und Jahrzehnte hinweg geschehen. Hierbei können sich neue Indikationen ergeben, denen nachgegangen werden muß. Nebenwirkungen können bemerkt werden, die wegen geringer Häufigkeit in der klinischen Prüfung nicht aufgefallen sind. Studien der Wechselwirkung mit anderen Arzneimitteln können erforderlich werden, die in der Zwischenzeit entwickelt wurden und bei denselben Indikationen angewendet werden.

Die praktische Anwendung eines Arzneimittels kann zu Wünschen nach zusätzlichen Darreichungsformen führen, die Kombination mit einem anderen Arzneimittel kann sich als sinnvoll erweisen.

Es gibt fast kein Arzneimittel, das nicht irgendwann einmal fahrlässig oder vorsätzlich akut überdosiert wird.

Manche Arzneimittel können auch chronisch mißbräuchlich verwendet werden, ohne daß ihr Wert bei indikationsgerechter Anwendung und richtiger Dosierung dadurch in Frage gestellt wird. Während der klinischen Prüfung sind solche Ereignisse selten, da das Arzneimittel nur unter der Kontrolle des prüfenden Arztes erhältlich ist. Die Symptomatologie solcher Arzneimittelintoxikationen muß sorgfältig erfaßt werden einschließlich möglicher Spätschäden solcher Intoxikationen. Es sind die therapeutischen Maßnahmen festzustellen, die zur Behandlung der manifesten Intoxikation und zur Verhinderung von Spätschäden am besten geeignet sind.

Die Information über Symptomatologie und empfohlene Therapie muß Vergiftungszentralen und großen Krankenhäusern zur Verfügung gestellt werden, aber auch für jeden anderen Arzt jederzeit unmittelbar beim Hersteller zugänglich sein.

Man könnte die meisten hier geschilderten Probleme und Aufgaben bestimmten Phasen der Arzneimittelentwicklung zuordnen: eine nachträgliche teratologische Untersuchung der Präklinik, die Bestimmung der Blutspiegel einer neuen Darreichungsform der Phase I, die kontrollierte Wirkungsprüfung einer neuen Indikation der Phase II etc. Es ist aber durchaus gebräuchlich, alle nach der Zulassung eines Arzneimittels durchgeführten Prüfungen als Phase IV zusammenzufassen, obwohl neue Indikationen, neue Darreichungsformen sowie Arzneimittelkombinationen ebenso eigene Entwicklungsprojekte sind, die alle Phasen durchlaufen und dann gesondert zugelassen werden müssen. Vielleicht erklärt diese Unübersichtlichkeit das Fehlen einer allgemein akzeptierten, einheitlichen Definition der Phase IV (vgl. S. 156).

Die Phase IV besteht also keineswegs nur aus (passiver) Beobachtung und gegebenenfalls Reaktion. Sie erfordert vielmehr auch gezielte Aktionen. Diese betreffen insbesondere:

1. Fragen der chronischen Anwendung von Arzneimitteln
2. Verteidigungsforschung
3. Ergänzende Darreichungsformen und neue Anwendungsgebiete

2.5.7.1 Die chronische Anwendung von Arzneimitteln

Die Auswirkungen der symptomatischen Therapie chronischer Erkrankungen sind unter Umständen erst nach Jahren überblickbar. So sind die Einstellung eines außer Kontrolle geratenen Blutzuckers und die Senkung eines erhöhten Blutdrucks akzeptierte therapeutische Ziele. Erreicht man sie durch entsprechende Behandlung, so weiß man noch nicht viel über ihren Einfluß auf die Progredienz der Erkrankung, auf die Verhinderung oder Verzögerung von Komplikationen und Spätschäden. Hierzu ist eine *Überwachung* der chronischen Anwendung notwendig, deren Organisation dem Einzelfall angepaßt werden muß. In geeigneten Fällen kann sie in Form einer klinischen Prüfung ablaufen. So läßt sich relativ rasch nachweisen, daß eine konsequente Senkung des Blutdrucks bei schwerer oder maligner Hypertonie das Leben verlängert und die Häufigkeit zumindest einiger vaskulärer Komplikationen verringert. Allerdings ist hier die Fragestellung trotz aller noch bestehenden Rätsel der Pathogenese der Hypertonie recht einfach: Ein über lange Zeit deutlich erhöhter Blutdruck führt zu vaskulären Komplikationen und zum vorzeitigen Tod. Der Nutzen einer erfolgreichen Normalisierung des Blutdrucks ist daher unabhängig von der Ursache der Blutdruckerhöhung relativ einfach nachzuprüfen. Der nur leicht erhöhte Blutdruck macht demgegenüber kaum Beschwerden. Die durch ihn verursachten Komplikationen gehen nach Art, Häufigkeit und Schwere ohne scharfe Trennung in die bei der gesunden Bevölkerung auftretenden über. Es gibt daher bis heute keine einheitliche Meinung darüber, ob die Behandlung des leichten bis mittelschweren Hypertonus (diastolischer Blutdruck bei mehreren Messungen zwischen 90 und 109 Torr) sinnvoll ist und kardiovaskulären Komplikationen vorbeugen hilft[135,136].

Wenn mehrere unterschiedliche Faktoren Entstehung und Verlauf einer Erkrankung beeinflussen, sind *Prüfungen*, die sich nur auf einen dieser Faktoren richten, mit großer Vorsicht zu betrachten. Es kann eigentlich nicht überraschen, daß die große amerikanische Studie über den Einfluß der Senkung erhöhter Cholesterin- und Triglycerid-Spiegel auf den Verlauf der koronaren Herzerkrankung negative bzw. nichts aussagende Ergebnisse brachte. Sie hat nicht die These widerlegt, daß erhöhte Cholesterin- und Triglycerid-Werte im Serum einen *Risikofaktor* darstellen, aber wohl die alte ärztliche Weisheit bestätigt, daß der gefährdete Patient als Ganzes gesehen und behandelt werden muß. Dazu gehört aber unter anderem die Behandlung aller vorhandener Risikofaktoren und nicht nur die isolierte Betrachtung eines einzelnen.

Ein Gegenbeispiel hierzu ist die chronische Anwendung von *l-Dopa* bei Patienten mit Morbus Parkinson. Trotz vieler weißer Flecken in der Kenntnis von Entstehung und Verlauf dieser Erkrankung liegt hier eine klare Fragestellung vor, nämlich die nach der Beeinflussung von Akinese und Rigor durch l-Dopa. Auf sie konnte eine klare Antwort, d.h. ein verwertbares Ergebnis der klinischen Prüfung, erwartet werden. Hierbei sind auch Nebenwirkungen beobachtet worden, die erst bei langfristiger Anwendung auftreten und im Rahmen einer üblichen Prüfung der Phase II oder III möglicherweise unerkannt bleiben. Auch der Betablocker *Practolol* kann bei langfristiger Anwendung schwere, nicht recht erklärbare Nebenwirkungen hervorrufen, aufgrund derer dieses an sich wertvolle Arzneimittel aus dem Handel gezogen werden mußte. Vielleicht wird man eines Tages eine Erklärung für diese Nebenwirkungen finden. Zu den bereits auf S. 163 genannten Möglichkeiten für ein „Übersehen" von Nebenwirkungen im Rahmen einer lege artis durchgeführten klinischen Prüfung muß also die zweifellos beunruhigende Möglichkeit hinzugefügt werden, daß schwere Nebenwirkungen erst nach Behandlungszeiten auftreten, die in der klinischen Prüfung *vor* der Zulassung üblicherweise nicht erreicht werden.

Es wird daher immer wieder überlegt, wie man das *langfristige Nutzen-/Risiko-Verhältnis* bei Arzneimitteln besser in den Griff bekommen kann, die als symptomatische Therapie kontinuierlich über lange Zeit angewendet

werden. In Großbritannien hat die Behörde die Möglichkeit, die Zulassung in Stufen zu erteilen und z.B. die Verwendung zunächst auf hospitalisierte Patienten zu begrenzen. In den Vereinigten Staaten wurde l-Dopa nur mit der Auflage zugelassen, bestimmte klinische Prüfungen weiterzuführen. Der Leiter des Arzneimittelbüros der amerikanischen FDA hat sich vor kurzem nachdrücklich für eine intensivere Beschäftigung mit der Arzneimittelepidemiologie ausgesprochen[137].
Die *stufenweise Freigabe* neuer Arzneimittel im Sinne einer Berichterstattungspflicht des sie verwendenden Arztes ist vor kurzem empfohlen worden[138]. Eine europäische Studiengruppe hat vorgeschlagen, die Last der kontinuierlichen Überwachung neuer Arzneimittel durch Lockerung der Forderungen nach klinischen Prüfungen mit großen Patientenzahlen und langer Anwendungsdauer vor der Zulassung zu erleichtern[139].
Die *Daueranwendung* von Arzneimitteln enthält zweifellos noch ungelöste Probleme. Man darf sie nicht mit dem Hinweis auf die Seltenheit erst spät auftretender, unvorhersehbarer Nebenwirkungen abtun. Man darf aber auch nicht glauben, daß man sie durch immer umfangreichere und immer länger dauernde klinische Prüfungen aus der Welt schaffen kann. Mit Recht schreibt das British Medical Journal in einem Leitartikel: „Wie Bergsteigen und Sportwagenfahren ist auch die Anwendung wirksamer Arzneimittel mit einem unvermeidbaren Risiko behaftet."[109] Solche Prüfungen sollten allerdings vereinbart werden, wenn klare Fragestellung und praktikable Durchführung eine verwertbare Antwort erwarten lassen. Darüber hinaus sind besonders die Toxikologen aufgefordert, nicht nur neue Substanzen in den vorhandenen Modellen zu überprüfen, sondern auch an einer Verbesserung der Methoden und Modelle toxikologischer Forschung selbst zu arbeiten. Schließlich müssen alle Berichte über Nebenwirkungen, vor allem über unerwartete und nicht erklärbare, sorgfältig ausgewertet werden, um mögliche Schädigungen frühzeitig zu erkennen. Die Arzneimittelsicherheit wird sich damit zweifellos noch weiter verbessern lassen, ohne daß freilich Schäden für den einzelnen Patienten absolut zuverlässig ausgeschlossen werden können. Das absolut sichere Arzneimittel gibt es nicht[140].

2.5.7.2 Verteidigungsforschung

Über die besonderen Probleme der chronischen Anwendung von Arzneimitteln hinaus ergibt sich immer wieder die Notwendigkeit zusätzlicher Untersuchungen auch mit bereits zugelassenen Arzneimitteln. So kann es sich ergeben, daß bestimmte Arzneimittel relativ häufig gemeinsam gegeben werden. Es muß dann geprüft werden, ob dadurch eine Veränderung der Wirkung eintritt. Das beginnt bei der Prüfung, ob parenterale Formen mischbar sind (z.B. in einer Infusion), und umfaßt ebenso Studien der Resorption und des Blutspiegelverlaufs. Die Untersuchung dieser *Arzneimittelwechselwirkung* („drug interaction") gewinnt wegen der häufig notwendigen gleichzeitigen Gabe mehrerer Arzneimittel immer größere Bedeutung.
Auch die *galenische Formulierung* von Arzneimitteln kann Probleme schaffen. Ein bisher verwendeter Hilfsstoff ist nicht mehr lieferbar und muß ersetzt werden. Ein bisher verwendeter Farbstoff wird verboten und muß gegen einen anderen ausgetauscht werden. Ein für dieselben Indikationen eingeführtes Arzneimittel behauptet, galenische Vorteile zu besitzen. Jedesmal sind Nachuntersuchungen notwendig, die die pharmazeutischen Kriterien des Arzneimittels betreffen, und ebenso die Nachprüfung der Resorption mit der neuen Formulierung, die vergleichende Blutspiegeluntersuchung mit dem konkurrierenden Arzneimittel etc.
Die Entwicklung grundlegend neuer Methoden erfordert unter Umständen die nachträgliche Untersuchung bereits zugelassener Arzneimittel mit der neuen Methode. Beispiele hierfür sind Untersuchungen auf *teratogene* oder *carcinogene* Wirkung, aber auch die nachträgliche Durchführung kontrollierter klinischer Prüfungen für Arzneimittel, die vor Jahren noch auf der Basis unkontrollierter Studien zugelassen wurden. Die vom Volumen her größte Aktion dieser Art läuft seit einigen Jahren in den Vereinigten Staaten (DESI = drug efficacy study implementation).
Umfangreiche Untersuchungen werden notwendig, wenn ganze Substanzklassen in den Verdacht schädlicher Wirkungen geraten. Beispiele hierfür sind der fragliche Zusammenhang zwischen Todesfällen bei Asthmatikern und der Anwendung von Betamimetika in Dosieraerosolen, die Verursachung von Leberschäden durch bestimmte Laxantien und kardiotoxische Wirkungen tricyclischer Antidepressiva.
Schließlich gehört auch die vergleichende Untersuchung des Nutzen-/Risiko-Verhältnisses von Arzneimitteln mit dem neu hinzugekommener Konkurrenten zu den Maßnahmen, die zusammenfassend als „Verteidigungsforschung" charakterisiert worden sind[140].

2.5.7.3 Ergänzende Darreichungsformen und neue Anwendungsgebiete

Es ist eigentlich eher die Regel als die Ausnahme, daß bei der breiten Anwendung von Arzneimitteln nach der Zulassung neue Anwendungsmöglichkeiten gefunden werden. Das beginnt bei der Entwicklung neuer Anwendungsformen für bestimmte Altersgruppen (Saft für Kinder), für sofortige Wirkung (Ampullen, Dosieraerosol), für gleichmäßigere Blutspiegel während der gesamten Anwendungszeit (Depotform).
Gegenüber der Entwicklung einer neuen Substanz zum Arzneimittel ist die Entwicklung neuer Anwendungsformen verkürzt und vereinfacht. Biochemisch ist die Äquivalenz der neuen Form mit den bereits zugelassenen Darreichungsformen nachzuweisen. Zusätzliche toxikologische Untersuchungen erübrigen sich, wenn die neue Darreichungsform wie bereits zugelassene angewendet wird (Saft als Ergänzung von Tabletten), andernfalls sind sie notwendig (spezielle Toxikologie für parenterale Formen, für die Inhalation, für die topische Anwendung).
Werden der neuen Form (therapeutische) Wirkungen zugeschrieben, die über die der bereits zugelassenen Formen hinausgehen, so sind sie in einer klinischen Prüfung nachzuweisen. Sie kann klinisch-experimentell angelegt sein

(Vergleich der Blutspiegel normaler Tabletten gegen Depottabletten) oder klinisch-therapeutisch (Wirkung der Ampullen bei akuten Zuständen).

Neue Indikationen ergeben sich oft aus der aufmerksamen Beobachtung der Arzneimittelwirkung am Menschen. Das gilt für die blutzuckersenkende Wirkung von *Sulfonylharnstoffen* und die blutdrucksenkende Wirkung der *Saluretika*. Das Antihypertonikum *Clonidin* (*Catapresan*®) wurde im Tierexperiment als Mittel zur Abschwellung der Nasenschleimhaut entwickelt. Erst am Menschen wurde dann die blutdrucksenkende Wirkung beobachtet. Umgekehrt führten tierexperimentelle Beobachtungen zur Überlegung, Clonidin könne möglicherweise auch bei Migräne wirksam sein, was dann klinisch bestätigt werden konnte. Ebenso wurde die Hemmung der Thrombozytenaggregation durch *Dipyridamol* (*Persantin*®) zuerst im Tierversuch beobachtet und erst anschließend am Menschen untersucht.

Neue Indikationen erfordern natürlich eine völlig *neue klinische Prüfung*, meist auch neue pharmakologische Untersuchungen. Zusätzliche toxikologische und teratologische Prüfungen sind dagegen meist nicht erforderlich, da deren Ergebnisse ja nicht für die Indikationen, sondern für die Dosierung eines Arzneimittels wichtig sind. Nur wenn die neue Indikation wesentlich höhere Dosen erfordert, können ergänzende Untersuchungen erforderlich werden.

Schließlich kann die praktische Anwendung von Arzneimitteln zur Entwicklung therapeutisch sinnvoller Kombinationen führen. Es ist ein Nachteil fester Arzneimittelkombinationen, daß die einzelnen Komponenten nicht mehr individuell dosiert werden können. Man muß auch zugeben, daß es viele medizinisch nicht sonderlich begründete Kombinationen gibt. Dies sollte dennoch nicht zu einer pauschalen Verdammung aller Kombinationen führen. In festen Kombinationen ist die Arzneimittelwechselwirkung klinisch und toxikologisch abgeklärt. Viele Kranke müssen mehrere Medikamente über längere Zeit einnehmen. Für sie ist eine Kombination bequemer und wirtschaftlicher als mehrere Einzelsubstanzen. Schließlich können in einer Kombination synergistische Wirkungen im Sinne einer Wirkungsverstärkung oder einer Abschwächung von Nebenwirkungen genutzt werden.

Die Entwicklung einer Kombination ist qualitativ der einer neuen Einzelsubstanz vergleichbar. Je nach Bekanntheitsgrad der Einzelsubstanz können dabei quantitative Abstriche vorgenommen werden.

2.5.8 Zusammenfassung

Arzneimittel sind während ihrer gesamten Lebenszeit *differente Substanzen*, die nicht wie übliche Konsumartikel behandelt werden können. Gewiß ist zu Beginn ihrer Entwicklung größere Aufmerksamkeit notwendig, als wenn sie schon Jahrzehnte in Gebrauch sind. Daß aber auch dann noch Überraschungen möglich sind, zeigen positiv die *Acetylsalicylsäure* mit ihrer thrombozytenaggregationshemmenden Wirkung und negativ die die Leber schädigenden *Oxyphenisatin*-haltigen Laxativa. Richtig verwendet, bringen Arzneimittel unendlich mehr Nutzen als Schaden. Richtige Anwendung haben aber nicht nur Arzt und Patient zu verantworten, sondern auch und gerade der Hersteller, der von allen Beteiligten die umfassendste Kenntnis seines Produktes hat. Die in vielen Ländern, auch in der Bundesrepublik Deutschland, zu beobachtende Tendenz, ihn aus dieser Verantwortung zu entlassen bzw. sie auf eine zwangsweise Versicherung für den Schadensfall zu beschränken, mag unter aktuellem Kostendruck verständlich sein. Sie ist dennoch kurzsichtig, mittelfristig die Arzneimittelforschung und langfristig die Arzneimittelsicherheit gefährdend und wird schlußendlich nicht zu Einsparungen, sondern nur zur Verlagerung von Kosten führen.

Die *Entwicklung* einer Wirksubstanz zu einem Arzneimittel ist eine wissenschaftliche Aufgabe, die hohen Sachverstand, große Erfahrung und viel Geduld erfordert. In der von Ärzten durchgeführten klinischen Prüfung fällt die Entscheidung über Brauchbarkeit und Stellenwert eines Arzneimittels. Sie ist also Kernstück der Arzneimittelentwicklung, gleichzeitig aber auch abhängig vom Beitrag und von der Mitarbeit anderer Disziplinen der Forschung, wie es in diesem Buch geschildert wird. Zwar wird der übersichtlichen Beschreibung wegen die Arzneimittelentwicklung in eine präklinische und eine klinische Phase unterteilt, doch bedeutet dies nicht, daß die Klinik erst nach Ablauf aller präklinischen Untersuchungen beginnt. Die *vor der erstmaligen Anwendung* eines neuen Arzneimittels am Menschen durchzuführenden präklinischen Arbeiten sind an anderer Stelle beschrieben worden (vgl. S. 140ff.). Viele tierexperimentelle Untersuchungen laufen aber während der klinischen Erprobung weiter oder werden sogar dann erst begonnen (chronische Toxikologie). Wenn abzusehen ist, daß die klinische Prüfung ein günstiges Ergebnis haben wird, muß auch die galenische Entwicklung weitergeführt und auf ihre Brauchbarkeit für die Fertigung im industriellen Maßstab geprüft werden. Die Substanzherstellung muß vom Kilo-Labor auf die großtechnische Produktion übertragen werden. In der späten Phase der klinischen Prüfung müssen schließlich alle Vorbereitungen für die spätere Einführung getroffen werden, von der Entwicklung einer geeigneten Packung bis zur Ausbildung des Pharma-Referenten, der das neue Arzneimittel dem Arzt vorstellen soll.

Die klinische Prüfung ist also kein isolierter Prozeß, sondern Teil eines insgesamt recht komplizierten Entwicklungsprogramms, das im nachfolgenden Schema vereinfacht dargestellt ist.

3. Pharmapolitische Perspektiven und zukünftige Aspekte der Arzneimittelentwicklung

3.1 Einleitung
E. Kutter

Kap. 1 und 2 dieses Buches beschreiben die wissenschaftlichen und organisatorischen Voraussetzungen einer effektiven Arzneimittelentwicklung. Im Gegensatz zu früher spielen für die Innovation auf dem Arzneimittelgebiet heute jedoch gesellschafts-, insbesondere pharmapolitische Aspekte eine fast ebenso entscheidende Rolle.

Wie kam dieser Wandel zustande?

Die Palette der heute verfügbaren Arzneimittel ist das Ergebnis einer vorwiegend von wissenschaftlichen und kommerziellen Überlegungen gesteuerten Arzneimittelentwicklung. Die Geschwindigkeit der Innovation in der Blütezeit der Arzneimittelentwicklung war enorm. Innerhalb einer unglaublich kurzen Periode (1935 bis 1960) wurden dem Arzt mächtige Waffen gegen eine Vielzahl von Krankheiten und Leiden zur Verfügung gestellt. Was war das Geheimnis dieser ungemein fruchtbaren Periode der Arzneimittelentwicklung?

Entscheidend war, daß die Interessen der verschiedenen an der Arzneimittelentwicklung beteiligten Gruppen weitgehend korrespondierten. Erkenntnisdrang und uneingeschränkter Fortschrittsglauben der beteiligten Wissenschaftler, kommerzielle Interessen der Geldgeber und die Bedürfnisse der Patienten nach einer effektiven Arzneimitteltherapie waren die entscheidenden Motoren dieser rasanten Entwicklung.

Arzneimittelforschung und -entwicklung hatten in dieser Blütezeit wesentliche *Fortschritte* zu verzeichnen. So konnten z.B. durch die Entwicklung der modernen Antibiotika verheerende Volkskrankheiten und Seuchen der Vergangenheit beseitigt bzw. unter Kontrolle gebracht werden. Wirksame Arzneimittel zur Therapie von Herz-/Kreislauferkrankungen, endokrinen und psychischen Störungen wurden bereitgestellt. Durch die Entwicklung moderner Therapeutika gelang es, die Lebenserwartung zu verlängern, akute Krankheitssymptome zu lindern, den Aufenthalt in Hospitälern und Krankenhäusern zu verkürzen und Heilungsprozesse mit Hilfe dieser Mittel zumindest zu fördern. Narkotika und Analgetika sind aus der Praxis der modernen Chirurgie heute nicht mehr wegzudenken. Die oralen Contraceptiva ebneten den Weg für eine humane Familienplanung und helfen in vielen Fällen soziales Leid zu verhindern.

Die Wende begann mit der *Thalidomid-Katastrophe* zu Beginn der 60iger Jahre. Der Fortschrittsglauben der Arzneimittelforscher wurde nachhaltig erschüttert. Der Schwerpunkt ihres Interesses und ihrer Arbeiten verlagerte sich auf die Erforschung potentieller Schattenseiten der Arzneimitteltherapie – die Analyse der Gefahren bereits bekannter Arzneimittel hatte Vorrang vor der Entwicklung neuer Wirkprinzipien. Die verständliche Verunsicherung der Öffentlichkeit zwang den Gesetzgeber, sich für die Fragen der Arzneimittelsicherheit zu interessieren und zu engagieren. Binnen kurzem vollzog sich ein grundlegender Stimmungswandel gegenüber der Arzneimitteltherapie. Die Phase der uneingeschränkten Bewunderung für die Leistungen der Arzneimittelentwicklung wurde ersetzt durch eine sehr skeptische, z.T. sogar vollständig ablehnende Haltung gegenüber ihren Produkten.

Inzwischen ist die Praxis der Arzneimittelentwicklung eingebunden in ein pharmapolitisches Umfeld, das strenge *behördliche Vorschriften* für diesen Prozeß hervorgebracht hat. Wie so oft, wurde aber auch hier die Grenze des Vernünftigen überschritten. In manchen Ländern existieren bereits für die Entwicklung neuer Arzneimittel geradezu groteske Bestimmungen. Dort sind Erfolg oder Mißerfolg einer Arzneimittelentwicklung heute ebenso stark von der Bewältigung bürokratischer Hürden abhängig wie von der Effizienz der wissenschaftlichen Forschung. Überzogene behördliche Maßnahmen sind also *ein* Faktor der erschreckenden Verlangsamung der Innovationsgeschwindigkeit der letzten Jahre. Ein zweiter ähnlich bedeutsamer Faktor hierfür ist der bereits erreichte Stand der Technik auf dem Gebiet der Arzneimitteltherapie. Erfolgreiche Arzneimittelentwicklung bedeutet, daß neu zu entwickelnde Medikamente einen Vorteil gegenüber dem heutigen Standard der Arzneimitteltherapie aufweisen müssen. Auch durch diesen hohen Anspruch an die Ziele zukünftiger Neuentwicklungen wird die Realisation von Forschungsprojekten langwieriger und aufwendiger und entsprechende Forschungsinvestitionen risikoreicher.

Wie sieht nun die *Zukunft* der Arzneimittelforschung und -entwicklung aus? Liegt vor uns eine Zeit der gesunden Konsolidierung nach einer stürmischen Entwicklung der ersten Phase oder kommt es zur Stagnation und damit zum Erliegen der Innovation auf dem Arzneimittelsektor?

Entsprechend der Bedeutung dieser Fragen für die zukünftige Arzneimittelentwicklung befaßt sich der dritte Teil dieses Buches mit diesem Themenkreis. Ihre Beantwortung hängt entscheidend vom pharmapolitischen Umfeld ab, in dem sich die Arzneimittelentwicklung zukünftig vollziehen wird.

3.2 Pharmapolitische Perspektiven
H. Ried

In den vergangenen 30 Jahren hat die Arzneimitteltherapie ungewöhnliche Fortschritte erlebt. Zahlreiche Erkrankungen, die früher zu Tod oder Siechtum geführt haben, können heute mit Arzneimitteln kausal oder symptomatisch behandelt werden. Trotz dieser Erfolge war die Kritik an der Arzneimittelindustrie noch nie heftiger als gerade jetzt.
Sachliche und emotionale Elemente vereinigen sich dabei zu einem nicht leicht zu analysierenden Knäuel. Gleichwohl sind mehrere Angelpunkte der Kritik zu erkennen.
Grundlage ist die verständlicherweise hohe Anteilnahme an Fragen von Gesundheit und Krankheit. Zu ihr gesellt sich eine weitgehende Unkenntnis der Probleme der Arzneimittelentwicklung und Arzneimitteltherapie, die sich nicht etwa nur bei Laien findet, sondern auch bei den öffentlichen Medien, die in diesen Fragen als Meinungsbildner auftreten, und bei Politikern, die dieselben Fragen durch gesetzliche Eingriffe regeln. Diese Unkenntnis ist in wesentlichen Teilen von der Pharmaindustrie selber verschuldet.
Berichte über schädliche Wirkungen von Arzneimitteln tragen das Ihre zur Verunsicherung bei. Sie wird schließlich verstärkt durch die allgemeine Skepsis gegenüber dem früheren Glauben an den immerwährenden Fortschritt. Nicht alles, was sich Fortschritt nennt, verdient bei näherer Betrachtung diesen Titel, und nicht immer wird der Preis genügend beachtet, der für Fortschritt allemal bezahlt werden muß.
Gegenüber dem Beginn dieses Jahrhunderts hat die mittlere *Lebenserwartung* erheblich *zugenommen*. Dabei handelt es sich nicht etwa um eine Verschiebung der natürlichen Alterung, als deren Folge 80jährige heute so rüstig und frisch sind wie früher 60jährige. Vielmehr erreichen, dank besserer Gesundheitsvorsorge und besserer Behandlungsmöglichkeiten, viel mehr Menschen als früher das hohe Alter. Der einzelne Mensch hat eine statistisch höhere Chance, die ihm mögliche Lebenszeit auch tatsächlich zu erleben.
Dieser Zustand war nur mit erheblichen Aufwendungen zu erreichen und wird nur mit erheblichen Aufwendungen erhalten und weiter verbessert werden können.
Die *frühzeitige Diagnose* häufiger das Leben oder die Lebensqualität bedrohender Erkrankungen setzt voraus, daß alle potentiell Gefährdeten regelmäßig kontrolliert werden.
Erkrankungen, deren tödlicher Ausgang eher schicksalhaft unter erleichternder und sorgender Pflege erwartet werden mußte, können heute erfolgreich behandelt werden, wenn auch oft nur mit erheblichem technischem und pflegerischem Aufwand.
Diese erfolgreiche Behandlung führt freilich nicht immer zum Zustand vor Beginn der Erkrankung, sondern hinterläßt auch über verschieden lange Zeit und in wechselnder Intensität weiter behandlungsbedürftige Patienten.
Der Ablauf *chronischer Erkrankungen* kann durch entsprechende Behandlung so verlangsamt werden, daß die Betroffenen ein hohes Alter erreichen, sie bleiben aber dauernd oder immer wiederkehrend behandlungsbedürftig.
Pflegefälle, die früher rasch an interkurrenten Erkrankungen, insbesondere Infektionen, verstarben, können heute mit erheblichem technischem Aufwand über Jahre am Leben gehalten werden.
Die gegenüber früher reichlicher zur Verfügung stehenden Mittel zur Lebensführung bescheren nicht nur Bequemlichkeit und Annehmlichkeiten, sondern auch früher unbekannte oder doch seltene Erkrankungen durch falsche Ernährung, Mißbrauch von Genußmitteln, schädliche Produkte moderner Technologien und größere psychische Belastung des Menschen.
Alte Menschen haben mehr gesundheitliche Probleme als junge. Allein durch die größere Zahl alter Menschen muß daher vorsorgendes oder behandelndes Eingreifen zunehmen.
Die größere Zahl alter Menschen bedingt darüber hinaus das häufigere Auftreten typischer *Alterskrankheiten* wie maligne Tumoren und Gefäßerkrankungen.
All dies erfordert erhebliche und rasch *wachsende Geldmittel*, zu denen jeder einzelne seinen Beitrag leisten muß. Da eine schrankenlose Zunahme der Sozialabgaben nicht denkbar ist, wird sich irgendwann die bittere Frage stellen, ob zur Erhaltung und Verlängerung menschlichen Lebens in jedem Falle der unbegrenzte Einsatz vorhandener Technologien gerechtfertigt und möglich ist. Obwohl es zunächst undenkbar erscheint, materiellen Aufwand gegen menschliches Leben in die Waagschale zu legen, stellt sich diese Frage gelegentlich schon heute bei Transplantationen und beim Einsatz der künstlichen Niere.
Die Arzneimittel als ein wichtiger Teil der *Prophylaxe* und *Therapie* haben an dieser Entwicklung teilgenommen und sowohl außerordentliche Fortschritte gebracht als auch selber neue Probleme geschaffen. Sie spiegeln damit getreulich den Fortschritt und auch die Nachteile anderer medizinischer Technologien wieder, wie etwa der operativen Behandlung, der Bestrahlung, der Diagnostik etc. Die Frage ist müßig, welche dieser Technologien wichtiger oder weniger wichtig ist, zumal sie häufig untereinander abhängig sind, wie etwa die modernen operativen Methoden von der Existenz geeigneter Narkosemöglichkeiten.
Die rasante *technologische Entwicklung* hat das Gesundheitswesen in fast allen Ländern in erhebliche finanzielle Bedrängnis gebracht. Der außerordentlich hohe Personalanteil beschränkt die Sparmöglichkeiten, die überdies noch leicht in polemische Auseinandersetzungen geraten (Zweiklassen-Medizin, „Weil Du arm bist, mußt Du früher sterben" etc.). Einmütigkeit besteht eigentlich nur über die Möglichkeit und Notwendigkeit, den Arzneimittelverbrauch einzuschränken und die Arzneimittelpreise zu senken.
Tatsächlich scheint es eine Reihe von Symptomen zu geben, die selbst dem Laien deutlich machen, daß die Hersteller von Arzneimitteln teilweise überhöhte Gewinne erzielen:
Erhebliche *Preisunterschiede* zwischen ähnlichen Arzneimitteln verschiedener Hersteller, große Unterschiede gar bei identischen Präparaten eines Herstellers in verschiede-

nen Ländern, kartellamtliche Mißbrauchsverfahren, immer wiederkehrende Berichte in Presse, Rundfunk und Fernsehen, die riesige Zahl von Arzneimitteln als Indiz für ihre Gewinnträchtigkeit und manches andere mehr. Berichte über tatsächlich oder scheinbar *fahrlässiges* Verhalten einzelner Pharmaunternehmen verstärken den Eindruck, daß kommerzielle und nicht wissenschaftliche Gesichtspunkte Vorrang haben bei der Arzneimittelentwicklung.

Es wundert daher nicht, daß immer wieder erörtert wird, ob nicht eine (sozialistische) Staatswirtschaft besser geeignet ist für die Entwicklung, Herstellung und den Vertrieb von Arzneimitteln als eine (kapitalistische) Privatwirtschaft. Obwohl beide Systeme seit Jahrzehnten in Gebrauch sind, besteht keinerlei Übereinstimmung darüber, welches das „bessere" oder „überlegenere" ist. Fakten und sachliche Argumente werden von Weltanschauungen überdeckt, Ideologien von beiden Seiten mit kreuzzughafter Intensität vorgetragen. Viele tausend Seiten Papier sind beschrieben und gedruckt worden, um nachzuweisen, daß im Staatssystem Engpässe in der Versorgung mit wichtigen Arzneimitteln bestehen, daß man von Kopien privatwirtschaftlicher Erfolge lebt oder aber, daß die zügellose und skrupellose Werbung der Industrie den Arzneimittelverbrauch künstlich in die Höhe treibt, daß der Mensch sich auf Pillen verläßt, anstatt seine eigenen Möglichkeiten sinnvoll einzusetzen, und vieles andere mehr.

Dabei sind die Kontrahenten in Ideologien und weltanschaulich gefärbten Argumenten meist so befangen, daß eine sachliche Diskussion schwierig ist. Das ist schade, denn die Entwicklung von Arzneimitteln unter Staatsregie ist eine Alternative, die einmal gründlich durchdiskutiert werden sollte. Arzneimittel, zumindest einige von ihnen, sind lebensnotwendig; der Staat kann auf sie ebensowenig verzichten wie auf Energie und auf Grundnahrungsmittel. Ist das nicht ein wichtiger Grund für staatliche Regie oder wenigstens staatliche Beeinflussung? Ließen sich dabei nicht gleichzeitig zwei häufig bemängelte Auswüchse des privatwirtschaftlichen Systems ausmerzen, nämlich die Arzneimittelflut und die übertriebene Werbung für Arzneimittel?

Wir haben die Entwicklung von Arzneimitteln als eine *multidisziplinäre* Aufgabe kennengelernt, die mit einer Zielsetzung beginnt, diese in einen konkreten Plan umwandelt und in Verfolgung dieses Plans mit Geschick und etwas Glück auf brauchbare Arzneimittel stößt. Im außerindustriellen Bereich existiert keine Institution, in der Entwicklung, Herstellung und Vertrieb von Arzneimitteln gleichermaßen unter einem Dach und mit der notwendigen Kooperation durchgeführt werden könnten. Offenbar ist also die organisatorische Struktur eines westlichen Pharmaunternehmens auch in einer verstaatlichten Wirtschaft brauchbar bzw. notwendig. Die Praxis der Ostblockstaaten bestätigt diese Überlegung. Die einfache Übernahme großer Pharmaunternehmen durch den Staat würde die kritisierten Mißstände also nicht beseitigen. Hierzu wären vielmehr direkte Eingriffe des Staates in das Geschäftsgebaren der Unternehmen erforderlich.

Denkbar ist eine *Steuerung und Kontrolle der Forschung* durch Zuteilung von Forschungsgebieten (und entsprechender Forschungsmittel) an einzelne Firmen. Vor der Einführung so entwickelter Arzneimittel könnte eine Kommission prüfen, ob ein Bedarf vorhanden ist oder ob bereits eingeführte Arzneimittel genauso gut oder besser sind. Der Preis des neuen Arzneimittels kann nach politischen Überlegungen und ohne Rücksicht auf die wirtschaftliche Situation des entwickelnden Unternehmens festgelegt werden. Zwar müssen auch in einer verstaatlichten Wirtschaft die Ärzte über das neue Arzneimittel informiert werden, doch kann dies mit viel geringerem Aufwand erfolgen, wenn der Staat von der Möglichkeit Gebrauch macht, die Zahl der für identische Indikationen bestimmten Arzneimittel durch entsprechende Eingriffe zu limitieren.

Welche Folgen hätte dies — läßt man weltanschauliche Präferenzen außer Betracht — für die Wirtschaftlichkeit des Arzneimittelwesens?

Die Gründe für die *Einstellung der Entwicklung* eines neuen Arzneimittels sind zunächst unabhängig vom bestehenden wirtschaftlichen System. Erst am Ende der Phase II der klinischen Prüfung, wenn endgültig über die Entwicklung zur Zulassungsreife entschieden werden muß, könnte bei gleicher wissenschaftlicher Beurteilung ein privatwirtschaftlich geführtes Unternehmen aus ökonomischen Gründen eine andere Entscheidung treffen als ein im staatlichen Auftrag handelndes Unternehmen. Wo das eine noch eine vertretbare Chance der Placierung des neuen Arzneimittels im Markt sieht und deshalb weiterentwickelt, mag das andere die Vorteile des neuen Stoffs für zu gering halten, um seine Fertigentwicklung und Einführung zu rechtfertigen.

Geht man davon aus, daß staatliche Betriebe hinsichtlich Personal und apparativer Ausrüstung nicht billiger sind als private, so können bei der Entwicklung eines neuen Arzneimittels in *staatlicher Regie* bestenfalls die Kosten der Phase III der klinischen Prüfung eingespart werden, vielleicht geringfügig erhöht durch den Abbruch der zu Beginn der Phase III noch laufenden präklinischen Untersuchungen. Diese Einsparung dürfte im Gesamtvolumen der Arzneimittelforschung und -entwicklung kaum zu Buche schlagen. Natürlich kann der Staat die Zahl der zu entwickelnden Arzneimittel überhaupt limitieren, er kann bestimmen, daß bestimmte chemische Strukturen überhaupt nicht mehr bearbeitet werden sollen. Er riskiert damit allerdings, daß ihm zusätzliche therapeutische Möglichkeiten entgehen, die in dieser chemischen Gruppierung noch enthalten sein mögen, und spart dabei kaum Kosten, denn um z.B. Hochdruckforschung zu betreiben, braucht man eben ein bestimmtes Minimum an Labors, Einrichtung und Personal und dies ganz unabhängig vom Erfolg oder Mißerfolg der dort betriebenen Forschung.

Der Staat wird die Zahl der Pharmahersteller reduzieren können, zur Abdeckung aber der als wünschenswert bezeichneten Forschungsgebiete[1] mindestens so viele forschende Hersteller brauchen, wie heute existieren — und bei diesen fallen die wesentlichen Kosten an.

In einem staatlichen System sind zweifellos Kosteneinsparungen bei der wissenschaftlichen Information und Werbung für Arzneimittel möglich. Die wirtschaftliche

Bedeutung solcher Maßnahmen wird allerdings weit überschätzt. Die 78 größten Pharmahersteller der Bundesrepublik, die etwa 80% des deutschen Arzneimittelumsatzes bestreiten, haben 1975 693 Mio. DM für wissenschaftliche Information und Werbung beim Arzt ausgegeben, davon allein 445 Mio. für den wissenschaftlichen Außendienst. Eine drastische Senkung auf die Hälfte würde also zu einer Einsparung von ca. 350 Mio. DM führen. Demgegenüber haben die gesetzlichen Krankenkassen im Jahre 1975 Leistungen in Höhe von 61,64 Milliarden DM erbracht, davon 9 Milliarden für Arzneimittel sowie Heil- und Hilfsmittel aus Apotheken. Die Kosteneinsparung würde daher etwa 0,6%, bezogen auf die Gesamtausgaben der gesetzlichen Krankenkassen, ausmachen bzw. 4%, bezogen auf die Ausgaben für Arzneimittel sowie sonstige Heil- und Hilfsmittel aus der Apotheke. Die Situation in anderen Ländern ist ähnlich.

Die genannten Einsparungen sind natürlich nur möglich, wenn die Ärzte gezwungen werden können, sich ausschließlich des limitierten Arzneimittelangebots der staatlichen Pharmahersteller zu bedienen. Das bedeutet, daß der Import von Arzneimitteln staatlich kontrolliert werden und über staatliche Stellen erfolgen muß. Wie so oft erzwingt also ein Eingriff an einer Stelle weitere beschränkende Maßnahmen, die dann nicht mehr die Hersteller allein betreffen, sondern ganz entscheidend auch die Therapiefreiheit der Ärzte. Wer also den ersten Schritt der Verstaatlichung der Pharmaindustrie ins Auge faßt, muß stets auch diese Konsequenzen bedenken.

Aus dieser Situation entstehen gelegentlich Überlegungen, Mischformen zwischen marktwirtschaftlicher Ordnung und staatlichen Eingriffen einzuführen. Dabei wird besonders eine Bedürfnisprüfung für Arzneimittel diskutiert. Über den Nachweis der therapeutischen Brauchbarkeit hinaus müßte dabei dem neuen Arzneimittel bescheinigt werden, daß es in seinen Indikationen wirklich gebraucht wird, d.h. nicht oder jedenfalls nicht ohne weiteres von bereits vorhandenen Arzneimitteln ersetzt werden kann. Solche scheinbar plausiblen Kompromisse sind aber nicht durchführbar. Man kann nicht einem Unternehmen das volle wirtschaftliche Risiko übertragen und dann seine Produkte nach subjektiver Auslegung unterliegenden Kriterien zulassen oder ablehnen.

Wer dafür ist, daß es nur ein Barbitursäure-Präparat, nur ein Thiazid und nur einen Sulfonylharnstoff geben soll, muß als Konsequenz auch die staatliche Finanzierung der Pharmaindustrie akzeptieren. Die enormen Kosten der modernen Arzneimittelforschung und Arzneimittelentwicklung lassen sich nur tragen, wenn man neben in die Zukunft weisenden Arbeiten, die besonders gewinnträchtig, aber auch besonders riskant sind, sich auch mit Therapiegebieten beschäftigt, die kurzfristig keine spektakulären Ergebnisse erwarten lassen, sich aber durch Größe und Konstanz der Nachfrage auszeichnen wie eben Schmerz- und Beruhigungsmittel, Laxantien, Psychopharmaka, Schnupfen- und Erkältungspräparate usw.

Es ist also äußerst zweifelhaft, ob eine Verstaatlichung der Arzneimittelindustrie die Kosten der Versorgung mit Arzneimitteln herabsetzen würde. Dagegen gibt es viele Hinweise über eine Abnahme der Effizienz der Arzneimittelforschung und Arzneimittelentwicklung in staatlicher Regie. Aufgabe der Industrie selber wäre es, diesen Sachverhalt nüchtern und überzeugend darzulegen und damit die in der Öffentlichkeit, bei den Medien und den politisch Verantwortlichen bestehende Informationslücke zu schließen. Sie hat sich auf diese Aufgabe erst spät besonnen und sich ihrer nicht eben immer geschickt entledigt. Eine Versachlichung der Diskussion ist aber dringend notwendig.

Es gibt einen weiteren Punkt, der diese sachliche Diskussion behindert und Anlaß ist für Rückfälle in emotional getönte Auseinandersetzungen. Viele Kapitel dieses Buches beschreiben die Fortschritte auf dem Weg zu einer naturwissenschaftlich begründeten Arzneimitteltherapie. Die konsequente Verfolgung dieses Weges wird sicherlich neue, heute noch ganz undenkbare therapeutische Möglichkeiten eröffnen. Und doch wird die Arzneimitteltherapie, ebenso wie die Medizin insgesamt, niemals eine exakte Naturwissenschaft werden, in der der Einsatz bestimmter Mittel und die Anwendung definierter Methoden zu im Einzelfall präzis vorhersagbaren Ergebnissen führt. Zu „ungenau" sind dafür viele der Beschwerden, die behandelt werden sollen. Nur für den statistischen Durchschnitt, nicht aber für das Individuum, kann die Beeinflussung bestimmter Körperfunktionen durch Arzneimittel zuverlässig vorhergesagt werden. Zu sehr sind die Körperfunktionen untereinander verbunden und voneinander abhängig, als daß gleichartige Beeinflussungen einer Funktion zu identischen Resultaten insgesamt führen müßten. Daraus hat sich vor allem in der Bundesrepublik ein eigentümlicher therapeutischer Nihilismus entwickelt, der die Möglichkeit des Nachweises von Wirkung und Wirksamkeit von Arzneimitteln generell ablehnt.

Nach dieser Auffassung entwickeln die Hersteller in ihrem Bestreben, diesen (unmöglichen) Nachweis dennoch zu führen, immer „stärkere" Arzneimittel, ohne damit mehr zu erreichen als eine gefährliche Zunahme der Arzneimittelnebenwirkungen, welche merkwürdigerweise als nachweisbar gelten (obwohl bei grundsätzlicher Unmöglichkeit des Nachweises der Wirkung auch Nebenwirkungen nicht nachweisbar sein sollten, sind sie doch ebenfalls Wirkungen des Arzneimittels). Die ganze Arzneimitteltherapie verschiebe sich damit weg von „natürlichen", die Körperfunktionen unterstützenden und die Heilungstendenz des Organismus fördernden Arzneimitteln hin zu „giftigen" Chemikalien, die viel mehr Schaden als Nutzen stiften.

Solche Ansichten gibt es zwar auch in anderen Ländern, doch haben sie kein Arzneimittelgesetz so beeinflußt wie das ab 1. Januar 1978 in der Bundesrepublik Deutschland gültige. Es ist sicher bedenklich, die Ansichten *einer* (welcher auch immer) therapeutischen Schule zur wesentlichen Basis einer gesetzlichen Regelung zu machen. Die ausdrückliche Auflage, jeweils anzugeben, mit welchen Methoden die in Anspruch genommenen Indikationen untersucht wurden, würde jedem Arzt die Auswahl nach seiner Ausbildung, seiner persönlichen Überzeugung und seiner praktischen Erfahrung erlauben, ohne zu anderen Kategorien gehörende Arzneimittel zu diskriminieren.

So aber festigt sich in der Öffentlichkeit der Eindruck, viele Arzneimittel seien nicht nur zu teuer, sondern auch unwirksam und schädlich, eine Kombination, die beim Laien zu Recht empörte Kritik hervorruft, ist er doch nicht in der Lage, die Fehlerhaftigkeit derartiger Behauptungen zu erkennen. Die Hersteller von Arzneimitteln geraten dadurch in Versuchung, ganz einseitig nur auf Nebenwirkungen bzw. deren Fehlen zu achten, der Wirksamkeit aber weniger Aufmerksamkeit zu widmen, obwohl fehlende Wirksamkeit für den Patienten viel schädlicher sein kann.

Damit ist nichts gesagt gegen eine starke Betonung der Arzneimittelsicherheit in Gesetzen und behördlichen Richtlinien; sie ist vielmehr notwendig. Allerdings gibt es weit über das notwendige Maß hinaus *Vorschriften,* die den zeitlichen und finanziellen Aufwand einer Arzneimittelentwicklung ohne erkennbaren Nutzen vergrößern, so z.B. durch den Zwang zur Wiederholung bereits lege artis durchgeführter toxikologischer Untersuchungen in Frankreich, Italien und Japan. Noch bis vor kurzem erkannte die US-amerikanische Arzneimittelbehörde nur klinische Daten aus dem eigenen Lande an, und aus Verärgerung über diese Haltung lehnte die japanische Behörde alle US-Ergebnisse ab. Nichts zu tun mit Arzneimittelsicherheit hat auch die bürokratische Ausweitung der Registrierungszeiten, die im gewiß kritischen, aber doch mit einem vernünftigen System arbeitenden Großbritannien — ausreichende Unterlagen vorausgesetzt — maximal ein Jahr dauert, in Zeiten personeller Unterbesetzung beim deutschen Bundesgesundheitsamt bis zu drei Jahren beansprucht hat (durch Einrichtung neuer Stellen soll hier Abhilfe geschaffen werden) und in der häufig unter politischem Druck stehenden amerikanischen Food and Drug Administration bis zu fünf Jahre und mehr dauern kann. Während die amerikanischen Pharmafirmen immer noch die Gewißheit haben, nach Passieren der FDA im eigenen Lande genügend Abnehmer für ein gutes Produkt zu finden, um die Aufwendungen der Entwicklung samt einem notwendigen Gewinn hereinzuspielen, gilt das für europäische Unternehmen nicht. Die heute notwendigen Aufwendungen für Forschung und Entwicklung können nur durch Einführung des eigenen Präparates in mehreren europäischen Ländern kompensiert werden, und dies bedeutet eben — im Vergleich zur US-Industrie — zusätzliche Bürokratie, zusätzlichen Zeitverlust, Verhandlungen mit verschiedenen Behörden zu immer wieder denselben Fragen und manches andere.

In mehreren europäischen Ländern gibt es entweder überhaupt keinen oder einen nur auf dem Papier stehenden *Patentschutz,* so daß man es nicht nur mit Nachahmern, sondern häufig auch mit „Vorahmern" zu tun hat, Leuten nämlich, die aus Patentoffenlegungsschriften neue Substanzen abschreiben, herstellen und sie mit völlig unzureichenden Prüfungen in dafür geeigneten Ländern in den Verkehr bringen. Mag es auch paradox klingen: Das Risiko eines Arzneimittelherstellers basiert heute mindestens ebenso stark auf Glück oder Pech in der Bewältigung bürokratischer Hürden als auf Erfolg oder Mißerfolg der eigenen Forschung. Dabei gäbe es genügend wissenschaftliche Fragen, über die sich Gesundheitsbehörden und Hersteller unterhalten könnten und sollten, z.B.:

1. die zeitliche Anpassung toxikologischer Studien an die beim Menschen vorgesehene Anwendungsdauer einer Substanz
2. die Untersuchung möglicher Wechselwirkungen von Arzneimitteln, die der Hersteller aktiv zur gemeinsamen Anwendung empfiehlt
3. die Weiterführung der klinischen Prüfung nach der Einführung zwecks Exploration möglicher Wirkungen, die nur in großen, prospektiven Untersuchungen getestet werden können (Diabetes, Herzinfarkt, Hochdruck, erhöhte Blutfettwerte usw.)
4. die Formulierung von Indikationen auf der Basis der Ergebnisse der durchgeführten Untersuchungen ohne Anwendung von Analogieschlüssen („Senkung erhöhter Blutfette" statt „Atherosklerose")

und viele andere Punkte. Leider gibt es keine Gesamtheit der Hersteller, die energisch von den Behörden die Diskussion solcher Fragen verlangt, sondern nur Gruppen und Grüppchen mit weit auseinandergehenden, teilweise konträren Interessen. Trotz aller politischen Proklamationen über die Bedeutung der Arzneimittel im Gesundheitswesen, trotz intensiver Beschäftigung der öffentlichen Medien mit diesem Thema haben sich in den vergangenen Jahren Bürokratie, Nationalismus und Gruppeninteressen weiter entwickelt als die wissenschaftlichen Grundlagen von Arzneimittelforschung und Arzneimittelentwicklung.

Kein Zweifel allerdings, daß auch die pharmazeutische Industrie ihre Situation überdenken und ihr *Verhalten überprüfen* muß. Es gilt Abschied zu nehmen von den Zeiten beinahe unbegrenzten wirtschaftlichen Wachstums im Zeichen der beinahe serienweisen Entdeckungen neuer therapeutischer Möglichkeiten. Der Arzneimittelpreis darf nicht länger nur ein Reizwort bleiben, der mit dem stereotypen Hinweis auf die hohen Kosten zur Seite geschoben wird. Über die bloße Funktion eines Zulieferers hinaus muß die Industrie stärker noch als bisher ihre Rolle als Partner im Gesundheitswesen annehmen und praktizieren: durch Einsatz ihrer Kenntnisse und Fähigkeiten in der angewandten Forschung, durch Förderung der klinischen Arzneimittelforschung, durch Mitarbeit in Organisationen und Verbänden des Gesundheitswesens, durch ernsthafte Diskussion der Probleme der Arzneimittelversorgung der dritten Welt, durch eigene Vorschläge und Beiträge zur vernünftigen Entwicklung unseres Gesundheitswesens. Sie muß sich durchringen zu einer besseren Information, die zwar nicht erreichen wird (und auch nicht anstreben soll) die völlige Vertrautheit des Verbrauchers mit allen Problemen der Arzneimitteltherapie, wohl aber den verständigen Umgang mit Arzneimitteln (so, wie man ein guter Autofahrer wird, ohne gleich ein Kraftfahrzeugmechaniker zu sein). Sie muß ihre Tore öffnen für Hochschullehrer und Studenten — noch besser selber an ihrer Ausbildung teilnehmen —, um Unzulänglichkeiten auch bei denen auszuräumen, die Arzneimittel therapierend einsetzen, liegt doch in deren Hand die Möglichkeit zu hohem Nutzen ebenso wie die zu schlimmem Schaden.

Freilich muß man an dieser Stelle die Frage stellen, ob der Staat, ob die Gesellschaft die pharmazeutische Industrie überhaupt in dieser Rolle des Partners im Gesundheitswesen sehen und haben will. In den angelsächsischen Ländern geht die Entwicklung sicherlich in diese Richtung. So haben sich etwa in den Vereinigten Staaten nach langen und teilweise heftigen Auseinandersetzungen im Anschluß an die Kefauver-Harris-Amendments von 1962 Legislative, Behörde und Industrie an einem Tisch zusammengefunden, um einen Modus vivendi zu erarbeiten, dessen gegenwärtiger Stand in einer Ansprache von Senator Edward Kennedy vor Mitarbeitern der amerikanischen Hoffmann-La Roche übersichtlich zusammengefaßt ist[2]. Dabei geht es keineswegs darum, zu Arzneimittelforschung und -entwicklung nur noch Großfirmen zuzulassen und kleine Hersteller durch Gesetze, Verordnungen oder für sie unüberwindliche finanzielle Hürden aus dem Markt zu drängen. Es gilt aber als Selbstverständlichkeit (und ist ja auch eigentlich eine), daß ein Arzneimittelhersteller bestimmte (eigene) Unterlagen der Behörde vorlegt und auch über die wissenschaftliche Betreuung der von ihm eingeführten Präparate jährlich Rechenschaft ablegt (wenn er sich nicht auf den Vertrieb von „old drugs" beschränkt, das sind Arzneimittel, deren Möglichkeiten und Grenzen nach Meinung der Behörde mit hinreichender Sicherheit untersucht worden und bekannt sind).

In anderen Ländern, darunter auch manchen europäischen, einschließlich der Bundesrepublik Deutschland, hat man dagegen durchaus den Eindruck, der Staat sei mit reinen Zulieferern einverstanden, wenn er dabei nur möglichst billige Arzneimittel bekommt. Hinter Lippenbekenntnissen zur Notwendigkeit der Arzneimittelforschung und Arzneimittelüberwachung („drug monitoring") erscheinen dann Gesetze und Verordnungen, die als dominierendes Merkmal für die Wahl eines Arzneimittels eindeutig den Preis darstellen. Dadurch wird nicht nur die Arzneimittelforschung bedroht, sondern darüber hinaus auch die Arzneimittelsicherheit gefährdet, begünstigt doch die einseitige Betonung des Preises die Entstehung von Arzneimittelfirmen, die nach Kapazität und Personal gar nicht in der Lage sind, sich um die Produkte, die sie vertreiben, auch zu kümmern. Wer zuläßt, daß Arzneimittel im Discountstil gehandelt werden, darf sich nicht wundern, wenn er bald keine Partner mehr hat, mit denen er über Arzneimittelprobleme verständig reden und von denen er Hilfe erwarten kann.

Der Pharmaindustrie aber ist der Vorwurf zu machen, daß sie diese Gefahr nicht deutlich genug artikuliert und kein eigenes Konzept vorlegt, das Arzneimittelforschung und -entwicklung sicherstellt, ohne den legitimen Wunsch des Staates nach Wirtschaftlichkeit zu vernachlässigen. Als erstes scheint es notwendig, den emotionalen Pulverdampf wegzublasen und die Arzneimitteldiskussion wieder auf die sachliche Ebene zurückzuführen. Sie sollte auch – bei allem Recht der Öffentlichkeit auf Information und Beteiligung – wieder mehr in die Fachkreise verlagert werden, die konstruktive Beiträge leisten können. Arzneimittel sind eine der wichtigsten Säulen der Therapie und werden dies noch lange sein. Die Probleme ihrer Entwicklung und Anwendung verdienen daher, mit äußerster Ernsthaftigkeit diskutiert zu werden. Dies sollten sich alle Beteiligten, nicht zuletzt die Hersteller, vor Augen halten.

3.3 Zukunftsaspekte

H. Ried

Dieses Jahrhundert steht im Zeichen des wissenschaftlichen und technischen Fortschritts. Begeisterte Befürworter sehen darin Möglichkeiten, auf dieser Erde beinahe paradiesische Zustände zu schaffen. Skeptische Warner entwerfen düstere Perspektiven der Erschöpfung der Energie- und Rohstoffreserven, der Zerstörung der Umwelt und der Vernichtung des Lebens. In der jüngeren Vergangenheit scheinen die Zweifler die Oberhand zu gewinnen über die Optimisten. Als erste wurde wohl die moderne Physik von diesem Prozeß erfaßt, als sie feststellen mußte, daß jedes gelöste Problem vielfache neue und noch rätselhaftere auslöste und die bereits greifbar nahen Grenzen des Universums sich erneut in unübersehbare Ferne verschoben.

Auch in der Medizin scheint der Siegeszug der Technologie an Kraft zu verlieren. Aus einer Summe von Geweben und Organen, die man getrennt diagnostizieren, biopsieren, operieren oder sonstwie therapieren kann, wird wieder ein Mensch, dessen Persönlichkeit Vorrang hat vor seinen erhöhten Transaminasen, seiner Osteochondrose oder seinen Varizen. Die Arzneimittelforschung scheint von diesem Prozeß noch nicht so sehr ergriffen, ist sie doch noch auf der Suche nach grundlegenden, mit den Mitteln der Naturwissenschaften beschreibbaren Mechanismen der Wirkung von Arzneimitteln. Ebenso versucht sie, den naturwissenschaftlichen Nachweis der Wirkung von Arzneimitteln zu optimieren. Dies ist legitim, denn Arzneimittel sollten kein Tummelplatz der Scharlatanerie sein. Es birgt aber auch die Gefahr in sich, über das Ziel hinauszuschießen und unbewußt den Menschen als Maschine aufzufassen, die auf den Einwurf einer bestimmten Münze jeweils mit derselben Reaktion antwortet.

Aus einer solchen Haltung entsteht der heute oft zu beobachtende Absolutheitsanspruch, den Arzneimittel eigentlich gar nicht erfüllen können. Arzneimittel heilen keine Krankheiten, sie sind vielmehr – manchmal wichtige, manchmal weniger wichtige – Teile eines Therapieplans, der insgesamt darauf abgestellt ist, einem kranken Menschen Gesundheit, Wohlbefinden und Leistungsfähigkeit zurückzugeben oder ihm zu helfen, deren graduelle Einbuße zu verarbeiten und anzunehmen. Ihre Verwendung ist also allein unter dem Aspekt zu betrachten, was sie zur Erreichung dieses Zieles beitragen können und welche neuen Probleme möglicherweise eben ihre Anwendung schafft. Hierbei muß notwendigerweise vom statistischen Durchschnitt auf das Individuum geschlossen werden.

Das berechtigte Anliegen, den therapeutischen Beitrag eines Arzneimittels genau zu kennen und die Übertragung auf das Individuum möglichst risikofrei durchzuführen, läßt die Arzneimittelentwicklung in Richtung auf einen Perfektionismus tendieren, dessen Nutzen/Schadenverhältnis ebenso sorgfältig geprüft werden sollte wie das jedes einzelnen Arzneimittels. Die Unmöglichkeit, alles vorauszuprüfen, darf weder zu passiver Resignation noch zu hektischer Betriebsamkeit führen, hinter der diese Unmöglichkeit sich doch nur mangelhaft verstecken läßt. Wirksamkeit und Sicherheit von Arzneimitteln werden nicht automatisch dadurch verbessert, daß man fortlaufend neue Methoden verpflichtend in die Arzneimittelentwicklung einbringt. Die Entwicklung eines neuen Arzneimittels ist eine wissenschaftliche Aufgabe, die jeweils auf das in Frage stehende Arzneimittel zugeschnitten werden muß, und der zweifellos notwendige Rahmen gesetzlicher oder anderer Regulationen muß dafür den notwendigen Spielraum bieten. Arzneimittelsicherheit, Arzneimittelwirksamkeit und die wirkungsvolle Suche nach neuen Arzneimitteln werden auch in Zukunft die beherrschenden Fragen in der Arzneimittelszenerie sein. Auf sie soll daher auch in dieser Schlußbetrachtung nochmals eingegangen werden.

3.3.1 Arzneimittelsicherheit

Mit Tierexperimenten kann die Sicherheit von Arzneimitteln für den Menschen nicht schlüssig bewiesen werden. Diese oft gehörte Feststellung ist wahr und doch gleichzeitig falsch. Falsch deshalb, weil sie den Eindruck erwecken kann, Arzneimitteltherapie sei immer ein Abenteuer im Sinne eines nicht vernachlässigbar kleinen Risikos unbekannter, nicht vorhersehbarer Nebenwirkungen. Tatsächlich ist dieses Risiko zwar nicht vernachlässigbar – das gilt generell für alles, was mit Leben und Gesundheit zu tun hat –, wohl aber außerordentlich klein. Wir konnten bereits feststellen, daß nach der Erfahrung der Experten in der Phase der Erstanwendung neuer Arzneimittel am Menschen praktisch kaum Zwischenfälle auftreten. Dasselbe gilt für die späteren Phasen der klinischen Prüfung, in denen sich fast immer das vom Tierexperiment her erwartete Spektrum von Wirkungen und Nebenwirkungen bestätigt. Glücklicherweise kommt es nur sehr selten vor, daß schwere, nicht vorhersehbare Nebenwirkungen nach längerer Anwendung am Menschen auftreten.

Dennoch ist das Problem der Arzneimittelsicherheit nicht gelöst, und es wird auch in Zukunft nur verkleinert, nicht aber völlig aus der Welt geschafft werden. Man wird gewiß nie auf die derzeit üblichen toxikologischen Experimente, und sei es auch in abgeänderter Form, verzichten können. Die immer stärkere Belastung der Toxikologie mit Routineuntersuchungen – immer längere Versuchsdauer, immer mehr Labortests etc. – scheint jedoch von fraglichem Wert. Eine stärkere Betonung der Toxikologie als Wissenschaft und ihre Beteiligung an der Arzneimittelinnovation ist notwendig, wie es vor kurzem gefordert und am praktischen Beispiel gezeigt wurde[3]. Die Toxikologie sollte nicht der große Fleischwolf sein, durch den alle Substanzen in bestimmter Routine gedreht werden, sondern einen eigenen positiven Beitrag zur Arzneimittelforschung leisten, wozu sie durchaus in der Lage ist. Die besonders von der britischen Registrierungsbehörde geförderte und geforderte Zusammenarbeit von Toxikologie und Biochemie wird dies erleichtern. Man sollte für die toxikologischen Routineuntersuchungen einen relativ weiten Rahmen setzen, keinesfalls enger als er heute schon ist, dafür aber verlangen, den Mechanismus substanzbedingter Schädigungen gemeinsam mit der Biochemie soweit aufzuklären, wie es mit den jeweils zur Verfügung stehenden Methoden möglich ist. Mehr Informationen sind auch nötig über die Wechselwirkung eines Medikaments mit anderen, mit Genußgiften, u.U. mit Nahrungsmitteln, über Änderungen der Wirkung bei bestimmten inneren (Ermüdung, Erregung etc.) oder äußeren Verhältnissen (Hitze, Luftfeuchtigkeit, Lärm etc.). Natürlich ist es unmöglich, alle diese Situationen und Umstände in der klinischen Prüfung zu erfassen. Mögliche Wechselwirkungen sollten aber untersucht werden mit Arzneimitteln, die als Zusatz oder Begleittherapie direkt empfohlen werden, ebenso wie vom Wirkprofil des Arzneimittels her denkbare Einflüsse der Einnahmesituation. Weitere Aufschlüsse wird dann eine sorgfältige Überwachung des eingeführten Arzneimittels bringen, die auch Schädigungen vermeiden oder zumindest rasch erkennen hilft. Sie muß auch den Verlauf akuter oder chronischer Überdosierungen erfassen, ob sie nun fahrlässig oder vorsätzlich erfolgen, damit Abweichungen vom Verlauf im Tierexperiment festgestellt und Empfehlungen zur Behandlung ausgearbeitet werden können.

Weiterentwicklung, möglicherweise andere Entwicklung der Toxikologie, verstärkter Einsatz der Biochemie, aufmerksame Überwachung der Arzneimittelanwendung nicht nur in der Erprobungsphase, sondern auch nach der Einführung sind also Themen, die bei der weiteren Verbesserung der Arzneimittelsicherheit vorrangig bedacht werden müssen.

3.3.2 Arzneimittelwirksamkeit

Eine allgemein akzeptierte Definition der Wirksamkeit von Arzneimitteln gibt es noch nicht. Der besonders im angelsächsischen Raum vertretene Standpunkt, Wirksamkeit könne nur im kontrollierten klinischen Versuch nachgewiesen werden, ist zwar durchaus logisch, stößt aber bei etwa notwendigen jahrelangen Prüfungen mit großen Patientengruppen ebenso an seine Grenzen, wie er – zu Recht oder Unrecht – viele heute gebräuchliche Arzneimittel aus ganz unterschiedlichen Gründen zwangsweise in den Status der Unwirksamkeit versetzt, sicher oft gegen den Willen der Patienten, die von eben diesen Arzneimitteln Hilfe erfahren zu haben glauben.

Bei vielen chronischen Erkrankungen, besonders des mittleren und höheren Alters, ist die Therapie empirisch oder auf die unvollständigen Vorstellungen zugeschnitten, die wir uns von der Pathogenese dieser Erkrankungen machen. Zwar ist bei der malignen Hypertonie der Nachweis relativ leicht, daß die kontinuierliche Blutdrucksenkung das Leben verlängert und das Risiko von Komplikationen vermindert, letzteres aber bereits in unterschiedlicher Deutlichkeit. Von Art und Umfang des Nutzens unserer Therapie des Diabetes, der Arteriosklerose, der chronischen Erkrankungen der Atemwege, rekurrierender Magen- oder Zwölffingerdarmgeschwüre, der chronischen Hepatitis und vieler anderer haben wir dagegen nur recht vage Vorstellungen, zumal wir gar nicht alle Faktoren kennen, die zu diesen Erkrankungen beitragen und die bekannten keineswegs immer ausschalten können. Wie bei der Arzneimittelsicherheit ist also auch hier eine sorgfältige Beobachtung in der langfristigen Anwendung von Arzneimitteln unter verschiedenen Bedingungen notwendig, und von da gewinnt auch der oft zu Unrecht belächelte Erfahrungsbericht des niedergelassenen Arztes über die Langzeitbehandlung seiner in ihrem normalen Umfeld lebenden und arbeitenden Patienten seine Bedeutung.

Solange Pathogenese und Pathophysiologie einer Erkrankung noch mehr oder weniger unbekannt sind, wird sich die Therapie eben auf die Empirie abstützen müssen. Sie sollte sich damit aber nicht zufriedengeben, sondern versuchen, Methoden zu entwickeln, die in relativ kurzer Zeit und mit geringem Aufwand Prognosen über die Wirkung bei Anwendung über lange Zeit erlauben. Dazu gehört immer der Versuch, den Wirkungsmechanismus eines Arzneimittels im einzelnen aufzuklären. Man erhält dadurch Hinweise auf eine mögliche Erschöpfung der Wirkung bei Daueranwendung sowie auf Faktoren, die die Wirkung vermindern oder verstärken können. Hier muß die Pharmakologie ähnlich innovativ tätig werden wie die Toxikologie dies im Bereich der Arzneimittelsicherheit versucht, und auch hier bedarf es einer intensiven Beteiligung und eines verstärkten Einsatzes der Biochemie. Sicher können experimentelle Untersuchungen die genaue Beobachtung der Therapie am Menschen nicht ersetzen, aber sie können wertvolle Hinweise geben, worauf denn besonders zu achten wäre, und bessere Vorhersagen über Nutzen und Grenzen einer Therapie erlauben.

Wie bei der Arzneimittelsicherheit resultiert also auch hier die Forderung nach einer Verstärkung der Grundlagenforschung. Sie gilt zum Beispiel für das Verhalten von Arzneimitteln im menschlichen Organismus, für die Simulation wichtiger Erkrankungen des Menschen im Tierexperiment, für die Methodologie der klinisch-therapeutischen Forschung, für Fragen der Epidemiologie von Arzneimitteln und vieles andere. Dazu ist eine enge Zusammenarbeit von Forschungsinstituten, Kliniken und Arzneimittelherstellern erforderlich.

3.3.3 Suche nach neuen Arzneimitteln

Eine Verstärkung der Grundlagenforschung wird natürlich auch der Suche nach neuen Arzneimitteln zugute kommen, weil sie unsere theoretische Basis verbreitet und bessere praktische Methoden zur Verfügung stellt. Wahrscheinlich wird sich der Fortschritt in der Arzneimitteltherapie im Vergleich zu den vergangenen 25 Jahren verlangsamen. Das muß kein Nachteil sein, denn die Entwicklung der vergangenen Jahre mag manchmal etwas zu stürmisch gewesen sein und eine Phase der Konsolidierung durchaus wünschenswert. Gelegentlich wird die Zahl von 6000 Substanzen genannt, die man synthetisieren und sich ansehen müsse, um nur ein einziges therapeutisch brauchbares Arzneimittel zu finden. Diese Zahl kann zumindest in den Augen des Laien gefährlich sein, erweckt sie doch den Eindruck, erfolgreiche Arzneimittelforschung sei ein vorwiegend quantitatives Problem. Mehr denn je wird aber erfolgreiche Arzneimittelforschung von klaren pathophysiologischen Konzepten und eindeutigen medizinischen Zielsetzungen abhängen, innerhalb derer dann freilich Hunderte oder auch Tausende von Substanzen untersucht werden müssen, bevor die erste gefunden wird, die den Ausgangsvorstellungen nahekommt. Die Zukunft liegt also in einer weiteren Verstärkung der interdisziplinären Zusammenarbeit, insbesondere auch mit der Klinik. Die Bereitschaft der Klinik zu einer solchen Zusammenarbeit nimmt erfreulich zu. Noch immer werden aber viele Möglichkeiten nicht genutzt. Hier bietet sich auch eine Zukunftsorientierung des Staates an. Während er bisher vorwiegend mit der *Reglementierung* der Arzneimittelentwicklung beschäftigt war — was sein Recht und seine Pflicht ist —, könnte er sich in Zukunft darüber hinaus auch mit ihrer *Förderung* befassen.

Wissenschaftliches Potential ist in vielfacher Weise limitiert und kann nicht unbegrenzt erweitert werden. Das kostbare Gut sinnvoll einzusetzen und nicht in unnützen Bürokratismus zu verschleudern, muß daher primäres Anliegen aller an der Entwicklung von Arzneimitteln Beteiligter sein.

Literatur

Kapitel 1

1. J.N. Langley, J. Physiol. (London) 33, 374 (1905).
2. P. Ehrlich, Chem. Ber. 42, 17 (1909).
3. T.Y. Shen, Annu. Rep. Med. Chem. 11, 210 (1976).
4. B.D. Roufogalis, J. Neurochem. 24, 51 (1975).
5. S.J. Singer, G.L. Nicolson, Science 175, 720 (1972).
6. E.J. Ariens, *Drug Design*, Vol. I, Academic Press, New York · London 1972.
7. A. Korolkovas, *Essentials of Molecular Pharmacology*, Wiley-Intersci. Publ. New York · London · Sydney · Toronto 1970.
8. J. Ferguson, Proc. Roy. Soc. B. 127, 387 (1939).
9. C. Hansch, S.M. Anderson, J. Med. Chem. 10, 745 (1967).
10. H. Machleidt, S. Roth, P. Seeman, Biochim. Biophys. Acta 255, 178 (1972).
11. P. Seeman, Pharm. Rev. 24, 583 (1972).
12. M.K. Jain, N.Y. Wu, L.V. Wray, Nature 255, 494 (1975).
13. D. Hellenbrecht, K.-F. Müller, H. Grobecker, Eur. J. Pharmacol. 29, 223 (1974).
14. D.H. Meadows, K.G. Roberts, O. Jardetzky, J. Mol. Biol. 45, 491 (1969).
15. W. Scheler, *Grundlagen der Pharmakologie*, VEB Gustav Fischer Verlag, Jena 1969.
16. W. Kauzmann, Adv. Protein Chem. 14, 1 (1959).
17. G. Némethy, H.A. Scheraga, J. Chem. Phys. 36, 3401 (1962).
18. C. Hansch, W.J. Dunn, J. Pharm. Sci. 61, 1 (1972).
19. James J. Zimmermann, Stuart Feldmann, in *Principles of Medicinal Chemistry*, Hrsg. William O. Foye, Lea u. Febiger, Kap. 2., Philadelphia 1974.
20. J. Büchi, X. Perlia, Arzneim.-Forsch. 10, 1 (1960); J. Büchi, X. Perlia, Farmaco, Ed. Sci. 18, 197 (1963).
21. T.C. Daniels, E.C. Jorgensen, in *Textbook of Organic Medicinal and Pharmaceutical Chemistry*, Hrsg. C.O. Wilson, O. Gisvold, R.F. Doerge, 5th ed., S. 4–62, Lippincott, Philadelphia 1966.
22. F. London, Z. Phys. Chem. (B) 11, 22 (1930).
23. Jan W. Mathison, William E. Solomons, Phillip H. Morgan, Richard R. Tidwell, Kap. 4. in *Principles of Medicinal Chemistry*, Hrsg. William O. Foye, Lea u. Felbiger, Philadelphia 1974.
24. P.S. Portoghese, D.A. Williams, J. Med. Chem. 13, 626 (1970).
25. G. Lambrecht, Dtsch. Apoth. Ztg. 115, 245 (1975).
26. K. Repke, H.J. Portius, Experientia 19, 452 (1963).
27. E.J. Ariens, Arch. Int. Pharmacodyn. Ther. 99, 32 (1954).
28. E.J. Ariens, J.M. von Rossum, A.N. Simonis, Pharmacol. Rev. 9, 218 (1957).
29. R.P. Stephenson, Brit. J. Pharmacol. 11, 379 (1956).
30. C.C. Porter, C.A. Stone, Annu. Rev. Pharmacol. 7, 15 (1967).
31. M.F. Perutz, Eur. J. Biochem. 8, 455 (1969).
32. S.A. Bernhard, *The Structure and Function of Enzymes*, Benjamin, New York 1968.
33. B.W. Matthews, P.B. Sigler, R. Henderson, D.M. Blow, Nature 214, 652 (1967).
34. T.A. Steitz, R. Henderson, D.M. Blow, J. Mol. Biol. 46, 337 (1969).
35. R. Henderson, J. Mol. Biol. 54, 341 (1970).
36. A.L. Lehninger, *Biochemie*, Verlag Chemie, Weinheim 1975.
37. S.G. Cohen, A. Milovanović, R.M. Schultz, S.Y. Weinstein, J. Biol. Chem. 244, 2664 (1969); S.G. Cohen, Trans. N.Y. Acad. Sci. 31, 705 (1969).
38. W.L. Alworth, *Stereochemistry and its Application in Biochemistry*, Wiley-Intersci., New York 1972.
39. G.S. Levey, *Hormon-Receptor Interactions*, Marcel Dekker, New York 1976.
40. K. Lübke, E. Schillinger, M. Töpert, Angew. Chem. 88, 790 (1976).
41. J.C. Meunier, R. Sealock, R. Olsen, J.P. Changeux, Eur. J. Biochem. 45, 371 (1974).
42. E.O. Titus, Naunyn-Schmiedeberg's Arch. Pharmacol. 288, 269 (1975).
43. Cold Spring Harbor Symp. "The Synapse" in Nachr. Chem. Tech. 1975, 483.
44. A. Goldstein, L. Aronow, S.M. Kalman, *Principles of Drug Action*, 2. Aufl., John Wiley and Sons, S. 100, 1974.
45. W.D. Paton, Proc. R. Soc. London, Ser. B 154, 21 (1961).
46. E.J. Ariens, A.M. Simonis, J. Pharm. Pharmacol. 16, 137 (1964).
47. L. Birnbaumer, S.L. Pohl, A.J. Kaumann, Adv. Cyclic. Nucleotide Res. 4, 239 (1974).
48. H.A. Wilson, G.W. Pasternak, S.H. Snyder, Nature 253, 448 (1975).
49. S.H. Snyder, Biochem. Pharmacol. 24, 1371 (1975).
50. C.B. Pert, S.H. Snyder, Proc. Nat. Acad. Sci. USA, 70, 2243 (1973).
51. S.H. Snyder, Sci. Am. 1977, 44.
52. S.H. Snyder, C.B. Pert, G.W. Pasternak, Ann. Intern. Med. 81, 534 (1974).
53. A.J. Clark, J. Physiol. 61, 530, 547 (1926).
54. J.H. Gaddum, J. Physiol. 61, 141 (1926).
55. J. Langmuir, J. Am. Chem. Soc. 40, 1361 (1918).
56. E. Erdmann, W. Schoner, Naunyn Schmiedeberg's Arch. Pharmacol. 283, 335 (1974).
57. W.D. Paton, Proc. R. Soc. London, Ser. B. 154, 21 (1961).
58. W.D. Paton, H.P. Rang, Adv. Drug Res. 3, 57 (1966).
59. H. Lüllmann, A. Ziegler, Naunyn-Schmiedeberg's Arch. Pharmacol. 280, 1 (1973).
60. W. Forth, D. Henschler, W. Rummel, *Pharmakologie und Toxikologie*, B.I.-Wissenschaftsverlag, S. 498, 1975.
61. J. Monod, J. Wyman, J.P. Changeux, J. Mol. Biol. 12, 88 (1965); M.M. Rubin, J.P. Changeux, J. Mol. Biol. 21, 265 (1966).
62. J.D. Watson, *Molecular Biology of the Gene*, Benjamin, New York 1965.
63. J.C. Gerhart, H.K. Schachmann, Biochemistry 4, 1054 (1965).
64. J.P. Changeux, T.R. Podleski, Proc. Nat. Acad. Sci. USA 59, 944 (1968).
65. D. Colo in *Drug Receptors*, Hrsg. H.P. Rang, Macmillan, New York · London 1973.
66. K. Kirschner, Arzneim.-Forsch. 17, 1424 (1967).
67. D.E. Koshland, G. Nemethy, D. Filmer, Biochemistry 5, 365 (1966).
68. D.E. Koshland, K.E. Neet, Annu. Rev. Biochem. 37, 359 (1968).
69. D.E. Koshland, Sci. Am. 229, 52 (1973).
70. P. De Mayts, Kap. 11, in *Methods in Receptor Research*, Part I, Hrsg. M. Blecher, Marcel Dekker, New York 1976.
71. A. Karlin, M.G. McNammee, C.L. Weill, R. Valderrama, Kap. 1, *Methods in Receptor Research*, Part. I, Hrsg. M. Blecher, Marcel Dekker, New York 1976.
72. H.A. Lester, Sci. Am. 1977, 107.
73. J.P. Changeux, J. Thiéry, Y. Pung, C. Kittel, Proc. Nat. Acad. Sci. USA 57, 335 (1967).

74 A. Karlin, J. Theoret. Biol. 16, 306 (1967).
75 A. Karlin, Fed. Proc. Fed. Am. Soc. Exp. Biol. 32, 1847 (1973).
76 G.A. Robinson, R.W. Butscher, E.W. Sutherland, Ann. N.Y. Acad. Sci. 139, 703 (1967).
77 P. Karlson, *Kurzes Lehrbuch der Biochemie*, Georg Thieme Verlag, Stuttgart 1972.
78 P. Cuatrecasas, Annu. Rev. Biochem. 43, 169 (1974).
79 P. Cuatrecasas, in *Hormone-Receptor Interactions*, Hrsg. G.S. Levey, Marcel Dekker, New York 1976.
80 L.E. Limbird, R.J. Lefkowitz, J. Biol. Chem. 252, 799 (1977).
81 Vortrag von P. Cuatrecasas, Conference on Receptor-Signal Transmission März/April 1977, Titisee, unveröffentlicht.
82 P. Newmark, Nature 267, 107 (1977).
83 M. Rodbell, H.M.J. Kraus, S.L. Pohl, L.J. Birnbaumer, J. Biol. Chem. 246, 1872 (1971).
84 A. Levitzki, N. Sevilla, M.L. Steer, J. Supramol. Struct. 4, 405 (1976).
85 A. Albert, *Selective Toxicity*, Methuen u. Co., London 1968.
86 T.J. Franklin, G.A. Snow, *Biochemie antimikrobieller Wirkstoffe*, Springer-Verlag, Berlin·Heidelberg·New York 1973.
87 H.D. Höltje, Pharm. Unserer Zeit 5, 161 (1976).
88 E.F. Gale, E. Cundliffe, P.E. Reynolds, M.H. Richmond, M.J. Waring, *The Molecular Basis of Antibiotic Action*, J. Wiley, New York 1972.
89 J.L. Strominger, Fed. Proc. 26, 18 (1967).
90 A. Korolkovas, J.H. Burckhalter, *Essentials of Medicinal Chemistry*, John Wiley, New York 1976.
91 R.W. Newburgh, Essays Toxicol. 3, 79 (1972).
92 R.J. Rutman, W.J. Steele, C.C. Price, Cancer Res. 21, 1124, 1134 (1961).
93 N.A. Jönsson, Acta Pharm. Suec. 9, 563 (1972).
94 B.B. Brodie, in *Mechanism of Drug Toxicity*, Hrsg. H. Roskova, Pergamon Press, Oxford · New York 1968.
95 M.A. Pathak, in *Drugs and Enzymes*, Hrsg. B.B. Brodie, J.R. Gillette, Pergamon Press, Oxford 1965.
96 B.R. Baker, *Design of Active-Site Directed Irreversible Enzyme Inhibitors*, John Wiley, New York 1967.
97 Melvin Blecher, *Methods in Receptor Research*, Part. I, Hrsg. Marcel Dekker, New York 1976.
98 I. Creese, D.R. Burt, S.H. Snyder, Science 192, 481 (1976).
99 J.P. Raynaud, in Proc. Vth Int. Symp. Med. Chem., Paris Juli 1976, Elsevier Publ. Comp., Amsterdam 1977.
100 A.S. Horn, J.R. Rodgers, J. Pharm. Pharmacol. 29, 257 (1977).
101 D.R.H. Gourley, in Prog. Drug Res., Hrsg. E. Jucker, 20, 323 (1976).
102 J. Creese, S.H. Snyder, Vth Internat. Symp. on Med. Chem., Paris 1976, Hrsg. J. Mathieu, Elsevier Publ. Co., Amsterdam · London · New York 1977.
103 W.L. McGuire, P.P. Carbone, E.P. Vollmer, *Estrogen Receptors in Human Breast Cancer*, Raven Press, New York, 1975.
104 D. Grob, N.Y. Acad. Sci. 1976, 274.
105 T.H. Maugh, Science 193, 220 (1976).
106 E.D. Korn, Annu. Rev. Biochem. 38, 263 (1969).
107 J.F. Danielli, H.J. Davson, J. Cell. Physiol. 5, 495 (1935).
108 S.J. Singer, G.L. Nicolson, Science 175, 720 (1972).
109 W. Kreutz, *Zur Struktur der Biomembranen*; Vortrag am 81. Kongreß der Deutschen Gesellschaft für Innere Medizin, Wiesbaden 1975.
110 S. Fleischer, B. Fleischer, W. Stoeckenius, J. Cell. Biol. 32, 193 (1967).
111 R.R. Levine, *Pharmacology*, 1. Aufl., S. 65, Little Brown and Company, Boston 1973.
112 W. Wilbrandt, Klin. Wochenschr. 41, 138 (1963).
113 E. Beubler, F. Lembeck, Naunyn-Schmiedeberg's Arch. Pharmacol. 292, 73 (1976).
114 E. Overton, Vierteljahresschr. Naturforsch. Ges. Zürich 44, 88 (1899).
115 H. Meyer, Arch. Exp. Pathol. Pharmakol. 42, 109 (1899).
116 R. Collander, H. Bärlund, Acta Bot. Fenn. 11, 1 (1933).
117 R. Collander, Physiol. Plant. 2, 300 (1949).
118 B.B. Brodie, C.A.M. Hogben, J. Pharm. Pharmacol. 9, 345 (1957).
119 L.S. Schanker, Pharmacol. Rev. 14, 501 (1962).
120 A. Goldstein, L. Aronow, S.M. Kalman, *Principles of Drug Action*, 2. Aufl., S. 129, John Wiley & Sons, New York 1974.
121 L.S. Schanker, J. Pharmacol. Exp. Ther. 126, 283 (1959).
122 A. Korolkovas, *Grundlagen der molekularen Pharmakologie*, S. 31, Georg Thieme Verlag, Stuttgart 1974.
123 C.A.M. Hogben, D.J. Tocco, B.B. Brodie, L.S. Schanker, J. Pharmacol. Exp. Ther. 125, 275 (1959).
124 T.H. Wilson, *Intestinal Absorption*, S. 2, Saunders, Philadelphia 1962.
125 E.J. Ariëns, *Drug Design*, Vol. II, S. 23, Academic Press, New York 1971.
126 E.J. Ariëns, A.M. Simonis, Fortschr. chem. Forsch. 52, s. 1ff., (1974).
127 W.v.Daehne, E. Frederiksen, E. Gundersen, F. Lund, P. Morch, H.J. Petersen, K. Roholt, L. Tybring, W.O. Godtfredsen, J. Med. Chem. 13, 607 (1970).
128 E.J. Lien, *Medicinal Chemistry*, Vol. IV, Springer-Verlag, Heidelberg 1974.
129 J.B. Houston, D.G. Upshall, J.W. Bridges, J. Pharmacol. Exp. Ther. 189, 244 (1974).
130 E.J. Lien, G.L. Tong, J. Soc. Cosmet. Chem. 24, 371 (1973).
131 E.J. Lien, *Drug Design*, Vol. V, Hrsg. E.J. Ariens, Academic Press, New York 1974.
132 J.E. Leffler, E. Grunwald, *Rates and Equilibria of Organic Reactions*, S. 228, John Wiley & Sons, New York 1963.
133 E.M. Renkin, J.R. Pappenheimer, Ergebn. Physiol., Biol. Chem. Exp. Pharmakol. 49, 59 (1957).
134 M.J. Karnovsky, J. Cell. Biol. 35, 213 (1967).
135 E.M. Renkin, Klin. Wochenschr. 41, 130 (1963).
136 G.R. Wilkinson, Annu. Rev. Pharmacol. 15, 11 (1975).
137 J.S. Fordtran, J. Clin. Invest. 44, 1935 (1965).
138 W.J. Waddel, T.C. Butler, J. Clin. Invest. 36, 1217 (1957).
139 T.S. Reese, M.J. Karnovsky, J. Cell. Biol. 34, 207 (1967).
140 B. von Cube, H.J. Teschemacher, A. Herz, R. Hess, Naunyn-Schmiedeberg's Arch. Exp. Pathol. Pharmakol. 265, 455 (1970).
141 E. Kutter, A. Herz, H.J. Teschemacher, R. Hess, J. Med. Chem. 13, 801 (1970).
142 T.R. Weihrauch, H. Köhler, D. Höffler, Naunyn-Schmiedeberg's Arch. 289, 55 (1975).
143 E. Hansson, C.G. Schmiterlöw, Arch. Int. Pharmacodyn. Ther. 131, 309 (1961).
144 T.M. Ludden, L.S. Schanker, R.C. Lauman, Drug Metab. Dispos. 4, 8 (1976).
145 G. Nemethy, Angew. Chem. 79, 260 (1967).
146 J. Krieglstein, Dtsch. med. Wochenschr. 98, 1509 (1973).
147 C. Davison, *Protein Binding*, in *Fundamentals of Drug Metabolism and Disposition*, Hrsg. B.N. LaDu, H.G. Mandel, E.L. Way, The Williams & Wilkins Company, Baltimore 1971.
148 J. Krieglstein, Arzneim. Forsch. 23, 1527 (1973).
149 W. Scholtan, Arzneim. Forsch. 18, 505 (1968).
150 J. Krieglstein, W. Meiler, J. Staab, Biochem. Pharmacol. 21, 985 (1972).
151 A. Agren, R. Elofsson, S.O. Nilsson, Acta Pharmacol. Toxicol. 29, Suppl. 3, 48 (1971).
152 W.E. Müller, U. Wollert, Mol. Pharmacol. 11, 52 (1975).
153 O. Heidenreich, Arzneim. Forsch. 25, 506 (1975).
154 J.M. Weiner, Annu. Rev. Pharmacol. 7, 39 (1967).
155 N. Rietbrock, W. Herken, Der Anaesthesist 19, 60 (1970).
156 A.H. Beckett, G.T. Tucker, J. Mond. Pharm. 3, 181 (1967).
157 K.H. Beyer, H.F. Russo, E.K. Tillson, A.K. Miller, W.F. Verwey, S.R. Gass, Am. J. Physiol. 166, 625 (1951).
158 A. Despopoulos, J. Theor. Biol. 8, 163 (1965).
159 R.L. Smith, *Excretory Function of Bile*, Chapman & Hall, London 1973.
160 T. Iga, S. Awazu, H. Nogami, Chem. Pharm. Bull. (Tokyo) 19, 273 (1971).
161 P.C. Hirom, P. Millburn, R.L. Smith, R.T. Williams, Xenobiotica 2, 205 (1972).
162 P.C. Hirom, P. Millburn, R.L. Smith, R.T. Williams, Biochem. J. 129, 1071 (1972).
163 W.G. Levine, P. Millburn, R.L. Smith, R.T. Williams, Biochem. Pharmacol. 19, 235 (1970).
164 H. Kurz, Biochem. Pharmacol. 8, 20 (1961).
165 F.W. Koss, W. Lamprecht, Eur. J. Pharmacol. 4, 215 (1968).

166 P.K. Nayak, L.S. Schanker, Am. J. Physiol. 217, 1639 (1969).
167 A. Ryrfeldt, Acta Pharmacol. Toxicol. 32, Suppl. 3, S. 1–23 (1973).
168 D.V. Parke, Chem. Br. 8, 102 (1972).
169 H.U. Schulze, Hj. Staudinger, Naturwissenschaften 62, 331 (1975).
170 J.R. Gilette, Prog. Drug Res. 6, 13 (1963).
171 S. Burstein, C. Varanelli, Res. Commun. Chem. Pathol. Pharmacol. 11, 343 (1975).
172 D.E. Drayer, M.M. Reidenberg, Drug Metab. Dispos. 1, 577 (1973).
173 J.W. Daly, D.M. Jerina, B. Witkop, Experientia 28, 1129 (1972).
174 M.H. Bickel, M. Baggioloni, Biochem. Pharmacol. 15, 1155 (1966).
175 W.v. Daehne et al., Antimicrob. Agents Chemother. 1970, 431.
176 K.D. Kolenda, T. Peters, Arch. Exp. Pathol. Pharmakol. 266, 374 (1970).
177 G.M. Powell et al., Nature 252, 234 (1974).
178 E.J. Mroszczak, S. Riegelman, J. Pharmacokinet. Biopharm. 3, 303 (1975).
179 O. Schaumann, Arch. Exp. Pathol. Pharmakol. 239, 311, (1960).
180 J.G. Wagner, J. Pharmacokinet. Biopharm. 1, 103 (1973).
181 R. Hammer, G. Bozler, G. Heinzel, F.W. Koss, Arzneim.-Forsch./Drug Res. 27 (I), Nr. 4a (1977).
182 G. Levy, T. Tsuchuja, L.P. Amsel, Clin. Pharmacol. Ther. 12, 192 (1971).
183 H. Remmer, M. Siegert, H.-J. Merker, Arch. Exp. Pathol. Pharmakol. 246, 58 (1964).
184 N. Gerber, J.G. Wagner, Res. Commun. Chem. Pathol. Pharmacol. 3, 455 (1972).
185 E.J. Ariens, Ed., *Drug Design*, Vol. I–V, Academic Press, New York, 1971–1975.
186 B. Testa, P. Jenner, J. Pharm. Pharmacol. 28, 731 (1976).
187 L. Ther, Med. Chem. 6, 399 (1958).
188 Z. Kopitar, F.-W. Koss, Arzneim.-Forsch. 25, 1933 (1975).
189 G.R. Wilkinson, D.G. Shand, Clin. Pharmacol. Ther. 17, 377 (1975).
190 A.A. Sinkula, S.H. Yalkowsky, J. Pharm. Sci. 64, 181 (1975).
191 N. Bodor et al., Science 190, 155 (1975).
192 F. Helmer, K. Kiehs, C. Hansch, Biochemistry 7, 2858 (1968).
193 K.H. Meyer, H. Hemmi, Biochem. Z. 277, 39 (1935).
194 M.S. Tute, Adv. Drug Res. 6, 1 (1971).
195 C. Hansch, Med. Chem. 11, Vol. 1, 271 (1971).
196 C. Hansch, *Internat. Encyclopedia of Pharmacology and Therapeutics*, Sect. 5, Structure-Activity-Relationships, Vol. I, S. 75, Hrsg. C.J. Cavallito, Pergamon Press, Oxford 1973.
197 P.N. Craig, Adv. Chem. Ser. 114, 115–129 (1972).
198 A. Korolkovas, *Grundlagen der molekularen Pharmakologie und der Arzneimittelentwicklung*, S. 40, Georg Thieme Verlag, Stuttgart 1974.
199 T.H. Maren, Annu. Rev. Pharmacol. 16, 309 (1976).
200 E. Hansson, G.C. Schmiterlöw, Arch. Int. Pharmacodyn. Ther. 131, 309 (1961).
201 Werte aus Handbook of Chemistry and Physics, 50. Aufl. 1969–1970.
202 S.H. Free, J.W. Wilson, J. Med. Chem. 7, 395 (1964).
203 K.C. Chu, Anal. Chem. 46, 1181 (1974).
204 R.D. Cramer III, G. Redl, C.E. Berkoff, J. Med. Chem. 17, 533 (1974).
205 B.R. Kowalski, C.F. Bender, J. Am. Chem. Soc. 96, 916 (1974).
206 M. Randić, J. Am. Chem. Soc. 97, 6609 (1975).
207 L.B. Kier, W.J. Murray, L.H. Hall, J. Med. Chem. 18, 1272 (1975).
208 L.B. Kier, L.H. Hall, *Molecular Connectivity in Chemistry and Drug Research*, Medicinal Chemistry Vol. 14, Academic Press, New York 1976.
209 A. Leo, C. Hansch, D. Elkins, Chem. Rev. 71, 525 (1971).
210 P-Werte aus Datensammlung Pomona College, Medicinal Chemistry Project.
211 R.N. Smith, C. Hansch, M.M. Ames, J. Pharm. Sci. 64, 599 (1975).
212 G.G. Nys, R.F. Rekker, Chim. Ther. 8, 521 (1973).
213 T. Fujita, J. Iwasa, C. Hansch, J. Am. Chem. Soc. 86, 5175 (1964).
214 G.G. Nys, R.F. Rekker, Eur. J. Med. Chem. 9, 361 (1974).
215 A. Leo, P.Y.C. Jow, C. Silipo, C. Hansch, J. Med. Chem. 18, 865 (1975).
216 E. Tomlinson, J. Chromatogr. 113, 1 (1975).
217 E.C. Bale-Smith, R.G. Westall, Biochim. Biophys. Acta 4, 427 (1950).
218 J.C. McGowan, J. Appl. Chem. 2, 651 (1952), 4, 41 (1954).
219 P. Ahmad, C.A. Fyfe, A. Mellors, Biochem. Pharmacol. 24, 1103 (1975).
220 J.A. Ostrenga, J. Med. Chem. 12, 349 (1969).
221 D. Agin, L. Hersh, D. Holtzman, Proc. Nat. Acad. Sci. 53, 952 (1965).
222 A. Leo, C. Hansch, C. Church, J. Med. Chem. 12, 766 (1969).
223 L.P. Hammett, *Physical Organic Chemistry*, 1. Aufl., McGraw-Hill Book Co., New York 1940.
224 D.H. McDaniel, H.C. Brown, J. Org. Chem. 23, 420 (1958).
225 C.D. Richie, W.F. Sager, Prog. Phys. Org. Chem. 2, 323 (1964).
226 R.W. Taft, in *Steric Effects in Organic Chemistry*, Kap. 13, Hrsg. M.S. Newman, John Wiley & Sons, New York 1956.
227 C. Hansch, E.J. Lien, Biochem. Pharmacol. 17, 709 (1968).
228 C.G. Swain, E.C. Lupton, J. Am. Chem. Soc. 90, 4328 (1968).
229 O. Exner, in *Advances in Linear Free Energy Relationships*, Kap. 1, Hrsg. N.B. Chapman, J. Shorter, Plenum Press, London · New York 1972.
230 B. Pullman, Ph. Courrière, H. Berthod, J. Med. Chem. 17, 439 (1974).
231 A. Streitwieser, *Molecular Orbital Theory for Organic Chemists*, John Wiley & Sons Inc., New York 1965.
232 M.J.S. Dewar, *The Molecular Orbital Theory of Organic Chemistry*, McGraw-Hill Book Co., New York 1969.
233 E. Heilbronner, H. Bock, *Das HMO-Modell und seine Anwendung*, Verlag Chemie, Weinheim 1968.
234 L.B. Kier, Med. Chem. 10 (1971).
235 A.J. Wohl, Med. Chem. 11, Vol. 1, 381 (1971).
236 R.L. Schnaare, Med. Chem. 11, Vol. 1, 405 (1971).
237 E. Kutter, C. Hansch, J. Med. Chem. 12, 647 (1969).
238 M. Charton, J. Am. Chem. Soc. 91, 619, 6649 (1969), J. Org. Chem. 36, 266 (1971).
239 M. Charton, J. Am. Chem. Soc. 91, 615 (1969).
240 C.K. Hancock, E.A. Meyers, B.J. Yager, J. Am. Chem. Soc. 83, 4211 (1961).
241 C. Hansch, A. Leo, S.H. Unger, K.H. Kim, D. Nikaitani, E.J. Lien, J. Med. Chem. 16, 1207 (1973).
242 F.E. Norrington, R.M. Hyde, S.G. Williams, R. Wootton, J. Med. Chem. 18, 604 (1975).
243 C. Hansch, A.R. Steward, J. Med. Chem. 7, 691 (1964).
244 G.W. Snedecor, W.G. Cochran, *Statistical Methods*, 6. Aufl., 4. Nachdr., Iowa State University Press, Ames 1971; R. Retzlaff, G. Rust, J. Waibel, *Statistische Versuchsplanung*, Verlag Chemie, Weinheim 1975.
245 K.S. Rogers, Proc. Soc. Exp. Biol. Med. 130, 1140 (1969).
246 E. Miller, C. Hansch, J. Pharm. Sci. 56, 92 (1967).
247 B.R. Kowalski, C.F. Bender, J. Am. Chem. Soc. 94, 5632 (1972).
248 G. Teutsch, L. Weber, G. Page, E.L. Shapiro, H.L. Herzog, R. Neri, E.J. Collins, J. Med. Chem. 16, 1370 (1973).
249 K.C. Chu, R.J. Feldman, B.M. Shapiro, G.F. Hazard, R.I. Geran, J. Med. Chem. 18, 539 (1975).
250 C. Hansch, S.H. Unger, A.B. Forsythe, J. Med. Chem. 16, 1217 (1973).
251 R. Wootton, R. Cranfield, G.S. Sheppey, P.J. Goodford, J. Med. Chem. 18, 607 (1975).

Kapitel 2

1 F. Gross, Monatskurse Aerztl. Fortbild. 25, 445–455 (1975).
2 V. Friedrich et al., „Neunmal teurer als Gold", rororo aktuell, 181, 274–275 (1977).
3 FDC-Reports 36, No. 21 B1, 27.5.1974.
4 R.B. Talley, M.F. Laventurier, J. Am. Med. Assoc. 229, 1043 (1974).

5 FDC-Reports 36, No. 29, 12–15, 22. Juli 1974.
6 C.J. Stetler, J. Am. Med. Assoc. 229, 1043–1044 (1974).
7 S. Shapiro et al., J. Am. Med. Assoc. 216, 467–472 (1971).
8 R. Burger et al., Med. Klin. 72, 21–27 (1977).
9 K.L. Melmon, N. Engl. J. Med. 284, 1361–1368 (1971).
10 G.H. Caranasos et al., J. Am. Med. Assoc. 228, 713–717 (1974).
11 J. Porter, H. Jick, J. Am. Med. Assoc. 237, 879–881 (1977).
12 Br. Med. J. 1977/I, 1492–1493.
13 R.H. De Jong, J. Am. Med. Assoc. 237, 898 (1977).
14 S. Heyden, *Experimental Production of Atherosclerosis: Nutritional Influences*, in: J. Schmier, O. Eichler (Hrsg.), *Experimental Production of Diseases, Part 3, Heart and Circulation, Handbuch der experimentellen Pharmakologie*, Vol. XVI/3, Springer-Verlag, New York · Berlin · Heidelberg 1975.
15 P.S.J. Spencer, *Animal Models for Screening New Agents*, Br. J. Clin. Pharmacol., Suppl., S. 5–12 (1976).
16 L. Szekeres, J.G. Papp, *Methodische Grundlagen der experimentellen Erzeugung von Arrhythmien des Herzens und der Prüfung antiarrhythmischer Substanzen*, in: H. Antoni, S. Effert (Hrsg.), *Herzrhythmusstörungen*, Schattauer Verlag, Stuttgart · New York, 1974.
17 B.N. Singh, O. Hauswirth: *Comparative Mechanisms of Action of Antiarrhythmic Drugs*, Am. Heart J. 87, 367 (1974).
18 H. Kurz, H.G. Neumann, *Allgemeine Pharmakologie*, in: W. Forth, D. Henschler, W. Rummel: *Allgemeine und spezielle Pharmakologie und Toxikologie*, B.I. Wissenschaftsverlag, S. 13, 1975.
19 A.M. Lands, A. Arnold, J.P. McAuliff, F.P. Luduena, T.G. Brown: *Differentiation of Receptor Systems activated by Sympathomimetic Amines*, Nature (London) 214, 597 (1967).
20 R.J. Lefkowitz, *Selectivity in Beta-adrenergic Responses*, Circulation 49, 783 (1974).
21 G. Engelhardt: *Pharmakologisches Wirkungsprofil von NAB 365 (Clenbuterol), einem neuen Broncholytikum mit einer selektiven Wirkung auf die adrenergen β_2-Rezeptoren*. Arzneim.-Forschung 26, 1404 (1976).
22 J.B. Farmer, G.P. Levy, R.J. Marshall, *A Comparison of the β-Adrenoceptor Stimulant Properties of Salbutamol, Orciprenaline and Soterenol with those of Isoprenaline*, J. Pharm. Pharmacol. 22, 945 (1970).
23 J.R. Wardell, Jr., D.F. Colella, A. Shetzline, P.J. Fowler, *Studies on Carbuterol (SK & F 40383-A), a New Selective Bronchodilator Agent*, J. Pharmacol. Exp. Ther. 189, 167 (1974).
24 J. Wagner, D. Reinhardt, H.J. Schümann: *Comparison of the Bronchodilator and Cardiovascular Actions of Isoprenaline, Th 1165 a, Terbutaline and Salbutamol in Cats and Isolated Organ Preparations*, Res. Exp. Med. 162, 49 (1973).
25 N.C. Moran, J.I. Moore, A.K. Holkomb, G. Mushet: *Antagonism of Adrenergically induced Cardiac Arrhythmias by Dichlorisoproterenol*. J. Pharmacol. Exp. Ther. 136, 327 (1962).
26 H. Fink, G. Hund, *Probitanalyse mittels programmgesteuerter Rechenanlagen*, Arzneim.-Forsch. (Drug Res.) 15, 624 (1965).
27 W. Forth, *Arzneimittelinterferenz (drug – drug interactions)*, Arzneim.-Forsch. (Drug Res.), 26, 108 (1976).
28 J. Kuhlmann, N. Rietbrock: *Wechselwirkungen bei der antiinfektiösen Therapie*, Dtsch. Med. Wochenschr. 100, 2496 (1975).
29 F.H. Dost: *Grundlagen der Pharmakokinetik*, 2. Aufl., Georg Thieme Verlag, Stuttgart 1968.
30 H. Klupp: *Der Weg pharmakologischer Untersuchungen im Tierexperiment*, Arzneim.-Forsch. 23, 1125 (1973).
31 W.H. Weihe, *Wahl der Versuchstiere in der Pharmakologie*, Arzneim.-Forsch. 15, 1035 (1965).
32 G. Zbinden, *Experimental and Clinical Aspects of Drug Toxicity*, Adv. Pharmacol. 2, 1 (1963).
33 A.M. Brown, *Strain and Sex Differences in Response to Drugs*, in: D.R. Laurence, A.L. Bacharach (Hrsg.), *Evaluation of Drug Activities: Pharmacometrics*, Bd. 1, 1. Aufl., Academic Press, London · New York 1964.
34 L. Ther, *Grundlagen der experimentellen Arzneimittelforschung*, Wissenschaftliche Verlagsgesellschaft, Stuttgart 1965.

35 K.H. Kimbel, *Klinisch-pharmakologische Prüfung neuer Arzneimittel auf potentielle unerwünschte Wirkungen*, in: K.-W. von Eickstedt, F. Gross (Hrsg.), *Klinische Arzneimittelprüfung*, Gustav Fischer Verlag, Stuttgart 1975.
36 D. Neubert, *Die toxikologischen Voraussetzungen für die klinische Anwendung einer neuen Substanz*, in: K.W. von Eickstedt, F. Gross (Hrsg.), *Klinische Arzneimittelprüfung*, Gustav Fischer Verlag, Stuttgart 1975.
37 E. Zaimis, *Motor End-plate Differences as a Determining Factor in the Mode of Action of Neuromuscular Blocking Substances*, J. Physiol. 122, 238 (1953).
38 E. Heeg, *Tierexperimentelle Grundlagen der klinischen Prüfung von Digitalisglykosiden*, in: K. Greef (Hrsg.), *Probleme der klinischen Prüfung herzwirksamer Glykoside*, Dietrich Steinkopff Verlag, Darmstadt 1968.
39 G.E. Paget, J.M. Barnes, *Toxicity tests*, in: D.R. Laurence, A.L. Bacharach (Hrsg.), *Evaluation of Drug Activities: Pharmacometrics*, Bd. 1, 1. Aufl., Academic Press, London · New York 1964.
40 B.B. Brodie, *Kinetics of Absorption, Distribution, Excretion, and Metabolism of Drugs*, in: J.H. Nodine, P.E. Siegler (Hrsg.), *Animal and Clinical Pharmacological Techniques in Drug Evaluation*, Bd. 1, 1. Aufl., Year Book Medical Publishers Inc., Chicago 1964.
41 N. Rietbrock, H.-F. Vöhringer, *Metabolism and Excretion of ^3H-Digitoxin in the Rat*, Biochem. Pharmacol. 23, 2567 (1974).
42 H.-F. Vöhringer, N. Rietbrock, *Metabolism and Excretion of Digitoxin in Man*, Clin. Pharmacol. Ther. 16, 796 (1974).
43 D. Hellenbrecht, *Die Beziehungen zwischen Kreislaufwirkungen und Kontraktilitätsveränderungen unter der Einwirkung von Antiarrhythmika und $Ca^{⊕⊕}$ an der narkotisierten Katze nach β-Sympatholyse*, Habilitationsschrift, Frankfurt am Main 1975.
44 P.D. Joiner, P.J. Kadowitz, J.P. Hughes, A.L. Hyman, *NE and ACH Responses of Intrapulmonary Vessels from Dog, Swine, Sheep, and Man*, Am. J. Physiol. 228, 1821 (1975).
45 S.F. Vatner, E. Braunwald, *Cardiovascular Control Mechanism in the Conscious State*, N. Engl. J. Med. 293, 970 (1975).
46 P. Seemann, M. Chan-Wong, J. Tedesco, K. Wong: *Brain Receptors for Antipsychotic Drugs and Dopamine: Direct binding assays*. Proc. Nat. Acad. Sci. USA 72, 4376 (1975).
47 I. Creese, D.R. Burt, S.H. Snyder: *Dopamine Receptor Binding Predicts Clinical and Pharmacological Potencies of Antischizophrenic Drugs*, Science 192, 481 (1976).
48 A. Grollman, *Experimental Induction of Hypertension*, in: J. Schmier, O. Eichler (Hrsg.), *Experimental Production of Diseases, Part 3, Heart and Circulation, Handbuch der experimentellen Pharmakologie*, Vol. XVI/3, Springer Verlag, Berlin · Heidelberg · New York 1975.
49 H.C. Stanton, *Experimental Hypertension*, in: A. Schwartz (Hrsg.), *Methods in Pharmacology*, Vol. 1, Appleton-Century-Crofts, Meredith Corporation, New York 1971.
50 A. Burger in *Medicinal Chemistry*, Hrsg. A. Burger, 2. Aufl., S. 4, Interscience Publishers, New York · London 1960.
51 J. Büchi, *Grundlagen der Arzneimittelforschung und der synthetischen Arzneimittel*, Birkhäuser Verlag Basel · Stuttgart 1963.
52 W. Theilheimer, *Synthetic Methods of Organic Chemistry*, S. Karger, Basel.
53 Houben-Weyl, Methoden der organischen Chemie, Georg Thieme Verlag, Stuttgart.
54 Org. React., John Wiley & Sons, New York.
55 Org. Synth., John Wiley & Sons, New York.
56 E.J. Corey, Q. Rev. Chem. Soc. 25, 455 (1971).
57 E.J. Corey, W.J. Howe, D.A. Pensak, J. Am. Chem. Soc. 96, 7724 (1974).
58 L. Turner, *The Design of Synthesis*, Elsevier Scientific Publishing Company, Amsterdam · Oxford · New York 1976.
59 H. Ruschig, in *Arzneimittel*, Hrsg. G. Ehrhart, H. Ruschig, Bd. 1, S. 256, 2. Aufl., Verlag Chemie, Weinheim 1972.
60 *Pharmakokinetik und Pharmakodynamik eines neuen Antidiabetikums vom Sulfonylharnstofftyp „Glurenorm"*, Internat. Titisee-Konferenz 13.–14.3.1975, Litterae Medicinales Thomae, 1975.
61 H. Franke, J. Fuchs, Dtsch. Med. Wochenschr. 80, 1449 (1955).

[62] W.B. Schwartz, N. Engl. J. Med. **240**, 173 (1949).
[63] J. Knabe, Pharm. Unserer Zeit **4**, 17 (1975).
[64] L.H. Sarett, in *„Development of Safer and More Effective Drugs"* (Symp.), 1967, Hrsg. S.W. Goldstein, S. 1, Am. Pharm. Assoc. Washington, 1968.
[65] C.W. Parker, Ann. N.Y. Acad. Sci. **123**, 55 (1965).
[66] A. Albert, *Selectivity of Drugs*, S. 11, Chapman and Hall, London 1975.
[67] E.A. Falco, L.G. Goodwin, G.H. Hitchings, I.M. Rollo, P.B. Russell, Br. J. Pharmacol. Chemother. **6**, 185 (1951).
[68] J.J. Burchall, G.H. Hitchings, Mol. Pharmacol. **1**, 126 (1965).
[69] G.B. Elion, S. Callahan, H. Nathan, S. Bieber, R.W. Rundles, G.H. Hitchings, Biochem. Pharmacol. **12**, 85 (1963).
[70] J.W. Black, in *Drug Responses in Man*, Hrsg. G. Wolstenholme, R. Porter, S. 121, Churchill, London 1967.
[71] F.E. Norrington, R.M. Hyde, S.G. Williams, R. Wootton, J. Med. Chem. **18**, 604 (1975).
[72] D.H. McDaniel, H.C. Brown, J. Org. Chem. **23**, 420 (1958).
[73] P.J. Goodford, A.T. Hudson, G.C. Sheppey, R. Wootton, M.H. Black, G.J. Sutherland, J.C. Wickham, J. Med. Chem. **19**, 1239 (1976).
[74] A. Korolkovas, *Grundlagen der molekularen Pharmakologie und der Arzneimittelforschung*, S. 40, Georg Thieme Verlag, Stuttgart 1974.
[75] R. Muschaweck, K. Sturm, in *Arzneimittel*, Hrsg. G. Ehrhart, H. Ruschig, Bd. 2, S. 338, Verlag Chemie, Weinheim 1972.
[76] K. Nador, *Fortschritte der Arzneimittelforschung*, Hrsg. E. Jucker, Bd. 2, S. 297, Birkhäuser Verlag, Basel · Stuttgart 1960.
[77] W. Eberlein, J. Heider, H. Machleidt, Chem. Ber. **107**, 1275 (1974).
[78] T.W. Güntert, H.H.A. Linde, Experientia **33**, 697 (1977).
[79] T.H. Maren, Annu. Rev. Pharmacol. **16**, 309 (1976).
[80] a) DOS 2 261 914 (18.12.1972)
  b) G. Engelhardt, private Mitteilung
  c) G. Engelhardt, Arzneim.-Forsch. **22**, 869 (1972).
[81] E.J. Ariens, Ann. N.Y. Acad. Sci. **139**, 606 (1967).
[82] B. Berde, Eur. Wschr. Chem. Pharm. Lebensmittelind. 1975, 28.
[83] E. Reis-Arndt, D. Elvers, Pharm. Ind. **34**, 181 (1972).
[84] G. Ohnacker, Pharm. Unserer Zeit **2**, 9 (1973).
[85] M. Brunaud, Pharm. Ind. **36**, 87 (1974).
[86] H. Frohberg, Arzneim.-Forsch. (Drug Res.) **25**, 1101 (1975).
[87] Richtlinie über die Prüfung von Arzneimitteln vom 11.6.1971, Bundesanzeiger 113, 9 (1971); Pharm. Ind. **33**, 433 (1971).
[88] a) Proc. Europ. Soc. Study Drug Toxicity 6, 1965.
  b) J. Tripod, Dtsch. Gesundh.-Wesen **25**, 911 (1970).
[89] a) Proc. Eur. Soc. Study Drug Toxic. 1, 1963
  b) W.H.O. Tech. Rep. Ser. 364 (1967)
  c) Proc. Eur. Soc. Study Drug Toxic., G.E.R.T. Universite Industrie **12**, 307 (1970)
  d) W.H.O. Tech. Rep. Ser. 563 (1975).
[90] W.H.O. Tech. Rep. Ser. 482 (1971).
[91] W.H.O. Tech. Rep. Ser. 426 (1969).
[92] W.H.O. Tech. Rep. Ser. 403 (1968).
[93] H. Kleinsorge, Arzneim.-Forsch. (Drug Res.) **25**, 1112 (1975).
[94] a) E. Gebhart, *Chemical Mutagenesis in Mammals and Man*, Springer Verlag, Berlin · Heidelberg · New York 1970.
  b) H. Kleinsorge, Med. Klin. **71**, 1103 (1976).
[95] D. Henschler, Therapiewoche **22**, 2014 (1972).
[96] H.M. v. Hattingberg, Arzneim.-Forsch. (Drug Res.) **25**, 1126 (1975).
[97] H.J. Dengler, Internist **15**, 13 (1974).
[98] M. Graser, Pharm. Unserer Zeit **1**, 21 (1972).
[99] D.A.A. Mossel, P.H. List, Pharm. Unserer Zeit **2**, 97 (1973).
[100] W.H.O. Tech. Rep. Ser. 567 (1975).
[101] Bericht der Groupe de Travail commun „Comité des Laboratoires et Services officiels de Contrôle des Médicaments" und der „Section des Pharmaciens de l'Industrie de la Fédération Internationale Pharmaceutique", Zentralbl. Pharm. **111**, 675 (1972).
[102] W.H.O. Tech. Rep. Ser. 487 (1972).
[103] W. Dench, Pharm. Ind. **36**, 80 (1974).
[104] J.P. Lewi, *Computer Technology in Drug Design*, in *Drug Design*, Hrsg. E.J. Ariëns, Vol. 7, 209, Academic Press, New York 1976.
[105] G. Ohnacker, W. Kalbfleisch, Angew. Chem. **82**, 628 (1970).
[106] W.H.O. Tech. Rep. Ser. **341**, 4 (1966).
[107] Ph.V. Cardon et al., N. Engl. J. Med. **295**, 650–654 (1976).
[108] L. Lasagna, Clin. Pharmacol. Ther. **18**, 629–633 (1975).
[109] Br. Med. J. 1977/I, 861–862.
[110] C.J. Cavallito, Prog. Drug Res. **20**, 159–179, Birkhäuser Verlag, Basel · Stuttgart 1976.
[111] H. Kleinsorge, Med. Klin. **71**, 1093–1108 (1976).
[112] H. Hasskarl, H. Kleinsorge, *Arzneimittelprüfung, Arzneimittelrecht*, S. 2–3, Gustav Fischer Verlag, Stuttgart 1974.
[113] Naunyn-Schmiedeberg's Arch. Exp. Pathol. Pharmakol. **245**, Anhang „Geschäftliches", 20–31 (1963).
[114] Klin. Wochenschr. **43**, 698–700 (1965).
[115] Pharm. Ztg. **116**, 954–957 (1971).
[116] Fed. Regist. **39**, 18917 (1974).
[117] H. Hasskarl, H. Kleinsorge, *Arzneimittelprüfung, Arzneimittelrecht*, S. 25–27, Gustav Fischer Verlag, Stuttgart 1974.
[118] Dtsch. Ärztebl. **72**, 3162–3168 passim (1975).
[119] The report of the committee to investigate medical experiments on staff volunteers. Issued by: The Association of the British Pharmaceutical Industry, 162 Regent Street, London WIR 6DD.
[120] Bureau of Drugs der FDA (Dr. Simmons), Schreiben an den Verband der Arzneimittelhersteller der USA vom 2. November 1972.
[121] B. Blackwell et al., Clin. Pharmacol. Ther. **18**, 653–656 (1975).
[122] F. Gross, Monatskurse Aerztl. Fortbild. **25**, 445–455 (1975).
[123] Fed. Regist. **40**, 26161 (1975) [kommentiert in Fed. Regist. **42**, 1648 (1977)].
[124] Drug Res. Rep. 14, 12, 17.3.1971.
[125] Gem. Ministerialbl. **27**, 366–369 (1976).
[126] L.E. Hollister et al., Clin. Pharmacol. Ther. **18**, 647–649 (1975).
[127] J. Crout, Clin. Pharmacol. Ther. **18**, 634–636 (1975).
[128] Fed. Regist. **35**, 7251–7252 (1970).
[129] G. Kienle, Kritische Überprüfung der Voraussetzungen für ein neues Arzneimittelrecht. Stellungnahme für den Unterausschuß „Arzneimittelrecht" des Deutschen Bundestages 1975.
[130] W.H.O. Tech. Rep. Ser. 563, 47–48 (1975).
[131] H.K. Beecher, *Measurement of Subjective Responses*, S. 66, Oxford University Press, New York 1959.
[132] H.C. Peltier, Clin. Pharmacol. Ther. **18**, 637–642 (1975).
[133] Pharma-Kodex des Bundesverbandes der Pharmazeutischen Industrie, 95–98.
[134] Pharma-Kodex des Bundesverbandes der Pharmazeutischen Industrie, 89–94/23.
[135] Br. Med. J. 1977/I, 1437–1440
[136] Lancet 1977/I, 1243.
[137] FDC-Reports **38**, 2 [9]–[18], 12.1.1976.
[138] W.H.W. Inman, zit. nach Br. Med. J. 1977/I, 861–862.
[139] Eur. J. Clin. Pharmacol. **11**, 233–238 (1977).
[140] F. Gross, Clin. Pharmacol. Ther. **19**, 1–10 (1976).

Kapitel 3

[1] F. Gross, Monatskurse Ärztl. Fortbild. **25**, 445–455 (1975).
[2] FDC-Reports – "The Pink Sheet" **39**, No. 15, 6–15, 11.4.1977.
[3] G. Zbinden, Ärztl. Prax. **29**, 2301 (1977).

Register

A

Abklingphänomen 20
Acetale
Hydrolyse 61
Acetamid
Stabilisierungseffekte 74
4-Acetamol
Beeinflussung des Wirkprofils 66 (Tab.)
Verwendung 67
Acetazolamid
Eigenschaften, natriuretische 117
Acetylcholin
Abbau 32, 33 (Abb.)
Abklingphänomen 20
Analoga 18 (Abb.)
-Rezeptor 11 (Abb.), 16, 20, 25, 26 (Abb.)
− Desensibilisierungs-Phänomen 26
− Effektor, allosterischer 26
Speziesunterschiede in vitro 110 (Tab.)
Wirkung
Acetylcholin-Esterase
Hemmung durch
− Parasympathomimetika 21
− Phosphor-Verbindungen (s.u. den einzelnen Substanzen) 32
Inhibitor-Wirkung 33
Acridin-Derivate
Bindungskonstante an Albumin 51 (Abb.)
ACTH
Wirkung 27
„active site" 5 (Abb.), 13, 21, 22 (Abb.), 32
Acylierungsmittel (s.a.u. den einzelnen Substanzen) 34 (Tab.)
Wirkung 34ff.
Adenin
Biosynthese 123
Veränderung 34, 35
Adenosin
-3′,5′-monophosphat (cyclo-AMP)
− Wirkung 27 (Abb.)
3-Phospho- ; -5′-phosphosulfat
− Funktion 62
-5′-triphosphat (ATP)
− Wirkung 27 (Abb.)
Adenosinase s.u. ATPase
Adenylat-Cyclase
Aktivierung 1
− durch Hormone 26, 27 (Abb.)
− Mechanismus 28 (Abb.)
Hemmung 18 (Abb.)
Modellsystem, biochem. 95 (Abb.), 99
-Rezeptor 26
Wirkungsmechanismus 100
ADME
Untersuchungsplan 149
Adrenalin
Eigenschaften, biolog. 26, 81
-Rezeptor
− Bindung 12 (Abb.), 27 (Abb.)

Adrenalin
-Rezeptor
− Testmodell 95 (Tab.)
− Wirkungsmechanismus 100
Struktur-Wirkungs-Beziehung 4 (Tab.), 137, 138 (Abb.)
Wirkung optischer Antipoden 81
Adrenocorticotropes Hormon (ACTH)
Wirkung 27
AE s.E.
Affe
Äquivalenzdosis 109 (Tab.)
Empfindlichkeits-Unterschied 108, 109 (Tab.)
Agonisten 18
allosterischer Effektor 22
partielle 18 (Abb.)
D-Alanin-Transpeptidase
Hemmung 29, 30 (Abb.)
Albumin
Bindung 50
Bindungskonstante für Pharmaka 51 (Abb.)
Pufferfunktion 51
Aldehyd-Oxidase
Abbau von Xenobiotica 60
Aldosteron
-Rezeptor 37
Alkane
Halogen-
− Reaktionsfähigkeit 120
Alkohol-Dehydrogenase
Abbau von Xenobiotica 60
„Arbeitsbereich" 64
Alkylierung
von Nucleinsäuren 34 (Abb.)
Alkylierungsmittel (s.u. den einzelnen Verbindungen) 33 (Tab.), 58
Allopurinol
Eigenschaften, anti-Gicht- 125 (Abb.)
Aludrin
Antagonisierung 100
Amidopyrin
Löslichkeit 72
Resorption 44 (Abb.)
Amine
(s.a.u. Aminosäuren)
− Abbau, biogener 59, 60
− Acetylierung 63
− Bio-Aktivierung 66 (Tab.)
− Sulfatierung 62
Alkyl-nitroso-
− Abbau im Organismus 34, 35
Bis-[2-chlor-ethyl]-methyl-
− Eigenschaften 33
Dimethyl-nitroso-
− Abbau im Organismus 35
2-Naphthyl-
− Sulfatierung 63
primäre
− Bildung von Hydroxylaminen 59 (Abb.)

Amine
primäre
− Bildung von Nitroso-Verb. 59 (Abb.)
sekundäre
− Bildung von Hydroxylaminen 59
− Bildung von Nitroso-Verb. 59 (Abb.)
− N-Desalkylierung 59
− N-Oxidation 59 (Abb.)
tertiäre
− N-Desalkylierung 59
− N-Oxidation 59
Aminoglykosid-Antibiotika
Wirkung 31
Aminopterin
Eigenschaften, antimalignome 123 (Abb.), 124
Aminosäuren
(s.a. u. den Einzelverbindungen)
Konjugation mit 63
Wasserstoffbrücken 8 (Tab.)
Wechselwirkung, elektrostatische 7
Aminosäure-Sequenz
Störung 31
Ammonium Verbindungen
− quartäre Resorption 44
Pentyl-
− Dosis-Wirkungs-Beziehung 18 (Abb.)
Amphetamin
Elimination, renale 53 (Abb.)
Stereotypiehemmung 111 (Tab.)
Toxizitätsabhängigkeit 108
Ampicillin
Bio-Aktivierung 66 (Tab.)
Resorption 67
Wirkprofil, Beeinflussung 66 (Tab.), 116
Anaesthetika
Eigenschaft, antihaemolytische 3 (Abb.)
Lokal- 7 (Tab.)
(s.u. den einzelnen Verbindungen)
− Abbau 65
unspezifische 3
Analgetika
Ionisierungsgrad einiger 7 (Tab.)
Opitat- 38
− Wirk-Dosis-Quotienten 49 (Abb.)
Struktur-Wirkungs-Bez. 4 (Tab.)
Analytik
Anforderungen an die 153
Anwendungsvoraussetzung auf neue Wirkstoffe 144
Gaschromatographie 153 (Tab.)
Massenspektrometrie 153 (Tab.)
Radio-Immuno-Assay 153 (Tab.)
Reinheitsprüfung der Substanz 152
Standard-Festlegung 152
Substanz-Wiederfindung im Organismus 152
Androsteron
Sulfatierung 62 (Abb.)
Anilin
Eigenschaften, tox. 36
-System
− π-Werte, Bestimmung 73

Anilinium
Säurestärke 76
Anisol
Eigenschaft, haemolytische 81 (Tab.)
Verteilungskoeffizient 81 (Tab.)
Antagonisten
− allosterischer Effektor 22 (Abb.)
kompetitive 18 (Abb.)
nichtkompetitive 19
spezifische 18
Anthelminthika
Resorption 44
Antiarrhythmika
Testkombination 98
Versuchstier-Empfindlichkeit 110
Wirksamkeits-Prüfung 109
Zeit-Wirkungskurve 100
Antibiotika
(s.u. den einzelnen Substanzen)
aus Naturstoffen 116
Teilstruktur, essentielle 69
Verfahren zur Gewinnung 114
Wirkung 30, 44
Anticholinergika
Atropin (s.a. dort) 7 (Tab.)
Wirkort 49
Antidepressiva
Testmodell 112
Wirkprofile, Entdeckung neuer 91
Antidiabetika
(s.a.u. den einzelnen Verbindungen)
− Wechselwirkung mit anderen Pharmaka 104
− Wirkprofile, Entdeckung neuer 91
− Wirkung 36
-Sulfonylharnstoffe
− Leitsubstanz 117
-Sulfonylharnstoffrezeptor 37 (Abb.)
Antihaemolytika
unspezifische 3
Antihistaminika
(s.a.u. den einzelnen Verbindungen)
Ionisierungsgrad 7 (Tab.)
Struktur-Wirkungs-Beziehung 11 (Tab.)
49, 69
Wirkort 49
Antihypertensiva
(s.u. den einzelnen Substanzen)
Testmodell 112
Antimalaria-Mittel
Aminochinolin
− Wirkungsmechanismus 37
Antimetabolite
Wirkungsprinzip 21
Antiparkinson-Mittel
Testmodell 112
Antiphlogistika
Struktur-Wirkungsbeziehung 37
Antipyrin
Metabolisierung 109
Resorption 42 (Abb.)
Verlust der biologischen Aktivität 8
Antivirale Substanzen
Wirkungsmechanismus 30
Apomorphin
Emesis, induzierte 111 (Tab.)
Stereotypiehemmung 111 (Tab.)
Aprobarbital
Resorption 43 (Abb.)
Aprobit ®
Struktur-Wirkungs-Beziehung 49, 69
Arenoxide
Alkylierungsmittel 58
Hydroxylierung 58

Arginin
Wasserstoffbrücken 8 (Tab.)
Arylesterasen
Abbau von Heterocyclen 60
Asparagin
Wasserstoffbrücken 8 (Tab.)
Asparaginsäure
Wasserstoffbrücken 8 (Tab.)
Aspartat-Carbamoyltransferase
Hemmung 22, 23 (Abb.)
Assoziationsgeschwindigkeit
Definition 21
ATP
Wirkung 27 (Abb.)
ATPase
Hemmung 12 (Abb.), 20 (Abb.)
Modellsystem, biochem. 95 (Abb.)
Atropin
Effekte, zentrale 49
− Eigenschaften, anticholinergische 7 (Tab.)
− Ionisierungsgrad 7 (Tab.)
− Muscarin-Rezeptor Hemmstoff 101
Methyl-
− Effekte, zentrale 49
− Struktur-Wirkungs-Beziehung 49
Arzneimittel
s. Pharmakon
Ausscheidungsbilanzen
von Pharmaka 149
Auswahlkriterien zur präklinischen Entwicklung
chemische
− Reinheitsprüfung 142
− Stabilitätsprüfung 142
− Standard- 142, 144
Erarbeitung 143
Rangfolge 144
Wirksamkeitskriterien s. dort
Auswertung, statistische
Computereinsatz 153
Autoradiographie
am Ganztier 49
Azaperon
Hemmung, neuroleptische 111 (Tab.)
Aziridine
Eigenschaften, tox. 33 (Tab.)

B
Bakterien
gramnegative 29
grampositive 19
Bakterizide Substanzen
unspezifische Pharmaka 3
Barbitale
s.u. Apro-, Cyclo- usw.
Resorption 43 (Abb.)
Barbiturate
− Abbau im Organismus 61
− Resorption 43 (Abb.)
Alkyl-
− Hydroxylierung 58
Barbitursäure
Allyl-
− Resorption 43 (Abb.)
Bateman-Funktion 105 (Abb.)
Benperidol
Hemmung, neuroleptische 111 (Tab.)
1,2-Benzanthracen
Abbau im Organismus 34
1,4-Benzodiazepine
− Bindung an Albumin 51
-Typ
− Leitsubstanz 117

Benzoesäure
− Dissoziationskonstante 75
− Konjugation 63 (Abb.)
− Resorption in Abhängigkeit vom pH 44 (Abb.)
− σ-Konstanten 75 (Tab.)
− Säurestärke 70, 74
− -System
− π-Werte, Bestimmung 73
4-Amino-
− Bildung im Organismus 60 (Abb.)
− Eigenschaften, antibakterielle 124
3,4-Dimethoxy-
− Strukturparameter 82, 83
4-Hydroxy-
− Glucuronid-Bildung 62 (Tab.)
3-Methoxy-
− Säurestärke 75
4-Methoxy-
− Säurestärke 75
Benzol
− lgP-Wert 72
Chlor-
− lgP-Wert 73
Ethyl-
− lgP-Wert 72
− − Berechnung 72
Nitro-
− Eigenschaften, tox. 36
1,2-Benzothiazolin
Acylierungs-Eigenschaften 34 (Tab.)
1,3-Benzothiazol
Eigenschaft, haemolytische 81 (Abb.)
Verteilungskoeffizient 81 (Abb.)
1,2-Benzothiazolon
Acylierungs-Eigenschaften 34 (Tab.)
Bindungen
Charge-Transfer- 5 (Tab.), 9, 12 (Abb.), 133
Dipol-Dipol- 5 (Tab.), 7
Doppel-, aktivierte 120
Dreifach-, aktivierte 120
Entropieeffekt 6, 50
Ion-Dipol- 5 (Tab.), 6 (Abb.), 7, 12 (Abb.)
Ionen- 5 (Tab.), 6 (Abb.)
kooperative 24 (Abb.)
kovalente 9, 17
Wechselwirkung, von hydrophoben 5 (Tab.), 6 (Abb.), 12 (Abb.), 50
Bindungsenergie
von Bindungstypen 5 (Tab.), 6, 8, 9
Bindungskonstante
von Pharmaka 50, 51 (Abb.)
Bioaktivierung 65, 66 (Tab.)
Bioinaktivierung 65, 66 (Tab.)
Biologische Aktivität
s.a. Effektor, allosterischer
Abklingphänomen 20
intrinsic activity 13, 20,99
Konformationsisomerie 10 (Abb.)
Pharmakon-Rezeptor-Wechselwirkung 19
Übersicht 11 (Tab.)
Verlust der 8
Biotransformation
Ablauf 56
Bioaktivierung 66 (Tab.)
Bioinaktivierung 66 (Tab.)
Elimination 54
Isomerieeinfluß 10
Orte der 55 (Abb.)
-Reaktionen, Ort und Enzymsystem 56 (Tab.)
− Oxidationen 56, 58 (Abb.) 58ff

Biotransformation
Regioselektivität 65
Wirkungsverlängerung 67, 106
Bioverfügbarkeit
Abhängigkeit von
- Ausscheidung 152
- Metabolismus 152
- Resorption des Wirkstoffes 152
- Verteilung in den Körperkompartimenten 152
- Wirkstoff-Freisetzung 152
Bestimmung, analyt. 104, 107
Beurteilung 107, 158
Definition 158
Problematik 159
Zeit-Wirkungskurven 107
Blut-Hirn-Schranke
2-PAM/Pro-2-PAM 67
Penetration 48, 49
Blutspiegel
von Pharmaka 149
Bromoperidol
Hemmung, neuroleptische 111 (Tab.)
Broncholytika
Auffindung von 136 (Abb.)
Bufotalin
Eigenschaften, herzwirksame 132
Teilstruktur, essentielle 132 (Abb.)
Bulk-Toleranz
Strukturbereich 37 (Abb.)
Bumetamid
Kalium-Ausscheidung 118
Butacetolid
Abbauprodukt im Organismus 65
Wirkungs-Änderung 66 (Tab.)
(+)-Butadamol
Hemmung, neuroleptische 111 (Tab.)
t-Butanol
Glucuronid-Bildung 62 (Tab.)
Butazone
Metabolisierung 109
Butethal
Resorption 43 (Abb.)
Buttersäure
γ-Amino- (GABA)
- postulierte Neurotransmitter-Funktion 39

C

Cannabinol
Δ¹-Tetrahydro-
- Glucuronid-Bildung 62 (Tab.)
- Hydroxylierung 58
Capronsäure
2-Ethyl-
- Glucuronid-Bildung 62 (Tab.)
Carbachol
Eigenschaften, negativ inotrope 20, 21 (Abb.)
Carbamate
physikochem. Parameter 47 (Tab.)
Alkyl-
- Resorption, gastrointestinale 46 (Abb.), 47 (Tab.)
Carboanhydrase
Hemmung 21, 117
Wirkung 21
Carbonsäure
- strukturbeschreibende Parameter 71 (Tab.)
-anhydride
- Acylierungs-Eigenschaften 34 (Tab.), 120

Carbonsäure
-t-Butylester
- Verseifung 77
-halogenide 120
-methylester
- Verseifung 77
-nitrile
- Abbau im Organismus 61
Carboxy-Esterasen
Abbau von Heterocyclen 60
Carbutamid
Eigenschaften, biol. 117
Strukturveränderung 117
Carcinogene s.u. Karzinogene
Cardenolide
Bindungskonstante an Albumin 51 (Abb.)
Cephalosporine
allg. Formel 68
Strukturtyp 121 (Abb.)
Wirkungsmechanismus, molekularer 29 (Abb.)
Chemotherapeutika
(s.a. u. den einzelnen Verbindungen) 124
Wirkungsmechanismus, molekularer
- Hemmung der Biosynthese von Nucleinsäuren 29
- Hemmung der Proteinbiosynthese 29
- irreversible Hemmung von biosynthetischen Enzymsystemen 29
Chinidin
Eigenschaft, antiarrhythmische 98
Chinin
Resorption 44 (Abb.)
Chinolin
- haemolytische Eigenschaft 81 (Abb.)
- Verteilungskoeffizient 81 (Abb.)
Amino-
- Antimalaria-Eigenschaften 37
Chloralhydrat
Reduktion 60 (Abb.)
Chlorambucil
Eigenschaften, cytostat. 32 (Abb.)
Chloraminophenamid
Eigenschaften, diuretische 131
Chloramphenicol
- Strukturtyp 121 (Abb.)
- Wirkungs-Änderung 66 (Tab.)
-ester
- Maskierung 67
Chlorcyclizin
Eigenschaften, antihistaminische 7 (Tab.)
Ionisierungsgrad 7 (Tab.)
Chlordiazepoxid
Strukturänderung 117
Chloroquin
Alkylierungs-Eigenschaften 33
Chlorphenisamin
Eigenschaften, antihistaminische 11 (Tab.)
trans-Chlorprothixen
Struktur-Wirkungs-Beziehung 11 (Tab.)
Cholesterin
Membranbestandteil 40
Cholinerger Rezeptor
s. Acetylcholin-R.
α-Chymotrypsin
Reaktionsspezifität 15
Röntgenstrukturanalyse 13, 14 (Abb.)
Struktur-Wirkungs-Beziehung 13
Substratspezifität 14 (Tab.)
Wechselwirkung, chirale 16
Clark's Rezeptortheorie 20

Clenbuterol
Eigenschaften
- Resorbierbarkeit 136 (Abb.), 137
- Wirkungsdauer bzw. -stärke 136, 137
- β₂-Selektivität 136 (Abb.), 137
Clofluperol
Hemmung, neuroleptische 111 (Tab.)
Clonidin
Wirkprofile, Entdeckung neuer 91
Wirkung
- hauptsächliche 168
- zusätzliche 168
Clozapin
ED 50-Wert 112 (Abb.)
Hemmung, neuroleptische 111 (Tab.)
Cocain
Eigenschaften, lokalanaesthetische 7 (Tab.), 116
Ionisierungsgrad 7 (Abb.)
Codein
Bio-Aktivierung 66 (Tab.)
Opiat-Eigenschaften 19 (Abb.)
Codon
Proteinbiosynthese 31
Coffein
Wirkung 27 (Abb.)
Computer-Einsatz
Datenerfassung, frühzeitige 154
Dedicated System 153
Dokumentation 153
Dokumentations-Retrieval System 153
Laborautomation 153
Literaturauswertung 153
Real-Time Verarbeitung 153
Regressionsanalyse 80
Statistik 153
Struktur-Wirkungs-Bez., quantitative 79, 80 (Abb.)
Contraceptiva
Entwicklung 37
Cortison
-ester
- Resorption 45
Cumarin
4-Hydroxy-
- Glucuronid-Bildung 62 (Tab.)
Cyclo-AMP
s. Adenosin-3', 5'-monophosphat
Cyclobarbital
Resorption 43 (Abb.)
Cyclophosphamid
Eigenschaften, cytostatische 32
Cystein
Schädigung 35 (Abb.)
Wasserstoffbrücken 8 (Tab.)
Cystin
- Wasserstoffbrücken 8 (Tab.)
-3'-phosphat
- Bindung an Ribonuclease 5 (Abb.)
-5'-triphosphat
- Eigenschaften, biolog. 22, 23 (Abb.)
Cytochrom P-450
Einfluß auf Biotransformation 65
Cytostatika
bifunktionelle 37
Wirkungsmechanismus 29, 30, 32
Cytosin
Veränderung 34 (Abb.)

D

Decamethonium
Versuchstier-Empfindlichkeit 108, 109 (Tab.)
Denervierung
Testmodell 95 (Tab.)
Desensibilisierungs-Phänomen
Definition 26
Desimipramin
N-Desalkylierung 59 (Abb.)
N-Oxidation 59 (Abb.)
14-Desoxydigitoxigenin
Struktur-Wirkungs-Beziehung 4 (Tab.)
Desoxyribonucleinsäure (DNA)
- Schädigung 33
- Synthesehemmung 123
-Polymerase
- Proteinbiosynthese 30
Diaminoxidase
Funktion 60
Diazepam
Bio-Aktivierung 66 (Tab.)
Strukturänderung 117
Diazoxid
Testmodell 112
Digitoxigenin
Struktur-Wirkungs-Beziehung 4 (Tab.)
Teilstruktur, essentielle 132 (Abb.)
Digitoxin
Abbau im Organismus 61, 109
Digoxin
- Depotwirkung 50
Acetyl-
- Eigenschaften, biolog. 116
β-Methyl-
- Eigenschaften, biolog. 116
Dihydrofolsäure-Reduktase
- -Hemmer 123
- -Strukturtyp 124
Diphosphat
Tetraethyl-
- Eigenschaften, tox. 32
Dissoziationskonstante 5, 15, 21, 70, 75
Disulfiram
Glucuronid-Bildung 62 (Tab.)
Diuretika
Teilstruktur
- essentielle 131 (Abb.), 133 (Abb.)
- nichtessentielle 131 (Abb.)
Testmodell 112
Wirkungsmechanismus 21
DNA s.u. Desoxyribonucleinsäure
Dokumentation
Computereinsatz 153
Dopa
α-Methyl-
- Struktur-Wirkungs-Beziehung 11 (Tab.)
Dopamin
Bindung, Hemmung 111 (Tab.), 112 (Abb.)
Dosis
Äquivalenz-Berechnung 109 (Tab.)
Einzel- 106
Erhaltungs- 106
Initial- 106
klinische 111 (Tab)
Dosis-Wirkungs-Beziehung
Darstellung 17 (Abb.)
Ergebnisse
- ED 50-Werte 97
- Maximaleffekt 97

Dosis-Wirkungs-Beziehung
Ergebnisse
- Parallelkurven 97
- therapeutische Breite 97
- Wirkungsstärke 97
Vergleich der Wirkungsstärke 99 (Abb.)
Dosis-Wirkungskurve 17 (Abb.), 18 (Abb.)
Droperidol
Hemmung, neuroleptische 111 (Tab.)
Drug-Design
Definition 92
Dünndarm
in-vitro-Versuche 17 (Abb.), 18 (Abb.), 42 (Abb.), 44 (Abb.)
Morphologie 44 (Abb.)
Dünnschicht-Chromatographie
R_F-Wert 73 (Abb.)

E

Effekt, kooperativer
negativ- 22, 25 (Abb.)
positiv- 22, 24 (Abb.), 25 (Abb.)
Effektor, allosterischer (s.a. Rezeptor-Modelle)
Affinität 24
Agonist 22 (Abb.)
- partieller 18 (Abb.)
Antagonist 22
- kompetitiver 18 (Abb.)
- nichtkompetitiver 19
- spezifischer 18
Regelfunktion 22
Ein-Punkt-Dosisvergleich 107
Elimination
biliäre
- bei hoher molarer Masse 53, 54 (Abb.)
- bei polarer Gruppe 54
- Transportprozeß 55
Biotransformation 54, 64
energieverbrauchender Transport 55
- Geschwindigkeit 51
Isomerieeinfluß 10
-Kinetik, allgemein 65
- dosislinear 64
- quasilinear 64
renale
- aktive Sekretion 52, 53
- durch glomeruläre Filtration 51
- passive Rückresorption 52
- p_H-Abhängigkeit 52, 53 (Abb.)
Strukturabhängigkeit 64 (Tab.)
Emesis
Apomorphin-induzierte 111 (Tab.)
Endoplasmatisches Reticulum
Biotransformationsort 55, 56 (Tab.) 62
Morphologie 57 (Abb.)
Endorphine
Neurotransmitter-Eigenschaften 39
Enkephaline 38
Struktur-Wirkungs-Beziehung 38
Entzündungshemmer
Entwicklung 37
Enzyme
Umsetzung 64 (Abb.)
Enzyminduktion 64
Epoxide
Eigenschaften, tox. 33 (Tab.), 34
Ergebnisübertragung
Metabolismus
- speziesabhängiger 142
Methode
- direkte/indirekte/vergleichende 171

Erkrankung, chronische
Behandlung, allg. 157
Essigsäure
Phenoxy-
- π-Werte, Bestimmung 73
Ester
aktivierte
- Reaktionsfähigkeit 77, 120
Hydrolyse 14 (Tab.)
Esterasen
Carboxy-
- Abbau von Heterocyclen 60
Aryl-
- Abbau von Heterocyclen 60
17β-Estradiol
- Screening 87
-ester
- Beeinflussung des Wirkprofils 66 (Tab.), 116
Ethinyl-
- Beeinflussung des Wirkprofils 66 (Tab.), 116
-Rezeptor 37
Estrogene
first-pass-Effekt 67
Beeinflussung des Wirkprofils 66 (Tab.)
Estron
Bio-Inaktivierung 66 (Tab.)
Sulfatierung 63
Ethale
Resorption 43 (Abb.)
Ethan
1-Amino-2-brom-2-phenyl-
- Wirkungsstärke 75
1,2-Diphenyl-
- hydrophobe Teilkonstanten 73
Ethanol
2-Amino-1-phenyl-
- Eigenschaften, β-blockierende 126, 137
- Wirksamkeit 137
- Wirksamkeitskriterien 136 (Abb.)
- Wirkungsdauer 137
Trichlor-
- Glucuronid-Bildung 62 (Tab.)
- Reduktion 60 (Abb.)
Ethylanol
Toxizitätsabhängigkeit 108
Ethylenimine
Eigenschaften, tox. 33 (Tab.)
Etonitazen 19 (Abb.)
Opiat-Eigenschaften 19 (Abb.)
Etorphin
Verteilungskoeffizient 49 (Abb.)
Opiat-
- Eigenschaften 19 (Abb.)

F

Fenoterol
Eigenschaften, $β_2$-selektive 102
Fentanyl
Verteilungskoeffizient 49 (Abb.)
Fluanison
Hemmung, neuroleptische 111 (Tab.)
Flucloxacillin
Eigenschaften, biolog. 116
Flumethazid
Eigenschaften, diuretische 131
α-Flupenthixol
Hemmung, neuroleptische 111 (Tab.)

Fluphenazin
ED 50-Wert 112 (Tab.)
Hemmung, neuroleptische 111 (Tab.)
Fluspirilen
Hemmung, neuroleptische 111 (Tab.)
Folsäure
Tetrahydro-, Funktion 123
Forschungsgebiete
Auswahlkriterien 89
Forschungskontrolle 171
Forschungssteuerung 171
Ftorafur
Eigenschaften, antimalignome 123 (Abb.), 124
Furan
Charge-Transfer 9
Furosemid
Kalium-Ausscheidung 118

G

GABA
s. Buttersäure, γ-Amino
Galenik
Anforderungen 150 (Abb.)
Anwendungsvoraussetzungen für neue Wirkstoffe 144
Arzneimittelsicherheit, mikrobiolog.
– Bedingungen 151
Bioverfügbarkeit s. dort
Freigabecharakteristik 149, 150 (Abb.) 152 (Tab.)
Haltbarkeitsfristen 150
Hilfsstoffe
– Verhalten 150
Höchstkeimzahl 151 (Tab.)
Keimfreiheit 151 (Tab.)
Pharmakon-Entwicklung 86 (Schema)
Stabilität
– biologische 150 (Abb.), 151
– chemische 150 (Abb.)
– physikalische 150 (Abb.), 151
Stabilitätsstörung
– Hydrolyse 150
– Isomerisierung 150
– Oxidation 150
– Peroxidation 150
– Polymerisation 150
– Razemisierung 150
– Reaktion mit Schwermetallen 150
Ganglienblocker
Teilstruktur, essentielle 132, 133
Gaschromatographie
Entwicklungszeit für Routine 153 (Tab.)
Nachweisbereich 153 (Tab.)
Nachweisspezifität 153
Gewebespiegel
Pharmakon 149
Gleichgewichtskonstante
Definition 15
Glibenclamid
Eigenschaften 117
Strukturänderung 117
Gliquidon
Bio-Inaktivierung 66 (Tab.)
Elimination 66
Beeinflussung des Wirkprofils 66 (Tab.), 117
Glucagon
– Wirkung 26
-Rezeptor 27 (Abb.)
Glucosamin
N-Acetyl-
– Mureinhülle-Baustein 29

Glucosamin
N-Methyl-
– Streptomycin-Baustein 31
Glucuronide
Abbau im Organismus 61
-Bildung 62 (Tab.)
Bildungsort 62
Glucuronsäure
aktivierte (UDPGA)
– Reaktionen 61 (Abb.)
Glutamin
Wasserstoffbrücken 8 (Tab.)
Glutaminsäure
Konjugation 63
Wasserstoffbrücken 8 (Tab.)
Glutarimid
Acylierungs-Eigenschaften 34 (Tab.)
Glycin
Konjugation 63
Neurotransmitter 39
Glykoside
(s.a. u. den einzelnen Verbindungen)
Abbau im Organismus 61
Breite, therapeutische 38, 118
Charge-Transfer-Wechselwirkungen 133
Depotwirkung 50
Metabolisierung 109
Naturstoffe 116
Nebenwirkung, diuretische 100
Strukturvariation 118
Versuchstier-Empfindlichkeit 108
Glykosid-Rezeptor
Ouabain-Bindung 20 (Abb.)
-Wechselwirkung 12 (Abb.)
GTP
s.u. Guanosintriphosphat
Guanin
Veränderung 34 (Abb.), 35 (Abb.), 123
Guanosin-5′-triphosphat (GTP)
Wirkung 28

H

Haemoglobin
kooperative Bindung 24 (Abb.), 25 (Abb.)
sequentieller Mechanismus 24
Halogen-Verbindungen
aliphatische, Reaktionsfähigkeit 76, 120
Haloperidol
ED 50-Wert 112 (Abb.)
Hemmung, neuroleptische 111 (Tab.), 112 (Abb.)
Hammet-σ-Konstante
Beispiele 75 (Tab.)
Definition 74
Geltungsbereich 75
Hancock-E_s^c-Werte 77
Hansch-Lipophilie-Konstante (π-Wert)
Definition 72
Harnsäure
Bedeutung, pathologische 125
Harnstoffe
N-Alkyl-N-nitroso-
– Abbau im Organismus 35
N-Methyl-N-nitroso-
– Abbau im Organismus 35
Sulfonyl-
– Indikationsfindung 168
– Leitsubstanz 117
– Wirkprofil, Beeinflussung des 66 (Tab.)
Hase
Empfindlichkeits-Unterschied 108, 109 (Tab.)

Henderson-Hasselbach-Gleichung 43
Herz
am Ganztier
– Testmodell 95 (Tab.), 109
isoliertes
– Herzmuskel-Zellkulturen
– – Testmodell 95 (Tab.)
– Inotropie-Änderungs-Bestimmung 111
– „Langendorff-Herz"
– – Testmodell 95 (Tab.), 110
– Myocard
– – Testmodell 110
– Papillarmuskel isol.
– – Testmodell 95 (Tab.)
– Purkinje-Fasern
– – Testmodell 95 (Tab.)
– Sinusknoten, isolierter
– – Testmodell 95 (Tab.)
– „Starling-Herz"
– – Testmodell 95 (Tab.)
– Ventrikelteil, isol.
– – Testmodell 95 (Tab.)
– Vorhof, isolierter
– – Testmodell 95 (Tab.)
Herzglycoside
s.u. Glykoside
Herzhyperthrophie, exp.
Testmodell 95 (Tab.)
Herzkrankheiten, ischämische
Therapie 126
Herzmuskel-Zellkulturen
Testmodell 95 (Tab.)
Heterocyclen
(s.a.u.d. Einzelsubstanzen)
elektronenarme
– Reaktionsfähigkeit 120
Hexethal
Resorption 43 (Abb.)
Hexobarbital
Metabolisierung 109
Hippursäure
Bildung im Organismus 63 (Abb.)
Histamin
Kontraktions-Wirkung 17 (Abb.)
-Rezeptor
– Abklingphänomen 20
Histidin
Schädigung 35
Wasserstoffbrücken 8 (Tab.), 13
Huhn
Empfindlichkeitsunterschied 108, 109 (Tab.)
Hund
Acidose 48 (Abb.)
Äquivalenzdosis 109 (Tab.)
Alkalose 48 (Abb.)
Apomorphin-induzierte Emesis 111 (Tab.)
Empfindlichkeits-Unterschied 108, 109 (Tab.)
Herzflimmern 109
Metabolisierung von Aminen 109
Hydantoin
– Abbau im Organismus 61
Diphenyl-
– Hydroxylierung 59 (Abb.)
Hydrazine
– Bildung Schiff'scher Basen 36
N,N′-Dialkyl-
– Abbau im Organismus 35
N,N′-Dimethyl-
– Abbau im Organismus 35
Hydralazin
Testmodell 112

Hydrazone
Steroidbisguanil-
- Bindungskonstante an Albumin 51 (Abb.)

Hydrocortison
- Eigenschaften, antiphlogistische 37
-ester
- Resorptionsförderung 45

Hydrolyse
im Organismus 60

Hydromorphon
Opiat-Eigenschaften 19 (Abb.)

Hydroxylamin
- Bio-Aktivierung 66 (Tab.)
N-Phenyl-
- Eigenschaften, methhämoglobinbildende 36

Hydroxyprolin
Wasserstoffbrücken 8 (Tab.)

Hyperkonjugation
Definition 77

Hypnotika
- unspezifische Pharmaka 3
Phenobarbital
- Ionisierungsgrad 7 (Tab.)

Hypoxanthin
Biosynthese 123

Hypoxie, exp.
Testmodell 95 (Tab.)

I

Imidazol
Charge-Transfer 9

Imide
Acylierungs-Eigenschaften 34 (Tab.)

Imipramin
- Bio-Aktivierung 66 (Tab.)
- N-Desalkylierung 59 (Abb.)
- N-Oxidation 59 (Abb.)
Des-
- Bio-Aktivierung 66 (Tab.)

Indol
- Verteilungskoeffizient 81 (Abb.)
- Strukturtyp 127
5-Methoxy-
- haemolytische Eigenschaft 81 (Abb.)

Informationsauswertung
Literatur
- Computereinsatz 153
Patienten
- Computereinsatz 153

Injektionspräparate
Reinheitsanforderung, mikrobiolog. 151 (Tab.)

Inotropie
Substanzen
- negativ 21 (Abb.)
- positiv 4 (Tab.)

Insektizide
Effekt, toxikologischer 50

Insuffizienz, exp.
Testmodell 95 (Tab.)

Insulin
Rezeptor-Bindung 25, 27 (Abb.)
Wirkung 27
„intrinsic activity" 9, 13, 18, 19, 20, 28, 64 (Tab.), 99

Isobutansäureester
Hyperkonjugation 78

Isoleucin
hydrophobe Bindung 6

Isomerie
geometrische 10 (Abb.), 11 (Abb.)
optische 10 (Abb.), 11 (Abb.)

Isoniazid
- Acetylierung 63 (Abb.)
- Bio-Aktivierung 66 (Tab.)
- Bio-Inaktivierung 66 (Tab.)
Acetyl-
- Umbau im Organismus 63 (Abb.)

Isoprenalin
Breite, therapeut. 102 (Abb.)
β_1- und β_2-Rezeptoren 102 (Abb.)

Isoproniazid
Bio-Aktivierung 66 (Tab.)

Isoproterenol
- Eigenschaften, biolog. 18 (Abb.), 81, 136 (Abb.), 137
- α-sympathomimetische Komponente 115
- Struktur-Wirkungs-Bez. 4 (Tab.), 138 (Abb.)
Dichlor-
- Rezeptorblocker-Eigenschaften 81, 126, 127

K

Kalb
Hirnhomogenate 111 (Tab.)

Kaninchen
Äquivalenzdosis 109 (Tab.)
Empfindlichkeits-Unterschied 108, 109 (Tab.)
Molekulargewichts-Schwellenwert 54
Speziesunterschiede in vitro 110 (Tab.)

Kaninchen-Herz
Flimmerneigung 109

Karzinogene
Abbau im Organismus 34, 35

Katecholamine
Wirkung 27

Katze
Äquivalenzdosis 109 (Tab.)
Empfindlichkeits-Unterschied 108, 109 (Tab.)
Herz-Flimmerneigung 98, 109
Herzglykosid-Empfindlichkeit 108
Metabolisierung von Phenolen 109

Ketobemidon
Verteilungskoeffizient 49 (Abb.)

Kontraktilität
Testmodell 21 (Abb.), 95 (Tab.), 110

L

Laborautomation
Computereinsatz 153

β-Lactam-Antibiotika
Struktur-Wirkungs-Bez. 121 (Abb.)
Wirkungsmechanismus 29, 30 (Abb.)

Langendorff-Herz
Testmodell 95 (Tab.), 110

Langzeitstudien
Problematik 157

Langzeit-Toxizität 106
Bedingung 144
Dosiswahl 144
Freßverhalten 147
Fristennorm 146
Gewichtsprüfung 147
Grenzbereich, therapeut. 146
Hämatologie 147

Langzeit-Toxizität
Harnanalyse 147
Histopathologie 147
klin. Chemie 147
Organgewichtsprüfung 147
Schäden 146
Statistik 147
Synopsis der Dauer 147 (Tab.)
Untersuchungen, zusätzliche 147
Verhaltensbeobachtung, allg. 147

Laxative
Leberschädigung 168

Leber
-Parenchym
- morphologisches Schema 54 (Abb.)
-Schädigung (Laxative) 168
-Zelle
- morphologisches Schema 57 (Abb.)

Lecithin
Membranbestandteil 40

Leitstruktur
-Optimierung 132 (Schema), 139 (Schema)
- Definition 115
- Teilstruktur, essentielle 131 (Abb.), 133 (Abb.), 139 (Schema)
- Teilstruktur, nichtessentielle 131 (Abb.)
-Optimierungsgrad 98, 118

Leitsubstanz-Findung
s. 130 (Schema)
s.a. 139 (Schema)
Aufwand, synthetischer 118, 130 (Schema)
Auswahl 118, 130 (Schema), 140 (Schema)
Ausscheiden von Verbindungen
- Eigenschaften, unerwünschte 119, 120, 130 (Schema)
- Instabilität, chemische 119 (Abb.), 130 (Schema)
Neuentwicklung 115
Stichproben
- Aussagekraft 127
- Auswahl 129 (Tab.), (Abb.), 130, 139 (Schema)
- Verläßlichkeit 128
Struktur-Reaktivitäts-Beziehungen 120 (Abb.)
Strukturtypen 121 (Abb.)
Struktur-Wirkungs-Beziehungen (s.a. dort) 70, 120
Struktur-Wirkungs-Hypothesen
- Qualität 122 (Abb.), 126, 127 (Abb.)
- eng gefaßte 125 (Abb.), 127 (Abb.), 130 (Schema)
- verschiedene 123 (Abb.)
- weitgefaßte 125 (Abb.), 126, 127 (Abb.)
Übertragbarkeit der exp. Befunde 118
Wirksamkeitskriterien s. dort
Wirkstoffe, bekannte 115

Levorphanol
Verteilungskoeffizient 49 (Abb.)

Leucin
hydrophobe Bindung 6

LH
Wirkung 27

Lidocain
Abbau 65 (Abb.)
Eigenschaft, antiarrhythmische 98
first-pass-Effekt 67
Wirkprofil, Beeinflussung des 66 (Tab.)

Lost-Derivate
– Eigenschaften, tox. 33 (Tab.)
Stickstoff-
– Eigenschaften, tox. 33 (Tab.)
Lungengefäße in vitro 110 (Tab.)
Luteotropes Hormon (LH)
Wirkung 27
Lysin
Wasserstoffbrücken 8 (Tab.), 13

M

Malathion
toxische Eigenschaften 32
Massenspektrometrie
Kombination mit Gaschromatographie
– Entwicklungszeit für Routine 153 (Tab.)
– Nachweisbereich 153 (Tab.)
– Nachweisspezifität 153 (Tab.)
Maus
Äquivalenzdosis 109 (Tab.)
Arrhythmien 98
Empfindlichkeitsunterschied 108, 109 (Tab.)
Metabolisierung von Pharmaka 109
Meerschweinchen
– Äquivalenzdosis 109 (Tab.)
– Herglykosid-Empfindlichkeit 108
– Molekulargewichts-Schwellenwert 54
-Darm, in vitro 17 (Abb.)
-Herz, Flimmerneigung 98, 109
-Herzgewebe, in vitro 20, 21 (Abb.), 98
Membran
Aufbau 39, 40 (Abb.), 41 (Abb.)
Eigenschaften 2 (Abb.) 28
Modell 40 (Abb.)
Pharmakon-Transport durch Carrier 48
– durch einfache Diffusion 41 (Abb.), 48
Mensch
Äquivalenzdosis 109 (Tab.)
Empfindlichkeitsunterschiede, 108, 109 (Tab.)
Metabolisierung von Pharmaka 109
Speziesunterschiede in vitro 110 (Tab.)
Meprobamat
Glucuronid-Bildung 62 (Tab.)
Mescalin
Bio-Inaktivierung 66 (Tab.)
Desaminierung, oxidative 60 (Abb.)
Messenger RNA (m-RNA)
Proteinbiosynthese 30 (Abb.)
Metabolite
Auffindung toxischer 106
Metabolitenmuster
im Plasma 149
Methadon
– Bio-Inaktivierung 66 (Tab.)
– Methylierung 63 (Abb.)
– Struktur-Wirkungs-Beziehung 11 (Tab.)
– Verteilungskoeffizient 49 (Abb.)
N-Methyl-
– Umbau im Organismus 63 (Abb.)
Methämoglobin-Bildner 36
s.u. den einzelnen Verbindungen
Methan
Halogen-
– Halogen-Austausch 76
Methionin
– Veränderung 35 (Abb.)
– Wasserstoffbrücken 8 (Tab.)
S-Adenosyl-
– Funktion 63

Methotrexat
Eigenschaften, antimalignome 123 (Abb.), 124
Methyclothiazide
Eigenschaften, diuretische 131
Methylierung
im Organismus 63
Mexiletin
Eigenschaft, antiarrhythmische 98
Michaelis-Konstante
Definition 52, 64
Michaelis-Menten-Beziehung
Kinetik des Metabolismus 65
Microsomen
Morphologie 57 (Abb.)
Mitochondrien
Biotransformationsort 56 (Tab.)
Mitomycin C
Wirkung 31 (Abb.)
Modelle
(s.a.u. Testmodelle)
allosterisches (konzertiertes)
– „Alles-oder-Nichts-Prinzip" 23
– Mechanismus 23 (Abb.)
„induced fit" (sequentielles)
Mosaik-
– für Membranen 40
Rezeptor-
– Bindung 24 (Abb.), 25 (Abb.)
Molindon
ED 50 Wert 112 (Abb.)
Molrefraktion (MR)
Bedeutung 78
Monoaminooxidase
Funktion 60
Monod
Mechanismus, allosterischer 23 (Abb.)
Moperone
Hemmung, neuroleptische 111 (Tab.)
Morphin
– -Agonisten 19 (Abb.)
– -Antagonisten 19 (Tab.)
– Bio-Aktivierung 66 (Tab.)
– Eigenschaften, analget. 4 (Tab.)
– Toxizität, Temp.-Abhängigkeit 108
– Verteilungskoeffizient 49 (Abb.)
Dihydro-
– Verteilungskoeffizient 49 (Abb.)
Hydro-
– Verteilungskoeffizient 49 (Abb.)
Morphinan
(–)-N-2'-(2-Furylethyl)-3-hydroxy-
– Verteilungskoeffizient 49 (Abb.)
Morpholin
Eigenschaften, analgetische 7 (Tab.)
Ionisierungsgrad 7 (Tab.)
m-RNA
Proteinbiosynthese 30 (Abb.)
Muraminsäure
N-Acetyl-
– Mureinhülle-Baustein 29
Mureinhülle
Bausteine 29
Muscarin
-Rezeptor
– Hemmer 101
Muskel-Relaxantien
Eigenschaften, anti-cholinerge 101
Myoglobin
Bindung 24 (Abb.)
Myokard
Testmodell 110
Mytomycin
Wirkungsmechanismus 30 (Abb.)

N

Nahrungsmittelfarbstoffe
Resorption 44 (Abb.)
Nalorphin
Opiat-
Eigenschaften 19 (Abb.)
Struktur-Wirkungs-Beziehung 4 (Tab.)
Naloxon
Opiat-
Eigenschaften 19 (Abb.)
Naphthalin
2-Amino-, Sulfatierung 63
Natrium-Kalium-Pumpe
Funktion 26
Naturstoffe
körpereigene 115
nicht körpereigene 116
Nebenwirkungen
Arten 157
Definition 158
Elimination
– durch erhöhte Spezifität 101
– durch verbesserte Organselektivität 101
Findung 165, 166
Nutzen-Schadens-Verhältnis 158
Todesfälle durch 91
toxische 158
Wirkungsmechanismus 101
Nekrose, exp.
Testmodell 95 (Tab.)
Nematocid
Eigenschaften, tox. 32
Neopentan
Halogen-
– Halogen-Austausch 76
Nephron
Morphologie 52 (Abb.)
Neuroleptika
(s.u. den einzelnen Verbindungen)
ED 50-Werte 112 (Abb.)
in-vitro-Testmodell 111 (Tab.), 112 (Abb.)
Neurotransmitter 39
(s.a.u. den einzelnen Substanzen)
-Rezeptor 38
Nicotin-Acetylcholin-Rezeptor 20, 25 (Abb.)
von Fischen 11
– allosterisch-wirkender 256
Nicotinsäureester
Resorption 45
Nitrile
Abbau im Organismus 61
Nitrosamin
Abbau im Organismus 34, 35
Noradrenalin
– Abbau 60
– Eigenschaft, hydrophile 72
– Naturstoff, körpereigener 115
– Speziesunterschiede in vitro 110 (Tab.)
– Struktur-Wirkungs-Beziehung 137, 138 (Abb.)
-Rezeptor 37
d-**Norgestrel**
Eigenschaften, biol. 116
Normorphin
Verteilungskoeffizient 49 (Abb.)
Nucleinsäuren
Schädigung 32, 33 (Tab.), 34 35
Synthese 30 (Abb.)
Synthese-Hemmung 32
Wasserstoffbrücken 7

O

Oestrogen
s. Estrogene
Okkupationstheorie, Clark's 19, 20 (Abb.)
Ophthalmika
Reinheitsanforderung, mikrobiol. 151 (Tab.)
Opiat(e)
(s.a.u. den Einzelverbindungen)
-Agonisten 19 (Abb.), 38
-Analgetika 38
-Antagonisten 19 (Abb.), 38, 39 (Abb.)
-Rezeptor
− -Bindung 19 (Abb.)
− Testmodell 38
Ouabain
Wirkung 20 (Abb.)
Oxazepam
− Bio-Aktivierung 66 (Tab.)
− Eigenschaften 117
− Glucuronid-Bildung 62 (Tab.)
− Strukturänderung 117
d-, l-Hemisuccinat
− Humanalbuminbindung 51
Oxycodon
Opiat, Eigenschaften 19 (Abb.)
Oxyphenbutazon
Metabolisierung 109

P

2-PAM
s.u. Pyridin
Papillarmuskel, isol.
Testmodell 95 (Tab.)
Parabiose
klinische Relevanz 111
Testmodell 95 (Tab.), 111
Paracetamol
O-Desalkylierung 59 (Abb.)
Parasympatholyse
Testmodell 95 (Tab.)
Parasympathomimetika
Acetylcholin
− Wirkung 25, 26
Carbachol
− Wirkung, 20, 21 (Abb.)
Parathion
Eigenschaften, tox. 32
Patentschutz
Anwendungsschutz 143
Mittelschutz 143
Neuheitsnachweis 143
Stoffschutz 143
Verfahrensschutz 143
Penfluridol
Hemmung, neuroleptische 111 (Tab.)
Penicilline
allg. Formel 68
Bio-Aktivierung 66 (Tab.)
Elimination 53
Naturstoffe 116
Resorption 45, 49
Strukturabwandlung 116
Strukturtyp 121 (Abb.)
Verteilungskoeffizient 49, 51 (Abb.)
Wirkprofile, Entdeckung neuer 91
Wirkung, neurotox. 49
Wirkungsmechanismus 29, 30 (Abb.)
Penicillin G
Eigenschaften, biolog. 116
Penicilloylproteine
Bio-Aktivierung 66 (Tab.)

Pentapeptide
s. Enkephaline
Pentazocin
Opiat-Eigenschaften 19 (Abb.)
Pentobarbital
Resorption 43 (Abb.)
Toxizität, Temp.-Abhängigkeit 108
Peptid-Synthetase
Proteinbiosynthese 30 (Abb.)
Peridole 111 (Tab.)
Peroxidasen
Funktion 60
Pethidin
Abbau im Organismus 60 (Abb.)
Verteilungskoeffizient 49 (Abb.)
Pethidinsäure
Bildung im Organismus 60 (Abb.)
Pharmakodynamik 156, 159
Pharmakokinetik
ADME = Absorption Distribution, Metabolismus, Exkretion
− Untersuchungsplan 149
Anwendung radioaktiv markierter Substanz 159
Auffindung toxischer Metabolite 106
Biotransformation s. dort
Bioverfügbarkeit (s.a. dort) 104, 107
Ein-Punkt-Dosisvergleich 107
Elimination s. dort
− Ausscheidungsbilanzen 149
− Blutspiegel 149
− Galle-Elimination 149
− Ganztier-Autoradiographie 149
− Gewebespiegel 149
− Kreislauf, enterohepatischer 149
− Metabolitenmuster im Plasma 149
− Urin 149
Hauptmetaboliten-Strukturaufklärung 149
Human-, bei Gesunden 149
oraler Wirkungsgrad 107
pharmakodynamische Bestimmung
− Nachteil 104
− Vorteil 104
quantitative Bestimmung
Nachteil 104
Vorteil 104
Resorption s. dort
Screening s. dort
spezielle Fragen 149
Speziesvergleich 149
Verfügbarkeit, systemische 104
Vergleich verschiedener Behandlung 149
Verteilung(s)
− Diffusion, passive 41, 47, 50
− Konvektion, mechanische 47
− -möglichkeiten 47 (Abb.)
− Plasmaprotein-Bindung 51
− -system 7
Unterschiede
− bei Isomerie, geometr. 10
Vorhersage 110
Wirkungsdauer 105
− Beurteilung 106
− Halbwertzeit, biolog. 106
Wirkungsgröße 105, 106 (Abb.)
Zeit-Wirkungs-Kurven
− „Bateman-Funktion" 105 (Abb.)
− Evasion 105 (Abb.)
− Invasion 105 (Abb.)
− Konzentrationsverlauf 106 (Abb.)
Ziel 106
Pharmakologie, allgemein
Anforderung an
− Kombinationspräparate 145

Pharmakologie, allgemein
Anforderung an
− Präparate, topische 146
Beschreibung allg. Eigenschaften
− Pharmakokinetik 145 s.a.dort
− Sekundär-Effekte, unerwünschte 145
− Wirkung auf versch. Organe 145
Hauptwirkungs-Beschreibung 145
Intermediär-Stoffwechsel-
  beeinflussung 149
Nachweis, therapeut. Wirkung 145
Untersuchungsmethoden 95 (Tab.)
Wirkung mehrmaliger Gabe 145
Pharmakologie, klinische
Anwendung radioaktiv markierter Substanz 159
Aufgabe 160
Dosierung 156, 159
Entwicklungseinstellung 160
Erstanwendung am Menschen 156
Pharmakodynamik 156, 159
Pharmakokinetik s.a.dort
Versuchsperson
− Anzahl 156
− Auswahl 156, 159
− Findung 160
− Sicherheit 160
Verträglichkeitsprüfung 159
Ziel 160
Pharmakon
Affinität
− Faktoren, sterische 9, 13 (Abb.), 23
− Struktur-Wirkungs-Beziehung
  s. dort
− unspezifische 102
Bindungskonstante 50, 51 (Abb.)
Dissoziationskonstante 21
Eigenschaften
− elektronische 3, 82
− lipophile 3, 64 (Tab.), 82
− räumliche 3, 82
− strukturelle 82
-Entwicklung 86 (Schema) s. a. dort
„intrinsic activity"'s. dort
Lipid-Löslichkeit 43, 47
spezifisch wirkend 3
Transport
− aktiver Transport 41 (Abb.)
− einfache bzw. erleichterte Diffusion 41 (Abb.), 50
− -Gruppen 45
unspezifisch wirkend 3, 101
Wasserlöslichkeit 8, 42, 43, 47, 64 (Tab.)
Wechselwirkung, hydrophobe 41
Wirkungsmechanismus, molekularer
  s. dort
Wirkungsrichtungs-Vorhersage 110
Wirkungsstärke-Vorhersage 110
Zielsetzung, mediz. 113
Pharmakon-Entwicklung 86 (Schema)
Auswahl der Forschungsgebiete 89
Bedürfnisprüfung 172
„Drug design"
− Definition 92
Entwicklungsphasen, präklinische 93 (Abb.)
Fortschritte 88 (Tab.)
− therapeutische 94, 113
Grundlagenforschung
− der Pathogenese 89, 92, 176
für Kliniker 90
Klinikreife 93 (Abb.)
Lücken 88 (Tab.)
für Nicht-Kliniker 90
medizinische Zielsetzung 87, 89, 90, 113

Pharmakon-Entwicklung
Pharmakon-Nebenwirkung s.u. Nebenwirkung
Profil, pharmakologisches
- Definition 93
Prüfung, pharmakologische
- Aufwandschätzung 91
- mit tierexperimentellen Modellen 91
- Relevanzabschätzung 91
staatliche Eingriffe 171, 172
Strukturplanung s. dort
Syntheseplanung 115
Übersicht 86 (Schema)
Verfahren 114
Wasserlöslichkeit 8, 42, 43, 47, 64 (Tab.)
Wirkprofile, neue 91
Zufallsentdeckung 94
Pharmakon-Enzym-Wechselwirkung
Konkurrenzreaktion 21
Schädigung, irreversible 32
Pharmakon-Pharmakon-Wechselwirkung
Änderung der Wirkungsgröße
- Addition (additiver Synergismus) 103
- Antagonismus 103
- Potenzierung (überadditiver Synergismus) 103
Änderung der Wirkungsqualität 103
Auftreten 104, 175
Pharmakon-Protein-Wechselwirkung
Bindungskonstante 51 (Abb.)
elektrostatische 51
hydrophobe 49
Ionenbindung 51
Wasserstoffbrücken 50
Pharmakon-Rezeptor-Wechselwirkung 2
Abklingphänomen 20
Bindungsenergien 5 (Tab.), 6, 8, 9
Bindungskräfte 4ff
Dissoziationskonstante 5
Dosis-Wirkungs-Bez. s. dort
Effekt, kooperativer 22
ionisiertes Pharmakon 43
Okkupationstheorie 20
Pharmakon-Rezeptor-Komplex 6 (Abb.), 13 (Abb.), 17
- Effekte, therapeut. 29 (Abb.)
- Effekte, toxische 28, 29 (Abb.), 34, 35, 36
Wechselwirkung, irreversible
- durch kovalente Bindung 17, 28
Wechselwirkung, reversible 16
Pharmakonsicherheit
Problematik 175
Pharmakon-Transport
durch Membran, einf. Diffusion 48
Pharmapreise
Probleme 170, 173, 174
Phenacetin
Bio-Aktivierung 66 (Tab.)
o-Desalkylierung 59 (Abb.)
Wirkungs-Änderung 66 (Tab.)
4-Phenetidin
Bio-Aktivierung 66 (Tab.)
Phenobarbital
Bio-Inaktivierung 66 (Tab.)
Eigenschaften, hypnot. 7 (Tab.)
Enzym-Induktion 59, 65
Ionisierungsgrad 7 (Tab.)
Resorption 43 (Abb.)
p_H-Abhängigkeit 48 (Abb.)
Phenol(e)
- Sulfatierung 62

Phenol(e)
- System
- π-Werte, Bestimmung 73
Alkoxy-
- O-Desalkylierung 59 (Abb.)
substituierte
- Säurestärke 76
Phenothiazin-Reihe
Bildung von Sulfonen 59
Bildung von Sulfoxiden 59
Phenylalanin
Bindung, hydrophobe 6
Phenylbutazon
Metabolisierung 109
Phenytoin
Eliminationskinetik 65
Phospholipide
Membranbestandteile 40 (Abb.), 41 (Abb.)
Verhalten, physikochemisches 39
Phosphorsäure
Bindung, hydrophobe 7
Phthalimid
Acylierungs-Eigenschaften 34 (Tab.)
Phthalimidin
Acylierungs-Eigenschaften 34 (Tab.)
Phthalylsulfacetamid
Eigenschaften, hydrophile 45 (Abb.)
Phthalylsulfathiazol
Eigenschaften, hydrophile 45 (Abb.)
Pimozid
Hemmung, neuroleptische 111 (Tab.)
Pipamperon
Hemmung, neuroleptische 111 (Tab.)
Pivampicillin
Abbau im Organismus 61 (Abb.)
Bio-Aktivierung 66 (Tab.)
Resorption 67
Placebo-Behandlung 155
Polypeptide
Vasoaktive interstinale, Wirkung 27
Polysom 30 (Abb.)
Baustein 31
Protein-Biosynthese 30 (Abb.), 31
Practolol
Eigenschaften, β-blockierende 126
Substanzfindung 126
Probenecid
Wirkung 53
Procain
- Abbau im Organismus 60
- Hydrolyse-Steigerung 65
- Wirkprofil, Beeinflussung des 66 (Tab.), 116
-amid
- Abbau im Organismus 60 (Abb.)
- Wirkprofil, Beeinflussung des 66 (Tab.)
- Bio-Inaktivierung 66 (Tab.)
Prodrug
-Konzept 60, 67
Progesteron
-Derivate
- Struktur-Wirkungs-Beziehung 84, 85 (Abb.)
-Rezeptor 37
Promazin
- ED 50-Wert 112 (Abb.)
- Hemmung, neuroleptische 111 (Tab.)
Chlor-
- Bio-Inaktivierung 66 (Tab.)
- ED 50-Wert 112 (Abb.)
- Eigenschaft, lipophile 70, 72
- Hemmung, neuroleptische 111 (Tab.)

Promazin
Chlor
- S-Oxidation 59 (Abb.)
- Struktur-Wirkungs-Beziehung 70
Promethazin
Hemmung, neuroleptische 111 (Tab.)
Struktur-Wirkungs-Beziehung 49, 69
Prontosil
Bio-Aktivierung 66 (Tab.)
1,3-Propandiol
2-Acylamino-1-phenyl-,
- Struktur-Wirkungs-Ber. 121
Propranolol
Eigenschaften, Rezeptorenblocker 18 (Abb.), 126
Struktur-Wirkungs-Beziehung 11 (Tab.)
Substanzfindung 126
β-Propiolactam
Acylierungs-Eigenschaften 34 (Tab.)
β-Propiolacton
Acylierungs-Eigenschaften 34 (Tab.)
Propoxyphen
Opiat-Eigenschaften 19 (Abb.)
Prostaglandine
Wirkung 27
Prostatakarzinomtherapie
Stilbestrolphosphat 67
Proteinbiosynthese
Hemmung 30, 31
Reduplikation 30 (Abb.)
toxische Einwirkung 2, 30
Transkription 30 (Abb.)
Translation 30 (Abb.)
Proteine
- Membranbestandteile 40 (Abb.), 41 (Abb.)
kontraktile
- Modellsystem, biochem. 95 (Tab.)
Penicilloyl-
- Bio-Aktivierung 66 (Tab.)
Plasma-
- Pufferwirkung 51
Prüfung, breite klinische
Nebenwirkungsnachprüfung 162
- -häufigkeit 163
- Placebovergleich 163
unkontrollierte 162
Versuchspersonen
- Anzahl 162
- Auswahl 162
Prüfung, klinische
Einwilligung (informed consent)
- Definition 155
Exposé, pharmakologisches 145, 146 (s.a.u. Pharmakologie)
Indikationen, neue 168
Pharmakon-Entwicklung 86 (Schema)
Phasen
- klinische Pharmakologie (I) 156
- Klinische Prüfung, breite III 156 (s.a. dort)
- Phase IV 156, 165
- Untersuchung der Wirkung (II) 156 (s.a.u. Wirkungsuntersuchung)
Placebo-Behandlung 155
Richtlinien 154
Teilnehmer der 1. Erprobung 155
Voraussetzungen
- Analytik 144
- Biochemie 144
- Galenik 144
- Pharmakologie 144
- Pharmasynthese 144
- Toxikologie 144

Register 191

Purine
- Gichtmittel-Leitsubstanz 125
- Struktur-Wirkungs-Beziehung 122

Mercapto-
- Eigenschaften, antimalignome 123, 124

Purkinje-Fasern
Testmodell 95 (Tab.)

Puromycin
Wirkungsmechanismus 30 (Abb.), 31 (Abb.), 32

Pyrazol
Charge-Transfer 9

Pyrazolon
3-Methyl-1-phenyl-Δ^3-5-
- Verlust der biologischen Aktivität 8

Pyridin
Charge-Transfer 9
Strukturteil, essentieller 69
- Wirkungsänderung 66 (Tab.)

Pyridinium
N-Methyl-2-aldoxinchlorid C2-PAM
- Prodrug-Eigenschaft 67

Pyrimethamin
Eigenschaften, antibakterielle 125

Pyrimidin
- Charge-Transfer 9
- Strukturteil, essentieller 69
-Derivate
- Struktur-Wirkung 81 (Tab.), 122

Sulfa-
- Bindungskonstante an Albumin 51 (Abb.)
- Teilstruktur
- – hypothetische essentielle 134, 135 (Abb.)
- – – wahre essentielle 134

Pyrrol
Charge-Transfer 9

Pyrviniumpamoat
Resorption des Anthelminikums 44

Q

Qualitätskontrolle
Pharmakon-Entwicklung 86 (Schema)

R

Radio-Immuno-Assay
Entwicklungszeit für Routine 153 (Abb.)
Nachweisbereich 153 (Tab.)
Nachweisspezifität 153 (Tab.)

„Rate Theory" 20

Ratte(n)
- Äquivalenzdosis 109 (Tab.)
- Amphetamin-Stereotypie 111 (Tab.)
- Apomorphin-Stereotypie 111 (Tab.)
- Empfindlichkeitsunterschiede 108, 109 (Tab.)
- Kalium-Restriktion 112
- Metabolisierung von Pharmaka 109
- Mineralcorticoid-Behandlung 112
-Darm, in-vitro-Versuche 18 (Abb.), 42 (Abb.), 44 (Abb.)
-Diät 108, 112
-Gehirn, Schnitte 112 (Abb.)
-Herz, Flimmerneigung 109
Hochdruck- 112

Reaktionsspezifität
Definition 15

Reduplikation
Proteinbiosynthese 30 (Abb.)

Registrierung
Herstellungsverfahren 144

Regressionsanalyse
Beschreibung 80 (Abb.)

Regulator-Enzym 26

Reichweite, kritische
von Bindungstypen 5 (Tab.)

Relevanz, klinische 95, 96, 105, 111, 113
Testung an kranken Tieren 112

Reproduktionstoxizität
Blastogenese 147
Implantation 147
Keim-Entwicklung 147
perinatale 148
postnatale 148
Tötungszeitpunkt 147, 148

Reserpin
Testmodell 95 (Tab.), 112

Resorption(s)
Hinderung 44 (Abb.)
intestinale 42 (Abb.), 44 (Abb.)
Isomerieeinfluß 10
Kapillarpermeation 47, 48
Kinetik 41, 42 (Abb.)
Lipidlöslichkeit 43
Lösungsgeschwindigkeit 43
Mindestwasserlöslichkeit 42
p_H-Abhängigkeit 44 (Abb.), 48 (Abb.)
Quantifizierung 45, 46
-Rate 42 (Abb.)
Rück- 52
Verbesserung 45 (Abb.)

Rezeptor 2 (Abb.)
(s.a.u. den einzelnen Rezeptoren)
„active site" s. dort
Affinität 9, 13 (Abb.), 18 (Abb.), 24, 29
Assoziationsgeschwindigkeit 21
Bindungsstellen, essentielle 12
-Bindungs-Studien 37
- -an isolierten biologischen Membranen 37
Clark-Rezeptortheorie 20
Definition 2
„intrinsic activity" s. dort
Katalysator 27
Konformation, aktive 13 (Abb.)
Okkupationstheorie 19
Regulator 27
Strukturdiagramme 11 (Abb.), 14 (Abb.), (Tab.), 15 (Abb.)
Topologie vom
- Bulk-Toleranz 36, 37 (Abb.)
- (s. nichtessentielle Strukturbereiche)
- Struktur, dreidimensionale 12
- Strukturbereiche, essentielle 11, 36, 37 (Abb.)
- – nichtessentielle 36, 37 (Abb.)
Zentrum, allosterisches 9
β-**Rezeptorenblocker** 11 (Tab.), 18 (Tab.)
(s.a.u. den einzelnen Verbindungen)
Affinität, unspezifische 102
Findung 126
Organselektivität
- kardioselektive 102, 126
- Nebenwirkungstrennung 101
Spezifität 101, 102
Wirksubstanzfindung 125
Wirkungen 4, 126
- stereospezifische 102
Wirkungsstärke, adrenerge 75

Rezeptor-Modelle
allosterisches- 22, 23

Rezeptor-Modelle
dynamisches
- Enzym, allosterisches 22
- Regulator Enzym 22, 24 (Abb.)
- Regelfunktion 22
Effektor, allosterischer (s.a. dort)
- Aktivator 24, 26
- Hemmstoff 24
- „induced fit" - 23, 24 (Abb.)

Ribonuclease
active site 5 (Abb.)

Ribonucleinsäure (RNA)
Proteinbiosynthese 31
Schädigung 33

Ribosomale RNA (rRNA)
Proteinbiosynthese 30 (Abb.)

Ribosomen
Proteinbiosynthese 31
30-S-Untereinheit 30 (Abb.), 31
50-S-Untereinheit 30 (Abb.)

RNA
s.u. Ribonucleinsäure

RNA-Polymerase
Proteinbiosynthese 30 (Abb.)

Röntgenstrukturanalyse
Substrat-Rezeptor-Komplex-Aufklärung 13, 14 (Abb.)

S

Salazosulfapyridin
Eigenschaften, hydrophile 45 (Abb.)

Salbutamol
Eigenschaften
- antiasthmatische 116
- β_2-selektive 102 (Abb.), 116

Salicylsäure
- Bio-Inaktivierung 66
- Elimination 53, 65
- Resorption, Abhängigkeit vom p_H 44 (Abb.)
O-Acetyl-
- Ionisierungsgrad 7 (Tab.)
- Wirkung, analgetische 7 (Tab.)
- Wirkung, thrombocytenaggregationshemmende 168
-ester
- Resorptionsförderung 45

Salicylurat
Elimination 65

Saluretika
Kalium-Ausscheidung 118
Wirkung
- Haupt- 168
- zusätzliche 168

Sarkoplasmatisches Retikulum
Modellsystem, biochem. 95 (Abb.)

Schaf
Speziesunterschiede in vitro 110 (Tab.)

Schwein
Speziesunterschiede in vitro 110 (Tab.)

Screening
Allgemeines 94 (Abb.), 118, 130 (Schema)
Erfolgsaussichten 119
gezieltes 37, 94 (Abb.), 118
Nutzen 119

Secobarbital
Resorption 43 (Abb.)

Secretin
-Rezeptor 27 (Abb.)
Wirkung 27

Serin
– Wasserstoffbrücken 8 (Tab.)
Phosphatidyl-
– Membranbestandteil 40
Sexualhormone
s. Steroid Hormone
Sinusknoten, isol.
Testmodell 95 (Tab.)
Sotalol
Rezeptorblocker-Eigenschaften 81
Spiroperidol
Hemmung, neuroleptische 111 (Tab.)
ED 50-Wert 112 (Abb.)
Spontandepolarisation
Testmodell 95 (Tab.)
Starling-Herz
Testmodell 95 (Tab.)
Stereospezifität
aktiver Substanzen 11 (Tab.)
sterische Substituentenkonstanten 77 (Tab.)
Steroide
(s.a.u.d. Einzelverbindungen)
-bisguanilhydrazone
– Bindungskonstante an Albumin 51 (Abb.)
herzwirksame
– Teilstruktur, essentielle 132 (Abb.)
Steroid-Hormone
(s.a.u. den einzelnen Verbindungen)
Bindungskonstante am Albumin 51 (Abb.)
Entwicklung 37, 91
Strukturwirkungs-Beziehung 5 (Tab.)
Wirkungsverlängerung 67
Stickstofflost
Eigenschaften, tox. 33 (Tab.)
Stilbestrol
– Bio-Inaktivierung 66 (Tab.)
Diethyl-
– Elimination 54
– Glucuronid-Bildung 62 (Tab.)
– Struktur-Wirkungs-Beziehung 11 (Tab.)
-phosphat
– Krebstherapie 67
– Wirkungs-Änderung 66 (Tab.)
Streptidin
Streptomycin-Baustein 31
Streptomycin
Wirkungsmechanismus 39 (Abb.), 31
L-Streptose
Streptomycin-Baustein 31
Streuung, biologische
Alter 108
Geschlecht 108
Gesundheitszustand 108
Gewicht 108
Strukturaufklärung
Röntgenstrukturanalyse 13
Strukturparameter
– E_s 77
– E_s^c 77
– E_s^o 77
– t_s 73
– MR 78
– σ 74, 75
– σ^x 75
– π 72f
Globalparameter
– Definition 82, 83
Molrefraktion 78
Regionalparameter
– Definition 82, 83

Strukturparameter
Säurestärke, pKa 70, 75
Stichprobe 128
strukturbeschreibend 71 (Tab.)
hydrophobe Teilkonstanten 73
– Lipophilieparamter 72
– Quantenmechanischer Parameter 76
– Verteilungskoeffizient 72
Taft-Konstanten 75, 77
Wechselwirkungsparameter
– Anziehungskonstante, molare 73
– Parachor 73
– Polarisierbarkeit 73, 74
Strukturplanung
Ähnlichkeitsbestimmungen 84
Brauchbarkeit, therapeutische 115, 120
Definition 68
Leitsubstanzfindung durch
 s. dort
Synthese-Zugänglichkeit 118, 139 (Schema)
Verschiedenheit, größtmögliche strukturelle 134
zielorientiert 115
zufallsorientiert 115
Struktur-Wirkungs-Beziehungen
Ähnlichkeits-Bestimmung 83 (Abb.)
Ähnlichkeits-Vergleiche 82, 139 (Schema)
α-Chymotrypsin-Modell 13ff
hypothetische 122 (Abb.), 126, 127 (Abb.)
qualitative 69, 70 (Abb.), 78 (Tab.), 84
– Konnektivitätsindex 71
– Substrukturanalyse 71, 84
quantitative 69, 70 (Abb.), 79
– Computerauswertung 80, 81 (Abb.)
– Regressionsanalyse 80 (Abb.)
Topologie der Rezeptorbindungsstelle 11, 12 (Abb.), 36, 37 (Abb.)
Trend-Berechnung 153
Voraussetzungen
– Aktivität, biologische 8, 10 (Abb.), 11 (Tab.)
– – Reaktionsspezifität 15
– Effekt, induktiver 76
– Eliminations-fördernd 64 (Tab.)
– Konnektivitätsindex 71
– Parameterraum 83 (Abb.), 84, 85 (Abb.)
– quantenmechanische Parameter 76
– Resonanzeffekt (R) 76
– R_M-Wert Bestimmung 73
– Strukturdiagramme 11 (Abb.), 14 (Abb., Tab.), 15 (Abb.)
– Strukturparameter s. dort
– Teilstruktur
– – essentielle 69, 131 (Abb.), 139 (Abb.)
– – nichtessentielle 131 (Abb.)
Wert 68
Wirksubstanz-Auffindung 70 (Abb.)
 (s.a.u. Leitsubstanz-Findung)
Substanz-Findung
s.u. Leitsubstanz-Findung
Substanzproduktion
Arbeitsplatzsicherheit 145
Ausgangsmaterialien 145
Herstellungsverfahren 144
Synthesevorschrift 144
Verfahrensoptimierung 144
Succinylsulfathiazol
Eigenschaften, hydrophile 45 (Abb.)
Wirkprofil, Beeinflussung des 66 (Tab.)

Sulfadiazin
Bindungskonstante an Albumin 51 (Abb.)
Ionisierungsgrad 7 (Tab.)
Sulfanilamid(e)
Bindungskonstante an Albumin 51 (Abb.)
Bio-Aktivierung 66 (Tab.)
Elimination 54 (Abb.)
Glucuronid-Bildung 62 (Tab.)
Leitsubstanz 117
Struktur-Wirkungs-Beziehung 69
Wirkungsmechanismus 36
Sulfapyrimidin
Bindungskonstante an Albumin 51 (Abb.)
Teilstruktur
 – hypothetische essentielle 134, 135 (Abb.)
 – wahre essentielle 134
Sulfat(e)
-Bildungskinetik 65
Sulfatasen
Aryl-
 – Abbau von Heterocyclen 60
Sulfathiazole
Glucuronid-Bildung 62 (Tab.)
Wirkprofil, Beeinflussung des 66 (Tab.)
Sulfonamide
– Bindungskonstante an Albumin 51 (Abb.)
– Resorption 44
– Teilstruktur, essentielle 132, 135 (Abb.)
– Wirkung auf Darm 45 (Abb.)
4-Aminobenzol-(Sulfanilamid)
– Struktur-Wirkungs-Beziehung 69, 121, 124
Benzol-
– Wirkung der Derivate in vitro 78 (Tab.)
Sulfonsäuren
– Resorption 44 (Abb.)
4-Aminobenzol-Derivat
– Eigenschaften 117
Benzoe-
– Säurestärke 70
Sulfonylharnstoffe
s.u. Antidiabetika
s.u. Harnstoffe
β-Sympatholyse
Testmodell 95 (Tab.)
Sympatholytika
Entwicklung 37
Sympathomimetika
Anforderung
Selektivität, hohe für β_2-Rezeptoren 137
– Wirksamkeit, gute orale 137
– Wirkungsdauer, lange 137
– Wirkungsstärke, hohe 137
Entwicklung 37, 91
Struktur-Wirkungs-Beziehung 138 (Abb.)
Syntheseplanung 115f

T

Taft-σ*-Konstante
Definition 75
Taft-E_s-Werte
– Berechnung 77 (Tab.)
Teratogene Substanzen 35
 (s.a.u. den einzelnen Verbindungen)
Bedingungen für teratogene Wirkung 35
Test(s)
Auswahlkriterien
– Brauchbarkeit 98

Test(s)
Auswahlkriterien
- Relevanz, klinische 95, 96, 105, 111, 112, 113
- Selektionsfähigkeit 114
„Ja-nein-Test" 97
-Kombination 97, 98
-Modelle
- „ideales Tiermodell" 92
orientierende 98
pharmakologische
- Rückkopplung 87
für pharmak. Wirkungen auf Herz- und Kreislauffunktionen 95 (Tab.)
selektierende 99, 114
Substanzdurchsatz 96, 114
Substanzverbrauch 97
mit Vergleichssubstanzen 93, 113
1,3,4,6-Tetraazaindene
Eigenschaften, anti-Gicht- 125
Tetracycline
Bindungskonstante 51 (Abb.)
Tetrahydrofolsäure
Funktion 123
Tetrahydrofolsäure-Dehydrogenase
-Hemmer
- Struktur-Wirkung 81 (Tab.)
Tetralin
Hydroxylierung zu
- 1-Tetralol 58
- 2-Tetralol 58
Thalidomid
Bio-Aktivierung 66 (Tab.)
Eigenschaften, teratogene 35
Theophyllin
Wirkung 27 (Abb.)
Therapeutische Breite
Definition 102
ED 50 97, 102 (Abb.), 103, 142
Letalität
- Definition 103
therapeutischer Index 103, 142
Therapeutische Wirkung, Nachweis 145
Vergrößerung 38, 118
Therapie
Malignom- 122, 123
medikamentöse
- Fortschritte 88 (Tab.)
- Lücken 88 (Tab.)
-Sicherheit 64
therapeutischer Fortschritt 113
Thiazid-Derivate 117, 118, 131, 133
- Eigenschaften, diuretische 117
- Radikalbildung 36
- Testmodell 112
Chloro-
- Teilstrukturen 131 (Abb.), 133 (Abb.)
- Wasserstoffbrücken-Acceptoren 133
Chloro-hydro-
- Eigenschaften, diuret. 117
- Kalium-Ausscheidung 118
Teilstruktur
- essentiell 131 (Abb.)
- nichtessentiell 131 (Abb.)
Wirkprofile, Entdeckung neuer 91
1,3-Thiazole 45, 62, 81
Thiophen
Charge-Transfer 9
Strukturteil, essentiell 69
Thioridazin
Hemmung, neuroleptische 111 (Tab.)
cis-**Thiothixen**
Hemmung, neuroleptische 111 (Tab.)
Threonin
Wasserstoffbrücken 8 (Tab.), 13

Thymin
Biosynthese 123
Veränderung 34 (Abb.)
Tolbutamid
Bio-Inaktivierung 66 (Tab.)
Leitsubstanz 117
Toluol
Eigenschaft, haemolytische 81 (Abb.)
lgP-Wert 72
Verteilungskoeffizinet 81 (Abb.)
Toxikologie
Aufgabe 146, 175
Cancerogenitätsprüfung 146, 148
chronische 168
ED 50-Wert 142, 146
Mutagenitätsprüfung
- Chromosomenanomalien 148
- Letalgene, dominate 148
- Prüfungsproblematik 148
Nebenwirkungen, Vorhersehbarkeit 148 (Tab.)
Pharmakon-Entwicklung 86 (Schema), 144
Profil, toxikol. 146
(s.a.u. Toxizität)
Wiederholungszwang 173
Toxische Mechanismen
Acylierungen 35, 36
Alkylierungen 34
Toxizität
akute
- Einfluß auf wichtige Funktionen 146
- Histopathologie 146
- LD 50-Bestimmung 146
- Obduktion 146
Bemessung 108
Langzeit-
s. dort
Reproduktions-
s. dort
selektive 29, 37
subakute 146, 149
transfer RNA (tRNA)
Proteinbiosynthese 30 (Abb.)
Schädigung 31
Transkription
Proteinbiosynthese 30 (Abb.)
Translation
Proteinbiosynthese 30 (Abb.)
Tremorin
Krankheitsmodell 112
Trifluperidol
Hemmung, neuroleptische 111 (Tab.)
ED 50-Wert 111
Triflupromazin
Hemmung, neuroleptische 111 (Tab.)
Trimethoprim
Eigenschaften, antibakterielle 125
t-RNA
s. transfer-Ribonucleinsäure
Trypanozide-Substanzen
Wirkungsmechanismus 30
L-Tryptophan
N-Formyl-
- Substrat-Rezeptor-Komplex 16 (Abb.)
Tubocurarin
Versuchstier-Empfindlichkeit 108, 109 (Tab.)
Tyrosin
Veränderung 35 (Abb.)
Wasserstoffbrücken 8 (Tab.)

U

Uracil
5-Fluor-
- Eigenschaften, antimalignome 123 (Abb.), 124
Uridintriphosphat (UTP)
Funktion 61

V

Van-der-Waals-Wechselwirkung
5 (Abb., Tab.), 8, 13
Ventrikelteil, isol.
Testmodell 95 (Tab.)
Vergiftungszentrale
Aufgabe 166
Versuchstier
(s.a.u. den einzelnen Tieren)
Störung durch
- „biologische Streuung" s. dort
- Stammes- u. Spezies-Unterschiede 108, 109 (Tab.), 110
- Umweltfaktoren 108
Verteidigungsforschung
Aufgabe 88, 167
Verteilungskoeffizient 3 (Abb.), 6, 49, 51, 72
Verträglichkeitsprüfung
klin. Prüfung, breite
- kontrolliert 156
- unkontrolliert 156
Vinylchlorid
Alkylierungs-Eigenschaften 33 (Tab.)
Vorhof, isol.
Testmodell 95 (Tab.)

W

Wasserstoffbrücken 5 (Tab.), 7, 8 (Tab.), 12 (Abb.), 13, 50, 133
Wechselwirkung
elektrostatische 7 (Abb.), 13, 40
irreversible 28
Wirksamkeit
Definition 156, 157
Untersuchung
s.u. Wirkungsuntersuchung
Wirksamkeitskriterien
Korrespondenz mit chem. Struktur 138 (Abb.)
Resorbierbarkeit, gute orale 136 (Abb.) 137
Wirksamkeit
- absolute 142
- orale 142
Wirkungsdauer 136 (Abb.), 137, 142
Wirkungsspezifität 137
Wirkungsstärke 100, 136 (Abb.), 137, 142
Wirkstoffe
- neue, Herkunft 140 (Schema)
Wirkstoff-Findung
s.u. Leitsubstanz-Findung
Wirkung
akute 156
Definition 156, 157
ungenügende 156
Wirkungsprofil
Beurteilungs-Problematik 141
neues 91
Wirkungsmechanismus, molekularer
Aufklärung 101

Wirkungsmechanismus, molekularer
Testmodelle biochemische 110
- Antibiotika, 30
- Antimetaboliten 21
- Cephalosporine 29
- Chemotherapeutika 30
- Diuretika 21
- Parasympathomimetika 21
- Penicilline 29

Wirkungs-Untersuchung
Anzahl von Teilnehmern 156
Kriterien 160, 161
multicenter-trials 162
Nachweis 145
Planung 161
Sicherheitsprüfung 156
Vergleichssubstanz 162
Vergleichsverfahren 161
Versuchsperson 156
Verträglichkeitsprüfung 161
Wirksamkeitsprüfung 156
Überwachung 161

X

Xanthin
Gichtbildung 125
Xanthinoxidase-Hemmer
Gichtbildung 125
Xenobiotica
Oxidationsprozesse 60

Z

Zeit-Wirkungskurve 106
Problematik 100
Zielsetzung, mediz. 87, 89, 90, 113
Zulassung
Kombinationspräparate 164, 168
nachträgliche
- Nebenwirkung, nachträglich auftretend 164
- Problematik 164, 165
Präparate, neuer 164

Zulassung
Prüfung, klinische (Phase IV)
- Anwendung, chronische 166
- Anwendungsgebiete, neue 166, 167
- Darreichungsform 165, 167
- Intoxikationen 166
- Nebenwirkung 165, 166
- Wechselwirkung 165
Überprüfung, regelmäßige 164
Unterlagen
- Anspruch, therapeut. 164
- Dosierung 164
- Indikation 164
- Kontraindikation 164
- Nebenwirkung 164
- Warnhinweise 164
Verantwortung 163
Wiederholungszwang toxik. Prüfungen 173
Zulassungsbehörde 163
Zytoplasma 2